国家卫生和计划生育委员会"十二五"规划教
全国高等医药教材建设研究会"十二五"规划教材
全国高等学校教材

供妇幼保健医学、预防医学、临床医学等专业用

妇女保健学

第❷版

主　编　熊　庆　王临虹

副主编　王红静　朱丽萍　赵更力

编　者（以姓氏笔画为序）

于学文（西安交通大学第一附属医院）　　　　肖　兵（四川省妇幼保健院）

王红静（四川大学华西第二医院）　　　　　　邱　琇（广州医科大学附属广州妇女儿童

王临虹（中国疾病预防控制中心）　　　　　　　　　医疗中心）

王晨虹（南方医科大学附属深圳妇幼保　　　　邱丽倩（浙江大学妇女保健院）
　　　　健院）　　　　　　　　　　　　　　　郑睿敏（中国疾病预防控制中心妇幼保健

朱丽萍（同济大学附属第一妇婴保健院）　　　　　　中心）

刘晓瑷（上海交通大学附属国际和平妇幼　　　赵更力（北京大学妇儿保健中心）
　　　　保健院）　　　　　　　　　　　　　符绍莲（北京大学医学部）

苏穗青（首都医科大学附属北京妇产医院）　　熊　庆（四川省妇幼保健院）

秘　书　肖　兵

人民卫生出版社

图书在版编目（CIP）数据

妇女保健学/熊庆，王临虹主编. —2 版. —北京：
人民卫生出版社，2014

ISBN 978-7-117-19837-0

Ⅰ.①妇…　Ⅱ.①熊…②王…　Ⅲ.①妇女保健学-
医学院校-教材　Ⅳ.①R173

中国版本图书馆 CIP 数据核字（2014）第 230415 号

人卫社官网　www.pmph.com	出版物查询，在线购书
人卫医学网　www.ipmph.com	医学考试辅导，医学数据库服务，医学教育资源，大众健康资讯

妇女保健学
第 2 版

主　　编：熊　庆　王临虹

出版发行：人民卫生出版社（中继线 010-59780011）

地　　址：北京市朝阳区潘家园南里 19 号

邮　　编：100021

E - mail：pmph @ pmph. com

购书热线：010-59787592　010-59787584　010-65264830

印　　刷：北京九州迅驰传媒文化有限公司

经　　销：新华书店

开　　本：787×1092　1/16　　印张：28

字　　数：699 千字

版　　次：2007 年 9 月第 1 版　2014 年 11 月第 2 版
　　　　　2025 年 5 月第 2 版第 19 次印刷（总第 27 次印刷）

标准书号：ISBN 978-7-117-19837-0/R·19838

定　　价：48.00 元

打击盗版举报电话：010-59787491　E -mail：WQ @ pmph. com
　　（凡属印装质量问题请与本社市场营销中心联系退换）

国家卫生和计划生育委员会"十二五"规划教材
全国高等医药教材建设研究会"十二五"规划教材

出 版 说 明

　　妇幼卫生事业关系到国家的发展和民族的未来,是我国卫生事业十分重要的组成部分,一直受到党和政府的高度重视。做好妇幼卫生工作对于提升全民健康水平,推动国家社会经济可持续发展,构建和谐社会具有全局性和战略性意义。

　　国家卫生和计划生育委员会在《贯彻 2011—2020 年中国妇女儿童发展纲要实施方案》中提出实施妇幼卫生服务体系建设行动,妇幼卫生从业人群及其需求将有所增加。为培养更多更优质的专业人才,2012 年教育部将"妇幼保健医学"增为特设专业(T)和国家控制布点专业(K),这对妇幼专业人才队伍建设有重要的推进作用。针对这一实际需要,全国高等医药教材建设研究会和人民卫生出版社在国家卫生和计划生育委员会的领导和具体支持下,组织全国权威的、经验丰富的妇幼保健医学专家经过反复论证,启动了本套规划教材的编写工作。

　　其编写特点如下:

　　1. **明确培养目标,满足行业要求。**本套教材的编写工作是根据教育部的培养目标、国家卫生和计划生育委员会行业要求、社会用人需求,在全国进行科学调研的基础上,借鉴国内外医学人才培养模式和教材建设经验,充分研究论证本专业人才素质要求、学科体系构成、课程体系设计和教材体系规划后,科学进行的。

　　2. **内容广度和深度具有广泛的代表性和适用性。**在全国广泛、深入调研基础上,总结和汲取了现有妇幼专业教材的编写经验和成果,尤其是对一些不足之处进行了大量的修改和完善,并在充分体现科学性、权威性的基础上,考虑其全国范围的代表性和适用性。

　　3. **适应教学改革要求。**本套教材在编写中着力对教材体系和教材内容进行创新,坚持学科整合课程、淡化学科意识、实现整体优化、注重系统科学、保证点面结合。坚持"三基、五性、三特定"的教材编写原则,以确保教材质量。

　　本套教材出版后,希望全国各广大院校在使用过程中能够多提供宝贵意见,反馈使用信息,以逐步修改和完善教材内容,提高教材质量,为下一轮教材的修订工作建言献策。

国家卫生和计划生育委员会"十二五"规划教材
全国高等医药教材建设研究会"十二五"规划教材

教材目录

序号	教材名称	主编姓名	
1	妇幼卫生概论	钱 序	陶芳标
2	妇女保健学（第2版）	熊 庆	王临虹
3	儿童保健学（第3版）	石淑华	戴耀华
4	妇幼心理学（第2版）	静 进	丁 辉
5	妇幼营养学	让蔚清	刘烈刚
6	妇幼卫生管理学（第2版）	杜玉开	刘 毅
7	妇幼卫生信息学	朱 军	陈 辉
8	妇幼健康教育学	罗家有	张 静
9	优生学	李 芬	王 和

国家卫生和计划生育委员会"十二五"规划教材
全国高等医药教材建设研究会"十二五"规划教材

评审委员会名单

序

妇女儿童健康是人类持续发展的前提和基础。我国现有 8.8 亿妇女儿童,约占总人口的三分之二。妇幼健康工作承担着降低婴儿死亡率、孕产妇死亡率以及提高出生人口素质和全民健康水平的重大责任,对于推动国家经济与社会可持续发展,构建社会主义和谐社会具有全局性和战略性意义。

随着经济与社会的快速发展,特别是深化医药卫生体制改革以来,妇女儿童健康服务需求逐步释放,对妇幼健康服务的数量和质量都提出了新要求。面临这样的新形势、新任务,我国妇幼健康专业技术人员相对不足,整体素质有待提高,迫切需要加大培养力度,加快专业技术人才培养,造就一批高素质的人才队伍。

2012 年,教育部将"妇幼保健医学"增为特设专业(T)和国家控制布点专业（K）,对妇幼保健专业人才队伍建设发挥了重要推动作用,许多高等院校积极申请开设妇幼保健医学专业,逐步扩大招生规模。为满足妇幼保健专业人才教育实际需要,全国高等医药教材建设研究会和人民卫生出版社在国家卫生计生委的支持下,组织全国妇幼健康领域的权威专家经过反复论证,启动本套规划教材的编写工作。经过一年的辛勤努力,本套教材即将与广大师生见面,教材从人才培养的实际需要出发,全面、系统地介绍了妇幼保健领域的相关知识,力求为本专业学生将来从业奠定良好的专业基础。

本套教材的编写得到了联合国儿童基金会的大力支持,在此表示诚挚的感谢。妇幼健康工作利国利民,希望有更多的优秀人才通过专业的学习与培训,加入到这一队伍中来,为我国妇幼健康事业发挥积极作用。

谨以此为序。

秦耕

国家卫生计生委妇幼健康服务司
二〇一四年五月二十日

前　言

　　《妇女保健学》第 1 版出版至今已七年,随着社会、经济及人口学的发展,妇女保健和生殖健康领域的新理念和新技术也在不断更新,全生命周期保健以及提高妇女期望寿命发展的新的目标任务,也对妇女保健提出了更新、更高的要求。为配合国家卫生和计划生育委员会"实施妇幼卫生服务体系建设行动"和国家教育部将"妇幼保健医学"增设为普通高等学校本科专业的举措,全国高等医药教材建设研究会和人民卫生出版社组织来自全国妇女保健专业具有丰富临床和教学经验的专家教授,在上一版的基础上,突出"三基"(基础理论、基本知识、基本技能)、"五性"(思想性、科学性、先进性、启发性、实用性)、"三特定"(特定的对象、特定的要求、特定的限制),并将国际妇女保健的进展与中国妇女保健的发展现状相结合,进一步体现"社会-心理-生物"医学模式对妇女健康的影响。

　　全书共分 12 章,含总论、女童期保健、青春期保健、婚前保健、孕产期保健、生育调节与保健、更年期保健、妇女常见病防治、环境与妇女保健、职业与妇女保健、社会因素与妇女保健、社区妇女保健。各期保健编写按照其主要特点、影响因素、健康问题和保健措施的思路展开。本书在有利于学生对基本知识总体掌握的同时,强调临床与保健相结合,既重视面向群体,又注重落实到个体。

　　由于编写过程中难免存在缺点和不当,殷切希望使用本教材的师生和从事妇女保健工作的同道们指出,以便不断修正和充实。此外,本教材在编写的过程中,世界卫生组织和联合国儿童基金会给予了大力支持,在此表示由衷的感谢!

主　编

二〇一四年六月

目 录

第一章

总　论

第一节　绪　论

妇女保健学(women's health care)是一门研究妇女生命周期中不同时期的生理、心理特点及其影响因素,以保障和增进妇女生殖健康水平、提高出生人口素质的医学学科。妇女保健学主要研究妇女生命周期中不同时期的生殖系统变化、生殖生理及心理行为特点在正常和异常情况下的保健需求;研究影响妇女健康的生物、心理、社会等方面的各种危险因素及其与生殖健康之间的相互关系;研究危害妇女健康的各种常见病、多发病的流行病学特征、早期诊断、预防措施和治疗原则;研究有利于提高防治水平和监护质量的适宜技术;研究妇女保健服务的监督和评价方法;研究有利于促进妇女健康的保健对策和管理方法。

一、妇女保健学的性质

妇女保健学应用预防医学和临床医学的方法,按照生物-心理-社会医学模式,从个体和群体两个层面,提出保健对策及实施措施。对个体而言,主要采用临床医学的方法使妇女一生各阶段和特殊生理时期的保健需求得到满足,并对疾病进行筛查和早期诊治;对群体而言,主要采用预防医学的方法来研究影响妇女健康的因素,并提出干预措施。达到既预防疾病的发生,又能促进健康的目的。妇女保健学强调临床与保健相结合,既重视面向群体,又注重落实到个人,从而弥补公共卫生与临床医学间的裂痕。降低妇女因生育或生殖功能紊乱而引起的发病率、伤残率和死亡率,提高妇女健康水平和出生人口素质。

二、妇女保健的重要性

妇女保健是向妇女提供以保障生殖健康为重点的医疗和公共卫生服务的事业。在我国,妇女保健工作由专门的组织机构和人员来承担,这不仅是妇女具有特殊的生理特点,而且保护妇女健康有特殊的重要意义。

妇女健康对社会经济发展有重大影响。孕产妇死亡率、婴儿死亡率和人均期望寿命是国际社会评价各国社会发展的主要指标。联合国报告提示,孕产妇和新生儿死亡使经济发展的速度减慢,平均每年导致全球生产力损失金额高达 150 亿美元。相反,投资妇女儿童健康可带来巨大的经济回报。例如,在 1965 ~ 1990 年期间,亚洲经济增长 30% ~ 50%,归因于生殖卫生得到改善,婴儿死亡率和生育率下降。

妇女的健康直接关系到子代的健康和出生人口的素质。人体生长发育的每一阶段都是以前一阶段为基础,同时又影响着下一阶段。如果某一阶段出现疏忽,或是某阶段的生理、心理、社会需求未能得到满足,其不良的影响,不仅直接影响本阶段的健康,还会在下阶段反映出来,因之造成的损失和不良后果,往往很难弥补。出生人口的素质与母亲受孕前及受孕后的健康密切相关。不仅从生命开始形成的最初阶段就要开始对胚胎进行保护,在整个孕产期内要实施对母子进行统一管理的围产保健;还应对妇女进行孕前、婚前的保健和青春期少女及女童等的保健,使妇女从孩提时起就能得到卫生保健,预防疾病,健康地成长为未来的母亲。

妇女一生中生殖系统和生殖功能变化复杂,青春期和更年期是两个重大变化时期,除涉及生殖系统和生殖功能外,心理和社会适应能力也发生巨变,如不重视保健,将会影响女性青春期的正常发育和导致更年期妇女衰老的提前。在上述两期之间的生育期持续 30 年左右,妇女要经历结婚、妊娠、分娩、产褥、哺乳和生育调节等特殊生理过程。在这一系列过程中,如忽视妇女保健,不仅会导致妇女伤残,而且会影响胎婴儿的健康和生命安全。

保护和促进妇女生殖健康(reproductive health),落实"母亲安全"(safe motherhood),并使妊娠更安全(making pregnancy safer,MPS)是国际社会对人类的承诺。在人类进步和发展中,生命的准备、生命的保护和晚年生活质量已成为现代三大健康主题。以健康保护和健康促进为中心的保健服务,通过社会动员使人民的自我保健意识和能力逐步提高,建立起有益于健康的生活方式和环境,并由医疗保健机构提供恰当的保健服务,最终实现"人人享有健康"的目标。

三、妇女保健的内容

在妇女的生命周期中,大概可分为女童期、青春期、生育期、更年期和老年期。从发展历史而言,妇女保健是从孕产期保健做起,时至今日仍然是妇女保健的重要内容。现将各期的保健内容简述如下:

1. **女童期** 女童的生殖器官娇嫩,外生殖器常直接暴露在外环境,易受感染和损伤。其中感染主要是经外阴的感染较为常见,损伤包括直接的损伤和性侵犯性损伤,在非洲还存在女性割礼,使妇女的生殖健康受到重大损害。同时生殖器官的发育异常及畸形也可在此期发现并进行矫治。随着生活水平的不断提高,女童营养过度、肥胖及性早熟问题已较为多见。在边远贫穷地区也存在女童营养不足引起的贫血和佝偻病等问题,对其后的妊娠和分娩造成影响。此外女童生殖道肿瘤虽不多见,但恶性程度高。所以,女童期的卫生指导、营养指导、健康教育和健康促进是女童期保健的主要内容,通过有效的保健以保障女童的正常生长发育。

2. **青春期** 青春期少女内分泌功能发生变化,体格与功能迅速发育,表现为体重、身高迅速增加,生殖器官发育趋于成熟,第二性征出现;独立意识增强,精力充沛,性格活泼,情感复杂而热烈,处于性萌动期,出现青春幻想。可能出现不良嗜好,不良饮食习惯,意外伤害,少女妊娠,月经异常和性发育延迟等健康问题。如果得不到正确的性教育,得不到家庭、学校的正确引导,在心理和行为上极易出现歪曲和错误,成为恶劣环境的受害者,严重地影响生殖健康。因此对青春期少女进行青春期保健应包括营养卫生指导、个人卫生指导、心理卫生和健康行为指导、月经期卫生指导和青春期性教育等内容。

3. **生育期** 是妇女生殖功能旺盛期,此期的妇女为育龄期妇女,育龄期指 15 ~ 49 岁间的时期。在此期内的绝大多数妇女要经历结婚、妊娠、分娩、哺育后代和生育调节等事件。她们不但承担着孕育下一代和照顾家庭的任务,还要和男子一样参加社会生产劳动,妇女的健康更容易受到各种不良因素的影响。生育期保健的内容主要包括婚前保健、孕产期保健、哺乳期保健和节育期保健。

婚前保健包括婚前卫生指导、婚前医学检查、性保健和婚前卫生咨询。并对性传播疾病、传染病、严重遗传性疾病、精神疾病、女性生殖系统疾病、男性生殖系统疾病及主要脏器疾病提出婚育医学意见。

孕产期保健包括孕前保健、妊娠期保健、分娩期保健、产褥期保健和孕产期口腔保健。其后还涉及母乳喂养与哺乳期保健,包括泌乳生理及其影响因素、母乳喂养指导和哺乳期营养、哺乳期用药、哺乳期避孕、哺乳期常见乳房疾病防治等哺乳期保健内容。

节育期保健包括相关的政策、女性节育技术的方法、节育方法的指导与咨询、女性节育手术并发症的防治及人工流产对妇女健康的影响等保健内容。

生育期保健的主要内容是保护妇女妊娠和分娩过程的安全,并实行计划生育,延长生育间隔,避免因生育过早、过多、过密、过晚及计划外妊娠对健康带来的损害。同时还要与有关方面配合,努力消除社会、环境等不良因素的危害,做好妇女劳动保护、性病防治和妇女常见病防治等工作。同时,还要进行孕产妇死亡监测与评审、围产儿死亡与评审和出生缺陷监测。世界卫生组织(World Health Orgnization,WHO)为改进妇幼和生殖健康,降低孕产妇和婴儿死亡率,在循证的基础上,于 2011 年发布了不同级别应开展的基本干预措施(表 1-1)。

4. **更年期和老年期** 随着寿命的延长,妇女一生中有 $1/3 \sim 1/2$ 的时间是在绝经后度过,这个年龄组的妇女在人口中的比例正在逐渐增加。更年期妇女处于生殖功能从旺盛走向衰退的过渡时期,由于内分泌变化及其对机体带来的影响,同时由于更年期妇女的心理及社会特点,可出现更年期综合征、更年期功能失调性子宫出血、更年期妇女的性问题、绝经后骨质疏松症、更年期泌尿生殖系统常见疾病、更年期心血管疾病、更年期精神障碍和妇科肿瘤等健康问题,还可能进行性激素治疗。开展更年期保健,保护她们顺利地过渡,不仅有利于促进更年期妇女的身心健康,且能为预防老年期多种代谢性疾病打下基础。更年期妇女虽已失去生育能力,但仍有性的需求,同时亦易发生性功能障碍。调节她们的心理,及时帮助她们克服性功能障碍,使她们仍能保持和谐的性生活,有利于身心健康。随着年龄的增长,除老年疾病外,生殖系统的肿瘤如宫颈癌、子宫体癌、卵巢癌和外阴癌等肿瘤发病率增高,应做到早诊断、早治疗,提高晚年生活质量。

贯穿于上述各期的妇女保健内容还包括妇女常见病防治和职业妇女健康,如妇科常见疾病的普查普治、常见妇科疾病的防治、乳腺保健及常见疾病的防治、女性性功能障碍、职业环境对妇女健康的影响等。基层的妇女保健还涉及社区妇女保健,如社区诊断、社区妇女保健服务及社区妇女健康促进等。上述所有的保健都必须进行有效的管理,如婚前保健的组织管理、孕产期保健的系统管理、计划生育技术管理和妇女保健信息管理。

四、妇女保健现状和发展趋势

(一)妇女保健的发展与现状

在中华人民共和国成立以前,人民群众长期缺医少药,基本是旧法接生,广大农村妇女遭受早婚、多产及高死亡率的残害,产妇死亡率高达 1500/10 万,婴儿死亡率高达 200‰。为提高当时我国妇幼卫生服务水平,杨崇瑞博士早在 1928 年就开办了第一个产婆培训班,首批招收了 30 名平均年龄 54 岁的接生婆,教给她们消毒和脐带处理的科学方法。

1949 年 10 月 1 日,中华人民共和国成立。妇幼卫生工作在党和政府的领导下,充分发挥社会主义的优越性,逐步有计划地开展,半个世纪以来,随着全国政治、经济形势的变化,经历了一个曲折的发展过程。

表 1-1　不同级别生殖健康的基本循证干预措施

持续保健	青少年和孕前	妊娠（产前）	分娩	产后（产妇）	产后（新生儿）	婴儿和儿童
社区	1. 计划生育（器具） 2. 预防和处理性传播疾病，HIV 3. 补服叶酸，预防神经管缺陷	1. 补充铁剂和叶酸 2. 破伤风疫苗 3. 疟疾防治 4. STD/HIV 的预防和处理 5. 补钙预防妊娠高血压 6. 控烟	1. 预防性使用宫缩剂 2. 按摩子宫和使用宫缩剂处理产后出血 3. 社会支持	1. 计划生育咨询与建议 2. 营养咨询	1. 保暖 2. 1 小时内开始母乳喂养 3. 脐带护理	对感染或暴露于 HIV 的儿童进行综合保健
初级卫生机构	计划生育（激素，部分手术）	1. 筛查和治疗梅毒 2. 低剂量阿斯匹林预防子痫前期 3. 降压药物 4. 硫酸镁治疗子痫 5. 胎膜早破使用抗菌药物 6. 皮质激素预防早产儿呼吸窘迫 7. 安全流产 8. 流产后保健	1. 主动处理第三产程 2. 处理产后出血（上述措施加剥离胎盘） 3. 筛查和处理 HIV	1. 筛查和继续治疗 HIV 2. 治疗产妇贫血	1. 新生儿复苏 2. 对早产儿和新生儿体重低于 2000g 新生儿采取袋鼠式保护 3. 低体重儿和早产儿的喂养支持 4. 黄疸的处理 5. 对暴露于 HIV 的新生儿开始预防性抗病毒治疗	脑膜炎的病例管理
转诊医院	计划生育（手术）	1. 外倒转术纠正胎位不正 2. 胎膜早破的处理	1. 剖宫产 2. 剖宫产术前预防性使用抗菌药物 3. 引产 4. 处理产后出血（手术方法）	诊断和处理产褥感染	1. 细菌性感染的预防性治疗 2. 早产儿使用肺表面活性物质 3. 呼吸窘迫综合症儿的持续气道正压呼吸 4. 新生儿败血症，脑膜炎和肺炎的病例管理	
社区策略	持续性家庭访视					妇女组织

1. **1949~1957 年时期** 这一时期是我国妇幼卫生工作发展较快的几年。原国家卫生部召开了第一次全国妇幼卫生工作座谈会,确定当时的基本任务是推广新法接生,团结、改造旧产婆,培训新法接生员,减少产褥热和新生儿破伤风的发病与死亡。国家做出了许多重要的与妇幼卫生有关的规定,涉及女工产假,训练助产员,积极推广新法接生,保护产妇和婴儿,降低产妇的染病率和婴儿的死亡率等。新中国成立后在北京、上海、天津等全国各大、中、小城市迅速采取有力措施禁娼,将妓女集中起来加以教育,同时为她们医治性病。也是建国初期在妇幼卫生方面开展的一项重要工作。

2. **1958~1965 年时期** 这一时期妇幼卫生工作起伏变化。1959 年后,我国发生三年自然灾害,妇女闭经、子宫脱垂的发病率有所增加。1960 年 8 月,原国家卫生部发出了《进一步防治子宫脱垂的通知》。以妇产科医师和妇幼卫生工作者为主的医疗队,深入农村,开展了以防治子宫脱垂、闭经和小儿营养不良为中心的普查普治工作。1960~1962 年间,国家颁发了《关于女工劳动保护工作的报告》、《关于女学生经期卫生与劳动几项原则规定》等文件。1963 年 6 月,原国家卫生部发出了《关于当前妇幼卫生工作若干问题的意见》,1964 年 12 月,原国家卫生部发出了《关于加强新法接生工作,消灭新生儿破伤风,降低产妇感染率的通知》。1965 年 11 月,中华医学会召开全国妇产科学术会议,周恩来总理接见代表并指示:计划生育和妇幼卫生工作要面向农村、面向多数,基层卫生人员要会接生,能治妇女病。从此,妇幼保健专业机构又逐步恢复。通过以上工作,当时妇女的健康状况逐步有所好转和提高。

3. **1966~1976 年时期** 十年动乱中,原有的卫生管理体制和一些卫生机构受到严重破坏,卫生人才的培养一度停顿,卫生装备条件和服务能力有所下降,卫生服务的供需矛盾日趋尖锐,一些计划经济时期形成的积弊也困扰着卫生事业的发展。在广大农村,新法接生率普遍下降;在城市,医疗质量下降,工作混乱。1967 年大批医疗队下乡时,周恩来总理指示,"医疗队下乡时必须有妇产科医师"、"农村生产大队要有会接生的女赤脚医师"。做出了"各级医疗卫生单位和农村巡回医疗队,都要积极宣传计划生育知识,做好技术指导,提高节育手术质量"、"在开展计划生育工作的同时,还应积极推广新法接生,做好妇幼保健工作"等一系列重要指示。在当时特定的历史条件下,只有个别地区的妇幼保健机构,如吉林省延边朝鲜族自治州和四川彭县的妇幼保健机构,克服困难继续工作,使当地的妇幼卫生事业延续下来,而且还取得了一些新成就。1974 年,原国家卫生部发出了《关于认真搞好新法接生的通知》,1975 年,国务院批转了原国家卫生部《关于全国卫生工作会议的报告》,强调了对赤脚医师、卫生员和接生员的培训,提出要把计划生育、妇幼卫生工作提到重要日程上,要加强领导等意见。同年 11 月在湖北省应城县召开了全国新法接生现场座谈会,提出了恢复各级妇幼卫生机构,充实加强妇幼卫生队伍;同时提出了普及新法接生的标准和推广新法接生的要求。从 1971 年国务院批转《关于做好计划生育工作的报告》到 1976 年间,随着计划生育工作的推行,带动了妇幼保健工作的开展。

4. **1977~1989 年时期** "文化大革命"结束。妇幼卫生工作贯彻预防为主,防治结合,面向基层的方针,以农村为重点,城乡兼顾,以保健为中心,普及与提高相结合,分类要求;努力降低孕产妇、婴儿的死亡率,做好计划生育技术指导工作,摸索适合我国特点的、有效的妇幼保健和计划生育技术服务方法。继续进行改革,加强妇幼保健机构建设,扩大妇幼保健服务的内容和推动优生优育工作的进一步开展。1980 年,原国家卫生部制订了《妇幼卫生工作条例(试行草案)》。同济、上海等医科大学增设了妇幼保健班、妇幼保健研究生班,或增设了妇幼保健系,加强了对高级妇幼保健人员的培养。1978 年 3 月,国务院批转了原国家卫生部《关于普及新法接生的报告》。1985 年,原国家卫生部下达了《全国城乡孕产期保健质量标准和要求》。"七五"期间,妇幼卫生的任务主要以围产保健为重点。据不完全统计,1986 年全国 150 多个 30 万人口以上的城市,普遍开展了孕产妇系统管理,2/3 的城市开展了围产保健,上海、天津、苏州等城市围产儿死亡率已降到 12% ~15%。孕产妇死亡率下降到 20/10 万 ~40/10 万,同时农村围产保健试点也不断扩大。1987 年建立了由 18 个城市参加的围产保健信息网,1988 年,原国家卫生部妇幼卫生司在杭州召开了全国农村孕产妇保健管理经验交流会,讨论修改了《农村孕产妇系统管理办法》、《农村各级医疗保健机构产科设置装备基本要求》、《农村助产人员管理条例》和《家庭接生常规》等制度和管理办法。在妇科病防治方面,1978 年以来,我国在城乡建立了妇女病预防性普查制度。在计划生育技术指导方面,原国家卫生部与国家计划生育领导小组、国家计划生育委员会合作,进行了大量的计划生育技术指导和科学研究工作,先后召开了 4 次全国性的节育技术经验交流会,发出了《认真做好计划生育技术指导工作的指示》和《关于提高节育手术质量的通知》,修订了《节育手术常规》,制定了《计划生育技术管理工作条例(试行)》和《计划生育技术人员考核标准》。这些对我国节育技术水平的不断提高,起到了促进作用。

为准确及时地掌握全国妇幼卫生信息,我国的儿童死亡、孕产妇死亡和出生缺陷三个监测网在这一时期建立起来。此外,1979 年以来,原国家卫生部与世界卫生组织、联合国人口基金会、儿童基金会、世界银行等国际组织合作,从起初开展妇幼保健技术协作和学术交流,发展到后来与这些国际组织在妇幼卫生领域中的合作范围日益扩大,项目效益逐步提高。在与联合国儿童基金会和联合国人口基金会 1985 ~1989 年的合作周期中,实施了妇幼卫生人才培训、围产保健、妇幼卫生示范县和扩展县等合作项目。

总之,在这一时期,我国经历了历史性的转折,对外开放和"母婴安全"、"儿童优先"的世界潮流为我国妇幼卫生在自力更生基础上的发展带来了契机:"控制人口数量,提高人口素质"的计划生育国策也从根本上支持和促进了妇幼卫生事业的发展。我国的妇幼卫生队伍不断加强,业务水平不断提高,妇女儿童健康状况明显改善,妇幼卫生工作取得了显著成绩。

5. 1990~1999 年时期　20 世纪 90 年代以来,妇幼卫生工作步入法制管理新阶段。1991 年 3 月 18 日,我国政府签署了世界儿童问题首脑会议通过的《儿童生存、保护和发展世界宣言》及《九十年代行动计划》。为积极履行对国际社会的庄严承诺,我国根据中国的实际情况,制定了《九十年代中国儿童发展规划纲要》和《中国妇女发展纲要(1995 ~2000)》。对妇女儿童卫生保健的主要目标、提高人口素质、孕产妇安全分娩、降低婴儿和 5 岁以下儿童死亡率、提高儿童营养水平、加强儿童卫生保健教育、改善生活环境以及提高妇女健康水平等工作提出了具体要求。

《中华人民共和国母婴保健法》于 1994 年 10 月 27 日第八届全国人大常委会第十次会议审议通过,从 1995 年 6 月 1 日起实施。1995 年原国家卫生部相继制定了《母婴保健法实施办法》、《母婴保健监督行政处罚程序》、《母婴保健监督员管理办法》、《母婴保健专项技术服务许可及人员资格管理办法》、《母婴保健医学技术鉴定管理办法》和《母婴保健专项技术服务基本标准》六部配套法规,为各地执法奠定了基础。1995 年 8 月相继以中华人民共和国原国家卫生部第 44 号、第 45 号部长令的形式颁布了《母婴保健法实施办法》和《母婴保健监督行政处罚程序》,然后又以部发文形式下发了其余四部配套法规。同年,原国家卫生部和公安部联合颁发了《关于统一规范出生医学证明》的文件。此后，又制定了《婚前保健工作规范》和《爱婴医院管理办法》两个配套法规。

在良好的国际国内大环境下，这一时期的妇幼卫生工作开创了前所未有的新局面。1990年，由联合国儿童基金会和联合国人口基金会资助、世界卫生组织参与执行的《加强中国基层妇幼卫生/计划生育服务》合作项目开始实施。该项目涉及27个省、自治区中的300个老少边穷县，得到了六所部属医科大学的技术支持，借助妇幼卫生项目的推动和工作的需要，妇幼卫生专业人才的培养从这一时期步入正轨。1991年，我国第一个高等医学院校妇幼卫生系在同济医科大学成立。此后，西安、华西、白求恩、北京和上海等医科大学也相继建立了妇幼卫生系。一些省属医学院创办了妇幼卫生大专班，许多地方加强了中专和在职教育。利用项目提供的条件，在全国范围内开展了大规模的岗位培训，把贫困地区急需的救命知识与以问题为中心的参与式培训方法、人际交流和咨询技巧相结合。1992年启动了全国性的创建爱婴医院的活动，有21所医院、妇幼保健院被评为首批"爱婴医院"。此后，创建爱婴医院活动持续展开，1997年5月，原国家卫生部下发了《爱婴市（区、县）评估标准》和《评估方法》。

这一时期，妇幼卫生信息管理系统的建设进一步加强。全国5岁以下儿童死亡、孕产妇死亡和出生缺陷三网监测，经过各级妇幼行政部门和监测人员的共同努力，获得了非常宝贵的资料，为我国妇幼卫生决策和深入的科学研究提供了依据。1996年原国家卫生部对三网的监测点实行合一，监测点扩大为116个市（县）的部分地区，覆盖1200余万人口。1998年在华西医科大学成立了"全国妇幼卫生监测办公室"，对监测工作进行统一的业务管理。1995年再次修改妇幼卫生年报，并经国家统计局正式批准，全国妇幼卫生年报信息系统在全国30个省、市、自治区得到了广泛的应用和发展。1996年开始，全国妇幼卫生年报的技术性支持工作由北京医科大学妇幼系承担。

1990年，原国家卫生部提出了《关于省级妇幼保健院办院方向的若干意见》，进一步明确了"预防为主，防治结合，面向基层，面向群体"的方针。针对各省级妇幼保健机构面临的一些共性的问题，提出了在"八五"期间对省级机构进行调整、充实和提高的任务。

这一时期的一系列活动使妇女的健康水平得以提高，我国孕产妇死亡率从1990年的88.9/10万降至1999年的58.7/10万。影响妇女健康的主要疾病也得到进一步控制。原国家卫生部于1995年4月发出《关于加强妇幼卫生工作的决定》，就全面实施《母婴保健法》，进一步加强妇幼卫生工作提出了意见。

1996年11月5日，原国家卫生部发布了《中国妇幼卫生事业发展"九五"规划和2010年目标纲要》，提出今后十五年应坚持以下指导方针：①坚持为实现两个《纲要》和"2000年人人享有卫生保健"的战略目标服务；②坚持为"控制人口数量，提高人口素质"的基本国策服务；③坚持贯彻落实《中华人民共和国母婴保健法》，依法管理并提供母婴保健服务；④坚持以保健为中心，保健和临床相结合，面向基层，面向群体的妇幼卫生工作指导方针；⑤坚持从实际出发，因地制宜，分类指导，实事求是的工作原则；⑥坚持树立大卫生观念，强化政府行为，注重多部门支持与协作，充分利用一切妇幼卫生资源，动员社会各方面积极支持和参与，促进妇幼卫生事业的发展；⑦坚持妇幼卫生事业与社会经济及整个卫生事业的协调发展。

6. **2000年后时期** 《中国妇幼卫生事业发展"九五"规划和2010年目标纲要》提出了一个中长期的妇幼卫生事业发展目标、指导方针、主要任务和策略措施，重点放在"九五"时期,同时对下世纪初的发展目标提出远景设想,以保持战略的连续性。随着国家和社会的进步以及我国改革开放的进一步深入,妇幼卫生事业也在新的世纪里展现出新的面貌。

2000 年是实施《两纲》的最后一年,这一年主要落实《中国妇女发展纲要》《中国儿童发展纲要》提出的各项妇幼保健工作任务。2001 年 6 月,修改后的《母婴保健法实施办法》以国务院第 308 号总理令的形式颁布实施。2001 年,颁发了《2001~2010 年中国妇女儿童发展纲要实施方案》和《计划生育技术服务管理条例》。2002 年底原国家卫生部颁布了《产前诊断技术管理办法》和《新生儿疾病筛查管理办法》,2001~2002 年在调查研究的基础上再次修订了《婚前保健工作规范》;2002 年原国家卫生部组织有关专家制定了《常用计划生育技术常规》。

2002 年原国家卫生部与其他一些部门共同制定或发布的涉及妇幼卫生领域的法规有:《关于禁止胎儿性别鉴定和选择性别人工终止妊娠手术的规定》《关于综合治理出生人口性别比升高问题的意见》和《中国提高出生人口素质,减少出生缺陷和残疾行动计划》。

2004 年印发《卫生部关于免费开展婚前保健咨询和指导的通知》《卫生部办公厅关于在全国艾滋病综合防治示范区开展预防艾滋病母婴传播工作的通知》;2005 年印发《卫生部关于认真做好"降消"项目工作的通知》;2006 年印发《卫生部关于加强预防艾滋病母婴传播工作的指导意见》;2007 年印发《卫生部关于进一步加强妇幼卫生工作的指导意见》《妇幼保健机构管理办法》和《孕前保健服务工作规范(试行)》;2010 年颁发了《国家免费孕前优生健康检查项目试点工作技术服务规范(试行)》,为进一步加强妇幼卫生工作,规范妇女保健服务提供了有力的政策支撑。

(二)妇女保健的发展趋势

"母亲安全"、"儿童优先"是 20 世纪 90 年代由国际组织提出并已成为国际公认的准则。妇幼卫生不仅是联合国及其相关国际组织提出的优先领域,也被各国政府列为卫生工作的重要内容。为了达到"2000 年人人享有卫生保健"的战略目标,这些国际组织不仅在组织、促进、资助发展中国家的妇幼保健方面进行了大量工作,还召开了一系列的国际会议进行研究、讨论和推动。1975 年提出"联合国妇女十年"(1975~1985 年),1978 年在阿拉木图召开的国际初级保健会议,将妇幼保健和计划生育列为初级保健八大任务之一。1984 年在墨西哥召开国际人口会议,1985 年在内罗毕召开世界会议对"联合国妇女十年"进行了回顾。1987 年又在内罗毕召开国际母亲安全会议,建立了"母亲安全"项目,同年还召开了通过计划生育,提高妇儿健康的国际会议。1990 年召开国际首脑会议研究儿童生存与权利问题,提出了 2000 年的工作指标。1994 年在埃及开罗召开国际人口与发展大会,提出生殖健康新概念,并与妇女权利一起列入该会通过的开罗宣言。1995 年在北京召开的世界第四次妇女代表大会,妇女健康被列为会议的主题之一。国际社会一直呼吁妇女的健康、快乐和尊严应受到重视,保证母亲安全应成为全球性的行动,强调了要加强妇幼卫生工作,保护母婴健康和提高妇女的社会、经济地位和文化卫生水平的重要意义;指出了妇女的健康直接关系到子代的健康和人口的素质。

随着医学科学的发展和公共卫生的加强,全球妇女的健康水平有了明显的提高,表现在:①避孕节育技术的发展和普及,使妇女能更好地控制自己的生育,因人工流产引起的严重并发症已明显减少;②产后出血及感染得到了更好的预防和控制,孕期内、外科并发症处理上的改进,使孕产妇死亡率有了大幅度的下降;③围产医学的发展,孕产期监护技术的改进,母婴统一管理的实施,产前诊断技术的发展和新生儿特别是早产儿监护技术和用药,及支持性营养补给上的进步,使胎、婴儿死亡率及患病率有了明显的下降;④生殖医学理论和实践的进展,提高了不孕症的诊断和治疗水平;⑤乳腺癌的诊断和治疗方面的进展,预防子宫颈癌普查工作的实施,都降低了妇女恶性肿瘤的死亡率(mortality);⑥对老年妇女常见的骨质疏松症有了进一步的了解,在预防和治疗方面取得了进步。

但是,由于社会、经济和文化因素的影响,表现出越是在贫困落后、经济不发达的地方,妇女越受到歧视。从出生时起,女孩在喂养、就诊、求学等方面都不如男孩,长大后过早承担家务劳动。以及,早婚、早孕、反复妊娠等都加重了妇女生理、心理负担,增加了孕产期时高危因素,再加上这些地区缺医少药,许多可以预防和治疗的产科并发症、合并症仍严重威胁着孕产妇的安全。发达国家与发展中国家孕产妇死亡和患病率间存在着巨大差异,反映了医疗卫生服务上的差距。同时随着社会交往的增加,妇女性传播性疾病包括艾滋病发病率上升,少女妊娠增加;因生殖道感染增加了不孕症的发生率;因节育指导不普及增加了计划外妊娠和人工流产。

每年全世界约有 800 万儿童死于可预防的疾病,35 万以上的妇女死于妊娠和分娩出现的可预防的并发症。实现"千年发展目标"4(1990～2015 年,五岁以下儿童死亡率降低2/3)和"千年发展目标"5(孕产妇死亡率降低 3/4 和普遍获得生殖卫生服务)的具体目标,在2011～2015 年期间,预计可以使 1500 万名五岁以下儿童免于死亡,其中包括 300 万名新生儿;可以使 3300 万次意外妊娠得以避免,使约 57 万名妇女避免因妊娠和分娩出现的并发症(包括不安全堕胎)而死亡。还将保护 8800 万名五岁以下儿童避免发育迟缓,保护 1.2 亿人免受肺炎侵害。

2000 年 9 月,在联合国千年首脑会议上,世界各国领导人就消除贫穷、饥饿、疾病、文盲、环境恶化和对妇女的歧视,商定了一套有时限的千年发展目标。即消灭极端贫穷和饥饿;普及小学教育;促进男女平等并赋予妇女权利;降低儿童死亡率;改善产妇保健;与艾滋病毒/艾滋病、疟疾和其他疾病作斗争;确保环境的可持续能力;全球合作促进发展。这些指标在2015 年之前降低一半(以 1990 年的水平为标准)。2013 年 4 月 5 日,实现联合国千年发展目标最后期限进入倒计时 1000 天。

联合国秘书长潘基文于 2010 年 9 月提出"促进妇女儿童健康全球战略"。该战略着眼于妇女儿童为最脆弱的时期,即在分娩过程和婴儿出生的头几个小时到最初几天,此时,孕产妇和新生儿都面临最大的死亡风险。关注最脆弱、最难达及的妇女、儿童和青少年;关注最贫穷者、艾滋病(Acquired Immune Deficiency Syndrome, AIDS)病毒携带者和艾滋病患者、孤儿、土著人群和最难以获得卫生服务的人群。该战略确立了采取行动的关键领域:①支持国家主导的卫生计划,通过增加可预见好可持续投资给予支持;②综合提供卫生服务和拯救生命干预措施,使妇女儿童能够在需要时和适当地点获得预防、治疗、保健和照护;③加强卫生系统,配备足够数量和技术熟练的卫生骨干队伍;④以革新的方法开展融资、产品开发和提供优质高效的卫生服务;⑤改进监测和评估,确保所有行为者对结果负责。

WHO 认为:营养、生殖健康、工作和劳动环境的保护、传染性疾病、非传染性疾病、滥用物品、精神卫生和暴力 8 个方面是影响妇女健康的主要内容。按照 WHO 的计算,全世界每分钟有 380 名妇女妊娠,190 名妇女为非意愿妊娠,110 名妇女经受妊娠合并症,40名妇女进行不安全流产,1 名孕产妇死亡。今后一段时期内,妇女的生殖健康仍将是妇女保健工作的主要内容。2006 年世界卫生组织提出全球生殖健康的 17 项监测指标:总生育率(total fertility rate)、避孕率(contraceptive prevalence)、孕产妇死亡比(maternal mortality ratio)、孕期保健覆盖(antenatal care coverage)、熟练卫生人员接生(births attended by skilled health personnel)、基本产科服务可获得性(availability of basic essential obstetric care)、综合产科服务可获得性(availability of comprehensive essential obstetric care)、围产儿死亡率(perinatal mortality rate)、低出生体重率(prevalence of low birth weight)、孕妇梅毒血清学阳性率(prevalence of positive syphilis serology in pregnant)、妇女贫血患病率(prevalence of anemia in women)、产科与妇科患者入院比(percentage of obstetric and gynecological admissions)、妇女生殖器残割报告患病率(reported prevalence of women with genital mutilation)、妇女不孕患病率(prevalence of infertility in women)、男性尿道炎报告发病率(reported incidence of urethritis in men)、孕妇 HIV 感染患病率(prevalence of HIV infection in pregnant women)和 HIV 相关预防措施知晓情况(knowledge of HIV-related preventive practices)。同时将"母亲安全"更进一步深入,提出"使妊娠更安全"。所以,妇女保健不仅要以努力降低孕产妇死亡率为目标,重要的是要以妇女为中心,在尊重妇女权利,针对妇女需求的前提下,改进服务方式,提供优质服务,扩大妇女保健的工作范围、积极主动地对妇女生命各阶段开展相应的保健工作内容。

第二节 生殖健康与妇女保健

一、生殖健康概念

生殖健康(reproductive health)是指人类在生殖系统、生殖功能和生殖过程的各个方面处于健康和良好的状态。生殖健康是针对人类生殖功能与过程中所涉及的所有问题而逐渐发展起来新型学科。生殖健康的概念在其发展以来的十几年中,随着充分的探讨和实践也被赋予了更宽泛,更深刻的内涵。近年来,又提出了全生命周期保健的概念,强调从生命的开始至老年期的连续保健。

1988 年,世界卫生组织人类生殖研究特别规划署(WHO/HRP)率先提出生殖健康的概念;1994 年 4 月由 WHO 正式定义;1994 年 9 月在开罗召开的国际人口与发展大会(ICPD)生殖健康的定义获得通过,并正式将生殖健康的概念、策略与行动等列入了《行动纲领》中,这标志着国际社会对生殖健康概念的普遍认可与接受,并将其作为人类发展优先关注的领域和共同目标被越来越引起重视。1995 年世界卫生大会再次强调 WHO 的全球生殖健康策略的重要性,并提出"2015 年人人享有生殖健康"的国际卫生奋斗目标。生殖健康这一概念的出现,反映了人们对当今世界许多全球性的问题,特别是人口、社会和环境对生殖疾病的影响的关注。

WHO 根据健康的定义给予生殖健康的定义为:在生命所有阶段的生殖功能和过程中的身体、心理和社会适应的完好状态,而不仅仅是没有疾病和虚弱。其内涵主要强调:人们能够进行负责、满意和安全的性生活,而不担心传染疾病和意外妊娠;人们能够生育,并有权决定是否、何时生育和生育间隔;妇女能够安全地通过妊娠和分娩,妊娠结局是成功的,婴儿存活并健康成长;夫妇能够知情选择和获得安全、有效和可接受的节育方法。

从上述内涵可以看出,生殖健康较以往的妇幼保健和计划生育的内容更广泛、更深刻,更重视保健服务的质量、服务对象的需求和参与程度、人的健康和保健权力、人们对性和生育的决策能力,以及健康的社会性和科技整合性等方面。生殖健康不仅要达到降低死亡率和人口出生率、提高出生人口素质的目的,更要实现人口与社会经济的全面的可持续性发展。

生殖健康是人类健康的核心,新的生殖健康概念涵盖了母亲安全、计划生育、性健康与性传播疾病预防、儿童生存与发展等多个方面,涉及妇幼保健、妇产科、儿科、胚胎发育学、遗传学、流行病学,以及社会学、心理学、法学、伦理学等许多学科。生殖健康不仅包括了妇女从出生到死亡的各个年龄阶段的保健,即婴幼儿期、儿童期、青春期、育龄期、更年期及老年期保健,还涉及特殊目标人群的保健,即青少年的性健康和男性生殖健康及其男性参与、责任与义务。因此,要促进和改善生殖健康,就必须为妇女和男性提供贯穿其整个生命周期各阶段的优质生殖保健,也就是要为他们提供能满足其生殖健康需求的各种最广泛的信息、技术和服务。

二、生殖健康与妇女保健

女性约占总人口的 1/2,属于弱势人群。狭义的妇女保健学是指从女性生殖器官与功能发育开始的青春期到生殖功能衰退的更年期保健,包括对女性生理、疾病与失调,影响妇女健康的心理、社会和环境相关因素的研究和保健。妇女保健学是通过妇幼保健的长期实践及多学科的参与,以保健为中心,以群体和个体为对象,发展形成的一门新学科。

从整体来看,生殖健康是妇女和男子的共同需求,但是由于生物和社会文化等因素,妇女在生殖健康方面所承担的负担、危险和责任要比男子大得多。主要原因有:①妇女承担了特殊的生育功能,受到与妊娠和分娩有关的健康威胁;②妇女生殖系统的解剖和生理特点使之容易感染性传播疾病;③在计划生育方面,很多情况下妇女处于从属、被动的地位,承担着避孕措施使用的主要责任和负担;④不孕症应为夫妇双方的共同责任,而事实上妇女却不公平地担负了大部分的责任;⑤在性问题方面,由于社会、文化、宗教等方面的影响,妇女一直处于被动和从属地位,多数没有支配权和自主权。

妇女的生殖健康状况不仅反映妇女本身的健康问题,还反映出整个社会人群的整体健康水平,反映出整个国家的政治、经济、文化的整体水平。妇女的生殖健康直接关系到社会的稳定,家庭的稳定、儿童的生存和发展。随着不断地实践和探讨,人们认识到生殖健康与社会、经济、文化、教育、环境等,特别是妇女地位之间有着密切的联系。生殖健康强调通过增加对妇女保健的需求服务、特别是通过增强妇女权力、提高妇女地位,达到保护人类生殖健康、降低死亡率和人口出生率的目标。

生殖健康意义上的妇女保健包括妇女从出生到死亡的各个年龄阶段,即婴幼儿期、儿童期、青春期、育龄期、更年期及老年期的保健,所有这些阶段的身体、心理、社会、文化、传统习俗、教育等因素均对各阶段的妇女的生殖健康产生巨大的影响。

三、影响生殖健康的主要因素

尽管全球生殖健康状况在过去的 20 年中得到了一定程度的改善,但是一些问题,如与妇女有关的妊娠、分娩、人工流产、不孕、避孕等健康问题仍普遍存在;另一方面由不安全性行为引发的非意愿妊娠,青少年初次性行为的提前和未婚性行为的增加,以及生殖道感染/性传播疾病,特别是艾滋病在全球范围内的肆意蔓延等,都使得妇女、男性和青少年的生殖健康面临着前所未有的严重威胁。影响生殖健康的因素很多,主要有社会经济、文化教育和妇女地位,计划生育和卫生服务,环境污染和生活方式,卫生知识和自我保健等。

1. 社会文化、经济水平与生殖健康是一个复杂的系统,它们之间是相互促进、相互联系、相互依赖、相互影响并共同发展的。生殖健康的改善促进文化、经济的发展,而文化、经济的落后也会制约生殖健康的发展。贺佳等的研究显示,运用典型相关分析方法进行分析,显示:①生育率和总和生育率与文化、经济之间相关密切,文化经济水平低、文盲率高,学龄儿童入学率低的地区,出生率高、总和生育率高。②计划生育工作做得好,群众支持计划生育的积极性高,经济发达的地区,避孕套使用率高。③文化落后的地区,入学率低,文盲率高,早婚率高;文化水平高的地区,淋病患病率低,说明性病的发生与人群的文化素养有关。④经济发达的地区孕产妇系统管理率高,住院分娩率高,孕产妇死亡率、围产儿死亡率、婴儿死亡率均比经济落后地区低。定量分析显示,生殖健康与文化、经济发展相互联系、相互制约,大力发展经济,提高人民群众的文化素质是提高生殖健康保健水平的前提之一。

2. 妇女的地位和权利主要取决于社会制度,同时直接与其经济状态、文化教育程度、环境因素和卫生保健知识等有密切相关。在两性生活中,男女双方存在着极大的不平等,在社会、文化、宗教等方面的影响下,妇女在性行为上一直处于被动和从属的地位,多数没有支配权和自主权。妇女所面临的性健康问题,一方面存在着性的过度自由化所带来的性道德和与性有关的疾病问题,同时存在着对性的基本知识缺乏、性的封闭和不能得到满意性生活等问题。

在许多发展中国家,妇女没有受教育的机会,或与男性相比受教育的机会小;在经济上属于从属地位,没有家庭经济支配能力;社会地位不被认可或不被重视;在生殖和性问题上没有自我决定和选择权利的能力;缺乏基本的自我保护和卫生保健知识,不能得到与男性同等的医疗卫生保健服务,因此,在与性相关的生殖健康方面所受的身心危害就更多。妇女的社会和经济地位,对维护她们的生殖健康权利有举足轻重的作用。

3. 环境因素影响着生育过程的每一个环节,目前确定的环境内分泌干扰因素有70多种,影响体内激素的合成、分泌、传递、结合、启动以及清除等环节,从而对个体的生殖、发育以及行为产生多方面的影响。环境污染的危害主要有:导致不良的妊娠结果,包括死产、死胎、自然流产、新生儿死亡、出生缺陷等;妊娠并发症发生率增高;通过胎盘使子代致癌;精子质量下降等。例如,电磁辐射污染会影响人体的神经、免疫、循环、生殖系统的功能,还会诱发癌症;其长期作用可对内分泌和生殖系统产生负面影响,引起男性性功能减退、女性月经周期紊乱、危害生殖细胞或导致早期胚胎发育异常、对胎儿产生不良影响,导致流产、出生缺陷等。研究表明,放射线、抗肿瘤药物、苯及其衍生物、铅、锰、汞、镉、钴等重金属、有机溶剂、麻醉气体、细胞生长抑制剂、人造雄激素和孕激素、致突变剂等,均可引起生殖健康的损害。

4. 孕产妇死亡仍然是影响生殖健康的主要因素。由于妇女特殊的生育功能,只有履行生育功能的妇女才可能受到与妊娠和分娩有关的健康威胁。总的来说,妇女一生中孕产期死亡的危险性平均为1/74,其中在高收入国家为1/4000,在中等收入国家为1/61,而在最低收入国家则高达1/17。每年全球估计有2.1亿例妊娠发生,其中6000万以流产或者孕妇或婴儿的死亡告终。所有妊娠的25%,约5250万是以流产告终的;每年有超过50万例的孕产妇死亡和400万例新生儿死亡。

世界各国孕产妇死亡率相差悬殊,据统计,全球每年有14%的新生儿出生在发达国家,但是仅有1%的孕产妇死亡发生在发达国家,99%的孕产妇死亡发生在发展中国家,而其中90%以上是可以避免的。WHO估计,仅5种产科原因就造成了全球3/4的孕产妇死亡,这些产科原因分别是产科出血、产褥感染、妊娠高血压疾病、难产及不安全流产。然而,死亡只是所有负面结果中的一种,每年还有超过5400万妇女受到孕产期并发症或合并症的折磨。在发展中国家,15~44岁妇女疾病负担的12%~30%是由于妊娠相关的疾病引起的。生殖健康是造成男性与女性疾病负担差距的主要因素。因此,母亲安全问题是生殖健康中的一个大问题。

5. 生殖道感染和性传播疾病生殖道感染性疾病,尤其是性传播疾病包括艾滋病是威胁人类健康的主要生殖健康问题。近20年,无论在全球还是我国,生殖道感染/性传播疾病的发病均呈快速增长的趋势,流行形势相当严峻。性传播疾病虽然侵袭男女双方,但对女性的疾病负担更为严重。世界银行最近的报告已将此类疾病列为发展中国家年轻成年女性疾病负担的第二位主要原因,仅次于由于妊娠所致的疾病负担。由于生物和社会的双重原因,妇女更容易受到感染,很难去寻求保护,诊断过程更为复杂,可发生更严重的后遗症,并且更容易受到社会的歧视和相关后果的影响。女性生殖道感染的危害很大,可因病情迁延扩散引起盆腔炎,导致不孕症、异位妊娠,孕期感染可引起不良妊娠结局,如流产、死胎、低出生体重儿,孕期经胎盘或分娩时由产道还可直接使胎儿、新生儿受同类病原体感染而致病。随着HIV/AIDS 的流行,生殖道感染的流行使妇女对 HIV/AIDS 的易感性增加。一旦妇女感染HIV/AIDS 将可能会通过母婴传播传给子代,WHO 估计,全世界每天大约有1500 例15 岁以下儿童新发感染 HIV,超过90% 发生在发展中国家,大部分与母婴传播有关。HIV/AIDS 所带来的全球健康危机和疾病负担已经成为影响女性生殖健康的一个主要问题和新的挑战。

影响女性生殖道感染和性传播疾病流行的危险因素主要有:①发展中国家正处在社会转化时代,如城市化过程中,新增人口主要为流动人口,常为单身青壮年,绝大多数为性活跃群体且受教育水平偏低,缺乏对包括性传播疾病在内的很多疾病的正确防治信息,从而限制其采取必要的预防措施;②由于妇女的社会和经济地位低,使他们在婚姻和性关系中与男性并非处于平等地位,导致女性性交年龄提前、多性伴,甚至使性活动成为一些妇女仅有的谋生手段;③发展中国家妇女对卫生服务的利用率低于发达国家,也低于发展中国家的男性;同时由于女性的生殖道感染和性传播疾病早期症状不明显而延误了早期诊断和治疗。

6. 生育调节主要包括生育年龄、生育间隔和意愿生育,有效的避孕是实现生育调节的重要措施。尽管全球避孕措施的使用有了很大的增长,但仍然没有满足需求,采取避孕措施的情况不容乐观。全球每年有71 亿美元花费在避孕药具的使用上,其作用是预防了1.87亿例意外妊娠、0.6 亿例计划外分娩、1.05 亿例人工流产、0.27 亿例婴儿死亡、21.5 万例孕产妇死亡和68.5 万例由于母亲妊娠死亡而失去母亲的孩子。现代避孕方法占避孕措施采用总量的90%,目前最常用的避孕方法是女性输卵管结扎、宫内节育器和避孕药,避孕套的使用也在不断的普及。发展中国家已婚妇女避孕率已从20 世纪60 年代的10% 左右上升到目前的60% 以上。

但是,在很多发展中国家,避孕普及率还存在有很大差距,不能提供有效、满意和可接受的服务,知识和信息极为不足。1.37 亿对已婚夫妇有避孕需求但未能采取措施,6400 万对夫妇对其使用的避孕措施感到不满意或认为其不可靠。国内外研究均显示,多数成年男性认为避孕是女人的事情,与男人无关,许多计划生育服务并没有将男性视为服务对象,男性不愿意承担避孕节育的责任。妇女在绝大多数情况下承担着避孕措施使用的主要责任和负担,因此她们受到的避孕副作用的危险也就更大。影响避孕措施使用的主要障碍在于无法得到服务、缺少可以选择的方式、缺少选择所需要的知识、缺少社区和配偶的支持等。

由于避孕服务的提供与利用不足,使妇女非意愿妊娠和非意愿生育的发生率仍然居高不下,非意愿生育使妇女及婴儿的生命健康风险增大,在所有孕产妇死亡中有 1/4 ~ 1/3 由于非意愿生育所致;而生育间隔短、生育过频同样增加了妊娠并发症的危险。生育年龄的低龄化使得妊娠并发症,如难产等的发病率增高,死亡风险增加。

另一方面,妇女可以选择人工流产终止非意愿妊娠,但是,妇女却是唯一的由于避孕失败引致人工流产后果的承担者。作为控制生育数量和质量的一种事后补救手段,人工流产对保证妇女生殖权利的实现起重要作用;而人工流产率及其并发症发生率的高低是衡量生殖健康水平的一项重要指标。WHO 估计,在世界范围内,每年有 5000 万人选择人工流产,不安全的人工流产还普遍存在。因手术人员的技术不熟练或不具备必要的手术条件,可导致严重的并发症和后遗症;有些发展中国家孕产妇死亡中的 30% ~ 50% 是由于不安全人工流产的并发症所引起的;严重并发症的发生率在有的国家高达 20% ~ 30%,而不安全人工流产所导致的盆腔感染、大出血、子宫穿孔等,成为女性生殖健康的主要危害。

生殖健康紧紧地与社会、环境、文化、宗教、尤其是妇女地位和权力以及医疗卫生服务等因素相联系。以改善生殖健康尤其是妇女的生殖健康为主题的运动已成为世界范围的一大潮流,引起世界的广泛关注,也成为妇女保健的核心任务之一。

第三节 妇女保健管理

一、妇幼保健组织机构

(一)妇幼卫生行政机构

国家卫生和计划生育委员会设妇幼健康服务司,各省、市、自治区卫生和计划生育委员会均设妇幼健康服务处相关的处室,地市(州、盟)卫生和计划生育委员会设妇幼健康服务科(组),县卫生和计划生育委员会配有兼职或专职干部。各级行政机构业务上都受上一级领导,负责本地区妇幼保健工作的组织领导(图 1-1)。

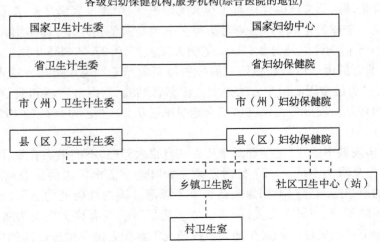

图 1-1 妇幼卫生机构组织管理图

（二）妇幼保健专业机构

妇幼保健专业机构主要由省（直辖市）、市、县妇幼保健院（所、站）组成。省级妇幼保健机构作为全省妇幼卫生工作的业务指导中心，在推动我国妇幼卫生事业的发展中起到了至关重要的作用。妇幼保健专业机构体系包括各级妇幼保健院、所、站、队，妇产科医院，儿童医院，妇女保健院、所等，这些机构均是防治结合的卫生事业单位，受同级卫生行政部门领导，受上一级妇幼保健专业机构的业务指导。全国各地各级妇幼保健组织机构的名称按《妇幼卫生工作条例（试行草案）》中规定：凡设有正式床位的妇幼保健机构，统称为"院"；凡不设床位但开展门诊业务（包括设置少量观察床位）的统称为"所"；凡既不设床位，又不开展门诊而对基层开展业务技术指导的统称为"站"。条例要求各省、市、自治区应设置妇幼保健院（或分别设立妇女保健院、妇产医院及儿童保健院，儿童医院），地、市（州、盟）、县（镇）根据人口多少，以及妇幼卫生工作基础，设妇幼保健院、所或站，在地广人稀、基层妇幼保健工作基础薄弱时省、自治区可设妇幼卫生工作队。妇幼保健院应设保健部分和临床部分，负责本地区的妇幼保健业务技术指导。各级保健机构应有步骤、有计划地做到以临床为基础，把保健、医疗、科研、培训密切结合起来，针对危害妇女儿童健康的主要问题进行防治。

（三）妇幼保健基层组织

农村的乡卫生院和城市的社区卫生中心等基层卫生机构内的妇幼保健组，是基层妇幼保健组织。在区、县妇幼保健机构业务指导下，开展妇产科、儿科、计划生育、儿童保健门诊，防治妇女儿童常见病及多发病。有条件的单位，还可开展计划生育手术及住院分娩的业务。此外，还需建立健全有关登记统计制度，对不脱产或半脱产的乡村医师、街道或车间保健员、保育员等进行业务指导。

（四）妇幼保健体系

妇幼保健体系是指由各级妇幼保健业务机构，通过协作建立一种业务上有密切联系的组织系统，上级机构对下级机构有业务辅导的责任（如接受转诊、会诊，协助抢救重危患者等）。上下结合有利于不断扩大服务面，提高服务质量。

健立健全妇幼保健网是做好妇幼保健工作必须具备的一个重要条件。妇幼保健网可以由三级或四级组成。省（直辖市）妇幼保健院、儿童医院及妇女、儿童保健所为三级机构；区、县的上述机构为二级机构；社区卫生中心、乡卫生院妇幼保健组为一级机构。

1. 城市妇幼保健体系 城市妇幼保健网由市、区（县）、社区构成。城市妇幼保健网始建于1953年前后的北京、上海、天津等大城市和中央卫生实验院的工作地段。区级为区妇幼保健站和区级产院，他们接受地段转来的异常产妇，经常到下级单位检查工作，进行巡回门诊和示范操作，直接对地段进行全面的业务指导。地段级为地段预防保健站，他们负责本地段的妇幼保健工作，如全面了解孕产妇，进行产前检查、接生、产后访视、预防接种等工作。

以后随着妇幼保健工作的开展，特别是围产期保健、孕产妇保健和儿童保健工作的开展，城市三级妇幼保健网逐步充实、健全，各级的功能也各有侧重。目前，大部分地区的区级妇幼保健机构还承担着大量的产科任务，在另外一些地区则主要开展产前检查、产后访视、儿童保健及本区的妇幼卫生管理工作。近年来，随着社区卫生事业的发展，社区卫生中心作为最基层的综合性机构，主要开展一些基本的妇女儿童保健工作。

2. 农村妇幼保健体系 农村妇幼保健网由县、乡（镇）、村构成。县级为县妇幼保健院（所）：乡级为乡镇卫生院防保科为二级：村级为村妇幼专干、乡村医师部分边远地区的接生员。

县妇幼保健专业机构的任务是负责全县妇幼保健工作，培训基层中、初级妇幼卫生人员,开展力所能及的科研工作。县妇幼保健院(所)是全县妇幼保健工作指导中心,也是县-乡-村三级妇幼保健网的领导力量,是在基层开展各项妇幼保健工作,包括各项目工作的中枢环节。县妇幼保健专业机构,建国后从无到有,从少到多,发展最快,它承担占总人口80%以上的农村人口中的妇女和儿童保健的重任。

乡镇卫生院的产科和妇幼保健组(防保组),是三级妇幼保健网的重要一环。乡镇卫生院是住院分娩和转诊的第一级医院,同时妇幼保健人员经常深入农村,开展各种妇幼保健工作,包括产前检查。他们经常帮助乡村医师、接生员消毒接生器械,定期召开会议,听取他们的工作汇报并布置新的工作任务、解答疑难问题,同时结合实际,组织学习,交流经验,具体帮助乡村医师、接生员提高业务能力。

乡村医师、接生员是群众性妇幼保健工作的主力。他们生活在群众中,了解每家每户的情况,直接为群众服务,包括产前检查、新法接生、产后访视、新生儿保健以至整个散居和集体儿童保健、预防注射等。

在三级网中,乡(镇)卫生院起关键性的作用,负有承上启下的使命。卫生院一般配1~3名妇幼保健专干,他们一般具有中专或以上文化水平,有一定的专业知识和管理能力。他们所在地区妇幼卫生工作开展的情况与他们的努力息息相关。

二、妇女保健管理策略

随着社会经济的发展及妇女对健康的需求不断增加,越来越多地显示出妇女健康是密切地与社会、经济、文化、教育、环境、生活方式,尤其是社会地位、权力及保健服务的提供等多种因素相联系。对于影响妇女健康因素的干预仅仅局限于生物医学领域是远远不够的,还应探索综合性社会卫生保健措施和干预办法,调动国家、政府、各部门、社区、个人各个层面共同努力,使妇女健康水平不断提高。

1. **社会体系** 健康不仅只是卫生部门的任务,如人们的生活环境、住房、交通、环境污染及不良行为等均对人的健康有很大影响,妇女儿童的健康也是如此。所以解决妇幼卫生问题也不能仅依靠卫生部门,必须将妇幼卫生纳入社会大系统中,成为政府工作内容之一。政府及有关部门在制定政策、法规和资金分配上,均应将妇女儿童的健康因素考虑进去,尤其注重处于不利条件的人群如贫困和农村偏远地区的妇女儿童群体,使他们更多地得到全社会的帮助和支持,提高生活质量,提高健康水平。

2. **各部门协调与合作** 妇女儿童的健康离不开社会各部门的合作和支持,必须动员全社会各界力量来共同参与妇幼社会保健工作。社会各部门包括各种政治组织、经济组织、文教科学组织;群众组织包括共青团、妇女联合会及其他宗教组织。尽管部门不同,但是对妇女儿童保健来说都应从各自的特点中找到共同的义务。

3. **社区妇幼卫生服务** 改善妇女儿童的健康必须动员全社会的力量,不仅需要政府、各部门及医疗卫生系统的参与和支持,还应该动员社区积极参与。社区参与已成为世界公认的健康促进的重要手段之一。社区卫生服务的重点是以预防保健为主,以人群为对象,以社区及家庭为基础的综合服务形式,特别是支持社区成员自己确定自己的卫生保健需求,帮助人们根据本社区情况解决自己的健康问题。妇女儿童群体占社区人群的2/3,因此,社区妇幼保健服务是社区服务的重要内容。

4. **服务模式** 人类健康不仅受到生物学因素及自然环境的影响,更重要的受到诸多社会因素的综合影响。为了更好地保护人们的健康,满足人们日益增长的保健需求,医疗卫生保健系统也必须相应改变其服务取向,向着生物-心理-社会的新的医学模式转变,加强专业技术人员的社会防病意识,扩大保健服务领域和方式。

改变妇幼卫生保健服务的取向要坚持以妇女儿童健康为中心,提供公平服务,采取适宜技术,因地制宜,并注重提供优质服务。在孕产期保健中,不仅要注意生物学因素的影响,同样要注重提供多方面的支持。如孕产妇健康与其受教育水平有关,虽然不能在短时间解决受教育问题,但是可以通过健康教育和咨询更多地向妇女提供有关保健知识,提高妇女自己的保健意识,改变卫生行为。如参加早期保健、孕妇学校,提高对高危妊娠识别能力,及早就医,住院分娩,母乳喂养等,均对孕产妇健康起到保护作用。其他妇女保健方面,如青春期、更年期保健、妇女常见病的防治,特别要重视性传播疾病的防治、性健康教育、女性生殖系统肿瘤的防治,为妇女健康提供全面的服务。对就医不方便者提供近距离服务,并注意提供综合性服务,使患者在一次就诊中得到多项服务,且节省了资源。与妇女建立良好的医患关系,以服务对象为中心,提供优质服务。

在妇女保健中提供优质、全面的服务,这对服务提供者也提出了更高的标准,这就要求医疗保健人员不断学习,转变思想,更新社会防病知识,如将各种社会性危险因素列入危险管理的范畴,提高服务技能。同时注意与社会工作者及其他部门更好地合作,使妇女得到更全面的保健。

5. **健康教育**　健康教育是社会保健措施的重要组成部分,健康教育的对象是社会人群,其任务是针对危害人体健康的社会、环境、心理、生物因素,动员全社会和一切有关部门,运用大众传媒和其他教育手段,对不同人群进行预防危害因素和促进健康的教育和训练,使人们掌握保健知识和技能,提高自我保健的意识和能力,自觉养成良好的行为和生活习惯,以达到健康促进的目的。

WHO 提出的全面、综合的一揽子基本干预措施和服务包括:计划生育宣传和服务、产前、分娩和产后保健、产科急诊和新生儿保健。并形成了孕产妇、新生儿和儿童健康全球共识(图 1-2)。在此基础上,还从个人、家庭、社区等方面提出改进妇女儿童健康的干预策略(图 1-3)。

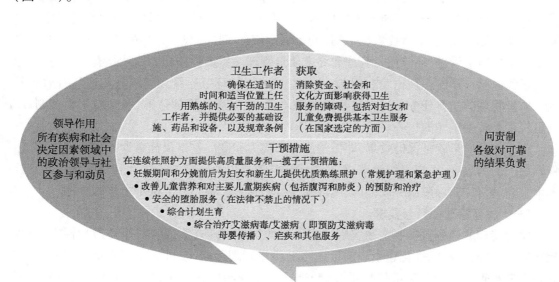

图 1-2　孕产妇、新生儿和儿童健康全球共识

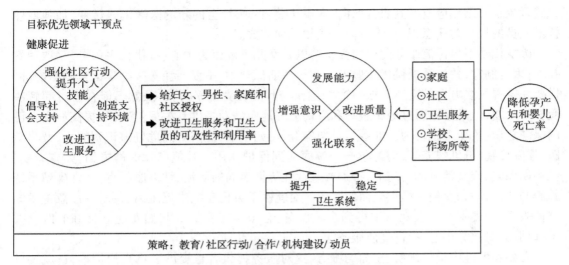

图 1-3 改进妇女儿童健康的干预策略框架

三、妇女保健质量管理

妇女保健质量管理遵循质量管理的基本原则,特别是医院质量管理的原则和方法。WHO 对医疗保健质量的定义:医疗保健质量是卫生服务部门及其机构利用一定卫生资源向居民提供医疗卫生服务以满足居民明确和隐含需要的能力的综合表现。医疗保健质量是由结构、过程与结果三者组合,以最小的危险与最少的成本给予病人最适当的健康状态。它把医疗服务分解为基本结构、实施过程和医疗结果。

医疗保健质量的本质是服务质量,是以保健工作为中心的服务质量。包括领导决策质量、人员质量、教学质量、科研质量和社会服务质量。医疗保健质量管理是为了保证和不断提高各项保健工作质量,并对所有影响质量的因素和工作环节、实施计划、决策、协调、指导及质量信息反馈和改进等以质量为目标的全部管理过程。质量管理是各部门和各科室质量管理工作的综合反映,是六要素(人、财、物、设备、信息、时间)发挥作用的集中表现。质量管理包括结构质量管理、环节质量管理和终末质量管理。质量管理的职能就是有效地、科学地运用现代医学科学管理理论、技术与方法,对结构质量、环节质量和终末质量进行有效的管理。质量管理的主要任务是进行质量教育和培训、建立质量管理体系、制定质量管理制度。质量管理是管理工作的核心。

医疗保健质量就是保健效果,即保健服务的优劣程度。它不仅涵盖诊疗质量的内容,还强调病人的满意度、医疗工作效率、医疗技术经济效益以及医疗的连续性和系统性。具有技术水平高、服务态度好、服务规范、设施环境美、消费合理,得到社会认可的整体质量。

(一)质量管理任务与要求

质量管理的任务包括制定和实施切实可行的质量管理方案,制定、修订质量标准,贯彻执行质量标准,进行标准化建设。选用适当的质量管理形式,改进和完善质量管理方法,建立健全质量管理制度和质量信息系统,开展质量监测和质量评价,提高质量控制技术。同时,建立质量保证体系,并开展经常性的质量教育。

质量管理要求转变质量观念,引入先进的管理思想与方法,加强人力资源管理,实施全面的医疗保健质量管理。

（二）全面质量管理原则与理念

质量管理的基本原则是要坚持:病人为中心的原则,领导作用的原则,全员参与的原则,全过程管理的原则,持续改进的原则,以数据为基础的原则,系统管理的原则和医患诚信合作的原则。

持续改进是全面质量管理的核心,应按照 PDCA 循环持续改进,其中 P 是计划(plan)、D 执行(do)、C 检查(check)和 A 总结(action)循环上升的过程。

（三）标准化管理

标准化管理是现代化科学管理的一种重要方法。是对系统工作项目按照标准进行计划、组织、协调、控制等管理活动过程。也是以标准的制定、实施、监督、修订的反复螺旋式上升的过程。根据标准的制定权限、适应领域和有效范围可分为:国际标准、国家标准、部颁标准、地方标准和医院标准。根据质量管理结构和内容分为基础标准、工作标准、考评标准。按照管理功能、作用及用途分为目标、判定标准、控制标准、措施实施标准和评价标准。按照管理性质分为医疗技术标准、医院管理标准和医院服务标准。

医疗技术标准包括医疗技术方法标准和医疗技术操作标准。质量管理标准包括医疗保健质量措施实施标准、医疗保健质量的判定标准和医疗保健质量控制标准。

质量标准化管理是指依据质量标准对管理质量工作实施全面的、系统的、科学的、定量的管理,是质量管理的基础,亦是质量管理的基本方法。

（四）质量管理的三级结构

医疗保健质量由三个层次构成,称之为"三级质量结构",即结构质量、环节质量和终末质量。结构质量贯穿于质量管理的始终,终末质量是结构质量和环节质量的综合结果。而终末质量又对结构和环节质量起反馈作用。

1. 结构质量 结构质量是由符合质量要求,满足工作需求的各要素构成,是医疗服务的基础质量,是保证质量的物质基础和必备条件。医疗保健质量要素由人员、技术、物资、规章制度和时间等多方面组成。可归纳为 10 个要素:①编制规模;②人员结构,包括人员资历、能力、梯次、知名度与人员素质;③卫生法规、规章制度、技术标准及其贯彻执行情况;④资源,包括医疗设备的先进程度、技术状态和物资供应(药品、器材等);⑤医院文化与医德医风;⑥地理位置、交通情况;⑦医院绿化环境与医院建筑合理程度;⑧医院信息化建设;⑨为病人服务的意识和服务理念;⑩经济管理。

人员是医疗保健质量要素中首要因素,技术是医疗保健质量的根本,物资是医院存在的基础,也是医疗保健质量的基础,同时,必须以规章制度为准则,必须有时间观念,重视时间对基础医疗保健质量的影响。

2. 环节质量 指医疗全过程中的各个环节质量,又称为过程质量。过程的划分一般根据医疗服务的组织结构和就医流程进行。医疗服务的组织结构,通常与医院的组织结构一致。分为临床、医技和门急诊等。就医流程包括门诊和住院流程。门诊一般流程是挂号、候诊、就医、检查、取药或治疗、收费。住院就医流程大体可分为:就诊、入院、诊断、治疗、疗效评价及出院六个阶段。环节质量主要包括:①诊断质量;②治疗质量;③护理质量;④医技科室质量;⑤药剂管理质量;⑥后勤保障质量;⑦经济管理等。

环节质量的管理应首先明确环节质量内容,将每一个环节分解到最小单元,才能真正达到环节质量管理的目的。同时,把握好重点环节,如重点科室、重点人员、重点因素和重点时间。对重点环节和对象要重点检查、分析、及时发现问题,采取有效对策。

3. 终末质量 是医疗保健质量管理的最终结果。终末质量管理主要是以数据为依据综合评价医疗终末效果的优劣。终末质量是评价质量的重要内容,它不仅能客观地反映医疗保健质量,而且也是医院实施医院信息管理系统的重要组成部分。

目标管理(management by objectives,MBO)是管理科学的一种管理方法,也是一种现代的管理思想。它是根据外部环境和内部条件的综合平衡,确立在一定时间内预定达到的成果,制定出总目标,并为实现该目标而进行的组织、激励、控制和检查的管理方法。根据质量的要求,把医疗保健质量指标的标准值化作一个时期(年度、季、月等)的目标,并将目标分解到各个部门和个人,严格按目标执行和实施,并进行考核和结果评价。目标质量管理运用得当,能极大地提高医院的质量水平,但如果管理不当,也会引向歧途。因此,制定目标时,必须充分考虑到实施过程中可能遇到的问题,尽量把问题解决在目标制定之前,即使问题出现在实施过程中,也应考虑到目标恰当的弹性,以利目标的贯彻执行。所以应注意以下几个问题:①建立健全目标质量管理制度;②制定质量目标应广泛征求意见;③目标要具有挑战性,既符合实际,又具有可行性;④目标要定量化、具体化,目标完成期限要适中;⑤防止单纯经济观点。

四、妇女保健信息管理

信息是物质存在的一种方式、形态或运动状态,也是事物的一种普遍属性,一般指数据、消息中所包含的意义,可以使消息中所描述事件的不定性减少。信息不是事物本身,而是由事物发出的数据、消息中所包含的意义。信息系统(information system)是指由计算机及其相关的配套设备,设施(含网络)构成的,按照一定的应用目标和规则对信息进行采集、加工、存储、传输、检索等处理的人机系统。卫生信息系统(health information system)是指卫生领域为收集、加工、存储、检索、分析、研究、传输和提供信息服务而建立的综合人工系统,这一系统覆盖卫生领域各种各类信息。卫生信息系统涉及卫生领域的各个部门,主要包括卫生管理信息系统、公共卫生(包括疾病控制、妇幼卫生等)信息系统、医院(医疗)信息系统、医学科研和教育信息系统,传统医学信息系统等。

(一)妇幼保健信息系统

妇幼保健信息系统是指按照国家有关法律法规和政策、标准的要求,以计算机技术、网络通讯技术等现代化手段,对妇幼保健机构及相关医疗保健机构开展的妇幼保健服务工作各主要阶段所产生的业务、管理等数据进行采集、处理、存储、分析、传输及交换,从而为卫生行政部门、妇幼保健机构及社会公众提供全面的、自动化的管理及各种服务的信息系统。妇幼保健信息系统是妇幼保健机构对其服务对象进行长期、连续的追踪管理和开展优质服务的基础,是妇幼保健机构现代化建设中不可缺少的基础设施与支撑环境。

妇女保健是妇幼保健工作的重要组成部分,以维护和促进妇女健康为目的。妇女保健信息系统是以妇女个案为单位,以妇女保健信息为核心,对妇女保健服务过程中所产生的主要业务数据进行计算机管理与处理,实现妇女保健管理的现代化、科学化而建立的应用信息系统。通过定期、系统的开展妇女保健信息资料的收集、汇总、统计和分析,了解女性各阶段和各方面健康和疾病的主要问题,评估妇女保健工作的质量,根据妇女健康指标和妇女保健服务指标,提出妇女健康和保健工作的主要问题,有针对性地制定保健工作计划,科学地管理和实施,使得妇女保健工作更有成效。

妇女保健信息资料收集可来源于日常工作记录,如孕产妇系统保健册、妇女病普查表、门诊和住院病历等;常规统计报表,如孕产妇保健工作年报表、妇女病查治年报表、育龄妇女(包括孕产妇)死亡报表等;专题调查,在以上常规资料不能满足需要时,要根据某一特定的目的组织专项调查来收集资料,这一部分的数据同样是妇幼卫生数据的重要来源,它弥补了常规报告和监测系统所不能获得的那一部分数据。

常规统计报表,即年报系统,属国家法定的常规报告,每年报一次。目前妇幼卫生年报由五张表组成:7 岁以下儿童保健工作年报表;孕产妇保健工作年报表;妇女病查治工作年报表;计划生育手术数量和质量情况年报表;婚前医学检查情况年报表。

目前妇女保健信息资料主要来源于孕产妇保健工作年报表、妇女病查治年报表、计划生育手术数量和质量情况年报表和婚前医学检查情况年报表。涉及的指标体系包括:妇女保健效果统计指标,如孕产妇死亡率、围产儿死亡率、低出生体重儿百分比等;孕产妇保健工作统计指标,如住院分娩率、产前检查率、产后访视率、高危住院分娩率等;妇女病防治工作统计指标,如妇女病普查率、妇女病检出率、主要妇科病患病率及治疗率等;计划生育统计指标,如人工流产(引产)构成比、节育手术死亡率等。

(二)监测系统

全国妇幼卫生监测系统主要由出生缺陷监测、孕产妇死亡监测和 5 岁以下儿童死亡监测 3 个子系统组成,是获取妇幼卫生信息的另一重要来源。通过监测工作,可以掌握我国妇女儿童健康的现状和变化趋势,及时发现在妇幼保健工作中存在的问题,提出改进措施,并对干预措施的实施效果进行科学评价。

1986 年以来,我国先后开展了出生缺陷监测、孕产妇死亡监测和 5 岁以下儿童死亡监测工作。1995 年,为了有效整合妇幼卫生监测资源,加强对三个监测系统管理力度,提高监测工作水平,将三个监测网的监测点进行了统一和调整,即"三网合一",形成了覆盖8000 万人口的独具妇幼卫生系统特色的信息监测系统。2006 年,在保持监测系统连续性的前提下,原国家卫生部进一步扩大监测规模,增加了 160 个监测点,覆盖人口近 1.4 亿。全国各省、自治区、直辖市为能及时准确掌握本省妇女儿童健康状况信息,相继建设并完善了省级妇幼卫生监测网,为妇幼卫生的计划、管理、决策和科学研究提供了十分宝贵的信息和依据。

孕产妇死亡报告系统是妇女保健信息系统的一个分支,该系统用于记录和管理孕产妇死亡登记及评审记录等个案信息。孕产妇死亡监测就是对监测地区内每 1 例孕产妇死亡,通过一定的方式和渠道进行上报。

孕产妇死亡监测是在监测县(区)人群范围内开展,以监测地区内有正式户口的孕产妇为监测对象,在妊娠期或妊娠结束后 42 天内发生的死亡,不考虑妊娠的时间和部位,死亡原因可以是与妊娠相关或因妊娠或孕期治疗而加重等,但不包括意外或突发事件导致的死亡。

监测的内容包括监测地区的孕产妇死亡人数和死亡原因,孕产妇死亡的地区和人群分布,死亡孕产妇接受卫生保健服务的情况等。孕产妇死亡监测工作的目的是通过监测了解全国及不同地区的孕产妇死亡率和动态变化规律及其死因分布特点;根据全国不同地区的死因分布情况,进一步提出降低孕产妇死亡率的干预策略,为各级卫生行政部门制定改善孕产妇保健服务的方案提供可靠依据。

(熊庆 肖兵)

第二章

女童期保健

生殖健康新概念提出，要求对生命各阶段提供生殖保健服务，而女童保健（girls health care）则是妇女一生生殖健康的基础。过去妇女保健从青春期开始，侧重女性生殖功能保健，而现在在"以人为本"的原则指导下，认识到女性一生各阶段的身心健康都与女性生殖健康有关，因此妇女保健应从女童期开始。

第一节 概　　述

妇女一生的各个时期有其不同的健康问题和保健需求，每个阶段都需要特殊的保健服务及健康指导。女童期（female childhood）是女性一生的初始阶段及生长发育过程的一个重要阶段，女童期获得的保健、营养及教育等直接影响着其一生的身心素质，作好女童期的保健是十分重要的。

一、定义

女童保健是指在青春期前，即 10 岁以下，对女性儿童提供的特殊保健服务，是妇女保健的一个重要组成部分，也是妇女一生生殖健康的基础。儿童在 10 周岁以前，性器官处于安静期，男、女儿童之间差别不大，体格遵循一定的规律迅速生长，因而在营养需求、计划免疫、生长发育等方面的保健需求基本相同，因此多在儿童保健中涉及。而女童期保健不同于为男女儿童共同服务的儿童保健，而是针对女童生殖系统及生殖健康有关问题的保健和防治。女童期虽然尚不具有生殖功能，但其发育与青春期后生殖功能及健康有着密切的联系。

二、目的和意义

女童期的疾病或异常，不仅影响女童期的健康，而且直接影响到妇女以后各年龄阶段包括作为母亲阶段的身心健康，女性的身体素质又直接影响到下一代的身心健康。女童患佝偻病可致骨盆畸形，影响以后的正常分娩；女童的营养失衡可导致性早熟、肥胖或营养不良，引起以后的非正常发育或妊娠；女童的生殖道肿瘤，恶性程度高，还可影响性发育；女童生殖器官的两性畸形，若不能及早诊断并予以矫正，可以影响儿童的身心发育；对女童性暴力，将会导致生殖道损伤、感染以及以后的身心发育。因此，女童除享有与男童同等的健康权利外，还应根据女童的生理和心理特点做好生殖保健工作。随着社会的进步，生活水平的提高，月经初潮不断提前，性发育不断提早，做好女童生殖保健，尽早发现生殖健康相关疾患，及时治疗并矫正对女童的身心正常发育都有着积极作用。因此，女童保健的目的是保护女童生殖系统的健康发育，慎重对待女童生殖器官的发育畸形或缺陷，为未来性及生育功能、生殖健康以及下一代健康打下良好基础。

第二节　女童期特点及影响因素

女童期指从新生儿期到青春早期(通常为婴儿期至 10 岁)的阶段。女童期包括有婴儿期(出生 ~1 周岁前)、幼儿期(1 ~2 岁)、学龄前期(3 ~5 岁)和学龄期(6 ~10 岁)。其身心发育在不同的年龄段遵循一定的规律,了解这些规律,有助于评价和判断儿童的发育状况,进行有的放矢的保健指导。

一、生理特点

(一)体格生长发育

1. **体重**　是身体各器官、肌肉、骨骼、脂肪等组织及体液重量的总和,是反映近期营养状况和评价生长发育的最灵敏、实用的指标。正常足月男婴出生体重为 3.4kg±0.4kg,女婴为 3.2kg±0.4kg(1995 年)。生后最初 2 ~3 天由于摄入少、水分流失和胎粪及小便排出,体重可减轻 3% ~9%,至 7 ~10 天可恢复到出生时体重,称为"生理性体重下降"。婴儿期体重的增长速度呈现生后第一个高峰,在正常喂养的情况下,前 3 个月体重增长速度最快,3 个月末可达出生时的 2 倍(约 6kg),与后 9 个月的增加值几乎相等,1 岁末已增至出生时的 3 倍(约 9kg);2 岁时增至出生体重的 4 倍(约 12kg);2 岁至青春前期体重增长比较稳定;由于儿童的体重并非等速增长,在评价时应以其自己体重的增长变化为依据。

1 岁内婴儿体重增长常用的计算公式为:

1 ~6 个月体重(kg)= 出生体重(kg)+月龄×0.7(kg)

7 ~12 个月体重(kg)= 出生体重(kg)+6×0.7(kg)+(月龄-6)×0.3(kg)

2 ~10 岁儿童体重增长常用的计算公式为:

$$体重(kg)= 年龄×2+8$$

2. **身高(身长)**　是头部、脊柱和下肢长度的总和,为头顶到足底的长度。3 岁以下小儿测量时采用仰卧位,故称身长。身高是反映儿童远期营养状况和骨骼发育最合适的指标,不容易受暂时营养失调的影响。身高的增长规律和体重相似,年龄越小增长越快。足月新生儿身长平均为 50cm(46 ~53cm);生后第一年内增长最快,约增加 25cm,而前 3 个月增长 11 ~12cm,大约等于后 9 个月的总增长值;以后逐渐减慢,第二年约增长 10cm,2 岁末身长约为 85cm;2 岁后身长(高)的增长较稳定,每年平均 5 ~7cm,因此 2 ~10 岁儿童的身高可按以下公式推算:

$$身高(cm)= 年龄(岁)×7(cm)+75(cm)$$

尽管男女儿童身高、体重的计算方法相同,但是女童平均身高及体重值均较男童低,因此评估营养发育状况时应按性别分别评价。

(二)生殖生理特点

女性胎儿出生前,由于在母体子宫内受到雌激素的影响,在新生儿期常可见到外阴轻度发育和充血,以及乳腺的增大、充盈和泌乳等,这些反应约持续 2 ~3 周后自然消退。生后 5 ~7 天,新生儿阴道内流出少量血性分泌物,不伴有其他特殊症状,大约 3 ~5 天自行消失,不必特殊处理,可用消毒纱布、棉花球轻轻拭去,这种现象称为假月经,也是受母体雌激素影响所致。

1. 儿童期早期（8 岁前）　女童下丘脑-垂体-卵巢轴的功能处于抑制状态,这与下丘脑、垂体对低水平雌激素（≤10pg/ml）的负反馈及中枢性抑制因素高度敏感有关。生殖器官呈幼稚型。

（1）大阴唇:较薄未能覆盖小阴唇及阴道口,外生殖器娇嫩的皮肤和黏膜暴露在外,易受损伤及感染。

（2）外阴及阴道:上皮薄,阴道狭长,无皱襞,阴道酸度低,抗感染抵抗力弱,易发生炎症。

（3）子宫:子宫体较小,子宫颈较长,子宫颈与子宫体之比为 2∶1,肌层很薄。

（4）卵巢:狭长,卵泡虽能大量自主生长,但仅发育到窦前期即萎缩、退化,无雌激素分泌。

2. 儿童期后期（约 8 岁以后）　随着儿童体格的增长和发育,下丘脑-垂体-卵巢轴的功能抑制状态被解除,垂体开始分泌促性腺激素。

（1）大阴唇:逐渐发育丰满,皮肤增厚有皱纹,色素变深。

（2）阴道:增深,表层细胞增厚。

（3）子宫:子宫体生长,子宫体和子宫颈比例逐步超出 1∶1,并有少量分泌活动。

（4）卵巢:形态逐渐变为扁卵圆形,卵泡受促性腺激素的影响有一定发育并分泌性激素,但仍未达到成熟阶段即衰萎闭锁。

（5）乳房:乳晕增大,乳房的腺管和腺体均开始增生。

（6）皮下脂肪:开始在胸、髋、肩部堆积。

二、心理特点

（一）心理行为发展

心理是人脑对客观现实的反映,行为是各年龄阶段相应心理功能发展的综合表现。儿童心理行为发展是通过运动、认知、语言、社会交往和生活、情感、气质及性心理等表现出来,各年龄段有一定特点。根据 Erikson 的性格发育论,性格的发展在不同的年龄阶段也有不同的特点。心理行为发展的生理基础是神经系统的生长发育,同时受到遗传、教育及所处环境的影响,因而存在个体差异。

1. 各期儿童心理行为发育特点

（1）婴儿期:婴儿脑发育快,运动能力和感知觉能力也迅速发展,语言、认知和社会-情绪能力的发育提高了婴儿和周围人的亲近和联系的本领。儿童性格的发展处于信任感和不信任感阶段,如果儿童的生理需要因得到及时的满足,使他们产生信任感和安全感,发展顺利将来在社会上可以成为易于信赖和自足的人;相反,以后可出现情绪上问题。

（2）幼儿期:是心理发育的重要时期,脑神经纤维迅速增长,神经纤维髓鞘化过程逐渐完善,大脑和脊髓的通路已经建立。儿童的运动、语言、情绪、思维迅速发展,儿童与外界的主动交流增加。儿童的性格发展处于自主感和羞怯疑虑感阶段,这个阶段儿童饮食、大小便有一定的自理能力,能听懂一些成人语言,应注意培养其独立能力,使他们感觉到自己有影响环境的能力,发展顺利将来有依从和自主能力,养成宽容而自尊的性格。若家长过分限制、批评或惩罚儿童的行为,可以使儿童产生一种羞耻感或自认为无能的怀疑感。

（3）学龄前期:学龄前儿童心理发育迅速,求知欲强,知识面扩大,情绪控制能力加强,与同龄儿童和社会事物接触增多,生活自理和社交能力得到锻炼。儿童性格发展处于主动性和内疚感阶段,这个阶段的儿童要发展主动性及获得性别角色,发展顺利则能创造性地掌握新任务,个人未来在社会中取得成就与本阶段所达到的主动性程度有关。相反,如果家长经常嘲笑他们的行为,他们就会对自己的活动产生内疚感。

（4）学龄期:学龄期儿童学习所需要的神经生理功能基本成熟,理解能力更强,学习替代了游戏,表现出熟练掌握技能和竞争的能力,情绪控制和社交能力有了十分显著的发展。性格发展处于获得勤奋感和克服自卑感阶段,发展顺利则能勤奋上进,掌握各种技能,许多人将来对学习和工作的态度和习惯都可追溯到本阶段的勤奋感。相反,如果学习上遭到失败、成人的批评,则容易形成自卑感。

2. 女童心理行为发育与男童差异　由于受遗传、环境及教育的影响,男女童心理成长有所不同。

（1）大脑功能:女童左侧大脑半球发达,听音乐或听童话故事的反应部位左半球,而男童在右半球。女童的脑功能更具有双侧性,因此,在遭受左脑或右脑半球损伤时,女童产生的语言或空间缺陷程度要比男童轻。

（2）智力:总体上男女智力水平无差异,但女童智力发展较为均匀,而男童的标准误差大。智力发展的年龄倾向也有区别。女童在学龄前期及学龄期智力发展优于男童,到青春发育期就开始减弱。男性则从青春发育期开始,智力逐渐优于女性,直到青春发育期结束才逐渐减弱其继续增长的趋势。

（3）优势领域:女童的早期优势主要表现在语言能力上,女童说话早、发展快,借助于语言的早期发展,女童的人际知觉能力和敏感性明显超过男童。在思维发展上,学龄前及学龄期女童都处于领先地位。因此,学龄前女童常比同龄男童有主见,会思考问题,有创造性;学龄期女童学习成绩、组织能力、活动能力都比男童强。

（4）个性特征:女童温柔、细致、文静、听话、依从性强、富有同情心以及情感丰富;女童表现得更坚强,更能经得起事情;喜欢与人来往,因此在人际关系和情绪方面较敏感;触痛阈限较低,嗅觉较灵敏,对声音的定位辨别较好。男童在睾丸激素的影响下,有三种成长倾向,即攻击性、控制欲及冒险欲。有更多表现型特点;男童更脆弱,更经不起事情;喜欢与物打交道;男童嗅觉没有女童灵敏,对声音的定位辨别没有女童好,但辨别方位能力较强。

（二）性心理发展

性是人类的一种自然生理现象,出生后即有性唤起的能力。下面分阶段简述:

1. 婴儿期　处于口欲期,婴儿的嘴唇和口腔是其强烈愉悦的部位,通过吸吮、咬合及吞咽等口腔的刺激活动获得满足。当他们吸不到乳头时,往往喜欢吸自己的大拇指或其他,即使不能吃,也会给他们带来愉快的感觉。因此,心理学家把口部作为婴儿期"性欲"快感中心,但此期婴儿并没有形成性的意识。

2. 幼儿期　处于肛欲期,幼儿从肛门粪便的潴留与排泄得到快感。据观察,一岁左右的女孩在小便时经常自己发笑,或许是由于排尿引起阴部的快感所致。随着年龄的增加,对异性的好奇感逐渐增加,但对异性的好奇感大多停留在解剖结构上,会发现自己与男童不同的地方,会想到为什么? 这实际上开始形成性别的认同。

3. 学龄前期　处于阴茎崇拜期,是心理发育的"非性爱的异性好感期",此期儿童初具性别意识,知道男女性别角色,常比较自己与异性的性器官的异同。此期儿童对他人身体充满好奇,出现窥视欲望,并对生育、乳房等感兴趣,出现触摸、暴露生殖器或玩弄性器官等现象,出现性关心、性疑问。比如问:"我是从哪里来的?"异性儿童之间玩"过家家"游戏,进行一些模仿性活动。大多数 4 岁的儿童已经知道性别的终身不可改变的性质以及性别相适应的行为方式。如:男孩可以站立小便,女孩要坐着或蹲着小便,男孩女孩的衣着有所不同等。在感情上表现出对异性父母的亲近和对同性父母的排斥,如不恰当引导,女童易出现"恋父情结"。

4. **学龄儿童期**　处于性沉寂期(潜伏期)。此期儿童对性有羞耻感,且不感兴趣,对性角色已有认识,能了解和学习所处的社会性别行为规范,如女孩喜欢做家务、缝衣及洗涤等通过模仿进一步学习充当自己性别角色。8 ~ 10 岁女童出现乳房、乳头隆起,并可触及乳核,女童因怕乳房过大而有意含胸,男女孩界限明显,常疏远异性。

三、影响女童健康的主要因素

(一)遗传因素

父母的遗传基因决定儿童体格生长的特征、潜力和趋势,儿童的个性、智力、气质和性格的差异等也受到遗传基因的调控。儿童的智力发展是遗传和环境相互作用的结果,但遗传特征决定其对环境的选择和经验。

(二)营养因素

营养是重要的影响因素,长期营养摄入不足会导致体重下降或不增,严重的影响身高的增长和骨骼的改变,如维生素 D 缺乏性佝偻病,该病会引起脊柱后凸及骨盆畸形等,女性患者成年后妊娠,难产及产科并发症的机会增多。此外,婴幼儿的脑神经元处于快速分化时期,摄入充足的营养有助于脑组织的充分发育,从而促进儿童神经心理发育和智力发展,提高各个方面的能力。长期营养摄入不足,会影响儿童智力发育。

(三)环境因素

随着社会进步、经济发展,既往严重威胁儿童健康的感染性疾病得到明显控制,与环境密切相关的疾病发生率呈上升趋势。母亲孕期或儿童早期接触到环境有害物质,尤其是环境激素类物质污染,可使儿童生殖系统发育进程受到影响,导致结构性或功能性障碍。如孕期服用合成雌激素,所生产的女婴患阴道腺癌、双阴道、宫颈外翻、子宫发育不良的风险增加;母亲血清中多溴联苯水平高,母乳喂养的女婴初潮时间早;女童血清中邻苯二甲酸酯增高,可引起女童乳房早发育。母孕期多氯联苯的暴露或食用被多氯联苯污染的鱼,所生婴儿出生后会出现肌张力低下。环境激素暴露的途径主要是通过摄入被污染的食物或水进入体内,或母亲摄入后通过胎盘影响胎儿。邻苯二甲酸用在以聚氯乙烯作为包装材料的食品包装袋中,用这种包装袋包装食品可将邻苯二甲酸传递到食物中,儿童常将一些塑料玩具或塑料物品放在口中,较容易暴露于相对较高的磷酸二甲苯。很多农药具有类雌激素活性,孕妇和儿童食用了被农药污染的水果或蔬菜或饮用被壬基酚污染的水而暴露于激素类环境中。

(四)家庭环境

家庭环境包括家庭结构、家庭经济条件、夫妻亲子关系和家庭气氛等。家庭经济收入增加,儿童基本营养条件改善,促进儿童体格发育。家庭和睦、平等民主的氛围,有利于儿童身心健康。孩子的情绪和性格发育,受父母的影响较大,与父母对孩子的态度亦密切相关。父母的良好素质、重视小儿早期发展教育、教育方法正确等,有利于儿童向健康优秀方向发展;父母不和、生活环境的突然改变、电视中的恐怖镜头常常使儿童紧张,都会对儿童的性格和行为产生明显影响;家庭破裂对儿童的心理伤害更大,不单影响其健康成长,还会增加犯罪的风险。女孩比较敏感,影响更大。

成人教育抚养方式对儿童性格的发展有重要影响。在城市,多数独生子女父母对孩子过分照料,对孩子生活各方面全部包办代替,有意无意地忽视、粗暴的拒绝儿童正常的心理需求,用恐吓、威胁的言语刺激孩子,对孩子寄予较高的期望,特别是对女孩的溺爱和骄纵,都会对孩子的心理发育产生深刻的影响。父母教育态度与孩子的性格关系描述见表2-1。

表2-1　父母教育态度与孩子的性格关系

父母亲态度	孩子的性格
民主型	独立、机灵、大胆、善与别人交往、协作,有分析思考能力
过于严厉、经常打骂	冷酷无情、倔强、顽固、缺乏自信心及自尊心
溺爱	任性、缺乏独立性、骄傲、情绪不稳定
过于保护	沉默、被动、依赖、缺乏社交能力
父母意见不一	警惕性高、易说谎、两面讨好、投机取巧
支配型	依赖、顺从、缺乏独立性

(五)社会环境

儿童期发展的生物学基础是其自身的生理发育现状,其次则与社会环境影响和后天的学习关系极为密切。

1. **经济状况**　社会经济发展水平的提高是促进儿童体格生长的重要因素。经济的好坏决定着一个地区对教育、公共卫生和福利事业的投入,从而直接影响儿童的身心发展。发达地区与落后地区,城乡之间儿童的发育有差别,经济发达地区(如城市),同龄儿童的身高体重高于落后地区(如农村或边远山区)。女童属于弱势群体,在条件差的情况下,权力首先被剥夺,受害更严重。贫困与愚昧相关联,均可损害人的健康。

2. **文化因素**　不同的文化影响着人们的思想、生活方式和其他方方面面。受重男轻女的思想和行为的影响,在农村和偏远地区,女孩从出生时起即受到歧视和摧残,女婴得到的喂养比男婴差,营养不良的发生率比男婴高;女孩得病后就诊的机会比男孩少;女孩辍学率较高,常过早地参加劳动;女孩当成男孩抚养,取男孩名,给予男性着装、打扮,培养男孩的行为和性格,其结果势必导致孩子的性别认同紊乱。女童从小感受到不受重视,常被歧视,受冷淡和不公正待遇,产生自卑、忍受、感情得不到发泄等压抑感,影响心理的正常发展。

3. **学校教育**　是人一生学习做人和知识本领的重要过程,因此,学校不仅要有良好素质的教师队伍,还要有良好的校风和有利的健康环境;教学方面既要有必要的知识技能教育,又要有身心健康的培养和锻炼,注意从小开始进行男女平等意识的教导,尤其是农村女童,放学后还要帮助家长从事家务劳动,应特殊关照不影响其学习成绩,并鼓励继续上学,避免辍学。教育程度低与女童以后的社会地位、愚昧密切相关以至于影响到下一代身心健康。

4. **社会上不良风气和陋习**　有些成年男子会利用女童的年幼无知或以糖果诱惑,或以恐吓手段,奸淫幼女,发泄其私欲。在非洲地区,流传对幼女施行"女阴环切"的陋习,对女童身心造成极大危害。

第三节　女童期主要健康问题

女童除了和男童一样易患传染病外,在生殖系统方面有其特殊的疾病,对于这些疾病妇儿科临床及保健医师应当给予共同足够的关注,如果未能及时治疗,将影响女性未来的生殖健康。现将女童常见的生殖健康问题分述如下。

一、生殖道感染

由于儿童的生殖道解剖生理特点,儿童尤其容易发生外阴阴道感染。女童的外阴发育不完全,不能遮盖尿道口及阴道前庭,细菌容易侵入;卵巢功能尚不健全,阴道黏膜薄,无皱襞,糖原少,乳酸杆菌为非优势菌,阴道的自然防御功能尚未形成,易受细菌感染而发生外阴阴道炎。按其病因可分为非特异性和特异性两大类。

（一）非特异性外阴阴道炎

儿童卫生较差,阴道与肛门接近,缺乏有保护作用的阴毛和阴唇脂肪垫,加之卫生习惯不良,排便后草纸由肛门往前擦,粪便未擦净污染内裤,肠道细菌如大肠埃希杆菌、肠球菌等污染外阴,因此肮脏及污垢引起的感染最常见。肠寄生虫携带者,如蛲虫由肛门入阴道刺激黏膜,也可引起感染。婴幼儿好奇,在阴道内放置异物橡皮塞、纽扣及铅笔头等,引起继发感染。儿童外阴皮肤对刺激敏感,容易受到化学物质、肥皂、药物和衣物的损伤;不吸汗的尼龙内裤、尼龙紧身衣、尼龙游泳衣、紧身牛仔裤及芭蕾紧身连衣裤可以造成浸渍和感染。

（1）诊断:多见于3~7岁女童,乳儿少见。主要症状为阴道分泌物增多,呈脓性。患儿哭闹、烦躁不安或用手搔抓外阴;部分患儿伴有下泌尿道感染,出现尿频、尿急、尿痛。检查发现外阴、阴道口、尿道口黏膜充血、水肿,有时阴道口见多量脓性分泌物。病变严重者,外阴表面可见溃疡,小阴唇可发生粘连。应做肛诊排除阴道异物及肿瘤。对有小阴唇粘连者,应注意与外生殖器畸形鉴别。

（2）处理原则

1）保持外阴清洁、干燥,减少摩擦。

2）经常更换白色棉质内裤以吸收分泌物。

3）针对病原体选择相应的口服抗生素治疗,或用吸管将抗生素溶液滴入阴道。

4）外阴涂抗菌霜剂或药膏(莫匹罗星、青霉素或甲硝唑等)。

5）对蛲虫携带者,给予驱虫治疗。

6）对顽固病例,久治不愈,应考虑到异物存在于阴道内的可能性,诊断明确后,可在全麻下,借助鼻窥镜取出。

7）小阴唇粘连者可外涂雌激素软膏,每天2次共3周,然后在睡眠时再使用2~3周,多可松解,严重者应分离粘连,并涂以抗生素软膏。

（3）预防与保健:加强卫生指导,幼女尽早穿封裆裤,不穿紧身牛仔裤或尼龙紧身衣,穿着宽松、合体的衣服,避免长期穿着尼龙游泳衣,养成饭前、便后洗手以及便后由前向后擦拭习惯,勤洗外阴,勤换内裤,保持外阴清洁、干燥。避免泡泡浴、粗糙的肥皂,避免浴盆中使用香波洗发。加强儿童及监护人教育,儿童不在阴道内放异物,家长注意儿童的异常行为。

（二）特异性外阴阴道炎

除临床症状外,可从阴道分泌物中找到致病的病原体,确诊后应积极治疗。

1. **滴虫性外阴阴道炎**　在幼女中较少见,由于阴道 pH 值较高,不利于滴虫生长。幼女患病多为间接传染,常可见于公用浴盆浴池洗浴,或在不消毒的游泳池游泳,或与感染家庭成员共同生活接触而感染。

（1）诊断:症状同成人滴虫性阴道炎,阴道分泌物呈泡沫状、稀薄、黄绿色,取阴道分泌物显微镜下检查,发现滴虫可确诊。

（2）处理原则:甲硝唑口服,药量根据年龄、体重而异。

（3）预防与保健:加强卫生保健知识的宣传,普及外阴阴道炎的防治知识,保持外阴清洁,浴巾、毛巾、脚盆、浴盆要专人专用,如需公用者每个人用前应消毒,防止间接传染。

2. **外阴阴道假丝酵母菌病**　主要是念珠菌感染,念珠菌是条件致病菌,当环境适合时即可发病。母亲孕期患假丝酵母菌性阴道炎,未经治愈者,分娩时可以通过产道传给婴儿;或通过尿布,手、衣物或卫生纸等感染给幼女;长期应用抗生素导致阴道内菌群失调时,也可发生假丝酵母菌性外阴阴道炎。

（1）诊断:症状同成人假丝酵母菌性阴道炎,严重的外阴瘙痒和阴道分泌物,典型的分泌物呈豆腐渣样或乳酪样,少有气味。查体时发现外阴阴道充血,取阴道分泌物显微镜下检查,发现念珠菌可确诊。

（2）处理原则:找出致病因素,加以纠正,如停用抗生素等。局部或全身应用抗真菌药物,如局部应用制霉菌素、咪康唑或克霉唑软膏等。

（3）预防与保健:不要滥用抗生素,母亲孕期患假丝酵母菌病应及时治疗,余同滴虫性阴道炎。

3. **淋菌性外阴阴道炎**　由淋病奈瑟菌感染引起,是一种性传播疾病。幼女阴道发育不成熟,易受淋菌感染。幼女患病主要是接触被患者分泌物污染的衣裤、毛巾、被褥、浴盆、马桶等感染。极少数为性虐待、性暴力导致。常见感染部位如眼结膜炎、外阴阴道炎及尿道炎。

（1）诊断:患儿表现为外阴处红肿,有脓性分泌物;前庭大腺处肿胀、疼痛,形成脓肿时可触及肿块;有泌尿道炎症时,表现为尿痛、尿急、尿频及脓尿,可导致排尿困难,行走疼痛。可以根据亲密接触者中有患病者,临床表现及阴道分泌物涂片或培养中找到淋球菌而确诊。

（2）处理原则:应遵循及时、足量、规范用药的原则。由于耐药青霉素株的增多,目前首选药物以第三代头孢菌素为主(如头孢肟钠,头孢曲松钠),药量根据体重确定,治疗需彻底,免留后患。儿童禁用喹诺酮类药物。

（3）预防与保健:正规治疗患者,消除其传染性,注意患者隔离;父母或保育人患病时,应及时治疗,并注意不让儿童接触患者分泌物污染的毛巾、被褥等;教育家长保护好儿童,避免性暴力的发生;余同滴虫性阴道炎。

二、生殖器官损伤

1. **外阴裂伤或血肿**　女孩在某些游戏和活动时,如骑车、过度跨越栏杆、沿楼梯扶手滑行时因骑跨过度会引起外阴部骑跨伤;从高处跌下或外阴部直接触及硬物时亦可造成裂伤;可出现活动性出血,亦可因皮下血管破裂形成皮下血肿。

（1）处理原则:及早救治,抗感染及手术修复。

（2）预防与保健:女童不要穿开裆裤,阴部不要过于裸露。运动时也要注意避免有造成下身损伤的可能,如从高处跳至凹凸不平的地方等。

2. **处女膜裂伤** 幼女处女膜发育不成熟,缺乏弹性,损伤常与外阴裂伤、血肿并发。因此,致外阴裂伤的原因均可导致处女膜损伤。处女膜单独损伤少见,偶见幼女出于好奇或无意将果核、发夹及小瓶盖等放入阴道,造成损伤。但如果用暴力强行插入阴茎或手指,亦可引起外阴包括处女膜、会阴、阴道甚至肛门的广泛撕裂伤。

(1)处理原则:对伤口进行消毒清洗,缝合裂伤。对于小血肿,可以局部加压治疗。血肿持续增大者,则需要切开引流,寻找出血部位给予处理。如为性暴力要注意有无性病感染,已有月经者,要排除受孕可能,同时要及时给予心理治疗,增加其安全感,指导受害者寻求法律援助及心理辅导,必要时其父母也应寻求心理辅导。

(2)预防与保健:同外阴裂伤或血肿的预防,此外女童不要单独在公厕如厕,尤其是晚间最好有母亲或监护人陪同。

三、女童生殖器官发育异常及畸形

女性生殖系统发生的过程包括生殖腺发生、生殖管道发生和外生殖器发生,其发育异常及畸形的原因复杂,临床所见种类繁多,阴道、子宫及输卵管的畸形由于在女童期都无症状,不易发现。女童期较常见的外阴发育异常及畸形如下:

(一)阴蒂肥大

约占女性外阴发育异常的半数,可单独存在或与其他异常并存,常见于先天性肾上腺皮质增生患者,也可因母亲在妊娠早期应用雄激素药物引起。由于雄激素分泌过多导致女性男性化,出生时即有阴蒂肥大,类似男性尿道下裂,大阴唇类似男性阴囊,但其中无睾丸。

(二)大阴唇融合

假两性畸形的女性均有不同程度的大阴唇融合。先天性肾上腺皮质增生致阴蒂肥大常伴阴唇融合遮盖阴道和尿道口。在胚胎期受雄激素影响越早者,越易形成程度较重的融合。

(三)先天性异位肛门或前庭尿瘘、粪瘘

尿道在肠膈发育受阻,阴道、尿道和直肠开口于一个腔,导致前庭尿瘘,直肠阴道瘘。也可以是尿道阴道隔正常,仅肛门开口异常,正常肛门闭锁,直肠开口于会阴、舟状窝、阴道,形成会阴肛门、前庭肛门、阴道肛门。如异位的肛门有括约肌、功能正常,不必处理。其余异常应选择适当的时期行手术矫治。

(四)处女膜闭锁

处女膜闭锁(imperforate hymen)又称无孔处女膜,使阴道口不能与外阴前庭贯通。发病率为0.3%,为少女常见畸形。

(1)诊断:处女膜闭锁女婴在新生儿期多无临床表现,偶有幼女因大量黏液积聚在阴道内,导致处女膜向外凸出而被发现。多数是在青春期无月经来潮,每月有周期性腹痛来就诊时发现。检查可见处女膜无孔,阴道口被一层膜样组织覆盖,向外膨隆,表面呈紫蓝色。肛诊能扪及由阴道凸向直肠的圆形包块。盆腔超声检查可协助诊断。

(2)处理原则:青春期前如有尿潴留,同时有阴道口的囊性膨出,必须及时手术,先用粗针穿刺处女膜正中膨隆部,抽出褐色积血证实诊断,然后行"X"形或"十"字切开,沿处女膜缘环形剪除多余的处女膜缘,创面间断缝合,术后抗炎治疗。

(五)两性畸形

男女性别根据性染色体核型、性腺、内外生殖器、性激素及第二性征区别。但有些患者生殖器官同时具有某些男女两性特征,称为两性畸形(hermaphroditism)。两性畸形分真、假两性畸形和性生殖腺发育异常三种类型。

1. **真两性畸形**　真两性畸形(true hermaphroditism)患者体内同时具有睾丸和卵巢两种性腺组织,外生殖器常多为混合型,或以男性为主或以女性为主,乳房的发育几乎均为女性型。染色体核型多为46,XX;其次为46,XX/46,XY嵌合型,少数为46,XY。

(1) 诊断:绝大多数患者阴蒂增大或有小阴茎,因此2/3患者往往按男婴抚养。如果胚胎期雄激素不足,出生时阴囊和阴茎发育不明显,则常按女婴抚养。一般外生殖器发育不良的男性,有尿道下裂,单侧有阴囊及性腺。约2/3患者成年后有乳房发育,一部分患者有月经来潮,也有男性按月尿血。其他部位畸形少见,无智力障碍。

患儿长大后,因阴茎发育不良而就诊时发现;约1/2性腺在腹股沟内,在行疝修补术时发现性腺。诊断除检查外生殖器和染色体外,还需要开腹探查或腹腔镜检查确认出卵巢和睾丸两种组织,并送病理检查,明确两种性腺组织存在,方可进行准确诊断。

(2) 处理原则:采用手术治疗,手术治疗时应保留与社会性别相同的正常性腺。若社会性别为女性,则切除全部睾丸组织,保留正常卵巢组织;若社会性别为男性,则切除全部卵巢组织,保留正常睾丸组织。注意肿瘤的发现,必要时手术中对性腺进行活检,若睾丸异常,应予切除。值得注意的是外生殖器的治疗对患者有重要的生理和心理影响,应充分重视,并根据社会性别考虑适时进行矫形,以便不影响患者以后的结婚或生育。

2. **假两性畸形**　假两性畸形(pseudo hermaphroditism)是患者体内只有男性或女性一种性腺,但生殖器和其他体态同时具有两性特征。具有女性性腺者为女性假两性畸形,具有男性性腺者为男性假两性畸形,前者多于后者。

(1) 女性假两性畸形(female pseudo hermaphroditism):患者染色体核型为46,XX,生殖腺为卵巢,但外生殖器部分呈男性化。

常见的病因主要有三个方面:①最常见的是先天性肾上腺增生(congenital adrenal hyperplasia,CAH)。它是由皮质醇合成中涉及的某个肾上腺皮质酶的缺乏造成的,以常染色体隐性遗传方式遗传。超过59%的先天性肾上腺增生是肾上腺皮质缺乏21-羟化酶造成,该酶活性的严重下降或缺失,造成了皮质醇合成不足,皮质醇合成量减少对下丘脑和垂体负反馈作用消失,导致垂体促肾上腺皮质激素(adrenocorticotropic hormone,ACTH)分泌增加,刺激肾上腺增生,且产生异常大量雄激素,致使女性胎儿外生殖器不同程度男性化。②没有CAH证据的46,XX婴儿可能暴露于外源性雄激素,雄激素可以是母亲摄入或产生的。如母亲孕期服用雄激素和合成孕酮,如炔诺酮、异炔诺酮,可以造成女性胎儿外生殖器男性化;也有报道母亲有分泌雄激素的卵巢肿瘤导致孕期雄激素过多。③胎盘芳香化酶缺乏是胎儿男性化的另一个罕见病因,伴有母亲妊娠期间的男性化,在产后母亲男性化可以缓解。

1) 诊断:通常患者出生时即有阴蒂肥大,阴唇融合遮盖阴道口和尿道口,严重者两侧大阴唇肥厚,形成皱褶,并有程度不等的融合,状似阴囊,但其中无睾丸,子宫、卵巢和阴道均存在。生长快,骨骼愈合早。抵抗力差,易感冒及发热等。乳房不发育。

若婴儿有外生殖器畸形、高血压或呕吐、脱水等表现,应考虑有先天性肾上腺皮质增生可能。实验室检查血雌激素、卵泡刺激素(follicle stimulating hormone,FSH)值低,血雄激素、尿17-酮及17α-羟孕酮值高,ACTH显著增高,考虑为先天性肾上腺皮质增生。

2) 处理原则:女性假两性畸形患者是有卵巢的女性,并且具有潜在的生育能力。因此无论外生殖器表现如何,应当归属于女性。先天性肾上腺皮质增生患者,出生后即开始并终身给予肾上腺皮质激素药物治疗,以控制外阴男性化的发展及骨骺过早闭合。女性外生殖器畸形需要手术矫正。

3）预防与保健:加强孕前优生知识宣传,进行婚前医学检查,杜绝近亲结婚,男女双方有相同先天性肾上腺皮质增生家族史者不宜婚配。孕期避免应用合成孕激素类或雄激素类药物。

（2）男性假两性畸形（male pseudo hermaphroditism）:患者染色体核型为46,XY,生殖腺为睾丸,无子宫,阴茎极小、生精功能正常,无生育能力。其发生的原因系因男性胚胎或胎儿在母体内缺少雄激素刺激而引起。最多见的为外周组织雄激素受体缺乏,临床上称为雄激素不敏感综合征（androgen insensitivity syndrome）,属 X 连锁隐性遗传,常在同一家族中发生。根据外阴组织对雄激素不敏感程度,又分为完全型和不完全型两种。

1）诊断:①完全型雄激素不敏感综合征:女性外阴,大小阴唇发育差,阴道为盲端,无子宫,至青春期乳房发育丰满,乳头小,阴毛、腋毛多缺如。两侧睾丸正常大,位于腹腔内、腹股沟或偶尔在大阴唇内。②不完全型雄激素不敏感综合征:外阴多呈两性畸形,表现为阴蒂肥大或短小阴茎,阴唇部分融合,阴道极短或仅有浅凹陷,青春期有腋毛发育。

儿童期的雄激素不敏感综合征患者通常有与其年龄相符的黄体生成素（luteinizing hormone,LH）和睾酮水平,但正常男婴在出生后第 6 周时出现 LH 和睾酮的高峰值,但在雄激素不敏感综合征患儿中不出现。青春期后血 FSH 值正常,LH 值升高,睾酮和雌激素处于正常高限或升高,应考虑雄激素不敏感综合征,雄激素受体和雄激素结合力测定时确诊雄激素不敏感综合征的基本方法。

2）处理原则:完全型雄激素不敏感综合征患儿因女性化程度高,只需要切除双侧性腺与疝修补术即可按女性生活。不完全型雄激素不敏感综合征患儿则需要根据外生殖器畸形的程度决定性别选择。发育不全或位置异常的睾丸容易发生肿瘤已成为共识,因此患儿如按女性生活,为预防性腺发生恶变,尽早切除性腺。

3）预防与保健:目前可利用分子生物学方法对家族性雄激素不敏感综合征进行遗传分析,对有雄激素不敏感综合征家族史者,可进行产前诊断。

（六）性腺发育异常

这类患者性染色体检查正常,性发育异常,是由于性腺在胚胎的不同时期受到某些因素影响,造成性腺发生不同程度的发育不全或退化所致。卵巢发育不全者,生殖器仍为女性;睾丸发育不全或退化,将影响男性生殖器发育,生殖器可以从完全女性到男性尿道下裂各种不同程度的发育异常。

1. **XY 单纯性腺发育不全**　在胚胎早期睾丸不发育,外生殖器未受雄激素影响而发育为女性外阴。

（1）诊断:此类患者出生后均按女性生活,常因青春期乳房不发育或原发闭经而就诊。临床特点为内外生殖器官发育幼稚,有输卵管、子宫与阴道,双侧性腺呈条索状,染色体为46,XY。患者的生长和智力正常,部分患者上肢长,指距大于身高。用人工周期可来月经。

（2）处理原则:发育不良或位置异常的睾丸易发生肿瘤,因此,应对所有 XY 单纯性腺发育不全患者切除条索状性腺以避免肿瘤发生。到达青春期后,可给予周期性雌、孕激素补充治疗,促进女性第二性征的发育,并预防骨质疏松。

2. **XX 单纯性腺发育不全**　与 XY 单纯性腺发育不全基本相同,表现为女性,内外生殖器发育不良。

（1）诊断：临床表现与 XY 单纯性腺发育不全基本相同,患者出生后均按女性生活,常因青春期乳房不发育或原发闭经而就诊。患者身高正常,原发闭经,神经性耳聋发生率稍高。内外生殖器发育不良,有输卵管、子宫及阴道,性腺呈条索状,染色体为 46,XX。用人工周期可来月经。

（2）处理原则：XX 单纯性腺发育不全的性腺发生肿瘤甚少,因此不需要手术治疗。青春期后,应用周期性雌-孕激素替代治疗。可有月经,并促进女性第二性征发育。

四、性早熟

性早熟(precocious puberty)是指第二性征出现的年龄比预计青春期发育年龄早 2.5 个标准差,女童在 8 岁以前出现任何一种第二性征的发育为性早熟。性征与其真实性别一致者,称同性性早熟,反之称为异性性早熟。发生率约占女性的 0.2%,女性的性早熟率为男性的 5 倍以上。

（一）病因和危险因素

根据病因及发病机制,基本分为两大类:真性性早熟与假性性早熟。真性性早熟又称完全性、中枢性或 GnRH 依赖性性早熟,假性性早熟又称外周性性早熟。

1. **真性性早熟**　占女性性早熟的 80% 以上,一些病变或目前尚未明了的因素过早激活下丘脑-垂体-卵巢轴,引起促性腺激素和性激素的提早分泌所致。患儿生长开始加速,同时出现乳房发育和阴毛生长,卵巢内卵泡过早发育而致初潮提前,性早熟导致最严重的问题是成年时身材矮小。

（1）中枢神经系统异常:占 7% 左右,可由下丘脑、垂体病变,脑积水等先天畸形以及颅部手术、外伤及感染引起。下丘脑后部的病变可破坏或抑制某些调节通向神经垂体腺体刺激强度的机制,使下丘脑对垂体的控制作用被解除,从而增加促性腺物质的产生,导致性腺的活动和性的成熟发育。下丘脑与松果体区的肿瘤也可导致性早熟,性早熟常是肿瘤早期仅有的表现,随之可有颅内压增高和肿瘤压迫视神经症状或癫痫发作等。

（2）特发性性早熟:占 80% ~90%,可在出生后短期内即开始显示性早熟征象,但大多数在 7 ~8 岁有月经初潮,无明显原因及特殊症状。

2. **假性性早熟**　占女性性早熟的 17% 左右,指下丘脑-垂体-卵巢轴功能尚未发育和建立,为其他途径促使第二性征提前发育。

（1）内源性雌激素增多:脑垂体外促性腺激素分泌过多所致,第二性征发育出现在卵巢正常发育前。包括有下面几个方面:

1）卵巢肿瘤:约占 11%,由分泌雌激素的卵巢肿瘤所致。检查可见 80% 的患者有盆腔肿块。

2）McCune-Albright 综合征:又称多发性、弥漫性囊性骨病变,占 5%。该患者表现为易于骨折,皮肤色素沉着、卵巢囊肿、甲状腺功能亢进、肾上腺皮质功能亢进或软骨病。

3）肾上腺肿瘤:占 1%,可分泌雌激素的肾上腺肿瘤。

4）分泌 hCG 的卵巢肿瘤:约占 0.5%,其中最常见的有卵巢绒毛膜上皮性癌和无性细胞瘤,患者有盆腔肿块。

5）原发性甲状腺功能减退症:甲状腺功能减退的患儿偶尔也可发生性早熟,由于甲状腺激素与促性腺激素之间存在着交叉性反馈作用,而垂体分泌促性腺激素过多所致。甲状腺素替代治疗后,性发育停止甚至逆转。

6)畸胎瘤:分泌促性腺激素的分泌瘤。

(2)外源性雌激素增多:使用外源性雌激素如误服避孕药,服用保健品,涂抹含有雌激素的化妆品,或高雌激素经母乳进入婴儿体内。

3. **部分性性早熟** 仅有乳房早发育或单纯月经初潮提前,无其他青春期发育表现。

(1)单纯性乳房早发育:8岁前出现单独单侧或双侧乳房发育,没有其他青春期发育的表现,大多数发生在2岁以下儿童中,特征是乳房体积较小,内外生殖器不发育,不伴有生长发育加速和骨骼发育提前,血清雌二醇及FSH基础值常轻度增高。推测是由于下丘脑-垂体-卵巢轴的成熟过程紊乱使得FSH分泌高于正常,而且外周组织对性激素的敏感性增加所致。

(2)单纯月经初潮提前:青春期前女孩出现规则或不规则的子宫出血,没有乳房发育和外生殖器发育,患儿的雌二醇水平可能高于青春期前正常值,不伴有生长发育加速和骨骼发育提前。

4. **异性性早熟** 因肾上腺或卵巢疾病导致雄激素分泌过多所致,第二性征与女童体表不符。

(1)卵巢睾丸母细胞瘤、肾上腺皮质肿瘤:可有多毛、无排卵、高胰岛素血症,或肾上腺肿块及盆腔肿瘤。

(2)先天性肾上腺皮质增生症:女性异性性早熟的多见原因,可出现不同程度的男性化表现,痤疮多毛,伴阴蒂肥大。

(3)使用外源性雄激素、药物及含雄激素的营养品等。

(二)诊断

根据患者的病史、临床表现及辅助检查可作出诊断。

1. **病史** 是否接受外源性性激素制剂如药物、化妆品和食品(添加催长剂的动植物)等;神经系统、视觉及行为的变化;家族中青春发育年龄史;智力学习情况。

2. **临床表现** 女性性早熟主要表现为过早的第二性征发育、体格生长异常或月经来潮。

(1)第二性征过早的表现为:乳晕、乳房增大,隆起、着色、乳房下有硬节,肿痛;大阴唇、腋窝着色和出现色素较浅的长毛;阴道分泌物增多、内裤上有少许分泌物及阴部疼痒等;月经来潮。

(2)体格生长异常:发育年龄提前,身高加速增长,患儿高于正常发育者。但由于长骨骨骺的提前融合,最终成年身高低于正常发育者。

3. **体格检查**

(1)全身系统、身高、体重、第二性征及皮肤表现,甲状腺有无结节或肿大。

(2)手腕部正位X线片可判断骨龄,了解发育过程的进度。

(3)妇科检查:内外生殖器发育情况及有无肿瘤。

4. **辅助检查**

(1)激素测定:①血清FSH、LH、HCG和E_2,必要时测定硫酸脱氢表雄酮、睾酮和孕酮。FSH、LH基础值增高提示中枢性性早熟,女童LH/FSH>1更有意义;女童血清雌二醇在2岁前较高,2 岁后下降并维持在低水平,至青春期再度升高,性早熟患儿性激素水平较正常同龄儿显著升高。②GnRH 刺激试验。真性性早熟血清 FSH 和 LH 激发值均较基础值显著升高,提示垂体对 GnRH-a 具有应答能力,以 LH 升高为主;假性性早熟血清 FSH 和 LH 激发值与基础值无明显差异,提示垂体对 GnRH-a 无应答能力。部分性性早熟患者对 GnRH 刺激试验有反应,激发后以 FSH 升高为主,如同正常青春期女孩对 GnRH 刺激试验。但激发试验阴性不能除外真性性早熟,真性性早熟的早期可能出现阴性结果,随诊和必要时重复试验是重要的。③TSH、T_3 及 T_4 测定有助于甲状腺功能判断。④皮质醇、17α-羟孕酮及 24 小时尿 17-酮类固醇有助于先天性肾上腺皮质增生或肿瘤。

（2）影像学检查:B 型超声、CT 或 MRI 协助诊断肿瘤;腕部 X 线平片了解骨龄。

（三）处理原则

治疗的原则主要包括:去除病因;早期抑制第二性征的发育;延缓骨成熟的时间,防止骨骺线早期闭合所导致身材矮小;促进生长,改善最终身高;防止患儿和家长出现心理和社会适应障碍,预防性伤害及性行为紊乱。

1. **病因治疗**　查明病因,进行相应的治疗。

（1）外源性雌激素增多引起的性早熟:停服含激素的补品、食品或药物,一般停用后2～3 个月症状可以消退,不需药物治疗。

（2）肿瘤:卵巢肿瘤和肾上腺皮质肿瘤经确诊后,均以手术治疗为宜。

（3）肾上腺皮质增生:用肾上腺皮质激素替代治疗。

（4）甲状腺功能减退:应用甲状腺素片替代治疗。

（5）McCune-Albright 综合征:治疗以抑制卵巢的甾体合成为原则,需用芳香化酶抑制药或合成孕激素治疗。

（6）部分性性早熟:无需治疗,只需观察随访。但乳房早发育可能是真性性早熟的一个过渡阶段,要坚持定期随诊,必要时重复 GnRH 刺激试验,以便及时判断是否已发展为为真性性早熟。

2. **药物治疗**　真性性早熟的治疗需抑制下丘脑-垂体-卵巢轴的功能。可用孕激素和GnRH 激动药(GnRH-a)两大类。目前多采用 GnRH-a 的缓释型制剂,如亮丙瑞林、曲普瑞林等,疗程需根据患儿的病情、病程及开始治疗时的年龄确定,治疗过程中应监测生长速度、骨龄和性激素水平判断疗效。该药可延迟骨骺融合时间,延长生长时间,改善最终身高。

3. **心理治疗**　耐心细致的对待每一位性早熟儿童的社会心理问题,性早熟儿童的体格和性征较同龄儿发育提前,这种外表的差异容易引起患儿的自卑感,甚至出现如退缩、抑郁等行为异常,加之长期药物治疗、反复就诊、多次体格检查以及家长的焦虑、紧张情绪等对患儿的心理均有影响。医师需耐心解释,保护患儿的心理,也要教育家长积极配合,及早进行治疗。

（四）预防与保健

加强保健指导,教育家长不要给儿童食用含激素的食物、补品,保管好避孕药。教育家长、老师认识性早熟,使他们了解到除有器质性病变外,其他性早熟对身体影响不大,如特发性性早熟仅影响到身高,不会造成其他损害。正确对待性早熟,解除患儿的思想顾虑,恢复实际年龄的心理行为,使其身心正常发育。

五、生殖器官肿瘤

女童生殖器官肿瘤比较少见,但恶性程度高,预后不良。女童患生殖器恶性肿瘤的类型与性质与成人不同,女童患的卵巢恶性肿瘤多为生殖细胞恶性肿瘤,而成人患的卵巢恶性肿瘤多为上皮性癌;女童偶发的阴道或宫颈的胚胎性横纹肌肉瘤及阴道或宫颈的透明细胞癌很少见于成人;成人常见的是子宫颈鳞状细胞癌及子宫内膜癌。

(一)女童肿瘤类型

外阴阴道宫颈恶性肿瘤　女童阴道及宫颈的恶性肿瘤更加少见,常见的有下述类型:

(1)阴道横纹肌肉瘤:在女童的任何年龄都可发生,但大多数发生在 2 岁以内。肿瘤以局部浸润为主,发生于阴道前壁者,肿瘤极易穿过而侵及膀胱后壁;发生于阴道后壁者,肿瘤直接侵犯直肠者不多见,但可侵入子宫直肠窝。主要症状为阴道分泌物多及出血。

(2)阴道宫颈透明细胞癌:最初表现为局部浸润,以后常有淋巴结转移。透明细胞癌的大体外观可表现为多样性,可以是微小病变,可以是大片病灶,可以是息肉状或结节状,有时形成溃疡。主要症状是阴道分泌物多及出血。女童的母亲为曾于孕期使用己烯雌酚治疗者,女童患阴道腺病及阴道透明细胞腺癌的危险增加。

(二)卵巢肿瘤

卵巢肿瘤可发生于任何年龄,约 5% 发生于初潮前。恶性生殖细胞瘤多发生于 1 岁以内,以后少见,近初潮时又显著增加。最常见的卵巢恶性肿瘤是生殖细胞肿瘤,常见的有内胚窦瘤、无性细胞瘤、胚胎癌、颗粒细胞瘤和畸胎瘤。有如下特点:

(1)肿瘤发病率不高,但恶性程度比成人高,年龄越小,恶性率越高。一旦发生肿瘤,生长迅速,容易产生压迫、气短、发绀及腹水等症状,发生腹腔内种植转移。

(2)卵巢在儿童时期更像是一个腹腔器官而不是盆腔器官,因此,腹部体征常见而非盆腔体征,患者常先去外科就诊。

(3)肿瘤的早期多无症状,肿瘤包块虽然可使腹部稍隆起,但由于儿童卵巢肿瘤发生率低,而常被认为是腹壁增厚而忽略。

(4)腹痛为最常见的症状,多为脐周围或下腹部持续性疼痛。儿童卵巢肿瘤由于韧带的解剖结构容易发生扭转,引起急性腹痛。当恶性肿瘤有坏死出血时,也可有腹痛、发热、体重减轻。

(5)儿童骨盆狭小,不能容纳大的肿块,故常以腹部肿块为主要症状。

(6)有内分泌功能的肿瘤如性索间质肿瘤中的颗粒细胞、卵泡膜细胞瘤等能引起性早熟症状,通过检查性早熟而发现肿瘤。

1. **诊断**　女童肿瘤的诊断可通过详细询问病史、肛查和超声检查、腹腔镜检查等确诊。也可检查血液的肿瘤标志物,如内胚窦瘤、未成熟畸胎瘤时 AFP 升高;原发性卵巢绒癌时 β-HCG 升高;卵泡膜细胞瘤、颗粒细胞瘤时 E_2 升高。

2. **处理原则**　女童肿瘤的治疗与成人肿瘤治疗原则相同。多采用保留生育功能手术加化疗的方法治疗。但因女童的特点,不仅要考虑治疗的彻底性,也要尽量保留内分泌及生育功能。小儿对化疗的耐受性较成人强,而对放疗的耐受性比成人差。

3. **预防与保健**　加强优生知识宣传,服己烯雌酚同时妊娠,应尽早终止妊娠;女童发现性早熟症状,应注意鉴别是否继发于卵巢肿瘤;对有腹部增大、腹部疼痛、阴道排液及阴道不适等应引起重视,争取早诊断、早处理。

六、女童性虐待

性虐待是指强迫受害者接受来自异性或同性与性活动有关的活动,如亲吻、拥抱、抚摸、暴露性器官、性交及口交等行为。儿童性虐待(child sexual abuse,CSA)存在于世界各国,其流行情况,常由于所采用的定义及研究方法不同而得出不同结论。一些针对儿童调查,一些则针对青少年和成人儿童时代的经历,还有一些向父母了解他们的孩子可能经历过什么。在已经发表的研究报告中,成年女性在整个儿童期受到的性虐待的比率从0.9%(将强奸定义为虐待)到45%(采用更宽泛的定义)。从1980年开始的国际性研究报告显示,儿童期性伤害的平均发生率在女性为20%,在男性为5%~10%。国内迄今尚无关于儿童性虐待发生率全国性大样本流行学调查。儿童期正处在身心发育时期,身体各种功能、性器官及情感均未发育成熟,任何性侵犯均可对儿童造成身体和心理伤害。

1. **病因和危险因素**

(1)家庭因素:经济状况差、家庭环境不和谐、父母经常在家中使用暴力、父母有不良嗜好或体弱多病、父母离异、生活在重组家庭中、家庭成员文化水平及伦理道德水平低下、社会交往较少、交通闭塞等的家庭中更可能发生儿童性虐待。

(2)精神因素:施虐者酒精依赖、患情感障碍性精神病、反社会人格障碍及吸毒等较多;受虐者孤独、缺少母爱或母女关系紧张、患情感障碍性精神病、交流困难及肢体残疾等。

(3)校园暴力:幼儿园和学校教师对未成年人的侮辱贬损以及性侵害,还有学生之间的暴力伤害行为。

(4)社区环境:社区内熟人对未成年人实施拐卖、性骚扰、猥亵或强奸,所以儿童施虐者通常是儿童所认识、熟悉和相信的人,且持续很长时间。

(5)其他:例如目前大量存在的农村留守女童,由于长期与父母分离,使她们面临着亲情的缺失和安全上的隐患,加之女童的自我保护缺乏科学的家庭教育指导,使得女童被性侵的行为在初期难以发现,无法得到及时制止和干预。

2. **性虐待对受害人的危害** 性虐待给女童带来了身体和心理的伤害,详细参见第三章青春期保健。

3. **处理原则** 一旦发现儿童性虐待事件要及时报案,严惩犯罪者,同时要理解并安慰受害儿童,减轻其内心痛苦,进行如下处理。(详细参见第三章青春期保健)

(1)脱离受虐待环境,确保不再受到性虐待。

(2)检查和治疗生殖道及其他部位的损伤,积极防治性传播疾病的发生。

(3)心理辅导和治疗受害女童出现的各种情绪及异常行为问题,增强其自尊心,改变不良行为。

4. **预防与保健** 儿童遭受性侵害的一个重要原因是他们缺少必要的性保护知识和意识,这与家庭、学校和社会均有关系。父母更多关心的是儿童的学习成绩,几乎不主动对儿童进行有意识的性知识教育;有些学校评价学生也只看学习成绩,没有把对儿童性知识教育放在应有的位置,对教师的个人修养及道德水准尚缺乏考察标准。因此,对儿童遭受性侵害的预防,除了对儿童进行性知识教育及自身防范意识的教育外,更有效的措施是提高监管人的责任心和育儿水平,加强对儿童监护。

（1）建立家庭支持系统:家庭是孩子性启蒙教育的重要场所,父母及家庭成员的行为举止、家庭文化环境及教育方式对女童健康性意识的形成起潜移默化作用。鼓励家长或监管人用男女平等的家庭养育方法来培养儿童;家长要正视女童性侵害的存在,经常与孩子交流,配合学校做好性教育工作。因此,应增进父母及家庭成员对女童性生殖器官的知识及心理发育特点的了解,理解女童期不同的行为,不随便阻止孩子的性好奇,正面引导。

（2）建立学校支持系统:学校不仅要重视学生的学习成绩,还应适时对女童开展性教育,详细参见第四节女童保健措施。

（3）社区支持:借助社区内多种资源,开展家庭教育辅导、施暴者矫治、婚姻家庭调适、法律援助、健康教育等多种服务。

第四节　女童保健措施

女童是一个国家人口结构中的重要组成部分,其既是儿童又是女性的特殊身份,让她们在现实生活中承受着多重的负担。对该特殊群体权益的严重忽略所导致的结果和问题都将是社会性的。缺乏知识、技能与自信心的女性不仅不能获得与男性平等的发展机会,其心理与生活上的困境也将进一步折射到其生存的具体环境与其生育的下一代身上,民族的整体素质与国家的整体素质发展受到影响。因此,女童的权益已引起党和政府广泛重视和关注,颁布了一些法律法规保护女童的权益。如《宪法》规定:"禁止虐待老人、妇女和儿童";《刑法》对"奸淫不满十四周岁的幼女的,以强奸论,从重处罚。";《未成年人保护法》规定了包括女童在内未成年人的权利保护,但对女童的性权利并没有作出专门规定。由于女童的特殊性以及年幼,缺少自我保护意识和能力,因此除了应做好与男童一样保健工作外,其生殖保健更应当引起全社会的关注。

一、性与生殖健康教育

女童的性教育应当从小开始,主要通过家庭、幼儿园、学校以及电视、电影、儿童读物等进行,老师和家长应根据女童的年龄和心理发育特征,选择适合儿童身心特点的内容和形式开展适时、适度、适当的性教育,主要包括以下内容。

（一）性别角色

由于人类对性别的自我启蒙是从 2 岁开始,因此女童性教育的重点是强化儿童的性别角色意识,适时进行男、女童生殖器官的解剖生理学知识教育,引导女童具有正确的性别自认和行角色意识;适度进行生命的由来的教育,如家长和老师可以通过日常生活中她所接触的事物,告诉她地球上很多动物和植物都分为雌雄两性,只有两性的结合才能繁衍后代,让孩子从小就了解性是生命之源的科学知识;顺应儿童身心发展的需要,当孩子抚弄自己的生殖器官或提出性问题时,家长和老师不应逃避回答或羞辱、责难孩子,而是根据其理解程度,由浅入深、恰如其分地予以解答;发现儿童有窥视欲时,要合理引导,避免女童产生性压抑和性神秘感,树立正确的性态度。

（二）性发育前准备教育

对儿童性发育前应当给予一些准备教育,比如接近青春期的女童要来月经,月经是怎么回事?来了月经如何办?应当注意什么?

（三）增强抵御性侵犯的能力

幼儿园、学校的基础教育应当注重孩子的安全、自我保护意识的教育,让孩子对自己的身体有充足的知识,如明确告诉女童,身体是属于自己的,身体隐私部位,大人包括父母是不许有意识触摸的;知道哪一种成人的行为是应该避免或报告的;知道如何识别危险的处境,如要远离有精神异常的成年人,远离对女童表现出过分特殊兴趣和亲热成年人,远离经常找借口单独带她们出去玩的成年人。不随意上陌生人的车,不接受来自陌生人用于交换亲密关系的糖果或钱。遇有可疑情况要立刻躲开,及时告诉家长或监护人。

二、生殖保健措施

女童健康是女性生殖健康的基础,影响女童健康的因素很多,除遗传因素外,文化、风俗习惯及社会经济发展水平等也起着很重要的作用。有些国家和地区歧视女童,女童健康常被忽视,表现在营养不良或发育不良、忽视及虐待儿童、性传播疾病等,严重损害女童身心健康,影响女童以后的生殖健康。儿童营养、忽视虐待等已在儿童保健中涉及,本章主要针对女童的生殖健康保健。

（一）防止生殖道损伤及感染

从小培养小儿养成良好的卫生习惯,不用脏东西擦外阴、不用脏手抓挠外阴、不暴露外阴;每天清洗外阴,不必用肥皂或其他洗液,盆及毛巾专用;女童尽早穿封裆裤,穿棉质内裤,经常更换,不穿紧身牛仔裤或尼龙紧身衣。培养定时排便的习惯,养成饭前、便后洗手,便后由前向后擦拭习惯。

保护好娇嫩的外生殖器,避免损伤。注意女童活动场所的安全设施,对儿童进行安全性教育,避免运动时造成下身损伤的可能。

家长、监护人、保育员一旦怀疑或确诊自身患有妇科炎症,应及早诊治,避免传染给孩子。

（二）防治女童生殖器官疾病

尽早发现并治疗发育成熟障碍,注意合理膳食,避免女童性早熟;慎重对待女童的生殖器官畸形及缺陷,及时矫治。

（三）避免环境激素暴露

一些流行病学调查研究显示,环境激素类物质对女童的内分泌系统可能产生影响,如暴露于多氯联苯可使女童月经提前来潮;暴露于邻苯二甲酸酯可使女童乳房早发育。目前一些国家开始进行人群中环境激素水平的监测,该项工作对育龄妇女及儿童尤为重要。建立一套适宜孕妇和儿童最常见暴露的环境激素的毒性监测方法,根据监测结果针对性采取保护措施,保护孕妇及儿童避免或减少环境激素的暴露非常必要。

（四）保护女童安全

家庭、学校、社会共同关注女童的安全。家长加强修养,注意自己的榜样作用;家庭成员也应当注意自己的行为,不要有重男轻女的思想,不要随意使用暴力等,营造融洽温馨的家庭气氛。在监护人缺位的情况下,社会力量应该更多地给予女童关照和保护,给女童创造相对安全的生存环境。在学校、家庭和社区开展对儿童和监管人的防范意识和相关知识的教育培训,形成一种共同防范的体系。最后要注意的是促进社会关系平等,提升女童个体权能感和尊严感。

(五)定期健康检查

近年来随着社会的进步,人们生活水平的不断提高,但相对而言育儿知识尤其是营养知识的缺乏,城市肥胖儿增多,预示着以后成年病增多;而农村贫困地区由于营养知识缺乏,卖掉鸡蛋给小儿买甜食或零食,或是烹调方法不合理,均可造成营养不良,影响儿童的生长发育,尤其是女童还可能损害生殖健康。因此,定期健康查体,及时发现儿童发育不良或异常,及时干预治疗,既能促进身心健康的正常发育,又能保护生殖健康的发育。

(于学文)

第三章

青春期保健

青春期(adolescence or puberty)是人体一生中发育过程突飞猛进的阶段和个体生长发育的最后阶段,是决定个体体格、体质、智力、心理发展水平和社会适应能力的关键时期,是人生理、心理和社会发展的一个特殊时期,也是妇女保健的重要时期。青春期女性健康将直接影响下一代的健康,同时为其壮年、老年的健康打下坚实的基础,因此,必须重视青春期保健工作。

第一节 概 述

青春期起止年龄、各项形态和功能指标,以及生长发育速度和水平,因受到遗传和环境包括气候、生活条件、社会经济等因素的影响,在不同地区、不同人种、不同性别和不同个体间存在明显差异。随着社会经济的发展、营养状况的改善和文化信息增多,青春期已有提早出现的趋势。

一、青春期定义和年龄范围

1. **定义** 青春期是由儿童期向性成熟期过渡的一段快速生长发育时期,是儿童到成人的转变期。即是指自乳房等第二性征(secondary sexual characteristics)开始发育至生殖器官逐渐发育成熟,获得生殖能力(性成熟)的一段生长发育期。处在此期的青少年女性,由于神经内分泌系统发生的剧烈变化,不仅促使骨骼、肌肉和内脏器官等迅速生长发育,而且也促使性腺、性器官以及第二性征快速生长发育,同时伴随着她们心理和行为发生巨大的变化。

2. **年龄范围** 1986 年联合国世界卫生组织(WHO)将青春期年龄范围定在 10~19 岁,此年龄范围目前已被广泛采用。女孩的青春期一般在 10~11 岁开始,比男孩早 1~2 年,大约在 17~18 岁结束。WHO 还提出了青少年(young people)的年龄范围为 10~24 岁,青年期(youth)的年龄范围为 15~24 岁。

二、青春期分期

青春期发育约需 10 年时间,一般根据不同阶段的主要生长发育变化可划分为早、中、晚三期,每期约持续 2~4 年。

1. **青春早期** 青春早期(early adolescence)是指月经初潮前的体格生长发育突增阶段,伴随性器官和第二性征开始发育。

2. **青春中期** 青春中期(middle adolescence)以性器官和第二性征迅速发育为主要特点,多数女孩出现月经初潮,身高的增长速度逐渐下降。

3. **青春晚期**　青春晚期(late adolescence)体格生长缓慢,直到骨骺倾向完全融合逐渐停止生长,性腺、性器官和第二性征继续发育直至接近或达到成熟水平,具有生殖能力,但整个生殖系统的功能尚未完善。

还有学者将青春期划分为青春前期和后期,前期是指 10~14 岁的身高生长发育突增阶段,后期是指 15~19 岁左右身高生长减慢而性腺发育接近成熟阶段。由于青春期发育是一个连续的过程,起止年龄和生长发育速度个体间差异较大,其分期是相对的、人为的,并没有绝对清晰的界限。

第二节　青春期生理发育特点与影响因素

青春期女孩的主要生理发育特点是:第二性征(secondary sexual characteristics)发育,生殖器官即第一性征(primary sexual characteristics)发育,出现生长突增,月经来潮,初步具有生殖能力,但整个生殖系统的功能尚未完善。按照先后顺序青春期女孩经历了乳房萌发、肾上腺功能初现、生长突增及月经初潮 4 个不同的阶段,各阶段有重叠,共需大约 4~5 年时间。

一、青春期的内分泌变化

卵巢是脑垂体的靶腺,卵巢激素的分泌受垂体分泌的促性腺激素:促卵泡素(follicle stimulating hormone,FSH)和黄体生成激素(luteinizing hormone,LH)的促进,而促性腺激素又受到下丘脑分泌的促性腺激素释放激素(gonadotropin releasing hormone,GnRH)的控制,卵巢激素的分泌对下丘脑起反馈作用;下丘脑又受到大脑皮层、边缘系统和松果体的调节。青春期开始后,下丘脑-垂体-卵巢轴的迅速发育,及其功能的充分发挥,是青春期神经内分泌变化的主要部分,也是促进少女性发育逐渐成熟的基础。

(一)下丘脑-垂体-卵巢轴的发育成熟

血浆的促性腺激素和性激素水平在胎儿期、婴儿期、儿童期和青春期变异幅度较大。

1. **青春期开始前**　早在胎儿期和婴儿期,下丘脑-垂体-卵巢轴就已经开始分化并具有一定功能。有研究发现,在新生儿和婴儿的血液中 FSH 和 LH 水平并不太低,但幼儿期和儿童期血中 FSH、LH 水平很低,一直保持低水平至青春期到来,男女之间无明显差别,说明此时期下丘脑-垂体-卵巢轴活动水平很低,处于相对沉默状态。

2. **青春期快开始时**　随着中枢神经系统下丘脑逐渐发育,对性甾体激素负反馈作用敏感性降低,促使下丘脑分泌的 GnRH 逐渐增多,并呈脉冲式分泌(pulsatile secretion),通过垂体门脉循环进入腺垂体(垂体前叶),刺激垂体促性腺激素(FSH 和 LH)的合成和释放。但此时的女孩血中 LH 水平只是在夜间睡眠时有阵发性升高,升高幅度不大,次数也不多,同时伴有睡眠时较低水平的 FSH 脉冲式释放峰,血液中的 FSH 开始增高,但其幅度低于成年人。此种与睡眠相关的脉冲式促性腺激素的分泌伴有性甾体激素水平升高,是青春期即将开始的一个特征,发生于青春期体征变化之前。

3. **青春期开始后**　最突出的变化是下丘脑-垂体-卵巢轴的成熟。在中枢神经系统的影响下,对性甾体激素负反馈作用敏感性进一步降低,下丘脑分泌的 GnRH 持续增多,对垂体的刺激更强,垂体对 GnRH 的反应性也更强,分泌的 FSH 和 LH 更多。LH 出现的睡眠诱发的脉冲式释放峰幅度愈来愈大,频率也越来越高。随着青春期的进展,下丘脑-垂体-卵巢轴的正反馈机制成熟,促使 LH 脉冲式释放增强,以至于在白天血中 LH 水平也呈阵发性升高,同时,血中 FSH 水平在青春早期上升较快,中期上升缓慢,晚期再次很快上升,达到接近成年妇女水平,最终导致排卵和月经初潮。

4. **卵巢发育逐渐成熟** 在青春期进程中,垂体分泌的 FSH 和 LH 越来越多,刺激女孩卵巢发育逐渐成熟。FSH 刺激卵巢滤泡发育并分泌雌激素,主要为雌二醇(estradiol,E_2),此外,还分泌少量孕酮(progesterone)及少量雄激素。LH 促进卵巢黄体的形成并分泌较多的孕酮。随着青春期的进程,血中雌激素和孕酮水平逐渐上升,到了青春中、晚期,血中的 FSH、LH 及雌激素和孕酮的浓度逐渐接近青年女子月经周期的典型变化,女孩的性发育逐渐成熟。

(二)肾上腺皮质功能初现

青春期肾上腺皮质分泌的雄激素增多引起阴毛、腋毛的生长,称为肾上腺皮质功能初现(adrenarche),提示下丘脑-垂体-肾上腺雄激素轴功能渐趋完善。肾上腺皮质分泌的雄激素主要为脱氢表雄酮(dehydroepiandrosterone,DHEA)、硫酸脱氢表雄酮(dehydroepiandrosterone sulfate,DHEAS)和雄烯二酮(androstenedione),其作用明显低于睾酮(testosterone,T),但对于体内睾酮含量较低的青春期女孩的生长发育有一定的作用,它们除促进女孩的阴毛和腋毛的生长外,还促进阴蒂、大阴唇和皮脂腺的发育,并有助于青春期女孩的生长突增。

肾上腺皮质功能初现发生于青春期性腺开始发育前 2 年左右,即下丘脑-垂体-卵巢轴功能尚处于低水平阶段,尚未出现与睡眠相关的促性腺激素分泌增加现象,而肾上腺皮质分泌的雄激素增加发生在垂体促性腺激素活动之前,因此有学者认为肾上腺在刺激下丘脑-垂体-性腺反馈机制中起关键作用。

(三)青春期发动机制

青春期发动(onset of puberty)机制至今尚未完全阐明,目前主要有以下几个观点:

1. **下丘脑和垂体对性腺激素的负反馈敏感性降低** 在青春期开始前很长一段童年时期,下丘脑-垂体-卵巢轴一直处于受抑制状态,活动力比较低,对卵巢激素的负反馈作用高度敏感,小剂量的性激素就可抑制下丘脑 GnRH 的分泌。随着年龄的增长,下丘脑对负反馈作用的敏感性逐渐降低,分泌 GnRH 的能力提高,导致垂体 LH 和 FSH 分泌增加,促使卵巢性腺活动增强,出现青春期的一系列变化。

2. **中枢神经系统内部抑制机制的解除** 机体内可能有某个来自中枢神经系统的抑制机制控制着下丘脑和垂体,抑制其分泌活动。此种抑制机制可能并非来自卵巢,可能与体内生物钟、阿片肽、神经递质等中枢性因素有关,从而控制下丘脑和垂体的分泌活动。当青春期即将开始时,此抑制机制发生了解除,内源性的 GnRH 释放增加,垂体对 GnRH 的敏感性增高,故 LH 和 FSH 分泌亦增多,从而激发了青春期的发育。

3. **松果体分泌的褪黑激素浓度骤降** 松果体分泌的褪黑激素(melatonin,MLT)可抑制下丘脑 GnRH 和垂体促性腺激素的分泌,甚至对性腺都有抑制作用。MLT 浓度骤降解除了抑制,因此在英国有将 MLT 比喻成青春期的"开关"。

4. **其他** 如肾上腺皮质功能初现刺激下丘脑-垂体-性腺反馈系统、睡眠导致 FSH 和 LH 脉冲性释放量增加、垂体对下丘脑 GnRH 敏感性增强、临界体重和脂肪含量增加、瘦素水平升高等学说或观点,有待进一步研究。

(四)影响青春期生长发育的激素

1. **生长激素** 生长激素(growth hormone,GH)是影响生长发育最重要的一种蛋白激素,系腺垂体前叶嗜酸性细胞分泌,由 191 个氨基酸组成,受下丘脑 GnRH、生长激素抑制激素和一些递质的调控。其生理作用主要是刺激所有身体组织的增长,尤其是促进骨、软骨组织的生长,使骨头纵向生长加速和骨骼变宽。如垂体分泌 GH 过少,可使女孩产生垂体性侏儒症,反之,引起巨人症。但青春期的生长突增不单是 GH 的作用,也有肾上腺皮质分泌的雄激素参与,是共同作用所致。

2. **甲状腺素**　甲状腺素(thyroxin,T_4)对生长发育有显著影响,是正常体格生长及骨骼成熟所必需的激素。它由甲状腺产生及分泌,受垂体分泌的促甲状腺素(thyroid stimulating hormone,TSH)控制。其生理作用主要是促进机体新陈代谢,维持少儿的正常生长发育;对神经、心血管、胃肠及造血等系统均产生影响;与 GH 协同,促使成骨细胞肥大,加速骨骼生长。儿童期甲状腺功能减退者出现:软骨骨化和牙齿生长受阻,骨龄落后于实际年龄;长骨发育障碍致姿态外貌呈幼稚状态;智力发育严重受阻呈痴呆状。

3. **雄激素**　由肾上腺皮质分泌产生的 DHA 等转化而来的雄激素(androgen),是女性体内雄激素的主要来源,女童血清睾酮水平低于同龄男童的 1/10。其生理作用主要是促进骨骼和肌肉的蛋白质合成,使骨骼和肌肉生长加快,参与青春期的生长突增;使阴蒂、大阴唇生长发育,促进性欲;与雌激素协同控制阴毛、腋毛的生长和分布。

4. **雌激素**　人体雌激素有雌二醇(E_2)、雌酮和雌三醇,前两者由卵巢分泌,以 E_2 作用最强;后者为雌酮代谢产物,妊娠时由胎盘分泌。其生理作用主要是促进生殖器官及第二性征的发育和功能成熟,参加月经初潮;促进皮下脂肪沉积,以胸、臀和大腿等处最为明显;低水平 E_2 能促进钙沉着于骨骼,使骨生长加快,而较高浓度 E_2 则加快骨骺融合,长骨生长缓慢直至停止生长,该作用雌激素比雄激素强,故女孩身高增长比男孩早停止几年。

此外尚有胰岛素、糖皮质激素、泌乳素、瘦素以及其他种种代谢因素的协同作用,共同促成了女孩青春期的生长突增及性发育。

二、青春期的体格和功能发育

女孩进入青春期后,在神经内分泌功能影响下,全身多数骨骼、肌肉、脏器迅速增长,出现了人体生长发育的第二个突增阶段。随着生殖系统的发育和第二性征的出现,身体的形态发生了特征性变化,同时身体各内脏器官和系统的生理功能也发生了相应的变化,在神经内分泌系统调节以及形态和功能相互促进,各项生理功能逐渐加强,日臻成熟。

(一)青春期体格发育

1. **身高**　青春期生长突增的起止早晚和突增幅度都存在着明显的性别差异。女孩的生长突增起始年龄比男孩早 2 年左右,约在 10～12 岁时开始,12～13 岁时往往就达到突增高峰,在男女身高曲线图上形成"第一次交叉"。13～14 岁的女孩,随着月经初潮来临,生长进入相对缓慢阶段,而同龄男孩的身高生长突增已经开始,故此阶段男孩的平均身高又大于同龄女孩,形成身高曲线的"第二次交叉"。男孩的迅速生长期虽然较晚,但增长的幅度比女孩大。我国女孩青春期平均增长约 25cm,突增高峰阶段增长值平均每年为 5～7cm,最多可达 9～10cm,而男孩为 7～9cm,最多可达 10～12cm,最终男性的身高比女性高 10cm 左右。女孩身高生长突增开始的早晚存在个体差异,但大多数人的规律相似,即多在突增高峰前 3～4 年起,身高增长速度每年递增,达到高峰后生长速度很快下降,15～16 岁以后的女孩生长很慢或停止生长。

2. **体重和瘦体重**(lean body mass,LBM)　体重是反映人体总质量的指标,表达了骨骼、肌肉、脂肪组织和内脏器官质量的变化。青春期女孩体重明显增加,但其增长比身高持续时间长,幅度也较大,且成年后仍可继续增长。LBM 是减去脂肪后的体重,又称去脂体重 (fat-free weight,FFW),它包括全身的骨骼、肌肉和内脏器官,以及神经、血管等。有学者认为,女孩的脂肪量明显多于男性,肌肉又少于男性,因此女孩的瘦体重比同体重男孩的小。男孩的瘦体重增长迅速,持续时间长,20 岁达高峰值,而女孩瘦体重则增长相对缓慢,持续时间也较短,18 岁以后增长趋于停止。

3. **肌肉、脂肪和骨骼** 青春期前肌肉稳步增长,男女无大差别。青春期开始后,肌肉的发育高峰紧随在身高生长突增高峰之后出现,女孩体内睾酮的水平较男孩低得多,体力活动也比男孩少,故肌肉的发育从 12 岁左右就开始两性分化,至青春期结束时,男性肌肉重量超过女性 50% 以上。随着卵巢的逐渐发育,卵巢分泌的雌激素不断上升,青春期女孩体脂肪的量持续增加,尤以青春后期更明显。在雌激素的作用下,女孩体内的脂肪持续增多,多贮聚在臀、髋、胸、肩和大腿,骨盆横径发育大于前后径,四肢骨较短,逐步形成女孩身材相对矮小、体态丰满、下体宽的特有体型。

4. **体型类型及特点** 青春期生长发育个体差异很大,一般主要从时间方面分为早熟、平均、晚熟 3 种体型,其中平均型者占多数。

(1) 早熟型:生长突增出现较早,突增时身高高于同龄人,但持续时间较短,青春期结束较早,身高增长量较少,成年后身高多低于平均水平;女孩体内脂肪含量较多,体重/身高比值高于晚熟型,最后发育多形成骨盆较宽、臀围较大、肩部较窄的矮胖体型,具有高度女性特征。

(2) 晚熟型:生长突增出现较晚,青春期刚开始时身高低于同龄人,但身高突增持续时间较长,青春期结束较晚,身高增长量较多,成年后身高多高于早熟型;女孩体内脂肪含量一般较早熟型少,体重/身高比值低于晚熟型,最后发育多形成骨盆较窄、肩部较宽的瘦高体型,具有一般男性特征。

(3) 平均型:身高突增开始和结束的年龄、速度、幅度、持续时间,以及体内脂肪含量和体型均介于早熟型和晚熟型之间,具有一般女性特征。

(二)青春期功能发育

1. **心、肺功能** 青春期心脏的体积较出生时增加 10 倍,肺的重量增加到出生时的 9 倍,心肺体积增大伴随胸廓和呼吸肌的不断发育,心肺功能也逐渐增强。青春期女孩的心率及呼吸频率均随年龄的增长而下降,血压和心搏出量逐渐增加而脉搏逐渐变慢,肺活量随年龄的增长而加大,比青春期前增加 1 倍。在青春期结束时,心肺功能逐渐接近成人标准。

2. **造血功能** 青春期骨髓造血功能旺盛,血红蛋白及红细胞计数均应增高。而女性血中红细胞和血红蛋白增加均很少,可能与女性月经初潮后每月要从月经中丢失一定量的血液,造血功能可能出现暂时性的补偿不足有关。白细胞计数随年龄增长而略微减少,淋巴细胞的比例下降,而中性粒细胞的比例则加大。

3. **运动功能** 青春期 10~11 岁女孩运动功能(包括握力、拉力、肌耐力等)开始增加,但运动功能的突增一般比身高突增晚 1 年左右,突增幅度明显低于男性。女孩在 12 岁以后,各项运动功能均落后于同龄男孩,随着年龄的增长,男女性之间的差距愈来愈大。

4. **最大耗氧量** 是指个体在极量运动状态下吸入氧气数量的最大限度,是反映个体心肺功能和肌肉活动能力的综合性指标。青春期开始后,女孩最大耗氧量的均值随年龄增长而加大,但各年龄组均低于男孩;到青春后期,女性最大耗氧量达到一生中的最高峰,但女性一般只有男性的 65%~70%。

三、青春期的性发育

女性生殖器官在青春期前发育缓慢,进入青春期后,在内分泌性激素的作用下,生殖系统进入了迅速发育时期。性发育包括生殖器官发育、月经初潮和第二性征发育等。

（一）生殖器官发育

女性生殖系统分为内、外两部分。内生殖器包括阴道、子宫、输卵管和卵巢。外生殖器又称外阴,包括阴阜、大阴唇、小阴唇、阴蒂、前庭和会阴。进入青春期,随着下丘脑-垂体-卵巢轴发育日渐成熟,女性体内雌激素水平逐渐升高,在雌激素作用下,内、外生殖器官逐渐发育成熟。

1. **卵巢**　卵巢很快发育增大,但到月经初期时卵巢并未完全成熟,其重量仅为成熟卵巢的30%,其后卵巢继续发育增大并出现发育程度不同的卵泡,到青春中、晚期,卵巢因排卵而卵泡破裂后修复,使表面凹凸不平。随着卵巢功能的日臻完善,卵巢开始周期性排卵和分泌性激素,使月经来潮。

2. **子宫**　子宫的重量和长度明显增加,尤其是宫体明显增大,宫颈相对缩短,在月经初潮前子宫大小形状类似成年人,宫颈与宫体之比由婴儿期的2∶1变为1∶2。宫体的发育主要是肌层增生,内膜发育较少,无任何分泌物。临近初潮时,宫颈宽度增加,腺体增生,腺上皮产生大量透明分泌物。一般在青春中期时,受雌、孕激素共同影响,子宫内膜发生周期性变化而月经来潮。

3. **输卵管**　输卵管管径增大,弯曲度减小,出现蠕动,管腔黏膜形成更复杂的皱襞并逐渐纤维化,具有纤毛上皮,黏膜有分泌作用。

4. **阴道**　阴道长度及宽度增加,长度由出生时的4cm左右增至初潮时的11cm左右,黏膜增厚出现皱襞,黏液腺发育并有分泌物排出,阴道分泌物由儿童期的碱性转变为酸性,有利于抵抗病菌的侵袭。

5. **外生殖器**　由幼稚型向成人型发展,阴阜因脂肪逐渐沉积而隆起,大阴唇增大变肥厚且表面形成细小皱纹,小阴唇变大,处女膜变厚,中间孔径约1cm,出现阴毛、色素沉着并逐渐加深,前庭大腺功能开始活跃。

（二）月经初潮与阴道分泌物

1. **月经初潮**　少女出现第一次生理性子宫出血时,称月经初潮,它是女孩青春期来临和性成熟过程中的一项重要标志,也是女孩性发育的一个重要里程碑。月经来潮提示卵巢产生的雌激素足以使子宫内膜增殖,雌激素达到一定水平且有明显波动时,引起子宫内膜脱落即出现月经。月经初潮后1年内,由于卵巢发育还未完全成熟,功能尚不稳定,月经周期常不规律,多为无排卵性月经,或虽有排卵而无健全的黄体形成,故此段时期为生理不孕期。据统计,初潮后1年内排卵者约18%,初潮后2年内,约50%～90%为无排卵性月经;5年后80%为有排卵性月经。大多数女孩在初潮后1～3年或更长的时间才能形成规律性月经,并有生育能力。

月经初潮年龄通常发生于乳房发育2.5年之后,多在13～15岁,可早至11～12岁,迟至15～16岁。月经初潮年龄个体差异比较大,与营养、体质、健康、遗传、种族、地区、经济、文化和环境等因素有关。一般来说,发达国家青春期女孩初潮年龄早于发展中国家,城市比农村早,经济发达地区比落后地区早,温带地区比寒带地区早等。近年来随着经济的发展和社会的进步,初潮年龄有提前趋势,平均每10年提前4个月。1985～2000年中国学生体质与健康调研报告显示,我国大城市、中小城市、富裕乡村、中下水平乡村女生的月经初潮平均年龄分别从 13.1、13.5、14.1 和 14.1 岁提前到 12.6、13.1、13.6 和 13.9 岁。

2. 阴道分泌物 进入青春期后,女性卵巢的发育促使雌、孕激素分泌量增加,阴道开始排出分泌物。阴道分泌物又称"白带",由阴道黏膜渗出物、宫颈腺体、前庭大腺及部分来自子宫内膜的分泌物混合而成,内含阴道上皮脱落细胞、白细胞、乳酸杆菌。正常呈白色稀糊状,无气味,量的多少与体内雌激素水平的高低有关。排卵期时,由于宫颈内膜腺细胞分泌旺盛,宫颈黏液占主要成分,这时白带增多,清澈透明,稀薄似鸡蛋清;排卵 2~3 天后,白带又变黏稠而量少;月经前后因盆腔充血,使阴道黏膜渗出物增加,白带往往也增多。

(三)第二性征

第二性征是指除内外生殖器外的女性所特有的外部特征,亦称副性征。包括乳房发育,阴毛和腋毛出现,骨盆横径发育大于前后径,胸、肩、髋部皮下脂肪增多,形成女性特有体态。各项第二性征指标发育的年龄、顺序和幅度有明显的个体差异。

1. 乳房 乳房发育是最早出现的第二性征,为女性青春期开始的标志。一般接近 10 岁时乳房开始发育,通常早于月经初潮和阴毛发育。乳房开始发育后,乳头下出现约 2~3cm 大小的硬结节,并感轻微胀痛和有触痛,这是卵巢产生雌激素的第一个临床征象,也间接反映垂体开始分泌适量的促性腺激素,垂体-卵巢轴已经建立。随着乳房进一步增大而疼痛消失。乳房发育的迟早及大小存在个体差异,个别女孩可早至 8 岁就开始发育,或晚至 13 岁才开始发育。乳房发育成熟时间 15.1 岁,平均经历 5.2 年,约 3/4 的女孩直到 16~18 岁才发育与成人相似。青春期乳房发育分为 5 期,见表 3-1。

表 3-1 女性乳房发育分期

分期	表现
I	发育前期,乳房尚未开始发育,仅见乳头微微突起
II	乳腺萌出期或蓓蕾期,乳房与乳头轻度隆起形成小山丘,乳晕增大,触诊内有乳核
III	乳房和乳晕进一步增大,两者仍在同一丘状面上,乳晕色素增多
IV	乳房更增大,乳晕、乳头也更增大,形成乳房上面的第二个突起
V	成熟期,乳房更大,乳晕和乳房又恢复在同一丘面上

2. 阴毛和腋毛 阴毛多在乳房开始发育后半年至 1 年间出现,平均为 11~12 岁。多数女孩在乳房发育的第 II 或第 III 期开始出现阴毛,但也有些女孩直至乳房发育的第 IV 期阴毛才开始出现,极少数女孩直至青春期结束阴毛还很少,这多有家族影响因素。阴毛的出现标志着肾上腺皮质产生的雄激素分泌量逐渐增加,表明促肾上腺皮质激素-肾上腺轴的建立已渐趋完善。腋毛多在阴毛开始出现后半年至 1 年间才发育,至 15~17 岁时与成人相仿。也有更晚才出现,有少数直至青春期结束时腋毛仍未发育成熟。阴毛和腋毛发育亦分为 5 期,见表 3-2。

3. 嗓音 在青春期变声期结束时,女性声带变得短而薄,促使女孩声调变高,声音清脆、圆润、柔和,委婉动听。而青春期男子的声音变得洪亮、低沉,声调的变化急剧而粗犷,出现明显的性别差异。

表 3-2　女性毛发发育分期

分期	阴毛表现	腋毛表现
I	无阴毛	无腋毛
II	大阴唇处开始出现少量、细软、色浅阴毛	腋窝外侧开始出现软、短而稀疏的细毛
III	阴毛增粗,色加深,开始弯曲,覆盖阴唇,开始弯曲,并向耻骨联合蔓延	腋窝外侧毛变密,色加深,并向腋窝中心扩展
IV	阴毛更多似成人,但范围较小,毛稀疏	腋毛更多似成人,但范围较小,毛稀疏
V	阴毛浓密向两侧唇扩展,呈倒三角形分布	腋毛密而长,分布在腋窝中心及后外侧

四、影响生长发育的因素

青春期生长发育受多方面、多层次和多环节因素的影响,但主要受先天遗传基因和后天环境条件两方面的影响,遗传基因决定个体生长发育的可能性,即生长发育的潜力和最大范围;环境条件影响遗传潜力的发挥,对生长发育的速度和程度起重要作用。青春期生长发育是个体的遗传性和对外界环境的适应性矛盾统一的过程,是两方面多种因素相互作用的结果,因而青春期个体生长发育无法整齐统一而存在差异。

1. **遗传因素**　遗传是指子代和亲代之间在形态及生理功能方面的相似,其物质基础是染色体上的基因,它沿着直系亲缘关系从亲代向子代传递。遗传基因决定个体各种遗传性状的作用,这些作用需要一定的环境条件,在某些恶劣环境条件下,遗传基因可以发生变异。

2. **后天环境条件**　除自然地理、季节气候、环境污染、长期灾害等影响外,还包括政治、经济、文化、教育和卫生保健等社会、家庭诸因素。具体有三个主要方面影响女性青春期的生长发育。

(1)营养因素:营养是青少年生长发育最重要的物质基础,女孩进入青春期后需要充足的热能和蛋白质,以及一定量的碳水化合物、脂肪、维生素、矿物质、微量元素等,以保证身体迅速生长发育的需要。这些营养物质的缺乏或不足会导致青少年形态、功能及性发育迟缓或不良、免疫功能低下和各种营养不良症等,而摄入过多又会导致营养过剩,如饮食中脂肪及碳水化合物过多又易引起肥胖,增加了患心脑血管、糖尿病的机会。因此,合理的膳食结构、均衡的营养对保证青春期女孩的正常生长发育非常重要。

(2)体育锻炼:科学合理的体育锻炼不仅可以促进青少年神经内分泌系统的功能发育,从而较全面地促进身体的新陈代谢,增强心血管和呼吸系统的功能,增加心搏出量、肺活量和最大耗氧量,而且可以促进骨骼直径增粗、骨皮质增厚、骨密度增加、肌纤维增长变粗、肢体关节功能活动灵活敏捷协调,还可以提高机体免疫力和身体素质,预防或减少疾病的发生,保证生长发育正常进行。

(3)疾病影响:除一些先天性、遗传性疾病外,许多后天所患的急慢性疾病,如某些内分泌疾病、代谢性疾病、营养不良、反复发作的风湿免疫疾病和结核病等,也会对青少年的生长发育造成不良影响,其影响的程度取决于不同的病种、病变性质、病程长短、严重程度和治疗是否及时正确等。

第三节　青春期的心理行为特点

青春期是儿童到成人的转变期、过渡期，是生理和心理发生巨变的时期，在此时期会表现出许多特有的心理行为特点。同时，由于青春期的生理发育十分迅速，而心理发育速度相对缓慢，以及社会环境等原因，使得身心发展处在非平衡状态，出现各种心理行为发展上的矛盾，如独立性与依赖性、开放性与闭锁性、成人感与幼稚性、认知能力增强与识别力不高、情绪高涨与低落、自信与自卑、理想性和现实性、性生理发育加速与性心理发育相对缓慢等矛盾交织，因此青春期又是人生充满错综复杂矛盾的时期。

一、一般特点

（一）独立意向强烈，自我意识增强

1. 成人感的出现和独立意向强烈　随着年龄的增长，身体的发育和与社会的交往越来越广泛，青春期女孩明显感到自己已经长大了，产生并体验到了以前所不曾经历的"成人感"，在心理是希望被他人当成人对待，渴望受人尊重，渴望享有与成人相同的权利和地位，渴望寻求独立的强烈，要求更大程度的自主权，有意识地显露出对父母、成人的反抗情绪和疏远意图。她们不希望父母、教师对自己干涉过多，不轻信成人，一旦父母稍加干涉，便产生摩擦，形成逆反心理。她们渴望独立，不希望父母支配自己的一切行为，但事实上又不能独立，必须依附家庭，特别是经济上依附性更强，常常导致独立和依附的矛盾心理。这种矛盾态度使她们无所适从，从心理上疏远父母、老师，或沉默不语，或时常争吵，甚至形成亲子关系、师生关系紧张。如果大人们对她们不理解，片面地斥责，可形成"代沟"，加深子女和父母、教师间的隔阂。青春期女孩独立意识发展分为3个时期。

（1）青春早期：主要想摆脱过去的依存关系心理上疏远双亲，寻求独立，与同龄同性间建立伙伴关系。

（2）青春中期：开始进行独立思考，探索自由的前景，心理上与双亲距离更疏远，同龄同伴友谊更进一步发展。

（3）青春晚期：认真思考，独立判断处理自己身边的问题，喜欢用批判的眼光看待其他事物，提出各种疑问和自己的见解。

2. 自我意识强烈和自我评价日趋成熟　青春期女性自我意识感逐步浓厚，渴望认识自我，力图自觉正确评价周围人和自己的个性品质，考虑最多的常常是对自我的认识，即怎样认清自己的行为、性格和心理上的表现；渴望了解自己的各种体验，常常会照镜子，研究自己的相貌和体态，注意自己的服饰与仪表，很在乎别人对自己的看法和评价，对周围人给予的评价也非常敏感和关注，哪怕一句随便的评价，都会引起内心很大的情绪波动和应激反应；当青年人聚集在一起时，往往把自己看作是一个被别人观察的对象，而较少把自己看成是一个观察者。因此，她们习惯把思想集中在自己的感情上，常常夸大自己的情绪感。随着自我意识的发展，自我评价发展日趋成熟，主要表现在三个方面：一是评价的独立性日益增强；二是自我评价逐渐从片面性向全面性发展；三是对自己的评价已从身体特征和具体行为向个性品质方面变化。

（二）情感丰富、富于幻想

青春期女孩神经活动兴奋性较高，精力充沛，性格活泼，兴趣和爱好广泛，对新鲜事情敏

感,喜欢模仿,情感丰富、细腻、复杂和热烈,激情勃发,容易动感情,以积极情感为主。青春期的女孩想象力丰富,充满着美丽憧憬,爱幻想是正常现象,她们常常幻想未来、幻想游玩和幻想爱情,如不少孩子幻想成为大科学家、歌唱家,幻想自己爱慕的男性,他可能是某个英俊的演员、歌星或同学,有时自己也知道是不可能的事,但仍喜欢在幻想中享受温情,从而得到心理上的满足,"追星族"多从这一年龄组诞生。青春幻想是青春期女孩充满活力的表现,随着年龄的增长,大多数孩子会面对实际,抛弃不切合实际的幻想,但也有个别女孩整天沉溺于幻想中不能自拔,严重影响学习和生活。家长及老师应及时关心和引导,以免产生不良后果。

（三）情绪易变,不够稳定

青春期女孩神经兴奋和抑制相互转化较快,感情敏感,富于同情心易受感染,情绪具有不稳定性和冲动性,反应强大,容易激动、狂喜、愤怒,也容易极度悲伤、焦虑和恐惧;情绪容易受外界的影响,变化快,来得骤然而去得也迅速;容易从一个极端走向另一个极端。表现为抑制的、含蓄的内心世界与外露的表演性并存;强烈的、冲动的一面与温顺的、驯服的一面并存;激烈变动与十分固执并存。如一时的小小成功会使兴高采烈、手舞足蹈;偶尔的轻微挫折也能使其焦虑沮丧、悲观失望、痛苦不安。生活中诸如考试成绩的优劣、众人面前的表现、与周围关系的协调程度、恋爱成功与否等均可引起少女的情绪波动和内心冲突。这些与智力已发育成熟而心理却未完全成熟有关,成年人应帮助她们善于调节自己的情绪,发挥其积极的情绪。

（四）认知能力显著发展,认识水平尚显不足

青春期是大脑从生长发育走向日趋成熟,功能不断增强的时期,在此期间,生活空间不断扩大,社会实践活动不断增多,掌握了丰富的知识,智力得到了极大的提高,其认知能力获得了显著发展,思维能力不断发展,对复杂的自然和社会现象的理解能力不断提高,容易吸收新事物、新观念、学习新技术;逐步掌握更广泛的、更概括的抽象概念;从形象思维向抽象思维转变,辩证逻辑思维迅速发展;思维的独立性、批判性、创造性显著提高,逐步开始用批判的眼光看待周围事物,有独到的见解,喜欢质疑和争论。但由于社会阅历的限制,涉世不深,识别能力低,认识水平尚显不足,对许多知识、信息往往不能去伪存真、瑕瑜不分、糟粕不辨;对社会及周围事物往往受事物表面现象的影响,直观地反映自己的感受,判断不一定正确,其思维的深刻性、客观性、全面性尚显不够,思考问题常常是肤浅、片面和极端的。

（五）伙伴关系密切,影响大

同龄、同伴关系是青春期女孩在社会交往中非常重要的社会关系。多数青春期女性都具有群体观念,感到在群体中有安全感。普遍重视伙伴间的信任和忠诚,信任伙伴胜过信任教师与家长,与伙伴待在一起的时间越来越比家人在一起的时间多,可互相倾吐内心秘密与烦恼,从中得到同情、理解和温暖,而这种情感从成人那里却比较难以得到。她们有着共同的爱好、兴趣,在言行、爱好、衣着打扮等方面相互影响,保持相同的风格,共同分享、模仿和拒绝某一种时尚,具有相似兴趣和价值观的女孩形成一种小团体,否则就排斥在"圈外"。自我意识的发展使得对父母与老师的教导与劝告往往怀疑、忽视,而对伙伴知己,亲密无间,情同手足,很讲姐妹义气。此时如果结交好伙伴,可互相鼓励,共同进步;如不慎结交了坏伙伴则易走上歧途,甚至形成小团伙犯罪,父母老师应多加关心,敏锐发现问题,及时疏导。

（六）容易沾染不良习惯和嗜好

青春期女孩对事物认识不够全面,思想不够成熟,对社会的复杂性认识不够,识别判断

能力低,对社会发展的潮流和趋势比较敏感,好奇心和模仿性强,喜欢与同伴攀比,追求虚荣,其思想和行为最容易受社会、环境和伙伴的影响,尚不善于考虑各种行为的后果,很容易随波逐流,上当受骗,误入歧途,沾染上不良习惯和嗜好。如节食、偏食、暴饮暴食等不良饮食习惯,吸烟、酗酒、吸毒等不良嗜好,盲目减肥、不良穿着和化妆习惯,以及容易发生不安全的性行为,甚至从事色情和卖淫等,给身心的发育带来影响,应及早发现、及时制止。

(七)容易出现闭锁心理

青春期女孩在有成人感的同时,内心世界逐渐复杂,开始出现青春期所特有的闭锁心理,童年的单纯和天真逐渐消失,学会掩饰、隐藏自己的真实情绪,表现为不轻易将个人思想和情感、内心活动和秘密,以及对许多问题的认识,向老师和家长倾诉,在家里希望有自己的小天地,并保守自己的隐私。这个时期的女孩还有一个特点,就是"讳疾忌医",她们有了问题(如手淫),不喜欢找医师,也不敢向大人讲述,闷在心里,或旁敲侧击地打听,或自己找书看,这种靠"无师自通"获得的知识当然只是一知半解,甚至完全是错误的。有位著名的心理学家曾经说过:"青春期最显著的特征就是闭锁性。孩子们到了青春期,就失去了儿童时期的直率,即使是对最亲近的人也很少吐露真情,表现出闭锁性的同时,又有被人理解的强烈要求。没有任何人会像青少年那样,沉陷于孤独之中,渴望着被人理解和接近;没有任何人会像青少年那样,站在遥远的地方呼唤。"由此可见,老师和家长充分理解和掌握青春期心理闭锁性这一特点是何等的重要。

(八)心理压力承受有限

进入青春期的女孩一般人生阅历浅,社会经验不丰富,心理承受能力有限,一时难以承受突如其来的失败和挫折。如日常生活中的意外事故、患病难愈、成绩陡降、考试失败、高考落第、失恋、师长误解和指责、同学关系紧张、父母离异等,都会强烈震撼她们的心灵,引起强烈的情绪反应,造成心理失衡,甚至产生不良的行为后果。最常见的是因为学习负担逐渐加重,易使那些基础不牢、学习松散、学习方法不当的女孩适应不良,带来沉重的心理压力。也有的智力不差,在小学成绩很好的女生,到了初中就不一定能名列前茅,达不到老师和家长的期望,加之有些家长要求过高,盼女成凤,造成女孩思想负担,出现悲观失望,心理失调,更加重亲子之间的紧张关系;也有些家长对子女失去信心,漠不关心,放任不管,加重导致女孩产生厌学情绪,个别出现装病请假、旷课、逃学等现象。应引起家长和老师的重视,如调整不当,部分女孩会出现孤僻自私、嫉妒狭隘及离群索居,产生心理问题。

二、青春期性心理行为特点

(一)性意识萌发与各发展时期的特点

性生理发育是性心理发展的生物基础,而性文化则是性心理发展的社会条件。随着性生理发育的逐渐成熟,促使青春期女孩性意识的萌发和觉醒,必然带来性意识的发展,同时受到社会环境中各种性文化和性信息的渲染和影响,如报刊、杂志、文学、影视、艺术作品中的性信息以及成人的两性交往活动等,也会催化和促进她们的性意识发展,美国学者赫罗克(Hurlock)把青春期性意识的发展归结为性的反感期、向往年长者期、对异性的狂热期和浪漫的恋爱期 4 个阶段,我国学者多分为以下三个阶段。

1. **疏远异性期** 在青春早期随着第二性征的出现,性别发育差异日益明显,青少年朦胧地意识到两性的差异,彼此会产生一些害羞、腼腆、不安、冷淡、反感或对立心理。当女生们一起活动时就有说有笑,而当男女生个别接触时就表现出腼腆的一面,或故作冷淡,实则紧张。她们把异性的差异和彼此之间的关系看得很神秘，担心别人看到自己在性征上的变化，少女会紧束或穿宽大的衣服遮盖渐渐隆起的乳房，认为男女接触是很羞耻的事，也害怕与异性接近遭到别人的耻笑。因此她们划分男女界限，封闭自己，疏远异性，就连与平时熟悉的异性交往也变得不自然，甚至在家庭中疏远异性长辈。这种对异性的疏远主要是由于在心理上向往异性的朦胧感与羞涩感之间的矛盾造成的。

2. **接近异性期** 也叫"爱慕期"。进入青春中期之后，随着性生理的发育成熟和个人阅历的增加，对性的朦胧感、好奇感和神秘感进一步增强，羞涩感减少，开始对性知识感兴趣，渴望了解性奥秘，渴望了解异性；开始对异性产生一种朦胧的好感、爱慕、眷恋、向往；开始对异性关心，萌发出接近或接触异性的愿望和要求；开始注意修饰打扮和表现自己，愿意向男孩展示美，希望自己的言行、仪表能引起异性的注意和好感；开始喜欢与异性一起集体学习、活动、聚会、旅游等，此时彼此把异性作为一般朋友接触交往。进入青春晚期后，在对群体异性好感的基础上，逐渐转向对个别异性的眷恋，甚至特定异性的交往，但又不敢公开表露情感，只是在内心中暗恋，尚不能认为是恋爱。

3. **异性恋爱期** 随着女性性生理与性心理的成熟，他们已不再满足于对男生的泛化接近与好感，更趋于专一性和排他性，把爱慕和追求的对象集中到某一特定的男生身上，喜欢与自己爱恋的对象单独相处而远离集体活动，毫不掩饰地持续追求和交往，表现为爱慕、期盼和迷恋的心理。通过约会和交谈，了解对方的性格及价值观，不断将感情向纵深发展，从而萌生爱情及错综复杂的思想情绪变化。尽管这一时期是青春期性意识发展相对成熟的阶段，但青春期的初恋只是爱情的萌芽，并不是成熟的爱情，没有深刻和丰富的社会内容。青春期的情感纯真而炽烈，却并没有包含足够的责任，只是一种盲目而脆弱的爱，伴随着幼稚的冲动。青春期的家庭学校教育应当注重帮助青少年顺利度过初恋期，只有成功经历了这个阶段，才可能逐渐产生和形成真正的爱情，并收获婚姻。

（二）性心理行为表现

性生理成熟与性文化互相影响，共同促使性心理由幼稚向成熟发展，主要表现如下：

1. **对性发育困惑不解** 性生理发育进入青春期后，随着月经的来潮，有些女孩对此困惑不解、不知所措，出现害羞、不安、紧张和恐惧的情绪，对经前和经期因内分泌变化引起的乳胀、轻度水肿、下腹不适等不理解而以为患了重病，常可出现心情烦躁、情绪波动、思想敏感、精神紧张、注意力不集中、心理上有负担感等症状。

2. **出现性体像意识的困扰** 进入青春期的女性对自己的体像问题非常关注，许多女孩不能正确、客观地认识自己的身体及其第二性征。有的对自己的乳房发育隆起而感到局促不安，或由于与同伴相比在发育程度上有差异而惶惶不安，有的为外貌、形体的胖瘦、面部痤疮等而烦恼、自卑，产生自信心问题。

3. **性兴趣的产生** 随着性器官的发育和第二性征的出现，女孩开始意识到两性的差别，感到惊奇、神秘，从而产生了对性知识的兴趣，渴望了解性奥秘，渴望了解异性，这种兴趣是隐蔽的、难以启齿，伴有羞耻感，往往通过各种方式和渠道去收集、探究，悄悄在同性伙伴中议论性生理现象或某些人的风流韵事。

4. **性冲动的出现** 性冲动是在性激素和内外环境刺激的共同作用下，对性行为的渴望与冲动，它常伴有生殖器官的充血以及心理上的激动和欣快，是生理和心理的综合反应。性成熟的青少年，当看到报刊影视作品中有关性的内容，或偶尔看见异性身体性感部位，或偶尔与异性身体接触，或与异性朋友约会，或处于性幻想时，会激发性冲动，女性会有心悸和阴道分泌物增加,虽然女性性冲动能够自控,但也常常感到困惑。

5. 性幻想的产生　性幻想是指人在清醒状态下对不能实现的与性有关的事件的想象,是自编的带有性色彩的故事。处于青春期的少女,体内性激素水平骤然增加,对异性的爱慕和渴望会是很强烈的,此时容易想到性的问题,把曾经在电影、电视、书籍中看到过的情爱镜头和片段,重新组合虚构出自己与爱慕的异性在一起的场面,如拥抱、接吻、抚摸,甚至性交等,以达到自我安慰。

6. 性梦的出现　性梦是指在睡梦中与异性发生性行为,是性冲动未满足时的一种生理现象,在本质上是一种潜性意识活动,是满足被抑制性欲望的一种精神活动。它一方面反映性本能和性需要,视为随青春期性成熟过程中出现的一种心理现象;另一方面作为一种潜意识活动,是性意识以潜性意识方式的再现。性梦的产生与性刺激、欲念、幻想和既往的性体验有关。少女常常对性梦害怕、厌恶及自责,她们认为性梦是不道德的、下流的、可耻的或罪恶的。

7. 手淫和自慰　手淫是指通过对生殖器官(通常也包括身体其他一些部位,如肛门、乳头等)进行有意识的刺激,通过自我抚弄或刺激性器官而产生性兴奋或性高潮,从而获得性满足的活动,心理学上称为自慰。手淫常在性欲亢进时产生,常伴有情色形象刺激及幻想成分,以满足性兴奋和冲动。青春期由于体内激素分泌旺盛,容易产生性冲动而常发生手淫。青少年不知道手淫是否会对身体和情感产生有害的影响,不知道这是否是一种少有的或不正常的活动,不知道其他人是否也有过手淫,也不知道这是否会损害以后的性生活,因此而感到自卑、自责、羞愧、烦恼和担忧。目前国内外都认为这是一种自然的、正常的、健康的行为,但过分追求手淫的快感对人有害而无益。

第四节　青春期主要生殖健康问题

青春期女孩在体格发育、性发育及心理发育等发面有自身的规律和特点,会出现一些特殊的生殖健康问题和疾病。认识青春期女性发育规律和主要的生殖健康问题,对保证青春期女性的健康成长、维持社会和家庭的稳定具有特殊的意义。

一、青春期性行为和少女妊娠

近几十年来,青春期少女性行为发生率不断上升,初次发生性行为的平均年龄在提前,使越来越多的少女面临妊娠的危险。少女妊娠(teenage pregnancy)也称青春期妊娠(adolescent pregnancy),WHO 定义为 10 ~ 19 岁年龄阶段的妊娠。目前,少女妊娠在发达国家或发展中国家都呈不断上升趋势,青春期性行为和少女妊娠的问题已成为全球流行的现代病,越来越引起各国政府和社会的广泛关注。

（一）现状

1. **国际现状**　来自世界各地的报道显示青春期少女的性活动非常普遍,并开始于青春早期。1991 年美国社会生活与卫生调查结果发现,不论性别和种族,青少年首次性交年龄均显著提前,初次发生性行为的平均年龄为 16 岁,其他发达国家,如法国、英国和荷兰等的情况与美国类似。大多数发展中国家早婚现象较普遍,孟加拉国女性平均婚龄为 14.8 岁,15 ~ 19 岁少女生育率为 239‰,而厄瓜多尔、智利及洪都拉斯女性的法定婚龄为 12 岁。

随着青少年性行为提前,全球少女怀孕呈逐年上升和低龄化的趋势。世界上每年在

15～19 岁的青少年中大约有 1600 万少女生育,约占世界上所有生育的 11%,其中发展中国家占 95%,且大部分是非意愿妊娠。非意愿妊娠可能导致不安全流产,2008 年估计在 15～19 岁女性中约有 300 万选择不安全流产。

2. **我国现状** 我国近 10 年来婚前性行为的发生也急剧增多,青少年性活动的发生率已从 1981 的不足 1% 上升到现在的 7%。2004 年四川大学医学系妇幼卫生专业对成都市 11 所大学 2600 名大学生进行了调查,结果多数大学生对婚前性行为持宽容态度,承认有过性行为者占 21%,其中体育类学生占 61.6%,艺术类占 31.8%。

我国青春期妊娠的情况令人担忧,近年来少女怀孕做人流的比例呈上升趋势,少女妊娠率达到 3%,并以每年 6.86% 的速度递增。

(二)发生原因和危险因素

1. **性生理、性心理成熟提前** 随着经济文化的发展和营养状况的改善,青少年体质明显增强,性发育提前出现,性成熟的年龄也逐年提前,伴随着心理及情绪在青春期发生巨大变化,开始愿与异性接触并向往爱情。如双方都缺乏自我控制能力,易于产生青春期性行为。由于缺乏最基本的避孕常识,在发生性行为时几乎没有采取任何的避孕措施,使得不少女孩怀孕。同时,反复流产的经历也使得她们在对待流产的态度上变得麻木和不在乎。

2. **性道德观念的误区** 性道德是指社会道德渗透在男女两性关系之间的道德规范与行为准则。而青春期性道德是指青春期阶段联系和调整男女青少年之间关系的道德规范和行为准则。由于西方不健康的"性自由、性解放"思潮的冲击和一些传播媒介的误导,我国部分青少年传统性道德价值观发生改变和法制观念变为淡薄,对性问题随便和缺少责任感。

3. **文化程度低和缺乏性知识** 研究发现文化教育程度低的少女首次性交年龄偏早,这主要与她们自身教育愿望低、自尊心差和自控力下降有关。一些贫穷国家的青少年女性可能被迫结婚和生育,影响了她们受教育和就业。中国几千年的封建道德所奉行的性禁锢原则,许多学校老师和家长闭口不谈有关性的问题,使少女少男们不懂得生理知识、性知识和避孕知识,对婚前性行为的后果缺乏认识;同时也导致性神秘和性愚昧,一些青少年出于好奇而在婚前进行性行为的尝试。

4. **家庭贫困和结构松散** 父母成天忙于生计,忽略了对子女的教育和关心,或缺乏启发教育,或父母离异、缺乏温暖,或存在家庭性暴力及性虐待,使他们的子女婚前性行为发生率增高。

5. **受黄色文化影响和坏人引诱教唆** 少女因年龄的增长,性欲本能的增强,对男女间各种形式的性爱信息极为敏感,如缺乏必要的性知识及道德法制观念,不能控制自己的性冲动,容易发生不安全的性行为;如交友不慎,上当受骗,或触犯法律而造成性罪错,或被迫强奸、卖淫,成为性罪错的受害者。

(三)危害

青春期少女身体的各系统器官正处在生长发育阶段,尤其是内外生殖器还没有完全发育成熟,加之心理发育也不成熟,发生性行为的特点是无计划、无准备、无保护,可导致一系列不良后果。主要有以下几点:

1. **生殖器官损伤及感染** 青春期性行为多在紧张急促状态下进行,男女双方缺乏必要的性卫生知识,加之青春期少女生殖道发育尚不成熟,外阴及阴道都很娇嫩,阴道短且表面组织薄弱,性交时可造成处女膜的严重撕裂及阴道裂伤而发生大出血,同时还会不同程度地将一些病原微生物或污垢带入阴道,而此期女性自身防御功能较差,很容易导致尿道和生殖道的感染,也增加了性传播疾病(sexually transmitted diseases,STD),包括 AIDS 的发生率。据估计在世界范围内每 20 个青少年中有一个感染 STD。年轻女性比男性更易患 STD,因为女性生殖器官特点,携带 STD 病原体比男性快,还有文化和社会经济的不利因素。少女患性病后,往往不知或不愿意告诉他人而延误治疗,或找江湖医师治疗,或未经医师指导自己去药房买抗生素使用,使疾病得不到彻底治疗而又掩盖了症状,变成慢性感染及出现更多的并发症。

2. 少女妊娠和人工流产的危害

(1) 对少女的影响:少女妊娠对于她们具有较大的风险,在低中收入的国家,妊娠和分娩的并发症是导致 15～19 岁女性死亡的主要原因。少女妊娠常对少女自身健康及其所分娩婴儿的健康造成不良影响。一方面,少女身体功能尚不完全成熟;另一方面,青少年女性无法拒绝非意愿性生活和抵抗性侵犯,一旦妊娠很难像成人那样选择安全合法的流产终止妊娠,也很难像成人那样获得产前、产时和产后保健服务。因此,未婚怀孕少女的围产期发病率和死亡率较成年妇女增加,国外研究显示青春期产妇的死亡率是成年产妇的 2 倍。少女妊娠的发生还与其他医学问题有关,包括母亲低体重、早产、妊娠期高血压疾病、贫血、梗阻性分娩、生殖道瘘和性传播疾病等。研究显示,少女妊娠的早产率为 14% ,而 25～26 岁孕妇的早产率只有 6% ;14 岁左右的母亲更易生产低体重儿。与不良妊娠结局有关的生物性因素是营养不良、妊娠前体重和身高偏低、孕产次、孕期体重轻。许多社会因素也与不良结局有关,包括贫穷、未婚、受教育水平低、吸烟、滥用药物和孕期不恰当的保健。

少女妊娠的另一种结局是人工流产。人工流产可引起一系列的严重并发症,如感染、出血、宫颈损伤、子宫穿孔、习惯性流产等。有研究表明,青少年孕妇人工流产后怀第二胎时前置胎盘、异位妊娠、胎位异常的发生率比成年人高;青春早期有性行为、妊娠、人工流产的女性,以后宫颈癌发生率增加。最让医师担心的是一些女孩子怀孕后,认为是"见不得人的事儿",不敢到正规医院看病,而选择不安全流产或引产,导致盆腹腔炎症、月经量减少、闭经、甚至不孕,为今后的生育埋下不可预测的风险和隐患,有的甚至因此失去了生命。

(2) 对孩子的影响:由于青少年母亲正处据统计,全世界每年有将近 1500 万婴儿是 20 岁以下少女分娩的,占所有出生婴儿的 10% 。于生长发育旺盛阶段,自己本身需要大量营养,不可能有足够的营养物质供胎儿生长,加之少女尚未发育成熟,产道狭窄,故少女妊娠易导致围产儿死亡、低出生体重儿、早产儿、胎儿损伤等。研究发现,青少年母亲的婴儿死亡率比年龄较大的母亲的婴儿死亡率高出大约 60% ,少女妊娠的新生儿死亡率是成人的 3 倍多,低出生体重儿的发生率是成人的 2 倍多。此外,刚刚脱离儿童期的少年妈妈缺乏抚养小孩的资金和技能,且多数孩子享受不到父爱,遭到社会的歧视,有的婴儿被抛弃,成为弃婴,增加了社会负担,这些均不利于小孩的健康成长。

3. 严重影响心理健康　青春期性生活与少女妊娠不仅影响青少年女性的生理健康,还影响她们的心理健康。多数国家规定,两性关系受婚姻法及有关法律和社会道德的约束,不允许人们随心所欲地满足自己的性需求,不到结婚年龄的性行为是不合法的。中国的风俗及传统的道德观念,将保持少女的贞操作为一种美德,婚前性生活甚至妊娠是件不光彩的事。因此,少女的性行为常常偷偷摸摸,缺乏必要的性知识和思想准备,同时在性生活过程中和事后又因怕怀孕、怕暴露而产生恐惧感、负罪感及悔恨情绪,给女性造成严重的心理创伤,久而久之会使她们产生心理变态,如厌恶男子、厌恶性生活、性欲减退、性敏感性降低和性冷淡。对妊娠少女打击最为沉重的是,把怀孕的事告诉男伴后被对方遗弃,给少女造成严重的心理创伤,有些会导致精神失常,甚至走上轻生的道路。

4. **影响学习和生活**　青春期少女正处于学习、积累知识、为自己的未来打基础的黄金时代,如果有性生活必然会影响学习和工作的精力,对本人、家庭和社会都不利。绝大多数少女还是在校学生,少女怀孕和分娩除限制了她们自身受教育和就业的机会外,还会对其本人、家庭及社会产生多方面的负面影响。如情感方面将承受巨大的压力,被家庭、社会抛弃和经济贫困等,由此带来的自杀、抑郁等社会问题也时有发生。因此,过早妊娠不仅仅是个医学问题,它也从不同角度影响到了整个社会的发展。

5. **对家庭和社会的影响**　由于顾及家庭名誉和经济等问题,少女性生活和妊娠常遭受家人唾骂,导致家庭成员严重矛盾,甚至家庭破裂和被家庭所抛弃。青春期性生活也会给婚后夫妇生活带来阴影,抹上不愉快的色彩,因此婚姻稳定性差,以后分居、离婚、独身的比例比一般妇女高。此外,少女妊娠常会遭受社会的冷遇和心灵的创伤,如受到父母及亲友的冷落而往往离家出走,受社会的鄙视,学习和就业困难等,使她们身心备受摧残,易产生自暴自弃的心理,对前途失去希望,放荡自己的性行为,或走上犯罪的道路,对个人、家庭和社会产生严重影响。

（四）预防和保健

1. 加强青春期性教育(详见第五节"青春期的保健措施")。

2. **预防少女妊娠和不良的生殖健康结局**　WHO 指南(2011 年)就如何采取行动提出建议:

（1）避免 18 岁前结婚:①国家制定法规和政策禁止 18 岁前结婚;②通过实施影响家庭和社区的干预措施以使少女推迟至 18 岁以后结婚;③应该将避孕方法告知和授权给青少年女性,同时与强化家庭和社区的干预措施相结合,以推迟其结婚年龄;④通过正式或非正式渠道增加少女受教育的机会,以推迟其结婚年龄。

（2）避免在 20 岁前妊娠:①提倡预防少女妊娠的干预措施。如提供知识、有关性与健康的教育、建立生活技能、避孕方法的咨询和提供,良好的环境支持等;②鼓励和促进青少年女性上学,她们至少应具有初级或中级受教育水平;③给少女提供基础的性教育课与避孕知识相结合的课程,以降低妊娠率;④通过家庭教育或医院、诊所咨询等多种方式为产后和流产后少女提供避孕知识,以减少二次妊娠的机会。

（3）增加少女避孕药具的使用,减少非计划妊娠:①制定相关的法律和政策以增加青少年使用避孕药具和服务,包括紧急避孕;②确保干预措施能够影响社区工作人员支持青少年使用避孕药具;③促进青少年公共健康服务,作为她们取得和使用避孕药具和服务的手段;④确保给青少年女性提供准确的避孕知识的信息和教育,特别是基础的性教育课,以促进她们使用避孕药具。

（4）避免少女受到性侵犯:①制定和完善相关的法律和政策严惩对少女性侵犯的犯罪者,并授权给受害者、家人监督法律强制执行;②加强少女抵抗性侵犯的能力和一旦遭遇性侵犯应获得的支持。包括建立她们的自尊心、发展她们的生活技能、改善她们与社会的联系等。

（5）减少少女不安全流产:①确保法律和政策能够使少女获得安全的流产服务;②使少女能够获得安全流产服务知识。如不安全流产的危害、安全流产服务合法有效、克服少女获得安全流产服务的障碍、确保将少女流产后保健服务作为一种干预手段等。

（6）加强少女产前、产时和产后保健：①将产前、产时和产后保健的重要性告知所有怀孕的少女及其亲属；②在产前保健策略中提高少女分娩和紧急状态下的准备工作（家庭、社区和健康设施）；③扩大基本的紧急状态下的产科保健的应用，对于所有人员（包括青少年）强化紧急状态下的产科保健。

总之，少女的性行为和妊娠，是非常有害的事，甚至可能葬送她们一生的幸福和健康，少女们一定要自尊自爱，珍惜自己的青春年华，以学习为重，抛弃一切邪念，抵制他人的引诱，理智从事，关好情欲的闸门。同时，学校、家庭和社会应重视她们的生理、心理变化，适时、适度、适当地提供青春期性教育。

二、青春期少女性侵犯

性侵犯一般是指对受害人采取非意愿的，带有强迫、威胁性质的任何与性相关的攻击或伤害行为。可划分为身体接触和非身体接触性侵犯两类，其中身体接触性侵犯是侵犯者强迫受害人进行身体接触的性行为，如强行触摸受害人身体的隐私部位或令人反感的部位，强行实施性交、口交及肛交等；非身体接触性侵犯是侵犯者为满足性欲，对受害人进行非接触的与性有关的行为，如受害人被迫展示隐私部位、被迫手淫及拍摄淫秽影视和图片，向受害人开性玩笑、说黄色下流话、打性骚扰电话及暴露生殖器等。

由于青春期少女的生理和心理都尚未发育成熟，因此，任何性暴力、性强迫等性侵犯行为都会导致青春期少女的极大伤害。因此，我国刑法规定如果男性强行与女性发生性交行为可以构成强奸罪，当对方是不满 14 岁的幼女时，专门规定为奸淫幼女罪。

（一）现状

目前从全球范围来看，青春期少女越来越多地成为性侵犯的主要受害者，许多少女中过早性行为更可能是受到强迫和暴力所致，由于各国的经济、文化、法律、制度、环境等情况不同，关于性侵犯的发生率也有明显差异，但女性成为受害人的比率明显高于男性是全球共同的现象，其比率可以达到男性的 2～9 倍。WHO 报告的一项在 6 个国家的调查报告表明，36%～62% 的性犯罪受害者是年龄低于 15 岁的青少年女性。在美国大约有 13% 的妇女一生中有过被强奸的经历，仅 10%～20% 的受害者报警，26% 的受害者到医院诊治。在秘鲁和哥伦比亚有 60% 的青少年以前曾遭受过性虐待，39% 的女性由此而妊娠。在菲律宾有 3% 的学生近期有过性行为，其中 10% 属于卖淫。在印度有 20% 的性工作者是青少年。

（二）危害

1. 近期影响

（1）躯体方面：①性暴力导致的各种身体损伤，严重者可能危及生命；②生殖道及其生殖功能损伤；③感染性传播疾病；④非意愿妊娠；⑤各种躯体症状（头痛、腹痛、睡眠障碍等）。

（2）心理方面：①病态性恐惧、回避、自责、焦虑；②烦恼、敏感、注意力不集中；③抑郁、低自尊，人际交往障碍。

2. 远期影响

性侵犯对青少年造成的身心伤害往往长时间难以消除，有的可持续至成年，甚至对受害人的终生健康和生活幸福罩上阴影，产生负性的消极影响。成年后容易发生离家出走、欺骗、药物滥用、过早的或多性伴侣性行为、卖淫、自杀意念和自杀企图、故意或慢性自我伤害、意外事故倾向等各种危险行为。受害人往往对妇科、产科检查非常抵触。如果妊娠，患产前及产后抑郁症的可能性相对较高。

（三）检查和诊断

对已受到性侵犯的青少年要以保护青少年为基本原则,在性侵犯发生后,其法律程序和性法学鉴定等应由有专业资质的专业法医进行,并尽早在72小时内取得证据。在必要的法医检查和取材后,可能需要妇科或妇女保健医师参与诊治,其诊治措施以及注意事项包括:

1. 询问病史和身体检查　①在安静明亮的环境进行,不要让受害人单独留在诊室,避免再次产生恐慌感;②询问病史时需征得受害人同意,告知其有权随时终止身体检查;③如受害人是未成年人,其检查必须征得其法定监护人的同意;④参加检查和评估医师最好是女医师,以增加受害人的信任感;⑤应使用受害人可以接受的语言,避免使用专业法律术语,如强奸、性侵犯、性暴力等,避免使受害人再次受到刺激;⑥详细询问性侵犯的时间、方式(经阴道、口腔还是肛门),是否使用了避孕套,有哪些不适症状;⑦对已有月经来潮的患者,应询问其发生性侵犯前的既往月经史;⑧经征得受害人同意后,才能进行下一步身体检查。

2. 对受害人的伤害评估　①全身伤害的评估,需要用其通俗易懂的语言说明操作的过程,使受害人有安全感并配合检查;②提取受害人口腔、阴部等部位的拭子查精液,注意留取侵犯者遗留的毛发、残留的精液等法律证据;③注意是否有会阴体、处女膜、阴道和肛门裂伤等。

3. 辅助检查　①血液化验:血常规、血生化、HIV检测、乙型/丙型肝炎检测和梅毒检测;②影像学检查:如B超、X线,必要时CT或磁共振检查;③阴道和(或)宫颈分泌物检查:如分泌物培养,衣原体、支原体、细菌、滴虫和真菌等检查,必要时HPV病毒检测等;④妊娠试验。

（四）处理原则和随诊

1. 处理原则　①及时处理生殖道及其他部位伤口;②积极防治性传播疾病的发生;③采取紧急避孕;④处理意外妊娠;⑤开展心理治疗和咨询。

2. 随诊　在首次就诊后,每1~2周进行重复妊娠试验;4周后重复乙型肝炎病毒检测和妊娠试验。第3~6个月重复乙型肝炎病毒、梅毒检测。相关化验应定期复查至6个月时检查为阴性。应根据情况,及时或长期对受害人进行心理辅导和咨询,使她们尽快摆脱性侵害后的心理阴影。

（五）预防和保健

1. 培养青少年建立防范意识　通过多形式、多途径广泛宣传教育,使青少年懂得无论任何人,即便是朋友或熟人,如果采取暴力威胁、哄骗等手段,触摸或暴露你的隐私部位,强迫手淫、拍摄或观看淫秽影视和图片,向你暴露生殖器、开性玩笑、说黄色下流话及打性骚扰电话等,都属于性侵犯犯罪行为。如果发生,不要保持沉默,一定要主动告诉父母,或勇敢地向公安机关报告,通过法律惩治罪犯。

2. 教育青少年要自尊、自爱、自强　不要沾染吸烟、酗酒、吸毒等不良嗜好;不去偏僻黑暗人少地方,不光顾酒吧、歌舞厅及夜总会之类的危险场所;打扮端庄得体,衣着合身不暴露;交友慎重,不贪图吃喝玩乐,不贪图小便宜、随便接受别人的财物。

3. 发生意外,沉着、冷静、机智　一旦面临意外和危险,要沉着冷静,根据当时的具体情况,巧妙应对和周旋,寻求可能的自救或求救方法,以及适宜的逃脱方式,或拨打110电话报警。

4. 加强少女抵抗性侵犯的能力,建立保护未成年人的综合防范措施,制定相应的政策和法规严惩对少女性侵犯的犯罪者,以及在全社会营造保护青少年,预防性侵犯的良好安全的环境,对青少年给予特别的关注和更多的帮助和指导,促进其获得必要的权利和健康的发展。

三、青春期功能失调性子宫出血

青春期功能失调性子宫出血(dysfunctional uterine bleeding of adolescence)简称青春期功血,指初潮后由于神经内分泌调节功能不完善,导致生殖内分泌轴功能紊乱而引起的子宫异常出血,常为无排卵性功血。

(一)病因和发病机制

1. **病因**　青春期下丘脑-垂体-卵巢轴(H-P-O 轴)正常功能的建立需经过一段时间,初潮后 1 年内 80% 为无排卵月经,2~4 年内无排卵月经占 30%~55%,而 5 年时仍有 20% 的月经周期尚无排卵。在青春期,当机体受精神紧张、环境变化、气候骤变、剧烈运动、饮食紊乱、营养不良、代谢紊乱及全身性疾病等的影响时,可出现 H-P-O 轴功能调节或靶细胞效应异常而致月经紊乱。

2. **发病机制**　由于下丘脑-垂体-卵巢轴发育不完善,由于雌激素对下丘脑-垂体正反馈作用存在缺陷,周期停留在卵泡期,促卵泡素(FSH)呈持续低水平,无法诱导黄体生成素(LH)分泌高峰,卵泡虽发育但不排卵,无黄体形成,使月经周期后半期缺乏孕激素,但雌激素仍波动在一定水平。因此,子宫内膜长期受单一雌激素刺激而无孕激素拮抗,呈持续性增生或增生过长,无分泌期改变。但此时期血中雌激素对 FSH 的负反馈仍然存在,当卵泡生长到一定阶段,雌激素水平上升到一定程度时可负反馈抑制垂体促性腺激素的分泌,使之分泌下降,卵泡发育停止,同时雌激素分泌减少,子宫内膜失去雌激素的支持而出现雌激素的撤退性出血。

(二)临床表现

青春期功血主要是由于无排卵所致的孕激素缺乏而雌激素相对足够,这种雌激素的撤退性出血的特点是子宫内膜不规则剥脱,临床上最常见的症状为子宫不规则出血,月经周期紊乱,经期长短不一,经量不定,甚至出现突破性大出血而致贫血或休克。一般不伴有痛经或其他不适。

根据出血的特点,子宫不规则出血包括:①月经过多(menorrhagia)。月经周期规则,经期延长(>7 天)或经量过多(>80ml);②子宫不规则出血过多(menometrorrhagia)。月经周期不规则,经期延长,经量过多;③子宫不规则出血(metrorrhagia)。月经周期不规则,经期延长而经量正常;④月经过频(polymenorrhea)。月经频发,周期缩短(<21 天)。

(三)诊断

诊断青春期功血应采用排除法。首先应排除全身性疾病以及生殖道器质性病变。主要根据病史、体征和辅助检查作出诊断。

1. **病史**　详细了解发病年龄、月经史、性生活史及激素药物使用情况,以及有无甲状腺、肾上腺、肝脏和血液病等,询问有无体重和生活方式改变,以及有无精神因素。

2. **体格检查**　包括妇科检查和全身检查,以排除生殖器官和全身性器质性病变。如注意全身发育、营养、身高、体重,有无贫血、多毛、肥胖、甲状腺改变、肝脾长大或出血倾向。无性生活者应避免阴道窥阴器、双合诊或三合诊检查,行腹部-直肠检查。

3. **辅助检查**

(1) B 超检查:可了解子宫大小、形状、宫腔内有无赘生物,以及子宫内膜厚度等。

（2）基础体温（BBT）测定：基础体温多呈单相型，提示无排卵。

（3）性激素测定：为反映体内生殖内分泌状态和卵巢功能最确切的指标，如经前测定血孕酮值仍在卵泡期水平，则提示无排卵。

（4）血常规和出、凝血时间：了解有无贫血及凝血功能等。

（5）诊断性刮宫：在青春期，如果出血过多而药物治疗无效、高度怀疑宫内病变时应采用诊断性刮宫术，但术前应征的患者和家属的同意。

（四）治疗

半数以上的青春期功血在下丘脑垂体卵巢轴功能发育成熟后，即可自行调整而痊愈。因此，当血量不多、贫血不明显时，特别是有排卵型功血，可作期待疗法。出血多或伴贫血时，应积极治疗，其治疗原则是止血、调整月经周期和预防长期不排卵所致的并发症。

1. **止血**　青春期功血常用性激素止血，对于大量出血患者，要求在性激素治疗 8 小时内见效，24 ~ 48 小时内出血基本停止，若 96 小时仍出血不止，应考虑有无器质性病变。主要有两种止血方法。

（1）孕激素内膜脱落法：适用于体内已有一定雌激素水平、血红蛋白>89g/L 的青春期功血患者。用孕激素使增生的子宫内膜转变为分泌期，停药后子宫内膜按预定时期脱落，即所谓的"药物性刮宫"。常用 19-去甲基睾酮衍生物（炔诺酮）治疗出血较多的青春期功血，方法为炔诺酮 5mg，每 6 ~ 8 小时 1 次，2 ~ 3 天血止后每隔 3 天递减 1/3 的量，直至维持量每天 2.5 ~ 5mg，此剂量维持到血止后 21 天停药，停药后 3 ~ 7 天发生撤退性出血。

（2）雌激素内膜生长法：适用于体内雌激素水平偏低、急性大出血的青春期功血患者。应用大量雌激素可迅速使子宫内膜生长，短期内修复创面而止血。常用药物：①苯甲酸雌二醇。3 ~ 4mg/d，分 2 ~ 3 次肌内注射，出血停止 3 天后开始减量，每 3 天减 1/3。②妊马雌酮 2.5mg，每 6 小时 1 次，血止后每 3 天递减 1/3 的量直至维持量 1.25mg/d，从血止日算起第 20 天停药。应用雌激素后最后 7 ~ 10 天应加用孕激素。

（3）雌孕激素联合用药：适用于青春期急性大出血、病情稳定者。选用复方单向口服避孕药，如去氧孕烯炔雌醇片，每次 1 ~ 2 片，每 8 ~ 12 小时 1 次，血止 3 天后逐渐减量至每天 1 片，维持 21 天。

2. **调整月经周期**　青春期功血止血后必须建立正常的月经周期，常用雌、孕激素序贯法。如撤药性出血第 5 天开始用妊马雌酮 1.25mg 或戊酸雌二醇 2mg，每晚 1 次，连服 21 天，于服用雌激素第 11 天加用醋酸甲羟孕酮，每天 10mg，连用 10 天。连续 3 个周期为一疗程。

3. **促排卵**　青春期功血患者经过几个疗程的调整月经周期治疗后，部分患者可自行恢复排卵，一般情况下不必使用促排卵药物。

（五）预防和保健

1. **消除诱因**　如精神紧张、环境变化、气候骤变、剧烈运动、饮食紊乱、营养不良、代谢紊乱及全身性疾病，应根据病因给予相应治疗和辅导。

2. **重视青春期精神情感创伤和营养不良**　强调心理治疗，加强营养，劳逸适度，以促进性腺内分泌相互依赖、相互制约的动态调节。

3. **注意经期卫生**　避免经期机体应激，如剧烈运动、进食生冷、性生活等。

4. **合理安排生活和学习**　保持良好的作息制度，避免精神紧张和学习负担过重，积极参加各项文体活动，保持愉快心情。

61

四、青春期多囊卵巢综合征

多囊卵巢综合征(polycystic ovary syndrome,PCOS)是一种女性内分泌系统的常见疾病。临床上以雄激素过多的相关症状(多毛、痤疮)和检查、持续性无排卵和卵巢多囊样改变为特征,常伴有肥胖、胰岛素抵抗和高胰岛素血症。PCOS 的发病原因迄今尚不清楚,可能与遗传因素、易感基因、环境因素、心理因素和代谢障碍有关。

PCOS 多起病于青春期,常表现为月经紊乱(稀发、闭经或功血)、肥胖、多毛和痤疮,伴有雄激素升高和胰岛素抵抗。部分青春期 PCOS 患者随着年龄增长可逐渐转为正常,但多数患者病情会继续发展,因此,早期诊断和早期治疗对青春期患者尤为重要。

(一)病理生理

1. 下丘脑-垂体-卵巢轴功能异常 正常情况下,青春早期由于下丘脑-垂体-卵巢轴间的反馈功能不完善,大脑中枢对雌激素正反馈作用缺失,FSH 持续低水平,E_2 水平不足以诱发 LH 峰而导致排卵,故月经初潮后 1～3 年多是无排卵月经,为短暂生理过渡现象,经过 2～4 年周期性排卵形成后,月经逐渐正常。PCOS 患者垂体对下丘脑促性腺激素释放激素(GnRH)敏感性增强,导致 LH 脉冲式释放的振幅和频率增加,垂体分泌 LH 高于 FSH,使 LH 水平及 LH/FSH 升高。过多的 LH 刺激卵巢间质和卵泡膜细胞产生过量的雄激素,抑制卵泡发育而不能形成优势卵泡。而低水平的 FSH 抑制颗粒细胞中雄激素向雌激素的芳香化反应和卵泡的发育,导致持续的高雄激素和持续性排卵功能障碍。

2. 高雄激素血症 正常青春期前两年有肾上腺功能初现,导致青春期肾上腺和卵巢来源的生理性高雄激素血症。如果肾上腺功能初现早熟和过激,肾上腺雄激素合成会显著升高。50% 的 PCOS 患者存在脱氢表雄酮及脱氢表雄酮硫酸盐升高,提示过多的雄激素来自肾上腺。

3. 胰岛素抵抗和高胰岛素血症 外周组织对胰岛素敏感性降低,胰岛素的生物学效能低于正常,称为胰岛素抵抗(insulin resistance)。青春早期机体组织对胰岛素敏感性下降,出现生理性胰岛素抵抗,多在初潮 2～3 年后逐渐消退,胰岛素敏感性恢复正常。如果初潮 2～3 年后仍有胰岛素抵抗应考虑异常。

胰岛素抵抗是 PCOS 在青春期的一个早期标志。研究发现,青春期 PCOS 胰岛素敏感性降低了 50%,而正常青春期少女才降低 30%,约 50% 卵巢雄激素过多的女性存在不同程度的胰岛素抵抗和代偿性高胰岛素血症。高胰岛素血症可能作用于垂体胰岛素受体而进一步增加 LH 释放,使雄激素分泌增加。高雄激素血症和胰岛素抵抗与黑棘皮症相关,后者被认为是胰岛素抵抗的标志。

(二)临床表现

青春期 PCOS 主要表现为持续性不排卵、高雄激素血症和多囊卵巢的基本表现。

1. 月经失调 为最主要症状。青春期 PCOS 的月经模式主要为月经稀发(月经周期 35 天～6 个月)或继发性闭经。少数表现为不规则子宫出血。初潮 2 年后仍出现月经稀发和闭经者应考虑是否为 PCOS 的月经紊乱表现。

2. 多毛、痤疮 是雄激素过多的常见症状。多毛指性毛增多,表现为上唇细须或乳晕周围长毛,阴毛分布常延至肛周、腹股沟或上延至腹中线,但多数女性型分布。

雄激素刺激皮脂腺分泌旺盛,导致皮脂腺口堵塞而形成皮脂腺囊肿,即痤疮,多分布于额部、颧部和胸背部。青春期少女痤疮非常普遍,可能只是一过性现象,但 PCOS 患者的痤疮伴有皮肤粗糙、毛孔粗大、症状重、时间长和难以治愈的特点。

3. **肥胖**　超过 50% 的青春期 PCOS 患者肥胖（体重指数 ≥25kg/m²），主要表现为腹部肥胖型（腰围/臀围 ≥0.80）。

4. **黑棘皮症**　主要位于阴唇、腋下、颈背部、乳房和腹股沟等皮肤皱褶处，为灰褐色色素沉着，质软、对称分布。

5. **卵巢多囊样**　约 70% 的 PCOS 患者有一侧或双侧卵巢体积增大。正常青春期的多卵泡卵巢与多囊卵巢区别在于：前者卵泡数量 6~10 个，直径 4~10mm，卵巢基质回声正常，总体积较小。青春期 PCOS 患者超声下可见卵巢多个卵泡，间质回声增强及体积增大（>10ml）。

（三）诊断

目前尚无公认的青春期 PCOS 诊断标准。由于青春期 PCOS 可能在青春期开始时发病，常常与青春早期的一些生理现象混淆，为避免过度诊断，提示青春期 PCOS 诊断的必要性。

2012 年 1 月欧洲人类生殖及胚胎学会（ESHRE）/美国生殖医学协会（ASRM）首次提出青春期 PCOS 诊断的要求：建议对青春期 PCOS 的诊断，应同时符合欧洲生殖和胚胎学会与美国生殖医学会 2003 年鹿特丹标准中的 3 个指标，即：①初潮后 2 年仍存在月经稀发或闭经；②超声下卵巢多囊改变[一侧或双侧卵巢直径 2~9mm 的卵泡 ≥12 个，和（或）卵巢体积 ≥10ml]；③高雄激素的临床表现和（或）高雄激素血症。排除其他高雄激素病因，如先天性肾上腺皮质增生、库欣综合征和分泌雄激素的肿瘤。

有学者提出以下建议性诊断标准，认为符合下列 5 项中 4 项可诊断为青春期 PCOS：①初潮 2 年后仍有月经稀发或闭经（月经间隔 42~180 天或停经 >180 天）；②临床高雄激素血症（持续痤疮、严重多毛）；③生化高雄激素血症（血清睾酮 >50ng/dl）；④胰岛素抵抗/高胰岛素血症（黑棘皮症、腹型肥胖、糖耐量受损和代谢综合征）；⑤B 超见多囊卵巢（卵巢增大、多囊卵巢和间质增加）。排除他原因引起的雄激素过多和月经紊乱。

（四）治疗

青春期 PCOS 的治疗应针对不同的内分泌特征、疾病时期以及患者的需要进行个体化治疗。近期目标为调节月经周期、控制多毛、痤疮和体重，纠正内分泌和代谢异常。远期目标为预防糖尿病、子宫内膜增生过度、肥胖、心脏疾病和不孕等疾病。

1. **调整生活方式**　青春期 PCOS 的肥胖多为腹型肥胖，发生率约 50%。通过控制饮食和加强运动以降低体重和缩小腹围，为青春期 PCOS 的一线治疗方法，有助于减低胰岛素和雄激素水平、诱发排卵和恢复月经周期。

饮食疗法包括低热量饮或极低热量饮食、高纤维饮食、高多不饱和脂肪酸饮食和高蛋白饮食，制订合理的饮食计划。科学合理的运动锻炼可有效消耗体内的脂肪和糖原，使热量消耗大于摄入，以达到减肥效果。目前建议每周运动 5 次，每次 30 分钟。由于青春期身体发育迅猛，减轻体重不宜过快，应循序渐进，以不影响正常生长发育为原则。

2. **调整月经周期**　定期合理应用药物对抗雌激素，控制月经周期十分重要，先多采用低剂量口服避孕药或后半期孕激素疗法。

（1）口服避孕药（oral contraceptive,OC）：为雌、孕激素联合的周期疗法，既可抑制 LH 分泌，降低卵巢雄激素水平，又可作用于子宫内膜，抑制内膜增生过长。药物中的雌激素可促进性激素结合蛋白,降低游离雄激素。目前最常用的 OC 是复方醋酸环丙孕酮,除具有 OC

作用外,还具有抗雄激素作用。疗程 3 ~ 6 个月,可重复使用。

（2）后半期孕激素疗:每 1 ~ 3 个月给予 10 ~ 12 天的孕激素,使子宫内膜定期撤退性出血,保护子宫内膜。常用药物甲羟孕酮,8 ~ 10mg/d,月经周期后半期应用。

3. 降低血雄激素水平　基本原理是阻断雄激素与胰岛素受体结合。

（1）复方醋酸环丙孕酮（cyproterone acetate,CPA）:为雄激素受体拮抗剂,具有强有力的孕激素和抗雄激素作用。自子宫出血 3 ~ 5 天起,每天 1 片,共 21 天,疗程 3 ~ 6 个月。

（2）地塞米松（dexamethasone,DEX）:可抑制来自肾上腺来源的雄激素。每晚 0.25mg 口服,可有效抑制脱氢表雄酮硫酸盐。

（3）螺内酯（spironolactone）:又称安体舒通,为醛固酮受体拮抗剂,具有明显抗雄激素作用。每天 40 ~ 200mg,治疗多毛需用药 6 ~ 9 个月。

4. 改善胰岛素抵抗　对肥胖或有胰岛素抵抗的青春期 PCOS 患者可使用胰岛素增敏剂二甲双胍（metformin）,二甲双胍不仅能抑制卵巢的高雄激素水平,而且可降低肾上腺类固醇生成,纠正功能性肾上腺高雄激素血症,恢复排卵和正常月经,改善青春期 PCOS 患者多毛、痤疮、肥胖等高雄激素血症表现。二甲双胍治疗青春期 PCOS 应遵循个体化原则,从小剂量开始,常用剂量为 250mg/d,逐渐递增至 750mg/d。不良反应主要是胃肠道不适和腹泻,餐中或餐后服药可减少不良反应。肝肾功能不全、心衰和严重感染患者禁用。

5. 诱发排卵　青春期 PCOS 患者无生育要求,不主张单纯促排卵治疗。促排卵的目的是恢复正常月经和生育能力。氯米芬（clomiphene,CC）为一线促排卵药物,方法为月经周期第 5 天开始口服,50 ~ 100mg/d,连用 5 天。诱发排卵易发生卵巢过度刺激综合征,应严密监测。

6. 青春期 PCOS 治疗难点　①青春期 PCOS 患者往往没有意识到多毛、痤疮、肥胖、月经异常等问题潜在的远期并发症和可能的危险性,常常不主动就医,对诊治的依从性较差;②PCOS 是慢性疾病,需长期治疗、定期监测和调整药物,费钱、费时,部分患者难以接受或承担;③用药有可能出现不良反应,这要求在治疗前对患者交代清楚,并根据其机体状况权衡使用;④目前对 PCOS 的认识局限,机制尚未阐明,尤其青春期 PCOS 的早期诊断和治疗干预还在探讨中,治疗方法尚缺乏足够的循证医学证据。

（五）预防和保健

1. 重视青春期 PCOS 高危因素的筛查,早期发现,早期治疗。有学者针对青春期 PCOS 的起病特点,提出初潮 2 ~ 3 年后青春期月经不规则的青少年如有以下高危因素,应进行 PCOS 的相关筛查:①家族史（PCOS、男性秃顶、糖尿病、高血压、肥胖史）;②青春期前肥胖;③胎儿生长受限、出生后快速生长;④肾上腺皮质功能早现或阴毛提早出现;⑤月经初潮提早;⑥超重或肥胖;⑦持续无排卵;⑧高雄激素血症;⑨代谢综合征;⑩不同疾病情况下的高胰岛素血症,包括胰岛素受体的基因缺陷,先天性脂质营养失调的基因缺陷,因患糖原积累病而接受高剂量口服葡萄糖治疗和患 1 型糖尿病。

2. 积极治疗青春期肥胖和糖尿病,科学合理的安排饮食和加强锻炼。

五、痛经

痛经（dysmenorrhea）是指经前、经期或经后出现下腹疼痛、坠胀,伴腰酸或其他不适,严重者影响日常生活和工作,临床上分为原发性和继发性痛经两种。原发性痛经是指生殖器官无器质性病变的痛经,占痛经 90% 以上;继发性痛经是指盆腔器质性病变所导致的痛经。

青春期少女的痛经绝大多数是原发性的痛经,本节仅叙述原发性的痛经。

（一）病因和发病机制

1. **前列腺素等合成和释放异常**　目前许多研究表明,子宫合成和释放前列腺素（prostaglandin,PG）增加是原发性痛经的主要原因。痛经患者子宫内膜和月经血中前列腺素 $PGF_{2\alpha}$ 和 PGE_2 含量较正常妇女明显升高,尤其是 $PGF_{2\alpha}$ 含量增加与痛经明显有关,它可引起子宫平滑肌过度收缩,甚至痉挛性收缩而出现严重痛经。研究还发现,除 PG 可导致子宫过度收缩以外,血管加压素、催产素和白三烯也可引起子宫收缩频率增加和不协调或无节律性的收缩,使子宫血流障碍、子宫缺血而导致痛经的发生。

2. **精神因素**　精神因素与痛经的关系目前争论较大。有学者认为痛经女性常表现为抑郁、焦虑和性格内向,认为精神因素与痛经明显有关;另一些学者认为精神因素只是影响对疼痛的反应而非致病性因素。疼痛是患者的主观感觉,每个人的疼痛阈值差别很大。对于痛经,有的人完全能够忍受,有的人缺乏对月经的正确认识,把月经视为"倒霉",在月经来潮前精神就十分紧张、恐惧和感觉过敏,痛经发作时只能卧床休息,痛经如同患病一样。

3. **子宫发育不良**　少数女性子宫肌肉和纤维组织比例失调,致使子宫产生不协调收缩而产生痛经。有些少女的子宫颈口或子宫颈管狭窄,子宫过度倾屈,以致月经血流不通畅,宫腔内压力增加,刺激子宫剧烈收缩而发生痛经。

4. **子宫内膜整片脱落**　一般月经期子宫内膜成碎片随经血排出,有些少女月经期子宫内膜整片状脱落,因而经血引流不畅,刺激子宫收缩增强或痉挛性收缩而发生痛经,又称膜样痛经,一般在月经第 3~4 天时疼痛剧烈,膜状物排出后,疼痛立即消失。

5. **内分泌因素**　痛经常发生在有排卵的月经周期,无排卵性月经常不伴有痛经。因此,有学者认为痛经与卵巢激素失衡有关,月经前孕激素水平下降,雌激素水平增加,可以刺激 $PGF_{2\alpha}$ 的合成和释放,子宫肌肉兴奋性增强而引起痛经。

6. **其他**　有的少女不注意经期卫生,月经期剧烈活动、受寒冷刺激或进食生冷饮食等均诱发痛经。有研究发现自主神经系统（如胆碱能、肾上腺素能及肽能神经类）也能影响子宫肌肉和血管收缩引起痛经。

（二）临床表现

原发性痛经在临床上主要表现为:①常发生于青春期,多在初潮后 1~2 年内发病;②疼痛常在月经即将来潮前或来潮后开始出现,持续 2~3 天后缓解;③疼痛常呈痉挛性,多集中在下腹正中部位,可放射到腰骶部和大腿内侧,有时需卧床休息;④可伴有恶心、呕吐、腹泻及乏力等症状,严重者面色苍白、出冷汗;⑤盆腔检查无阳性体征。

（三）诊断

根据发病年龄、月经期下腹疼痛和妇科检查无阳性体征,临床上即可做出诊断。必要时可结合辅助检查如 B 超或腹腔镜等,以排除子宫内膜异位症、子宫腺肌症和慢性盆腔炎等导致继发性痛经的疾病。

关于痛经程度的判定尚无统一标准。1993 年 Akerlund 提出了痛经的轻、中、重度分级标准。轻度:有疼痛,但不影响日常活动,工作很少受影响,无全身症状,很少用止痛药;中度:疼痛使日常活动受影响,工作能力也有一定影响,很少有全身症状,需用止痛药,且有效;重度:疼痛使日常活动及工作明显受影响,全身症状明显,止痛药效果不好。

（四）治疗

1. **一般治疗**　痛经使日常生活受影响者,可卧床休息,或热敷下腹部,也可适当应用镇痛、镇静和解痉药。

2. 前列腺素合成酶抑制剂　适用于青春期无避孕要求的女性。前列腺素合成酶抑制剂属于非甾体类抗炎药（nonsteroidal anti-inflammatory drugs，NSAID），通过阻断环氧化酶通路，抑制 PG 合成酶，减少 PG 的产生，使子宫张力和收缩性下降，达到治疗痛经的目的。有效率可达 80%。常用的药物有吲哚美辛（indomethacin）25mg，每天 3 次；布洛芬（ibuprofen）400mg，每天 3 次；氟芬那酸（flufenamic acid）200mg，每天 3 次。一般于月经来潮即开始服用，连服 2～3 天。

3. 口服避孕药　适用于要求避孕的痛经妇女。由于痛经常发生在有排卵的月经周期，口服避孕药可抑制排卵、降低血液中 PG 水平而抑制子宫活动，有效率可达 90% 以上。

4. 其他治疗　钙拮抗剂可阻止钙离子通过细胞膜，从而抑制子宫收缩。此外，中药对痛经也有治疗作用，治疗原则以通调气血为主，如当归芍药散治疗原发性痛经效果明显。

（五）预防和保健

1. 重视青春期少女健康教育和精神心理治疗，帮助她们正确认识月经，解除思想顾虑，消除焦虑、紧张情绪，树立信心，保持愉快精神状态。

2. 重视经期卫生，经期应注意保暖，避免经期机体应激，如剧烈运动、进食生冷、性生活等。

3. 加强营养和体质锻炼，保持规律的生活和学习，保证充足的睡眠。

六、闭经

闭经（amenorrhea）分为原发性闭经和继发性闭经两类。原发性闭经（primary amenorrhea）指年龄超过 15 岁、第二性征已发育、月经还未来潮者；或年龄超过 13 岁，第二性征未发育者。继发性闭经（secondary amenorrhea）指正常月经周期建立后月经停止 6 个月，或按自身原来月经周期计算停经 3 个周期以上者。青春期的闭经通常以原发性为主。

（一）病因

1. 中枢神经-下丘脑性闭经

（1）功能性下丘脑性闭经：好发于年轻女性，以精神性闭经最多见，由于突然或长期精神过度紧张、环境改变、剧烈运动或寒冷刺激等引起下丘脑的 GnRH 脉冲式分泌异常，导致垂体促性腺激素分泌下降所致，属于低促性腺激素性闭经。

（2）神经性厌食症：是一种精神神经内分泌紊乱性疾病，病因尚不清楚，可能与强烈惧怕肥胖有意节制饮食、体重骤然下降导致促性腺激素水平低下有关。当体重降至正常体重的 15% 以上，即出现闭经，青春期女孩多见。

（3）Kallmann 综合征：又称无嗅觉综合征，是一种先天性遗传性疾病，临床表现为原发性闭经，性征发育缺如，伴嗅觉减退或丧失。

2. 垂体性闭经　由于脑垂体器质性病变或功能失调引起促性腺激素分泌下降而致，有先天性和继发性两类，常见的先天性很少见，而继发性垂体性闭经常见的原因有垂体肿瘤、空蝶鞍综合征和希恩综合征等。发生在青春期前的垂体肿瘤表现为原发性闭经，在青春期后发生的则表现为继发性闭经。

3. 卵巢性闭经　指卵巢先天性发育不全，或本身功能衰退或继发性病变所引起的闭经，包括性腺先天性发育不全（如 Turner 综合征）、抵抗性卵巢综合征、多囊卵巢综合征、卵巢早衰和卵巢功能性肿瘤等。

4. **子宫性闭经**　青春期常见于先天性生殖道发育异常,包括先天性无子宫或子宫发育不全、先天性下生殖道发育异常(如处女膜闭锁、先天性无阴道或阴道闭锁)。

（二）诊断

闭经的诊断首先应根据病史、体征和辅助检查寻找闭经的原因,确定病变环节。

1. **病史**　对于青春期女性,应详细询问月经史、生长发育史、性生活史、家族史以及子宫手术史等,特别应注意有无环境变化、精神创伤、体重骤减、剧烈运动和营养状况等。

2. **体格检查**　注意内外生殖器有无发育异常情况(如畸形)、第二性征发育情况,测量体重、身高、四肢与躯干的比例,观察五官生长特征、精神状态、智力发育和营养状况。

3. **辅助检查**　有性生活的女性停经首先应排除妊娠。如果通过病史、体征尚不清楚闭经的原因,常常通过功能实验(如药物撤退性实验、垂体兴奋试验)、激素测定(如测定血甾体激素、催乳激素、促性腺激素等)、影像学检查(如B超)、性染色体检查和腹腔镜检查等协助诊断。

（三）治疗

1. **全身治疗**　全身健康将影响生殖器官的发育与功能,故应注意纠正患者的全身健康情况,加强体格锻炼,合理安排生活和工作,避免精神紧张,增加营养,消除不良刺激,去除慢性病灶。

2. **针对病因治疗**　运动型闭经应减少运动量。对引起闭经的器质性疾病应积极治疗,如因先天性无阴道或处女膜闭锁引起的闭经,应及时手术治疗;结核性子宫内膜炎患者给予抗结核治疗;先天性卵巢发育不全者,可用性激素补充疗法;垂体或卵巢肿瘤患者应根据肿瘤部位、大小、性质确定方案,选择手术、放射及化疗等综合措施。

（四）预防和保健

1. 针对青春期少女面临学习压力、生理发育、失恋而致的心理变化,以及盲目减肥和偏食,应帮助她们树立正确的人生观,正确对待来自各方面的应激刺激,消除思想上的苦闷情绪,加强体格锻炼,加强营养,合理安排生活和学习,使她们顺利度过青春期。

2. 凡年满15岁仍无月经来潮者应引起高度重视,如全身及第二性征发育接近正常时,可观察等待半年至一年,同时应注意营养和合理安排学习、生活,如发育显示迟缓或无第二性征发育,应及早就医,进行全身检查,明确闭经原因。

3. 积极预防和治疗可能诱发闭经的其他因素,如精神因素、环境变迁、寒冷刺激、营养不良、剧烈运动、PCOS和全身消耗性疾病。

七、青春期生殖器官发育异常

女性生殖器官来源于不同的始基,经过复杂的演化过程,形成内外生殖器官。女性生殖器官发育异常包括:①正常管道形成受阻:如处女膜闭锁、阴道横隔或纵隔、阴道闭锁等;②副中肾管衍生物发育不全:如先天性无阴道、无子宫、子宫发育不良、始基子宫等;③副中肾管衍生物融合障碍:如双子宫、双角子宫等。

（一）处女膜闭锁

处女膜闭锁(imperforate hymen)又称无孔处女膜,为最常见的女性外生殖器发育异常,系泌尿生殖窦未能贯穿前庭部所致。

1. **临床特征**

（1）青春期初潮前无任何症状。

（2）青春期出现进行性加剧的周期性下腹痛,但无月经来潮。

（3）妇科检查时见阴道口被一层膜样组织覆盖,并向外膨隆,呈紫蓝色。

（4）直肠检查可扪及阴道内有球状包块突向直肠前壁。

（5）B超发现子宫、阴道积液或包块影像。

2. **治疗** 一旦确诊,立即手术。行处女膜"X"切开、引流和整形术。

（二）阴道发育异常

1. **先天性无阴道** 先天性无阴道(congenital absence of vagina)是由于双侧副中肾管发育不全所致,几乎均合并先天性无子宫或始基子宫,极个别患者有发育完全的子宫。

（1）临床特征

1）几乎均合并无子宫或仅有残迹子宫,卵巢一般均正常。

2）青春期原发性闭经,或婚后性交困难。

3）外阴和第二性征正常。

4）无阴道口或仅在阴道外口见一浅凹隐窝,或见2cm短浅阴道盲端。

5）极少数仍有发育正常的子宫,青春期出现周期性腹痛,检查可扪及增大的子宫。

6）超声和染色体检查可协助诊断。

（2）治疗:对先天性无阴道、无子宫者,幼女、少女不必处理,到婚龄时作阴道成形术,包括机械顶压法、生物膜法等。

2. **阴道闭锁** 阴道闭锁(atresia of vagina)是由于泌尿生殖窦未参与形成阴道下段所致。

（1）临床特征

1）闭锁位于阴道下端,长约2~3cm。

2）临床症状同处女膜闭锁,但阴道口黏膜色泽正常,无膨隆。

3）检查可扪及位置较高的阴道积血包块。

（2）处理:一旦确诊,立即手术。行阴道闭锁切开、引流术和阴道整形术。

3. **阴道横隔** 阴道横隔(transverse vaginal septum)是由于双侧副中肾管会合后的尾端与泌尿生殖窦相接处为贯通或部分贯通所致。

（1）临床特征

1）横隔可位于阴道内任何部位,多数为不完全性横隔。

2）一般无症状,常因妇科检查发现阴道短、暴露宫颈困难、或性生活不满意、或分娩时而确诊。

3）完全性横隔有周期性下腹痛。

4）盆腔检查阴道较短,仅见盲端或小孔,肛查可扪及宫颈和宫体。

（2）治疗:一旦确诊可手术治疗。切除多余部分,缝合切缘粗糙面,防止粘连。

（三）子宫发育异常

1. **先天性无子宫** 先天性无子宫(congenital absence of the uterus)是由于双侧副中肾管中段及尾段未发育所致,常合并先天性无阴道,但卵巢发育正常,第二性征正常。妇科检查和B超检查均无子宫。

2. **始基子宫** 始基子宫(primordial uterus)又称痕迹子宫。由于双侧副中肾管会合后不久停止发育所致,常合并先天性无阴道。B超发现子宫极小,无宫腔。

3. **子宫发育不良** 又称幼稚子宫(infantile uterus)。由于副中肾管会合后短期内停止发育所致。检查发现子宫较正常小,体、颈之比为 1:1 或 2:3,伴月经量少,生育困难。一旦确诊,可给予小剂量雌激素加孕激素的序贯疗法刺激子宫生长。

4. **双子宫** 双子宫(didelphic uterus)是由于双侧副中肾管完全未融合所致。发育形成完全分开的子宫和阴道,患者常无症状,常因阴道手术时偶然发现,有时可导致人流时漏刮。

5. **残角子宫** 残角子宫(rudimentary horn of the uterus)是由于一侧副中肾管发育正常,另一侧发育不全所致,可伴有该侧泌尿道畸形。一般无症状,不需治疗。如残角积血而痛经时需切除残角。若妊娠发生在残角内,易导致破裂而大出血,危及患者生命。

(四)预防和保健

女性生殖器官发育受内部因素(如父母生殖细胞性染色体)和外部因素(如激素类药物、病毒感染等)的影响,应重视婚前保健、孕前检查和产前诊断。如果青春期出现原发性闭经、周期性下腹痛、腹部肿块、性生活障碍等情况应尽早到医院就诊,做到早期诊断,适时治疗女性生殖器官发育异常。

八、青春期发育延迟

青春期发育延迟又称青春延迟(delayed puberty)和性延迟,指第二性征发育比正常人初现的平均年龄晚 2 个标准差以上。通常指女孩 13 岁乳房尚未发育,或 16 岁时仍无月经初潮,或第二性征初现后 2 ~ 3 年没有初现月经初潮。青春期发育延迟常为体质性的。

(一)病因和分类

青春期发育延迟可能为垂体或性腺功能低下所致,也可能是影响 GnRH 脉冲分泌的各种疾病所致。常见的病因有体质性青春发育延迟、低促性腺激素性性腺功能低下(下丘脑-垂体异常)及高促性腺激素性性腺功能低下(性腺异常)。

1. **体质性青春发育延迟**(constitutional delay in maturation,CDGM) 又称特发性青春发育延迟,多有家族史。由于下丘脑 GnRH 脉冲式分泌功能延迟发动,使 H-P-O 轴功能激活推迟所致,使性腺功能初现和肾上腺功能初现均延迟。表现为身高低于同龄儿童平均身高的 2 个标准差,骨龄也延迟,血 FSH、LH 和 E$_2$ 水平及 LH 对 GnRH 的反应均为青春期前水平,经各种检查未发现病理性原因。一旦青春发动后,仍能经历正常的发育过程,达到性成熟和正常成人身高。

2. **低促性腺激素性性腺功能低下**(hypogonadotropic hypogonadism) 由于先天或出生后的发育缺陷,或肿瘤、炎症、损伤,使 GnRH 分泌不足,从而导致促性腺激素水平低下所致。若单纯促性腺激素不足者,仅表现为性发育延迟;若生长激素也有分泌障碍,身高比正常女孩矮。

常见的原因包括:

(1)中枢神经系统疾病:主要是中枢神经系统的肿瘤、感染、损伤或先天缺陷,如颅咽管瘤、松果体瘤、泌乳素瘤等。

(2)孤立性促性腺激素缺乏:由于性激素水平低下,骨骺闭合缓慢,使长骨得以生长。如 Kallmann 综合征是一种较常见的孤立性促性腺激素缺乏,表现为无性征发育、原发性闭经和嗅觉障碍。

(3)特发性垂体功能低下矮小症:由于下丘脑释放因子缺乏所致,表现为青春延迟。

(4)功能性促性腺激素低下:由于慢性消耗性疾病、严重的全身性疾病或营养不良所致。如神经性厌食症是一种因精神因素和内分泌异常导致的功能性促性腺激素低下,表现为性征不发育、闭经、低体重、低体温、低血压和畏寒等。此外，一些高强度训练的运动员由于体脂过少，其青春发育、月经初潮均较同龄女孩晚。

3. 高促性腺激素性性腺功能低下（hypergonadotropic hypogonadism）　由于原发性卵巢发育不全或功能障碍，使卵巢甾体激素分泌不足，对下丘脑及垂体的负反馈功能下降，导致促性腺激素水平升高所致。典型病例为 Turner 综合征，它是一种 X 染色体数目或结构异常的先天性疾病，表现为性征不发育、身材矮小、颈蹼、多面痣、桶状胸和肘外翻等。

（二）诊断

由于性成熟受到遗传和环境等多种因素的影响，女性青春期开始的早晚因人而异，发育速度也不尽相同。因此，在评价某个女孩是否有青春期发育延迟时，应多方面考虑和观察，慎下结论。常常通过病史、体征和辅助检查来明确诊断。

1. 病史　仔细询问出生情况、生长发育史、减肥史、头部创伤史和家族史，以判断青春延迟是否与先天异常、围产期事件、营养不良和遗传因素等有关。

2. 体格检查　首先，应测量身高、体重，计算其与同龄人平均值的标准差，注意上身与下身长度比值，两臂伸开长度与身高的关系。其次，应检查性征发育情况及发育程度，特别注意乳房发育及有无溢乳。最后，应检查营养状态、健康情况和智力反应等，应作妇科检查排除生殖器畸形，还要注意排除心、肺、肾及胃肠疾患。

3. 辅助检查　包括内分泌检查（E_2、FSH、LH 测定及 LH 对 GnRH 的反应试验）、影像学检查（如骨龄检查、头部 CT 或 MRI 检查、盆腔 B 超检查了解子宫和卵巢发育等）和染色体核型分析。

（三）治疗

根据以上病史及体格检查，来确定青春期发育延迟是特发性还是病理性的，是永久性还是一过性的，以制订治疗方案。原则上体质性青春期发育延迟不需特殊处理，等待观察，但低促性腺激素性性腺功能低下及高促性腺激素性性腺功能低下应按下述方法治疗。

1. 治疗原发病因　许多功能性促性腺激素低下可以纠正和调整，如积极治疗慢性疾病，改善营养状况，对神经性厌食者应鼓励进食，增加体重，纠正甲状腺功能减退等。若有中枢神经系统肿瘤者，考虑手术切除。

2. 性腺功能低下的治疗

（1）低促性腺激素性性腺功能低下的治疗：如 LHRH 适用于垂体对下丘脑反应良好的患者，绝经后促性腺激素用于垂体本身有功能障碍的患者，高泌乳血症所致的青春期延迟可用溴隐亭治疗。如采用雌激素替代治疗，由于雌激素能促进骨成熟加速，应注意选择应用时机，避免加速骨骺愈合，一般主张骨龄 13 岁起应用，从小剂量开始。

（2）高促性腺激素性性腺功能低下的治疗：由于属于原发性卵巢发育不全或功能障碍，故只能用雌激素替代治疗。

3. 生长激素治疗　适用于身材矮小且性腺功能低下者或已明确有生长激素缺乏的患者。注意在应用生长激素时一般不同时应用雌激素，以免影响最终身高。

（四）预防和保健

1. 女性的青春期发育延迟并非生殖系统的独立事件，受全身健康状况的影响，应积极治疗青春期女孩的全身慢性或消耗性疾病，改善营养状况和纠正精神、心理障碍。

2. 教育家长、老师和青少年认识青春期发育延迟，尽早到医院就诊。对体质性青春期发育延迟提供必要的咨询，解除儿童和家长的顾虑和担心，消除自卑感，同时对患儿性征发育进行定期评价和性激素检查;对于下丘脑-垂体异常或性腺异常导致的发育延迟应积极治疗。

九、青春期卵巢肿瘤

卵巢肿瘤多发生于卵巢功能旺盛时期,青春期卵巢肿瘤较成人少见,20 岁以下卵巢肿瘤的发生率仅 5% ~ 10%,但青春期少女卵巢功能渐趋成熟,发病机会增多,女性生殖细胞肿瘤约 90% 发生在青春期。

(一)肿瘤类型

青春期常见的卵巢肿瘤类型是:①良性赘生性肿瘤,如畸胎瘤、黏液性和浆液性囊腺瘤等;②恶性肿瘤,如未成熟畸胎瘤、无性细胞瘤、内胚窦瘤、颗粒细胞瘤等。

(二)肿瘤特点

1. 青春期卵巢肿瘤恶性程度比成人高,发展快,早期不易发现。如内胚窦瘤和无性细胞瘤好发于青少年女性,肿瘤生长迅速,发展快,恶性程度高,预后不良。

2. 腹痛为常见的症状,多为脐周围或下腹部持续性疼痛,系肿瘤刺激腹膜、压迫周围组织所致,有时肿瘤自发破裂或扭转可出现急腹痛症状。

3. 卵巢颗粒细胞瘤和卵泡膜细胞瘤具有内分泌功能,10% 发生于青春期前,由于肿瘤分泌雌激素,可出现同性性早熟症状。而卵巢睾丸母细胞瘤可分泌雄激素,具有男性化作用。

(三)诊断

卵巢肿瘤在早期症状常不明显,但少女如发现腰围增粗、腹部膨大或出现肿块等情况,都要提高警惕,及早到医院诊治。青春期少女卵巢肿瘤的诊断可通过详细询问病史、直肠-腹部双合诊检查,以及影像学检查(如 B 超、CT 和 MRI 等)进行诊断,如结合 CA_{125}、AFP、HCG 等肿瘤标志物检查能提高早期诊断率。

(四)治疗原则

青春期卵巢肿瘤的治疗不仅要考虑治疗的彻底性,也要尽量保留内分泌及生育功能。良性卵巢肿瘤必须保留健侧卵巢或两侧部分卵巢组织,恶性卵巢肿瘤应根据患者的一般情况、临床分期和组织类型决定手术范围,手术应尽量保留生育功能。目前少女卵巢生殖细胞恶性肿瘤对化疗敏感,采用保留生育功能的手术加化疗,可取得较好的疗效。

(五)预防和保健

加强对青春期女性的卵巢肿瘤的识别,尽量做到早发现、早诊治。当少女出现发育特早、性成熟加速、腹部长大、腹部包块或不明原因的尿频,不要因为怕羞而不愿意看妇科,应及时到医院检查。

第五节　青春期的保健措施

青春期是儿童向成人转变的过渡时期,是一生中体格、智力和心理发育最旺盛的时期,是决定个体体格、体质、心理和智力发展水平的关键时期。处在这段时期的青少年,不论身体、心理均容易引发各种问题,《中华人民共和国妇女权益保障法》中明确规定"学校应当根据女性青少年的特点,在教育、管理、设施等方面采取措施,保障女性青少年身心健康发展。"因此,青春期保健应针对女性青少年的生理、心理及社会特点,以及健康行为方面的问题给予指导,以加强一级预防为重点。

一、青春期性教育

性教育是指以性知识和性道德为核心内容的健康教育。进入青春期女孩伴随着"自我意识"和"性意识"的觉醒,或多或少在"性"方面会出现一些问题,尤其是自 21 世纪以来,青少年性发育成熟年龄提前,巨大的性生理冲动与青少年相对薄弱的道德伦理观念和道德意识之间的矛盾越来越突出,关于性的困惑很多,在男女关系上不正当的行为也较过去有增多现象。因此,青春期也是人生中最需要进行性教育的时期,性教育是青春期教育的核心。

(一)青春期性教育的内容

青春期性教育大体包括性生理、性心理和性道德三个方面。教育内容的安排与选择是以性生理知识为起点,性心理指导为特点,性道德教育为重点。通过性教育使青少年正确认识青春期身心发展变化,注意保护身体,养成卫生习惯,培养他们具有良好的心理素质和道德修养,懂得自尊、自爱、自重、自强,具有自我控制能力,能正确对待男女之间的友谊,珍惜青春年华。

1. **性生理教育** 由于过去长期对"性"的禁锢,一些青春期女孩对性生理发育的急剧变化迷惑不解,陷于恐惧和焦虑之中。因此,应给青春期女孩讲解女生殖系统的结构和功能、青春期体格发育、第二性征发育、月经初潮及月经病等,消除性的神秘感,从而使青春期少女对自己体征的发展变化做好心理准备。同时,还应掌握青春期生理卫生保健知识和避孕相关知识。

2. **性心理教育** 青春期女孩常常对性心理的发育缺乏科学的理解,很容易陷入盲目性,容易出现性心理健康问题。因此,也应该给青春期女孩讲解其性心理行为发展所经历疏远异性期、接近异性期和异性恋爱期三个阶段的特点,会出现对性发育困惑不解和性体像意识的困扰,产生性兴趣、性冲动、性幻想,出现性梦以及手淫和自慰等一系列的心理行为表现。同时,还应掌握青春期性心理健康知识,以防止发生出现性心理疾病。

3. **性道德教育** 青春期性道德是指青春期阶段联系和调整男女青少年之间关系的道德规范和行为准则。性成熟是人体生长发育的自然发展过程,而道德不会自然形成,是教育的结果。因此,青春期应重视性道德的教育。

(1)男女平等,互相尊重:是青春期性道德的基本要求。青少年要正确对待性别差异,在平时的言行、生活、交往和恋爱中都应该相互尊重,平等交往。

(2)发展友谊,真诚帮助:是青春期性道德的行为准则。青春期对异性产生的好感是生理、心理发展的自然表现,青少年男女在交往中必须真诚相待、互相尊重和相互帮助,任何虚伪欺诈都难以建立真正的友情。

(3)正常的异性交往:任何一个社会或群体都由一定数量的男女组成,伴随着社会的进步和妇女的解放,青春期少男少女间的交往也愈来愈频繁。由于他(她)们生活的环境和教育条件不同,各有优点长处,因此,在与异性的交往中,应互相学习、互相帮助、取长补短,则有利于青少年全面发展;在待人接物和性格上相互影响和借鉴,可为形成健康的性格提供有利的条件;彼此在思想、感情上互相交流,学会同情他人、理解他人、尊重他人的良好品质。此外,应教育青少年正确处理少男少女之间的感情,认识友谊与恋爱的不同,以及恋爱双方的道德义务与责任,认识早恋、婚前性行为和少女妊娠可能带来的危害等。

4. **防治性传播疾病的知识的教育** STD 包括梅毒、淋病、艾滋病,以及各种细菌、寄生虫、原虫、衣原体等感染共 20 余种,可通过性行为或类似性行为感染病原体而诱发疾病,也可通过输血、不洁血制品途径感染。近来由于国内外人流往来日益频繁,发病率逐年增加,患病者大多数为青年人。患病的男女比例也有所改变,如 1988 年为 2.04：1,1989 年则为 1.72：1,说明女性患者增加明显。由于 STD 发病与不良性行为有关,因此其防治也是青春期性教育的内容之一。青少年应注意:尽可能限制婚外性行为和尽量减少性伴侣;如有性行为,应使用避孕套,观察身体如有异常应立即就医;远离毒品,不接受非专业人员的注射。

总之,性教育不仅是知识教育,而且是人格教育,性教育的最终目的,并不是要传授给青少年大量的性知识,而是要让他们学会正确的性态度和正确的性行为。因此,性教育不是消极防范的教育,而是积极开放的教育,我们应在孩子生理发育前,就要进行性生理方面的教育,在孩子性意识萌动前,就要进行性心理方面的教育,在孩子性行为发展前,就要进行性伦理方面的教育。

（二）青春期性教育的基本原则和方法

青少年是一个有生命、有思想的个体,尤其是她们正处在性活跃期,对性充满了好奇和尝试的渴望,他们有自己独立的心理天地,成人的禁锢和回避只能使青少年变得更好奇,常常会偷吃"禁果",更重要的是导致性越轨,性犯罪。

1. 青春期性教育的基本原则

（1）青春期性教育应与德育教育相结合:青少年一般道德水准制约性道德的发展水平,良好的道德观念和行为习惯是控制他们错误行为和不良习惯的道德基础,而以性道德教育为核心的青春期教育又是一般道德的组成部分。因此,德育教育应与青春期性道德教育相结合,既有助于提高德育工作的实效性,又填补了德育教育的空白。

（2）适时、适度、适当原则:"适时"是在青春期女性身心发育前或发育中,根据其生理、心理特点进行正面引导和教育,促进性生理和性心理健康发展;"适度"指在青春期教授性科学知识,既要结合我国实际情况,又要结合年龄、理解和承受能力,循序渐进地进行;"适当"是指性教育的方法和态度应适当,既要严肃认真,又要生动形象,避免简单说教和照本宣科。

（3）正面疏导、尊重和理解的原则:青春期性教育应正面疏导,晓之以理,动之以情,约之以规,导之以行,培养其高尚的情操。应尊重青少年的人格,顾全他们自尊、自爱的心理要求。同时,应理解青少年美好而纯真的情感,设身处地的为他们着想。

（4）言教与身教并重的原则:父母、教师是孩子的启蒙者和最重要的教育者,应具备良好的性道德,以身作则,不论在生活作风和工作作风方面,还是在树立崇高理想、追求人生真谛方面都应起到模范带头作用。

2. 青春期性教育的方法

（1）充分发挥学校教育的主要阵地的作用:"先入为主"是占据意识领域的一种最有效的方式,大多数青春期女孩对性的理解是模糊的,如果在这个时期对她们进行科学的性教育,让科学的性知识占据他们的认知领域,增加其对色情的"免疫"功能,使他们的身心免受伤害。因此,学校教育是青春期教育的主要基地,青春期教育是学校教育的重要组成部分。学校既可以在课堂上开设专门青春期性教育课,又可以结合相关学科渗透性教育的内容。既可以通过教师的讲解、回答学生的提问,让学生获得有关的系统的、理性的性知识;又可以通过观看录像、展览等,让学生获得有关的具体形象的性知识。

（2）充分发挥家长的作用:父母是孩子的启蒙者和最重要的教育者。目前青少年存在许多"性"的困惑,又不肯将这些"困惑"向父母倾诉,只好借助其他的途径,例如向媒体等来寻求答案。加之他们的判断能力差,往往获取的是一些"糟粕",易使其身心受到伤害。因此,作为家长应充分掌握孩子青春期生长发育的知识和现状,了解孩子的性心理需要,时刻洞察孩子的心理和言行举止,放下自己的架子,做孩子的朋友,多与他们沟通,站在孩子的角度和孩子谈性的问题,帮助他们正确认识性生理、性心理等成熟过程,培养正确的人生价值观和健康的生活情趣,指导孩子正确处理异性交往中应遵循的礼仪道德,培养孩子自尊、自爱、自重和自强。当然可见机行事,不必郑重其事,要让孩子在很自然的环境中获取知识。

（3）充分发挥社会教育的作用:青春期性教育是社会教育大熔炉中极为重要的一项工作,学校、家庭的教育需要社会教育的补充和配合。主要通过文化宣传、普法教育,以及教育、科研、计划生育、医疗卫生等部门的共同关心、配合开展青春期性教育。

关注青少年性健康是全社会刻不容缓的责任,我们必须尽快改变目前青春期性教育的"黑箱状态",尽量采用适应青少年心理、生理特点的形式普及性教育的科学知识。让广大青少年正确地认识性,认识自己,从而更好地保护自己。

二、营养卫生指导

青春期少女生长发育及其迅速,新陈代谢旺盛和基础代谢率高,对各种营养的需求量远远高于成年人,特别是蛋白质及热量的需要大大增加,对维生素及矿物质的需要也较成年人迫切。各种营养素的功能在于构成躯体、修补组织、供给热量、补充消耗和调节生理功能等,营养不良不但可使青春期开始延迟,还使其体格发育及性发育不充分。

越来越多的证据表明青春期女孩营养不良可导致其子代营养不良、贫穷和慢性疾病,胎儿（或幼儿早期）营养不良可能增加其以后患某些慢性病的风险,如冠心病、2 型糖尿病和代谢疾病等,因此改进青春期女孩孕前和孕期的营养状态有助于打破两代人间营养不良、贫困和慢性疾病的恶性循环。青春期女孩应为将来的分娩和母乳喂养及早做准备,早期的营养干预对于她们特别重要,能够使她们在较好的营养状态下进入首次妊娠。

此外,促进青少年女性营养具有以下生殖益处:①增加孕前体重和体内营养素的储留,有助于改进将来妊娠和哺乳的质量,同时保持母亲营养状况;②改进铁的状态,以减少妊娠贫血、低出生体重儿和母亲发病率和死亡率;③改善叶酸状态,以减少新生儿神经器官缺陷和妊娠巨细胞贫血的风险。因此,重视青春期女性的营养尤为重要。

1. **蛋白质**　是人体生长发育的基础,是构成机体细胞的主要成分。处于青春期生长发育旺盛的女孩身体细胞大量繁殖,体内激素、抗体、酶急剧增多,性腺的发育、神经兴奋能力加强都依赖蛋白质的参与,因此,青春期少女应多食入蛋白质饮食,以维持机体的正氮平衡,保证机体生长发育消耗。理想的膳食应包含 8 种必需氨基酸,动物性蛋白及大豆蛋白质所含必需氨基酸的品种较全,比例也较合适。生长发育期的青少年对蛋白质的需要量为 2 ~ 4g/kg。蛋类、牛奶、瘦肉、鱼类、大豆、玉米等食物均含有丰富的蛋白质,混合食用可使各类食物蛋白质互相补充,营养得到充分利用。

2. **热能**　青春期体内合成代谢增加,跃进式的生长使机体对热能的需要达到一生需要的高峰。热能如供给不足,易发生营养不良、体重低下,摄入过多又可引起肥胖等问题,故热能供给要适宜。热能主要来源于碳水化合物（60% ~ 65%）、脂肪（20% ~ 25%）和蛋白质（15% ~ 20%）,由各类食物提供。青春期女孩对热能的需要量与生长速度成正比,所需的热能比成年人多25% ~ 50%,加之青少年活动量大,基本需热量高。因此,青春期少女必须保证足够的主食摄入量,并且增加热能中蛋白质比例。

3. **维生素**　维生素调节人体物质代谢,是维持人体正常生理功能和生长发育的重要营养素,它不仅可以预防某些疾病,还可以提高机体免疫力,因此,应保证供给。

维生素 A、E、C 供给量与成人相同,由于骨骼的迅速增长,维生素 D 供给量在青少年初期仍维持在学龄儿童的需求量,随年龄增长至 16 岁后与成人相同,叶酸在 DNA 合成上的作用使之在青春期机体迅速增长时需要注意充分摄入。人体所需的维生素大部分来源于蔬菜和水果。芹菜、豆类等含有丰富的 B 族维生素,山楂、鲜枣、西红柿及绿叶蔬菜含有丰富的维生素 C,而维生素 A 和 D 主要来源于动物肝脏及奶、蛋、鱼类食品。

4. **矿物质** 是人体生理活动必不可少的营养素。人体的矿物质可分为常量元素(钾、钠、钙、镁、磷、硫、氯)和微量元素(铁、铜、锌、铬等)两类。

(1) 钙:参与骨骼和神经细胞的形成。青少年骨骼生长迅速,钙需要量增加,个体之间骨骼大小不同所需钙量也不同。青春期女孩骨骼发育需要较大量的钙,应多吃奶、豆制品和鱼、虾等含钙多的食物。根据国外研究青春期平均每天需存留钙 300mg,如以食物钙吸收率为 30% 计算,则在此骨骼生长最活跃阶段,至少每天需要钙 1000mg。

(2) 铁:是血红蛋白的重要成分。如果膳食中缺铁,就会造成缺铁性贫血,特别是青少年女性,每次月经丢失约 50ml 血液,铁也随之丢失,因此,至少每天要补充 15~30mg 铁,多吃含铁高的动物性食品,以及富含维生素的食品以促进食物铁的吸收。

(3) 碘:是构成甲状腺素的重要微量元素。碘缺乏会影响甲状腺素的生成,严重影响生长发育,青春期女孩生理上需碘量加大,应多吃含碘丰富的海产品如海带、紫菜等。

(4) 锌:是体内许多代谢酶的组成成分和活化剂,在蛋白质合成中有十分重要的地位。身体处于生长旺盛期的女孩对锌需要量也加大,我国规定青春期少女每天膳食中锌的摄入量应达到 9~15mg,含锌丰富的食物有动物肝脏、海产品等。

5. **水** 青少年体内总液量比成年人多 7%,加之活泼好动,需水量高于成年人,每天摄入 2500ml 才能满足人体代谢的需要。水的摄入量不足,会影响身体的生长、新陈代谢以及废物的排出。如果运动量大,出汗过多,还要增加饮水量,所以青少年还需养成多饮水的习惯。

总之,青春期女孩应合理安排饮食,补充足够的热能和蛋白质,合理补充碳水化合物、脂肪、矿物质和维生素类物质,做到膳食结构科学、营养均衡。同时应培养良好的饮食习惯,三餐应定时,少吃零食,饮食要多样化,不要偏食、挑食,不要受情绪影响或暴饮、暴食,或不食,更不要盲目节制饮食以减肥,为将来的妊娠、生育和终身健康幸福早作准备。

三、心理卫生指导

(一)青春期心理卫生指导的意义

青春期是女孩生理和心理发生急剧变化的特殊时期,是从幼稚走向成熟、从家庭步入社会的过渡期和转折期。在此时期会出现许多特有的心理行为特点及许多错综复杂的心理矛盾和激烈的心理冲突,心理学家将这个时期称为"危险时期",大多数女孩能顺利渡过此时期,但也有一些女孩会因此而产生某些心理异常、心理障碍,甚至心理危机,出现不良后果,影响其一生的发展。

世界卫生组织把健康的定义修改为:健康"不仅是躯体没有疾病,还要具备心理健康、社会适应良好和有道德"。这就是说人要达到健康状态,不仅要讲究生理卫生,还要讲究心理卫生,道德健康和提高自身的社会适应能力。躯体(生理)健康是生理健康的基础和前提,心理健康是躯体健康的保证和动力,两者紧密相关、互相影响、相辅相成。

心理健康和心理卫生在英文里都是"mental health"，但两者的含义不同。第三届国际心理卫生大会提出的心理健康的定义是："所谓心理健康是指在身体上、智能上以及情感上与他人的心理健康不相矛盾的范围内，将个人心境发展为最佳的状态。"即心理健康是指一种积极健康的心理状态。而心理卫生是关于探讨保护与增强人的心理健康的心理学原则、方法和措施的一门学问，它又称精神卫生。心理卫生是促进达到心理健康的手段，而心理健康则是心理卫生达到的目的，心理卫生不仅能解决一些心理问题，有效预防一些心理冲突和心理疾病的发生，而且可以培养人的性格，陶冶人的情操，促进人的心理健康。因此开展青春期心理卫生指导是妇女保健的重要内容，并占有极为重要的地位，且将会对女孩一生的身心健康、社会适应和工作成就的取得奠定良好的基础。

（二）青春期心理健康的标准

由于心理是否健康之间没有绝对界限，并且在现实生活中也很难找到绝对符合标准的"心理健康"的人，因此心理健康至今尚无公认的理想标准，综合国内外有关学者的理论和观点，青春期心理健康的标准一般应包括以下几个方面。

1. **智力发育正常和良好的社会适应性**　智力发育正常是指个体智力发展水平与其实际年龄相称，一般规定智商（IQ）在 70 以上为智力发育正常，但同时应参考青少年是否具有良好的社会适应性。正常智力是青少年正常生活、学习的基本心理条件，也是适应周围环境变化所必需的心理保证，因此衡量时，关键在于是否正常地、充分地发挥了效能：即有强烈的求知欲，乐于学习。而智力能正常发挥，才能达到其所在年龄组的日常生活能力水平，才能积极面对现实并很快适应社会环境，以及比较深刻、正确、全面、迅速地认识客观事物，并能运用知识较好地处理实际问题。

2. **心理特点符合年龄**　随着年龄的增长，青春期女孩的生理和心理发育速度比较快，变化也比较大，其心理行为特点也在发生改变，从而形成不同年龄阶段相应的心理行为模式。心理健康者应具有与大多数同龄人相符合的心理行为特征，相反，如果一个青春期女孩的心理状态与该年龄段女孩一般心理状态很不相同，应考虑其是否有心理问题。即个体智力发展水平与其实际年龄是否相称。

3. **人际关系良好**　每个人都生活在社会中，都是社会的一员。一个人不可能脱离社会而单独存在，人际交往是人类社会化的基础，人类的心理适应最主要的就是对于人际关系的适应。随着年龄的增长，接触和相处的人随之增多，交流扩大，尽管每个女孩的性格不同，只要心理健康，都乐于交往，基本上都能与老师、同学和他人共处，尽管他们的性格、地位等也不尽相同，但均能良好适应，并保持正常、和谐和友善的关系，即使有矛盾和分歧也能正确对待，宽以待人、理解他人，妥善处理，并有乐于助人的愿望和行为。相反，心理不健康的女孩，人际交往适应性差而人际关系往往也失常。

4. **行为协调及反应适度**　心理健康的女孩其行为应与周围环境协调，对外部刺激反应适度，表现既不异常敏感也不异常迟钝，并具有一定应变、应对能力，对外界事物的反应和活动效率是积极、主动而富有成效的，反应不偏于极端，不冲动、毛躁，也不敷衍塞责。如遇重要事情无动于衷或为此整日愁容满面，吃不好睡不香，如坐针毡，都是心理不健康的表现。以协调的行为对环境变化做出适度的反应，是青少年健康发展的基本条件之一。

5. **情绪良好且稳定和协调**　情绪是心理健康的温度计，人的情绪和情感表达、反应强度等可以受自身意识的调控,稳定协调和愉快的情绪表示青少年处于积极的、良好的心理状态。保持相对的乐观、稳定的情绪,有助于提高学习和工作效率,就能在顺境中积极向上、谦虚谨慎,在逆境中意志顽强并能战胜困难,即使遇到不幸的事情,也能很快地重新适应,而不会长期沉陷于忧愁苦闷之中。相反,多愁善感、情绪经常忧郁的人,心理上是不健康的。

6. **个性良好且稳定和健全**　个性是每一个人独有的心理特征及特有的行为模式,具有相对的倾向性和稳定性。它包括心理倾向性与个性心理特征,是在先天素质的基础上和后天环境的长期影响下形成的,是一切心理特征的总和,是个体适应环境的重要保证。心理健康的女孩有客观而积极的自我意识,能够客观地看待自己和他人,能不断地充实、完善、总结自己,正视现实,积极进取,能适度控制自己的心理和行为,使其行为符合社会道德规范。

（三）青春期性心理健康的标准

WHO 对性心理健康所下的定义是:通过丰富和完善的人格、人际交往和爱情方式,达到性行为在肉体、感情、理智和社会诸方面的圆满和协调。青少年在性器官发育成熟的过程中,其性心理也发生了明显变化,而性心理健康与否直接影响到他们的学习、生活和身心健康。目前,青春期性心理健康尚无公认理想的统一标准,综合国内外有关学者的理论和观点,青春期性心理健康的标准一般应包括以下几个方面。

1. **青春期性心理行为的表现与生理年龄基本上相符合**　即个人性心理行为的变化随年龄的增长,生理的发育而发生相应的变化。

2. **能够正确认识、对待自己和异性**　即能正确认识、平静对待、愉快接纳并良好适应自己的性生理心理变化,正确评价、对待和适应异性,并能自然的、坦率地、友好地与异性正常交往。

3. **具有一定自我调适能力**　即面对性心理的发展和周围的各种性信息的影响,应具备一定的自我调适和自控能力,理智对待性冲动,抵制性诱惑,使其性心理处于相对平衡状态,性行为符合社会文化环境的要求。

4. **情绪积极稳定**　即正确处理与异性交往和自身生理心理变化等方面出现的情感问题,主动接受教育,保持轻松、愉快、开朗的心境,避免出现性心理障碍。

（四）促进青春期心理健康的对策和措施

青春期女孩正处于身心发展的重要时期,随着生理、心理的迅速发育、社会阅历的扩展及思维方式的变化,特别是面对社会竞争的压力,他们在学习、生活、人际交往、自我意识和升学就业等方面,容易遇到各种心理困惑和问题,出现心理异常,影响其正常发展。据调查,在我国 13 亿人口中有各种精神障碍和心理障碍患者达 1600 多万,1.5 亿青少年人群中受情绪和压力困扰的青少年就有 3000 万。影响其心理健康的因素包括:心理因素、生理因素、家庭因素、学校因素和社会因素等。因此,应该积极开展青春期心理健康知识宣传、心理健康教育,以及心理咨询和辅导、心理干预和治疗等对策和措施,以促进青春期女孩的心理健康和全面发展。

1. **积极开展青春期心理健康知识的宣传**　采取多种途径和形式,向青少年及其父母、老师等宣传健康新概念,关注心理健康,重视心理卫生,普及心理健康有关知识,包括青春期女孩的生理和心理特点、心理和性心理健康的标准、影响心理健康的原因和因素、心理异常的表现,以及预防、保健和治疗的方式、方法、途径和手段等。如果发现青春期女孩的心理状况某个或某几个方面与心理和性心理健康标准有一定距离,就有针对性地加强心理锻炼,以期达到心理健康水平;如果心理状态严重地偏离心理和性心理健康标准,就要及时求医,以便早期诊断与早期治疗。

2. 加强青春期心理健康教育　国家教育部 2012 年 12 月 7 日正式颁布了新的《中小学心理健康教育指导纲要》,明确提出了心理健康教育的指导思想和基本原则、目标与任务、主要内容、途径和方法,以及组织实施等,对青春期心理健康教育具有重要的指导意义。总的来说,青春期心理健康教育的重点是:帮助青少年学会学习和生活;学习发展良好的人际关系;学会调节、控制情绪和性冲动,经常保持快乐;正确认识自我、接纳自己,提高自主、自助和自我教育能力;增强承受挫折、适应环境的能力;培养健全的人格和良好的个性心理品质等。

3. 鼓励青春期女孩参加各种有益身心健康的社会实践活动　根据青春期少女的生理、心理特点,激励青春期女孩致力学业,发展健康的业余兴趣爱好,引导参与丰富多彩和积极向上的文体、科技、团队等各种社会实践活动,充分开发她们的潜能,培养独立自主、创造思维和创造精神,增强承受挫折、人际交往、适应环境、自我调整适的能力,在活动中陶冶性情、磨练意志,砥砺品格,调节情绪,保持快乐,培育良好的个性心理品质和健全的人格。同时,丰富多彩的活动,充实的生活,可以转移人的兴奋点,宣泄能量,从而淡化和转移性冲动,使性能量转化到各种积极、健康、向上的活动中去。

4. 教育青春期女孩自尊、自爱、自重,避免不良影响　帮助青少年建立正确的人生观、世界观、恋爱观和荣辱观等,树立远大理想;培养自尊、自爱、自重、自强的意识;教育少女在与异性的交往中,分清友谊与爱情的界限,保持一定距离,把握交往尺度,以自身良好的修养赢得异性的尊重与友情;要尽量减少和避免各种不利因素对心理健康的影响。养成良好的学习、生活、卫生习惯;不与作风不正的人交往,杜绝沾染吸烟、酗酒和吸毒等不良习惯或嗜好,以及性行为;引导青少年学会辨别来自社会上的各种性信息,不为西方社会"性解放"、"性自由"的思潮的诱惑和腐蚀,要避免性挑逗,自觉抵御黄色淫秽读物、音像制品。

5. 做好青春期女孩的心理咨询工作　所谓青春期心理咨询,是指对处于青春期发育阶段的少年,尤其那些存在心理问题者,运用心理商谈的程序、技术和方法,帮助其对自己与环境形成正确的认识,矫正其心理的不平衡,以改变其态度和行为,并对社会生活产生良好的适应。青春期是童年期到成年期的过渡时期,青少年相对地从外在的心理控制转变为内在的心理控制。而咨询者的任务是促进青少年这种发育成熟的过程,促进她们身心发育,提高她们的心理承受能力,以达到心理健康。青春期心理咨询应遵循保密、限时、自愿、情感自限、延期决定、信赖性、教育性、主体性原则和伦理规范。青春期心理咨询由于心理咨询指示性成分较少,更适合青少年独立意识增强的特点,所以用来帮助青少年改变行为更有效。

四、月经期卫生指导

月经是指伴随卵巢周期性变化而出现的子宫内膜周期性剥脱及出血,并从阴道排出的过程。月经期由于子宫内膜剥脱,血管断裂形成创面,宫颈口微开,阴道正常酸性分泌物被经血冲淡,减弱了抑制细菌生长繁殖的防御能力,而盆腔充血等致使生殖器官局部防御功能下降,加之经血本身就是一个很好的病原体培养基,如此时不注意卫生,细菌很容易上行侵入生殖器官。同时,由于月经期间大脑兴奋性降低,全身抵抗力较差,机体容易疲劳,也容易发生受凉感冒或患其他病症。所以,应指导少女在月经期注意卫生保健。

（一）注意卫生、预防感染

1. **注意经期用品卫生** 要用消毒、柔软的卫生巾、卫生纸,勤更换,一般 2～3 小时更换一次。月经带或月经垫、内裤要保持干净,勤洗勤换,洗后置于太阳下晒干,之后用干净布包好备用,不放阴暗潮湿处;内裤最好是通风透气性良好的棉织品。青春期不宜使用内装式用品或阴道棉塞,以防损伤处女膜,避免遗留引起感染,甚至中毒性休克综合征的发生。

2. **保持外阴清洁** 应每天用自己专用盆盛干净的温水,用专用毛巾清洗外阴,下身不要泡入水中,洗澡禁盆浴而宜淋浴,防止上行感染;大、小便后用手纸时要由前向后擦,避免把肛门周围的细菌带到外阴处。

3. **禁止游泳和性交** 游泳和性交可使病原体进入阴道引起感染,同时由于性交刺激盆腔充血,可使经血增多或经期延长,还可导致经血逆流引起子宫内膜异位症,因此经期应禁止游泳和性交。

4. **防止医源性感染** 经期如无特殊情况,应禁止做经阴道 B 超、宫腔镜等检查和宫颈、阴道手术,如冷冻、电灼、激光和微波等,防止医源性感染发生。

（二）保持乐观和稳定的情绪

经期因内分泌改变、盆腔充血以及前列腺素的作用,在经前数天或经期可出现下腹部及腰骶部下坠不适或子宫收缩痛、头痛、疲乏、嗜睡、水肿、乳房胀、情绪波动和低落、易怒,以及腹泻等胃肠功能紊乱症状,均为正常现象,不必过分紧张。应保持心情舒畅,自我调节情绪,就可以减轻经期不适感,也能防止月经失调。

（三）劳逸结合,适量活动

避免过度劳累,注意适当休息,保持充足睡眠,以增加抵抗力。应避免重体力劳动和剧烈的体育运动,少做增加盆腔血液循环的运动（如长途骑自行车、长跑等）,否则可造成经血量增多,经期延长等。同时,适当地进行一些轻松的活动,如做广播体操、散步,以及一些家务劳动等,以促进血液循环,使经血保持通畅,减轻盆腔充血和下腹和腰骶部坠胀感。

（四）注意保暖,避免寒冷刺激

经期身体抵抗力下降,盆腔充血,要注意下腹及下肢的保暖。避免淋雨、涉水、游泳,不用冷水洗澡、洗头、洗脚,不下水田或长时间在冷水中劳作等,不要在阴冷潮湿的地上坐,不要过多进食冷饮,以免刺激子宫和盆腔血管收缩,导致痛经或月经减少或突然停止以及其他月经不调症状。

（五）加强营养,饮食清淡

经期饮食宜清淡,不宜饮酒以及进食生冷、辛辣刺激性食物,同时应避免喝绿茶,因为绿茶内的鞣酸会影响铁的吸收。加强营养,多吃易消化吸收的食品,多吃蛋、瘦肉、豆制品、蔬菜、水果等富含蛋白质、铁和维生素 C 的食物,以防缺铁引起贫血等;同时多喝开水,增加排尿次数,保持大便通畅,减少盆腔充血。

（六）做好月经周期的记录

建立月经卡,记录月经周期、经期、经量和白带的变化,通过记录可观察自己月经是否正常及其规律性,同时也便于做好经前的准备。正常月经周期一般为 21～25 天,平均 28 天;

经期2～8天,平均4～6天;经量20～60ml。如果发生异常,应当去找医师就诊或咨询,以便及时发现原因,切忌滥服激素类药物,造成更严重的月经紊乱。

五、乳房保健

乳房发育是女性青春期开始的标志,隆起的乳房也体现了女性成熟体形所特有的曲线美和健康美,并为日后哺乳后代准备了条件。因此,乳房的保护与保健是青春期女性保健的重要内容。

(一)少女不应束胸

处于青春期发育阶段的少女千万不要穿紧身内衣,束胸对少女的发育和健康有很多害处:①使心脏、肺脏和大血管受到压迫,影响体内脏器官的正常发育;②影响胸式呼吸,使胸部不能充分扩张,肺组织不能充分舒展,影响全身氧气供应;③压迫乳房,使血循环不畅,产生乳房下部血液瘀滞而引起疼痛、乳房胀而不适,甚至造成乳头内陷、乳房发育不良,影响健美并造成将来哺乳困难。

(二)佩戴合适的胸罩

1. **佩戴合适的胸罩** 在乳房发育基本定型后,要指导少女及时选戴合适的胸罩。一般女孩长到15岁左右乳房发育基本定型时,或者用软尺测量从乳房上缘经乳头到乳房下缘的距离,>16cm时就应佩戴胸罩。

2. **佩戴胸罩的好处** ①显示出女性丰满、平滑和富于曲线美的外形;②支持和衬托乳房,促进乳房内脂肪的积聚,乳腺负担均匀,血循环通畅,有助于乳房发育,使乳房更丰满;③预防乳房下部血液瘀滞而引起乳房疾患;④减轻心脏的局部压力,促进心脏血循环畅通;⑤减轻由于体育运动或体力劳动时乳房振动和摆动,免受损伤、擦伤或碰痛,防止乳房松弛下垂;⑥在秋冬季对乳房起到防寒保暖作用。

3. **科学选佩胸罩** ①注意大小合适,不松不紧,肩带较宽,不宜过紧,尽可能装上可以调节的松紧带,佩戴后应感到舒适而无压迫紧束感;②选择柔软、透气好、吸湿性强的棉布制品为好;③根据自己的体形、胖瘦、季节和乳房生长发育变化情况而随时更换;④勤洗勤换,保持清洁;⑤晚上睡觉时把胸罩取下,否则会影响循环、呼吸以及睡眠深度;⑥坚持佩戴,持之以恒。

(三)自查乳房

1. **检查时间** 应每月自查一次乳房,可及时发现乳腺有无疾病,时间选择在月经过后不久,因为在月经来潮前,可能有部分乳腺小叶因充血而肿大易误认为肿块。

2. **检查方法** 自查乳房时应当全身放松,一是要查看乳房外观有无变化;二是触摸乳房是否有包块;三是挤压乳头看有无分泌物出现。自检触摸乳房的方法:采取坐姿或平躺,检查左侧乳房时,用右手指腹以旋转或来回滑动方式,按顺时针方向由外侧开始进行一周;检查右侧乳房时,以同样方式,但沿逆时针方向进行。注意不要用手指去捏乳房。

3. **发现异常及时就诊** 若发现乳房过小或过大、双侧乳房发育不均、乳房畸形以及乳房包块等现象,不必惊慌失措,应及时到医院确诊。

(四)加强营养和锻炼,讲究卫生

1. **加强营养** 乳房发育很大程度受遗传因素的影响,但后天的营养也有助于乳房发育。科学、均衡膳食,获得全面营养,可促进身体和乳房发育。乳房组织中脂肪居多,盲目的减肥,不适当地限制饮食,特别是限制脂肪的摄入,结果造成营养不良,可导致乳房发育不良。

2. **加强锻炼**　加强胸部和上臂的锻炼,如经常游泳、打球,做扩胸运动等,可促进这些部位的肌肉发达,增强其血液循环;经常唱歌增加肺活量,有利于胸廓发育,也助于乳房发育。

3. **讲究卫生**　由于内分泌的原因,在月经前后可能有乳房胀痛、乳头痒痛现象,这时不要随便挤弄乳房、抠剔乳头,以免造成破口而发生感染;乳晕上有许多腺体会分泌油脂样物质,它可以保护皮肤,也会沾染污垢,产生红肿等,因而要保持乳房的清洁卫生。

（王红静）

第四章

婚 前 保 健

　　1994 年国际人口与发展大会提出了生殖健康的概念和行动目标,即 2015 年人人享有生殖健康保健服务。结婚和生育体现着性与生殖的能力,有能力享受满意而安全的性生活,有能力妊娠并顺利分娩,是生殖健康的要素。不言而喻,生殖健康保健服务的重要内容之一就是婚前保健(premarital health care)。通过婚前保健,使人们能够在婚前知晓自身和对方的生殖健康现状,以及在今后的生活中如何保护自己和家人的生殖健康状况,对于促进夫妻生活和谐、家庭和睦、优生优育具有积极作用。

第一节　概　　述

　　我国的婚前保健工作兴起于 20 世纪 80 年代初期,根据《中华人民共和国婚姻法》的规定开展工作。1980～1989 年是婚前保健工作的起步、拓展阶段,各省、市的妇幼保健机构先后开设了婚前保健门诊。1990～2003 年是婚前保健工作的平稳发展、质量巩固、依法服务阶段,全国 30 个省、市、自治区均已开展婚前保健工作,部分城市开展了对婚前保健工作的全行业质量管理。直到 2003 年 8 月,《婚姻登记条例》修订后取消了结婚登记时查验《婚前医学检查证明》的程序,婚前保健工作出现严重滑坡。随着我国婚前保健由强制和必须改变为倡导和自愿,婚前保健机构更须提高服务质量,以满足不同人群的服务需求。近 10 年来,在妇幼保健工作者的顽强努力下,婚前保健又逐步回升,同时衍生出婚前保健的延续服务孕前保健。

一、婚前保健的概念和意义

（一）婚前保健的概念

　　婚前保健是对准备结婚的男女双方在结婚登记前所进行的保健服务措施,包括婚前卫生指导、婚前医学检查和婚前卫生咨询。是促进婚姻美满、家庭幸福和生殖健康的基础保健工作,是提高出生人口素质的一级预防措施,是妇幼保健工作的重要组成部分。

（二）婚前保健的目的

　　婚前保健服务的目的最初是预防传染病,重点放在体格检查;20 世纪 80 年代初根据《中华人民共和国婚姻法》,以筛查影响婚育的疾病为主要目的,重点拓展为排查严重遗传性疾病、有关精神病、指定传染病以及影响婚育的其他相关疾病,如重要脏器疾病和生殖系统疾病等。时至今日,婚前保健的目的成为保障健康婚配、防止各种疾病的传播、促进和谐夫妻生活、计划适时生育和提高出生人口素质,要求开展检查、咨询与指导的综合保健服务。

（三）婚前保健的意义

婚姻是人的终身大事,婚后男女双方不但要共同生活,还要生儿育女繁衍后代。爱情基础的稳固程度固然是婚姻成败的首要条件,但健康状况的保证既是实现美满婚姻的关键,也是后代素质优秀的前提。

婚前保健是根据《中华人民共和国母婴保健法》,对于普通人群,在准备婚育之前给予医学检查、卫生指导和卫生咨询,受益的不仅是一对夫妇,可以延伸为一个家庭、一个家族、一个民族、一个国家。

1. 有益于男女双方的健康 通过婚前医学检查可以发现一些疾病或异常情况,经过婚检医师的咨询指导,做出对双方健康有利的决定。如果发现对性生活有影响的或是通过性生活传播的疾病,应尽快进行积极的干预,阻止疾病的发展蔓延,以保障健康的婚后生活。而对于健康的双方,辅以健康生活方式指导,为幸福美满家庭创造一个良好的开端。

2. 有益于下一代的健康 如何拥有与生俱来的健康,关键在于其父母。通过婚前医学检查和婚前卫生咨询可以筛查出一些遗传性疾病和传染病,通过婚前卫生指导和婚前卫生咨询,向新婚对象传播有关预防出生缺陷及孕前保健等生殖健康知识,帮助婚检双方制定出对婚育有利的决策,避免严重遗传病向下一代延续,避免传染病在母婴间的传播。有备而无患,在准备生育之前做好充分的准备,消除隐患,尽可能避免导致出生缺陷的影响因素,创造优生优育的精神和物质条件,对于提高出生人口素质具有积极主动的作用。

3. 有益于促进夫妻生活的和谐 通过婚前卫生指导,给准备结婚的青年男女提供他们迫切需要了解的有关性保健知识,从而在婚前做好生理上和心理上的准备,能够顺利、幸福地度过新婚期,为建立和谐的性生活奠定基础。了解男女性生理、心理和卫生保健等方面的知识,有利于建立良好的家庭卫生习惯,促进性生活和谐与性健康。

4. 有益于调节生育计划 通过婚前卫生指导,明白了受孕的原理和必备条件,可以根据自己的意愿和计划提出咨询。婚检医师可以根据需求,结合其生理状况和各种社会条件,帮助制定生育计划,介绍针对性的科学方法,并指导具体实施。既能提高计划受孕的成功率,又能避免计划外妊娠,避免人工流产,实现有控制的生育计划。

5. 有益于家庭幸福 通过婚前卫生指导,使准备结婚的男女双方知晓他们在结婚后应当享有的权利,以及对家庭与社会的责任,互相尊重,共同维护家庭成员的健康。家庭生活的和谐与健康,是幸福家庭最重要的元素。

（四）婚前保健的特点

婚前保健技术服务工作和一般的医疗工作不同,它有特定的服务对象、法定的服务内容、规范的服务方式和统一的管理方法。可概括为以下几个特点。

1. 服务对象不同于一般患者 婚前保健的服务对象绝大多数是青年男女,工作和学习的负担较重,一般都缺乏自我保健意识,很少会主动提出保健需求。所以要求婚检医护人员服务态度和蔼可亲、健康宣教知识全面、处处方便服务对象,使他们能配合检查、听从指导、满意而归。

2. 婚前医学检查不同于一般体检 婚前医学检查的重点是影响婚育的疾病,包括严重遗传性疾病、指定传染病、有关精神病、重要脏器疾病和生殖器异常。一旦查出问题,往往本人和对方毫无思想准备,特别是涉及双方应改变原订的婚育计划时,就更难接受。婚检医师应娴熟运用人际交流技巧,用热情和关心的态度阐明科学道理,提供解决问题的方法,耐心地进行双向交谈,使之能知情同意。

3. **服务性质不同于一般看病** 婚前保健服务充分体现了以预防为主,以保健为中心,主动向群众提供"防治结合"的服务精神。通过婚前医学检查,在大量健康人群中,一般只筛查出少数人患有影响婚育的疾病,医师要为他们提出医学意见,指导其矫治的方法和途径。此外,对所有服务对象都要主动提供婚前卫生指导,介绍性保健、生育保健、新婚节育知识。在卫生咨询中还应帮助他们改变不利于双方和下一代健康的观念和行为,是一项"家庭健康促进"的积极的预防保健措施,而不是消极被动的单纯治病的补救手段。

4. **服务过程不同于一般医疗行为** 婚前保健技术服务过程是执行《中华人民共和国母婴保健法》的执法行为,对从业机构和服务人员提出了树立法律意识,提高依法行医水平,规范服务行为的更高要求。所以,婚前保健技术服务必须依法实行统一管理,并达到优质服务的目标。

（五）婚前保健缺位的危害

为了人性化的理念,新修订的《婚姻登记条例》于 2003 年 10 月 1 日,开始实施。根据"以人为本、责任自负"的原则,婚前保健由"必须"改为"自愿",取消了结婚登记时查验《婚前医学检查证明》的程序。此后,全国各地婚检率顿时急剧下降。

由于缺乏婚检这一道防线,部分患有严重遗传性疾病、指定传染病、有关精神病的对象没有得到及时的诊治和婚育指导,从而增加了婚后传染病传播、下一代遗传性疾病及出生缺陷发生的风险;新婚夫妇没有机会接受婚前卫生指导与咨询,生殖保健知识来源得不到科学的保障。

据某市的婚前保健工作统计,全市的婚检率从 2002 年的 98% 下降到 2004 年的 3.17%。按照 2002 年婚检的疾病检出情况作保守的估算,3.17% 的婚检率意味着那一年至少有 8000 人带病结婚,有 8000 多个新建家庭存在健康问题,其中至少有 1200 个是传染性疾病(包括性病)。与婚育有关的传染病、遗传病得不到及时预防,这个问题相当严重,不容忽视。

为此 2004 年 6 月原国家卫生部下发《关于免费开展婚前保健咨询和指导的通知》,各地政府和卫生、计生部门除积极开展宣传,引导适婚青年自觉接受婚前保健外,部分省市还推行了免费婚检,实行"婚前保健-婚姻登记"一站式服务的便民举措,婚检机构也不断改善服务环境。近 10 年来婚检率有所提高,但婚前保健工作仍然是任重而道远。要继续向全社会宣传婚前保健的重要性和必要性,消除对婚前保健的误解,使这个降低出生缺陷的第一道防线巩固加强,发挥应有的作用。

二、婚前保健的伦理学基础

（一）婚前保健的伦理价值

伦理学是关于道德的科学,婚前保健正是建立在诚信道德、情感道德、社会道德、医学道德等伦理学基础之上的。婚前保健倡导健康的婚姻理念,避免或减少不适当的婚配,降低对婚姻产生消极影响的因素。通过婚前保健去保护婚姻当事人双方的权益,保护家庭的利益和社会的利益,是道义之举。

1. **健康伦理** 婚姻是人生大事,需要慎重。爱情至上是无疑的,但结婚后的生活绝对需要健康的保障。如果一方存在有疾病或其他问题,因为不合时宜的结婚而影响到配偶,甚至影响到下一代,无论其本人是否知情,都是不道德的行为。

不可否认,一旦发现对方的健康出现问题时,感情将面临考验。但是,这些问题迟早是会被发现的,而且许多问题是可以通过医疗手段化解的。只有在婚前明确双方的健康状况,才能保障双方的生殖健康权利。如果不婚检,带病结婚,等到婚后问题暴露,难免会给家庭生活带来阴影,甚至难以挽回。

2. **家庭伦理**　婚姻的功能有性爱、生育和扶助三个方面。性爱满足个人的需求;生育延续个体血缘、人类再生产的需求;家庭成员之间需要相互扶助,夫妻有互相扶养的义务,父母对子女有抚养教育的义务,子女对父母有赡养的义务。这些是婚姻与家庭的基本道德要求。婚前保健服务关心、理解和尊重服务对象婚育方面的身体、精神和社会等方面的需要,既尊重男女双方的选择权,也维护双方的知情权;既尊重双方申请结婚的权益,也指导他们提高对结婚成立家庭承担相应责任的能力。

3. **社会伦理**　正因为婚姻不仅是个人的权益,必定涉及结婚对方的权益,涉及个人的小家庭乃至家族的大家庭的权益,涉及社会问题。婚姻受到法律的保护,也受到法律的规范约束。因此,婚前保健既保护了个人的价值,也保护了家庭与社会的价值。

(二)婚前保健的伦理学原则

在婚前保健服务中,为切实保障服务对象的知情选择权,应坚持有利不伤害、公正和不歧视、尊重并提供合理建议的伦理原则。

1. **有利和不伤害**　婚前保健的有关检查、指导和咨询,特别是出具预防、治疗和采取其他医学措施以及建议暂缓结婚的意见时,要按照有利不伤害原则办事。"不伤害"是指不给患者带来本来完全可以避免的肉体和精神上的痛苦、损害、疾病甚至死亡。除此之外,医务人员还有帮助患者减轻痛苦、缓解症状、治愈疾病等的正面义务。

在婚前保健服务中,坚持有利不伤害的原则,使他们在婚检后能够理智地和自主地做出决定,选择有利于婚姻、生殖和自身健康的行为,做到需要与自愿的最佳结合。

2. **公正和不歧视**　婚前保健强调对受检双方公平对待、一视同仁,不分年龄、性别、种族、职位、身体状况、经济收入或社会地位,都不能有所歧视。如把出生有缺陷者称为"劣生",或"没有生育价值"的人,这些都是歧视性用语。公平地分配受检双方的受益或牺牲,不得有所偏颇。

3. **尊重并提供合理建议**　婚前保健强调尊重服务对象的人格和尊严,尊重他们的知情同意权、自主选择权、隐私权和保密权,尊重他们的感情,为其提供做出理智决定所必要的详细的信息。婚前保健所提供的指导和咨询是非指令性的,应该以建议的方式出现。使他们能够在理解的基础上,自愿对自己的婚姻和生育做出尊重事实、尊重科学的决定,做出符合感情、道德和法律的价值选择,实现自身、配偶和后代健康的目标。

事实上,婚前保健的内涵意义是在婚前对婚检双方当事人的生殖健康状况作检查评估,筛查一些影响婚育的问题,给予进一步确诊和治疗的指导,使问题得到及时纠正,在适宜的时机结婚,使日后的家庭生活健康发展,是一个双赢的结果。比如梅毒,如果是带病结婚,会通过性生活感染妻子,妻子怀孕后通过胎盘感染胎儿。只要暂缓到治愈后再开始性生活,就可以避免夫妻间的感染,避免先天性梅毒贻害下一代。

4. **婚检医师的工作守则**　严肃、亲切、认真、守密。婚前保健的医疗行为涉及医学伦理,医务人员肩负着特殊的道德义务,要把服务对象的利益放在首位,既要保护婚检当事人的利益,也要保护医院和医师的利益。在婚检全过程中都要注意保护婚检对象的隐私,有利于全面了解对象的病史情况和生殖健康状况,对于婚检的医疗文书应按婚前保健工作规范要求妥善保存。

三、婚前保健的相关法律规定

《中华人民共和国宪法》规定,"婚姻、家庭、母亲和儿童受国家的保护"。《中华人民共和国民法通则》规定,"婚姻、家庭、老人、母亲和儿童受法律保护"。我国有关婚前保健的法律有《中华人民共和国婚姻法》、《中华人民共和国母婴保健法》,国务院颁发的法规有《婚姻登记条例》、《中华人民共和国母婴保健法实施办法》。这些法律规定了公民的权益与义务,表述了婚前医学检查的重要意义。

（一）《中华人民共和国婚姻法》

本法是婚姻家庭关系的基本准则,前一版于1950年5月1日颁行,使用至1980年12月31日为止。现在应用的是于1980年9月10日第五届全国人民代表大会第三次会议通过,自1981年1月1日起施行的。期间又根据第九届全国人民代表大会常务委员会第二十一次会议《关于修改〈中华人民共和国婚姻法〉的决定》修正,于2001年4月28日中华人民共和国主席令第51号公布并施行。对结婚的规定在第二章,规定了婚姻自愿的原则,结婚年龄,结婚登记,撤消婚姻等条款;还规定了禁止结婚和婚姻无效的条款,列举如下:

第二章第七条:有下列情形之一的,禁止结婚:①直系血亲和三代以内的旁系血亲;②患有医学上认为不应当结婚的疾病。

第二章第十条:有下列情形之一的,婚姻无效:①重婚的;②有禁止结婚的亲属关系的;③婚前患有医学上认为不应当结婚的疾病,婚后尚未治愈的;④未到法定婚龄的。

判断分析是否存在禁止结婚的情形,是否患有医学上认为不应当结婚的疾病,必须通过婚前保健技术服务,通过婚检去发现不应当结婚的情形和暂缓结婚的情形,以保障健康的、有效的婚姻。

（二）《中华人民共和国母婴保健法》

本法是为了保障母亲和婴儿健康,提高出生人口素质,根据宪法而制定的。1994年10月27日第八届全国人民代表大会常务委员会第十次会议通过,1994年10月27日中华人民共和国国家主席令第33号公布,自1995年6月1日起施行。第二章专题为婚前保健,规定了婚前保健服务和婚育医学意见等内容,要求各级人民政府制定婚检制度实施办法。主要相关的条款列举如下:

第七条:医疗保健机构应当为公民提供婚前保健服务。

第九条:经婚前医学检查,对患指定传染病在传染期内或者有关精神病在发病期内的,医师应当提出医学意见;准备结婚的男女双方应当暂缓结婚。

第十一条:接受婚前医学检查的人员对检查结果持有异议的,可以申请医学技术鉴定,取得医学鉴定证明。

第十二条:男女双方在结婚登记时,应当持有婚前医学检查证明或者医学鉴定证明。

这些法律明确表述了婚前医学检查的重要意义,通过婚检去发现不应当结婚的情形和暂缓结婚的情形,持有婚前医学检查证明或者医学鉴定证明去登记结婚,以保障健康的婚姻,这是公民的合法权益与义务。

（三）《中华人民共和国母婴保健法实施办法》

由国务院颁布的、从2001年6月20日开始实施的《中华人民共和国母婴保健法实施办法》,第二章是关于婚前保健。解释了母婴保健法关于婚前保健的具体实施内容;规定了从事婚前医学检查的医疗、保健机构的审批条件;提出了准备结婚的男女双方进行婚前医学检查的要求,以及婚姻登记机关在办理结婚登记时查验婚前医学检查证明或医学鉴定证明的要求。

(四)《婚姻登记条例》

本条例是为了保障婚姻自由、一夫一妻、男女平等的婚姻制度的实施,保护婚姻当事人的合法权益,根据婚姻法而制定。

1994年的《婚姻登记条例》第三章是婚姻登记,规定了结婚登记和离婚登记的要求,准予登记和不予登记的条件,并要求具备条件的地方,应当建立婚前健康检查制度。

准予登记的条件是第九条:当事人结婚的,必须双方亲自到一方户口所在地的婚姻登记管理机关申请结婚登记;申请时,应当持下列证件和证明:户口证明;居民身份证;所在单位、村民委员会或者居民委员会出具的婚姻状况证明。离过婚的,还应当持离婚证。在实行婚前健康检查的地方,申请结婚登记的当事人,必须到指定的医疗保健机构进行婚前健康检查,向婚姻登记管理机关提交婚前健康检查证明。

2003年10月1日,新《婚姻登记条例》开始实施,第二章是婚姻登记,简化了准予登记的条件,只需要身份证明和个人声明,不予登记的条款基本相同。

准予登记的条件是第五条:办理结婚登记的内地居民应当出具下列证件和证明材料:本人的户口簿、身份证;本人无配偶以及与对方当事人没有直系血亲和三代以内旁系血亲关系的签字声明。

第二节　婚前保健的内容

婚前保健属于母婴保健法规定的专项技术,必须在经卫生行政部门许可的医疗保健机构,由婚检医师对准备结婚的男女双方施行。主要内容有婚前卫生指导、婚前医学检查和婚前卫生咨询。

一、婚前卫生指导

婚前卫生指导是有关结婚、生育、预防出生缺陷、减少疾病遗传和传播等医学知识的健康教育和指导。根据受检对象的需求给予卫生知识的教育指导一般包括:性健康教育指导、生育指导及新婚避孕知识、孕前保健知识、遗传病和传染病的基本知识、影响婚育的有关疾病的基本知识以及其他生殖健康知识等。重要的是要让他们知道获得生殖健康知识的正确途径,不宜在网络随意浏览。

(一)性健康教育

生殖健康的定义首先就是人们能享受满意而安全的性生活,不必担心意外妊娠或性传播疾病。作为婚前卫生指导的重要内容之一,通过性健康教育,使年轻的未婚夫妻对性生活有一个正确的认识,能够保持在道德、观念、社会适应能力、生理和心理等各方面的性健康状态。性健康教育包括性道德教育和性保健教育。

1. **性道德教育**　性道德是社会道德渗透在两性方面的行为规范。人的性爱历史,经历了一个由愚昧到文明,由低级到高级,由随意到理智的过程。健康文明的性道德观有四个要点:专一性、诚实性、非占有性和原则性。

专一的爱情是稳固婚姻的保障;诚实是高尚道德的重要元素,是性爱的基石;夫妻双方以诚相待,各自有正常的社会交往空间,相互信任并善于分享,使生活丰富多彩;性行为的基本原则是必须建立在依法所缔结的婚姻基础之上。婚姻法规定我国实行婚姻自由、一夫一妻、男女平等的婚姻制度，充分体现了性道德规范原则。

"婚外恋"和"第三者"的行为都应该受到道德的谴责。而且，无原则的性行为或多个性伴的淫乱性行为，不仅受到社会道德的唾弃，还必然会得到健康受损害的后果即感染性病、艾滋病、精神疾病等。

2. **性保健教育** 性保健知识应当包括生理、心理和卫生三个方面。

(1) 性生理：首先讲解男女生殖器官的部位、结构和功能，再解释性生理活动的反应、过程和方式，配合使用模具、图解或视频辅助讲解的效果比较好。这些性生理知识有助于他们在婚后顺利地获得和谐的性生活。临床上有因为婚后性生活不成功而到妇科门诊求助的夫妇，往往是双方对性生理活动不甚了解，互动配合不当所致。

关于新婚期性生活，初次过性生活的感受是复杂的，新奇、甜蜜、紧张、焦虑和恐惧是最常见的情绪，而女性则比男性更为突出。因为没有性生活的经历，在性技巧和双方的配合上也可能存在障碍，初次性生活不一定能成功，也不一定能获得性快感。因此，对于男方来说，切忌太性急和鲁莽行事，应当事先了解女性的心理感受，用一定时间交谈，充分表达自己的爱意，以拥抱、亲吻、抚摸等方式促使对方感情和性欲逐步加深。对于女性来说，为了和谐地度过新婚之夜，应当尽量解除恐惧、紧张和羞涩的心理情绪，大胆一些，变被动为主动，向丈夫表明自己的性需求和感受，要求丈夫动作尽量轻柔，放松情绪，保持肌肉松弛，采取两腿弯曲分开的姿势，使阴道口得以充分扩展，便于阴茎的插入，以利减轻或避免由于处女膜损伤或阴道展开时所致的疼痛或不适，预防额外的损伤。

关于处女膜问题，处女膜的完整与否并不是判定女性贞操的标志。所以应该告诉准备结婚的男女青年，必须以科学的态度来对待。在解剖学上，处女膜的特征因人而异，处女膜孔有松有紧，在性交时可以有不同的反应。大部分女性在初次性交时处女膜会破裂，有短暂的轻微疼痛和少量出血，这是一种正常的现象。当男女双方性生活配合得体，处于高度的性兴奋状态，常常不会出现疼痛的感觉。少数女性处女膜比较坚韧或肥厚，处女膜孔较紧或阴道狭小，阴茎插入时可能阻力较大，则应采取分次插入、逐步扩张的方式，在数次性生活后能够获得成功。如果仍然不能成功，则应及时到医院进行咨询或检查。有些女性处女膜富于弹性，在性交动作比较轻柔时，不一定发生破裂出血。还有些女性由于外伤造成过处女膜的裂伤，在初次性交时也不会发生出血。

关于性活动的和谐，由于性生理和性心理方面的差别，再加上文化、习惯等各种因素，夫妻对于性生活的要求常常会有不同。性要求的强弱因人而异，并且与年龄、体质、性格、职业等有关，恰当掌握好性生活的频度和选择合适的性交时机，有利于增进夫妻感情和身心健康。只要男女双方都能够先后达到性高潮即属性生活和谐，如果双方同时达到性的高潮，则是最理想的性生活和谐境界。性生活不和谐是指男女双方均没有达到性高潮，没有得到性快感，或仅一方达到性高潮。要达到满意和谐的性生活需要反复实践，掌握双方性生活习惯和发展规律，如双方性冲动的时间差异、性欲的速度、性兴趣的差别、男性性高潮的次数等，才能达到互相默契配合。性生活不和谐的原因多数为性生活体验不足，缺乏性的知识。极少数情况为性欲缺乏，需请医师检查原因、指导治疗，才会获得正常性生活的乐趣。

(2) 性心理：性功能是夫妻生活中重要的和不可缺少的组成部分，生理功能的发挥是以心理驱动为先决条件的。性心理是围绕着性征、性欲和性行为而展开的心理活动，由性意识、性感情、性知识、性经验和性观念等组成。性心理活动比较复杂，除生理基础外，还有社会基础,包括文化、伦理、社会舆论等影响因素。因此,性心理的健康教育要通过医学、生理学和社会学等多方面的知识传播来开展。当然,大多数的年轻新婚夫妇是具有纯洁的心理素质的,在婚前保健时主要是给予正面宣教,树立对于性和性生活的正确态度。

（3）性卫生:外生殖器的解剖结构多皱褶,容易积垢,而且外阴部位具有温暖潮湿的环境,适宜于病原体的生长繁殖。因此,必须保持外阴部的清洁卫生,做到每天清洗并更换内裤。最好在性生活前双方都清洗外阴部,避免因性生活诱发生殖道感染。蜜月性膀胱炎就是因为对性卫生不够重视,在外阴部盲目触摸,频繁的摩擦会增加对尿道口的污染,加上新婚期间身体较疲劳,抵抗力较低,就诱发了泌尿道感染。蜜月性膀胱炎是新婚阶段的常见病,应向婚检对象强调性卫生的重要性。

在新婚期,初次性交活动中,多数情况下女性的处女膜会发生破裂,出现少量出血。但是,有少数女性的处女膜富于弹性而松软,不发生破裂。所以在卫生指导时应告知婚检对象处女膜的特征因人而异,要以科学的态度对待。少见的情况是,阴茎的插入动作过猛,处女膜裂伤出血较多,如流血不止应去医院就诊。

在女性的各个生理期中,性生活应有所节制。月经间期适于性生活,但应控制频度,一般每周2~3次。随年龄增长,或工作繁忙度增加,性生活的频度可相应减少。应指导婚检对象本着爱护和体贴对方的感情去体验性爱,才能得到和谐的性生活。在月经期不宜性交,可能引起月经过多、经期延长、增加生殖道感染的机会,还可能与子宫内膜异位症有关。在妊娠期的前3个月内和7个月后不宜性交,可能引起自然流产、早产、胎膜早破、产前出血等不良后果。产褥期,在分娩后6~8周生殖器官才得到复旧,故产后8周内禁止性交。哺乳期,女性日夜哺乳比较疲劳,会阴部如有损伤修补则有伤疤疼痛,生殖道组织较脆弱,性生活应注意轻柔和适度。

（二）生育保健指导

生殖健康还要求人们能够按自己的意愿有计划地调节生育。生育保健应指导婚检对象了解受孕过程、男女双方必备的受孕条件、计划受孕的方法和受孕前的准备等知识。

1. **受孕过程**　人的生命始于精子与卵子结合之时。精子产生于男性的性腺睾丸,贮存于附睾并继续成熟。性交时通过射精排入女性阴道,活动力强的精子快速向前移动,穿过宫颈、经过宫腔进入输卵管,在女性生殖道行进过程中得到了穿入卵子细胞的能力（获能）,大量的精子停留于输卵管的壶腹部等候着卵子。卵子产生于女性的性腺卵巢,卵子成熟后从卵巢排出,经输卵管的伞部进入管腔,向子宫方向行进。在输卵管的壶腹部,已经获能的精子遇见卵子,即迎头而上,精子的头部与卵子接触后发生顶体反应,随后即穿入卵子的透明带。当一个精子进入透明带后,其结构即发生变化,阻止了其他精子的穿入,以保证在众多的精子中只有一个能力最强的精子能够进入卵子的细胞膜。随后卵子迅速完成第二次成熟分裂形成卵原核,精卵细胞原核合二而一,完成受精的过程。受精卵继续向子宫方向移动,边移动边成长,发育成为囊胚,进入宫腔后与子宫内膜发生黏附、穿透,然后植入内膜,完成着床过程,此过程大约需要7~8天。着床后,囊胚在子宫内继续生长发育,至8周时称为胚胎,已初具人形,B型超声可以见到心管搏动,9周后称为为胎儿,40周为预产期。

2. **受孕条件**　从上述受孕过程可见,受孕必须具备三大基本条件:健康的生殖细胞;通畅和功能良好的运输生殖细胞和囊胚的通道;适宜于受精卵着床和孕育胎儿的环境。

（1）生殖细胞:人类的生殖细胞是精子和卵子,夫妇双方具有健康的生殖细胞,是受孕的先决条件。

精子的发生始于精原细胞。青春期后,在垂体激素调节下,精原细胞经过增殖、生长和成熟分裂演变为成熟精子,全过程约需 74 天,成年男性的睾丸可持续产生大量的精子。对于精子的要求包括数量和质量,正常精液量为 2~6ml,其中精子密度≥$20×10^6$/ml,精子数量≥$40×10^6$,向前运动精子(a+b 级)≥50%,活精子≥50%,正常形态精子≥15%。

卵子的发生始于卵原细胞,从胚胎期就开始第一次减数分裂成为初级卵母细胞,在胚胎 16 周至出生后 6 个月形成始基卵泡。青春期后,在垂体激素调节下,始基卵泡开始生长发育,经过窦前卵泡、窦状卵泡、排卵前卵泡 3 个阶段,直至排卵,卵母细胞才完成第一次减数分裂,成熟为次级卵泡,全过程约需 1 年。一般情况下,生育期女性每个月经周期有 1 批卵泡经历募集、选择,进入生长周期的最后阶段,最终产生一个优势卵泡达到发育成熟状态,排出一个卵子。

(2)运输生殖细胞的通道:形态和功能正常的通道是受孕的必要条件。卵子的通道就是输卵管,成熟卵子从卵巢排出后即被输卵管伞摄取,运送至壶腹部。而精子则需经历三段路程才到达受精部位,第一段路程是从曲细精管随睾丸液流入附睾,在附睾尾部发育成熟后进入输精管;第二段路程是射精通道,从输精管进入射精管,经尿道排放至女性生殖道内;第三段路程是从女性的阴道进入宫颈、宫腔、输卵管,终点是输卵管的壶腹部。这些生物学通道不单纯是精子前进的路径,更是促进精子逐渐成熟并具备受精的能力的必经之路。女性的宫颈分泌黏液,只有在接近排卵时宫颈黏液才变得清稀,便于引导精子通过,精子进入宫腔向输卵管前行途中,精子顶体表面糖蛋白降解,膜电位改变,顶体膜稳定性降低,到达输卵管壶腹部时便具备了受精的能力。在排卵后,宫颈黏液立即变得黏稠,精子就不再能进入宫腔。

输卵管的功能尤其重要,伞端拾卵,壶腹部受精,它不仅运送精子和卵子,提供受精的场所,还将受精卵运送到子宫腔。输卵管的畅通、输卵管黏膜上皮细胞纤毛的运动、输卵管蠕动的频率与幅度等因素决定了受孕的成败,任何程序错误可导致不孕,或者是异位妊娠。

(3)着床和孕育胎儿的环境:正常的子宫及发育良好的子宫内膜是受孕的关键条件。排卵后,在卵巢激素的作用下,子宫内膜转为分泌期,内膜增厚,腺体分泌功能旺盛,间质血供丰富,在排卵后 7 天达到极致,适于囊胚着床。如果该周期有排卵并已经受精形成囊胚,此时恰好到达宫腔,称为同步发育,待囊胚黏附于子宫内膜并植入,受孕的过程就完成了。如果卵巢激素不足,子宫内膜分泌不足,不满足囊胚着床条件,可致不孕或早期流产。

3. 计划受孕 对于有生育意愿的夫妇,如果具备了以上 3 个条件,计划受孕的重点就在于把握适于受孕的时机。

由于精子是源源不断地持续产生的,男性每天都能够提供足够的精子。当然,要给出质量好的精子,除了保持身体的健康状态良好,还要注意房事的频率不宜过密或过疏,一般隔 1~2 天一次房事为宜。

女性则不同,在一个月经周期中只有一次排卵的机会,而且卵子排出后的存活时间仅 1 天,所以受精的时机就在排卵后的 1 天之内。不过,1 天的时间足够长,因为精子排出后在女性生殖道可以存活 3 天左右,排卵前的宫颈黏液、宫腔液及输卵管液营养丰富,能够保护精子。只要在排卵前安排房事,精子先行到达受精部位,等候卵子的到来,就容易受孕。因此,易受孕期是在女性的排卵期,从排卵前 3 天至排卵后 1 天。把握识别排卵期的方法非常重要,观察排卵的征兆有许多方法,自我判断方法常用的有 3 种,简介如下。

(1)日程表法:月经规律的女性,排卵发生于月经前 14 天左右(12~16 天)。如果月经周期为 30 天,则排卵期在周期第 14 ~ 18 天,易受孕期就在周期第 11 ~ 19 天。但是月经周期的规律可能会有一些变化,排卵期也会相应有所提前或推后,实际使用时应根据自身月经周期的规律推算,具体公式为:

$$最短月经周期天数-19 = 易受孕期开始$$
$$最长月经周期天数-10 = 易受孕期结束$$

按此方法计算得出的易受孕期相当粗略,对于月经非常规律的女性有 9 天时间,而对于月经周期规律有波动或不规律的女性可长达 10 多天。因此,单独使用此方法的实用性不强。

(2) 宫颈黏液法:宫颈黏液的分泌受雌孕激素的影响具有周期性变化。随着卵泡的发育,体内雌激素水平逐渐升高,宫颈黏液的分泌量也逐渐增加,至排卵前达到最大量,清澈而透明,可以拉丝超过 10cm 而不断。典型的排卵前宫颈黏液状似新鲜蛋清,这是非常明确的卵泡即将成熟排卵的征象。排卵后在孕激素作用下,宫颈黏液分泌减少,变黏稠似浆糊状。指导妇女观察体会这种“白带”的变化规律,即月经净后没有白带,外阴部感觉是干爽的;但是几天以后有少量的白带出现,外阴部就有湿润感;这种外阴部的湿润度日渐增强,可以感觉到白带自然流出,擦拭外阴部可以见到拉长的丝状黏液;拉丝最明显的那一天称为“黏液高峰日”;随后白带明显减少,呈糊状,月经前外阴部感觉又比较干净。如果妇女能够体会到宫颈黏液的这种变化规律,就能够掌握易受孕期,即从有湿润感开始到黏液高峰日后 3 天为止的期间。宫颈黏液法的原理是基于卵巢激素的变化,比较切合女性生理,具有较强的实用性。

(3) 基础体温法:人体在静息状态下的体温,受孕激素影响处于较高水平,可以反映排卵的规律。测量方法为在连续睡眠至少 6 小时以后,醒来即将预先准备好的体温计放入舌下或腋下测量,保持安静状态,不能说话或起床后再测量,每天做好记录。正常排卵的周期,基础体温表现为双相,即排卵前体温为低温相,大约 36.5℃ 左右;排卵后为高温相,体温较前升高 0.3 ~ 0.5℃,大约 36.9℃ 左右,持续 12 ~ 16 天。排卵一般发生于体温上升前 1 天,至少连续测量 3 个月经周期,可以回顾分析排卵日大约在月经周期的第几天。基础体温的变化发生于排卵后,所以无法预测排卵日。此外,需要说明一点,是孕激素引起基础体温上升变化,少数情况下卵泡发育后没有排卵而黄素化,也有孕激素作用,也可见体温上升。

以上 3 种自我观察排卵的方法均比较简便而且经济,各有其特点,如能结合运用则判断会更加准确,能够帮助夫妇顺利实现受孕计划。其他自我观察方法还有用排卵测试纸条查尿液,从月经周期第 10 天后或接近排卵期开始,每天测 3 次,直至排卵后。比较费时,价格较高,有时试剂还不太稳定,影响准确度。

其他需要去医院做的观察排卵的方法有:超声测量卵泡与子宫内膜;血液生殖激素检测;宫颈黏液检测;子宫内膜组织学检查等。

4. **孕前准备**　计划怀孕的对象应当在孕前做好充分准备。国家提倡适时生育,并且提供免费孕前优生健康检查,应建议对象积极参加。指导要点如下,详细内容见孕前保健章节。

(1) 生育年龄:医学和社会学观点认为最佳生育年龄女性是 25 ~ 29 岁,男性是 25 ~ 35 岁,在这个时期人的生理和心理、工作和生活以及社会适应能力等均比较成熟,能够较好地承担教养子女的责任。同时,这个时期是生殖能力最旺盛的阶段,计划受孕容易成功,正常分娩的几率高,有利于下一代的健康。指导对象全面考虑个人情况来定位,如果有生育计划,应当安排在最佳生育年龄完成。

（2）健康生活方式:平衡的膳食、充分的睡眠和适当的运动是健康生活的基本要素,保持正常体重,还要避免烟酒的危害。以保证在身体健康、没有疾病、营养良好的状态下受孕。

（3）避免不利的环境因素:避免或尽量减少工作和生活环境中的有害理化生物因素影响,如高温、放射线、噪声、重金属、有机溶剂、农药、病毒感染等。加强个人卫生防护,勤洗手、不吃生的或煮得不够熟的肉、蛋、家禽、鱼类和贝类。必要时注射疫苗增强防病能力。

（4）谨慎用药:备孕期间尽量避免服药,但是,一旦生病还是应当在医师指导下服药,以免疾病发展。因为疾病不仅影响本人的健康,还会影响受孕。应积极治疗,痊愈后继续备孕。

（三）节育指导

对于新婚后暂无生育计划的对象,必须授予避免意外妊娠的知识与方法。避孕的本质就是利用科学的方法干扰受孕的必备条件达到暂时性不孕的目的。这一人群的共同特点是生活节奏快,忙于事业而疏于避孕,宜选择安全、有效、可逆、停用后迅速恢复生育的避孕方法,重要的是必须使用方便。短期避孕宜选用短效的避孕方法如避孕套和复方短效口服避孕药;较长时间不打算生育且性生活较规律者,可以考虑长效的避孕方法如皮下埋植剂和宫内节育器。阴道避孕栓/胶冻/药膜的避孕效果较差,而且使用不方便,不宜使用;体外排精和安全期避孕不可靠,不宜使用;长效口服避孕药和避孕针在停用后不能立即受孕,也不宜使用。

即使打算近期生育的对象,为避免劳累和婚庆烟酒对妊娠的影响,也宜提倡短期避孕,宜选用短效的避孕方法。

当发生未避孕的性交或避孕失败时,应及时采用紧急避孕方法来避免意外妊娠,减少人工流产及其可能产生的负面影响。

凡属终身不宜生育者,原则上有病一方应采取绝育或长效避孕措施。

各种避孕方法的避孕原理及具体使用方法详见计划生育章节。

（四）婚前卫生指导的方式

除了上述三大类内容,还应根据婚检对象的年龄、身体健康状况及生活经历,选择提供遗传病和传染病的基本知识、影响婚育的有关疾病的基本知识以及其他生殖健康知识等。在有限的时间里信息量过大,指导效果也不好。在面对面交谈的基础上,还可以提供一些书面资料或音像资料,让婚检对象带回去学习。

集体教育可以采取"新婚学校"形式进行系列讲座,也可以在婚检的等候区域播放专题音像片供婚检对象观看。

环境宣教是在婚前保健的场所设置宣教版面或陈列柜,陈列有婚前保健有关用品,以增加他们的感性认识和宣教气氛。

二、婚前医学检查

婚前医学检查是对准备结婚的男女双方是否患有可能影响结婚和生育的疾病所进行的医学检查,包括病史询问、体格检查、及相关医技检查。

（一）婚前医学检查的主要疾病

1. **严重遗传性疾病** 指由于遗传因素先天形成,患者全部或部分丧失自主生活能力和劳动能力的,目前尚无有效治疗方法的,后代再现风险高且无法进行产前诊断的遗传性疾病,属于医学上认为不宜生育的严重遗传性疾病。

2.　**指定传染病**　指《中华人民共和国传染病防治法》中规定的艾滋病、淋病、梅毒以及医学上认为影响结婚和生育的,可母婴传播的其他传染病。

3.　**有关精神病**　指精神分裂症、躁狂抑郁型精神病以及其他重型精神病,处于病情发作期,丧失婚姻行为能力或具有攻击行为的。

4.　**影响结婚和生育的其他相关疾病**　如重要脏器疾病、生殖系统异常和疾病等。

（二）婚前医学检查的内容

1.　**病史询问**　首先是做家系调查和分析,初步判断双方是否有血亲关系,直系血亲或三代以内旁系血亲;然后询问婚检对象及其家庭成员的健康状况,重点了解既往和现在的疾病史,具体疾病的诊治过程和目前恢复情况等。

在对婚检对象作询问与交谈的同时,观察其神态、动作、逻辑思维与对答表达能力,对疑似有异常状况的婚检对象拟定初筛方案,在随后的体检和医技检查过程中进一步甄别。

在婚前医学检查中对遗传病和精神病的筛查主要依赖病史询问这个环节,获得受检对象及家族病史的信息。因此婚检医师应本着尊重对方的态度,取得服务对象的信赖,并运用人际交流技巧,亲切、耐心地与对象交流,才能获得足够的信息。

（1）双方血缘关系:直系血亲是指本人的上下三代以内的亲属,包括自己和父母、子女、祖父母、外祖父母、孙子女、外孙子女。三代以内旁系血亲是指从祖父母或外祖父母同源而出的亲戚,包括兄弟姐妹、叔、伯、姑、姨、舅、堂兄弟姐妹、表兄弟姐妹、侄子、侄女、外甥、外甥女等。

近亲婚配的弊端在于遗传病的风险,其子代中常染色体隐性遗传病的发生率升高。表兄妹结婚是民间最常见的近亲婚姻,他们的遗传基因大约有 1/8 是同源的,如果他们具有相同的隐性致病基因,其子代具有此基因纯合子的机会增加,即导致遗传病的发生增加。男女双方的血缘越近,对后代的影响越大。因此,为降低出生缺陷,限制近亲婚配是一项有效的措施,必须认真做好此项询问,了解其真实情况。

（2）健康状况:重点询问与婚育有密切关系的遗传性疾病、精神疾病及传染病（如性病、病毒性肝炎、结核病等）史,重要脏器和生殖系统等病史以及手术史。注意所患疾病的诊断、治疗和目前情况等。

（3）个人史:主要询问可能影响生育功能的工作和居住环境、烟酒嗜好、饮食习惯等。

（4）月经史:女性对象应详细询问其月经初潮年龄、月经周期、经期、经量、伴随症状、末次月经等,有助于发现某些可能影响婚育的妇科疾病。

（5）以往妊娠分娩史:既往有妊娠分娩史者,应询问其妊娠分娩情况,特别注意有否不良孕产史。若已生育过出生缺陷或遗传病患儿,应详细询问孕产期的异常情况、致畸因素、家族遗传病史等。

（6）家族史:以父母、祖父母、外祖父母及兄弟姐妹为主,重点询问近亲婚配,和遗传有关的疾病史及其他与家系内传播相关的疾病。对疑遗传性疾病的服务对象和家属,应收集家系发病情况,绘制家系图,判断遗传方式。

2.　**体格检查**　包括综合体检、生殖器官和第二性征的检查。

（1）综合体检:根据全身体检常规要求,按照头部、颈部、胸部、腹部、脊柱四肢循序进行。由于婚检要求在短时间内筛查影响结婚和生育的疾病,需要特别关注的情况详述如下。

特殊体态：对身材特殊者应注意其身高、体重和四肢长度，对肥胖者应注意脂肪分布情况，有助于某些遗传病或内分泌异常的诊断。四肢的活动与步态，不仅和神经、肌肉、骨关节形态有密切关系，还能反映出全身运动的协调情况。如有四肢麻痹、痉挛、震颤、肌肉萎缩、运动不协调而呈现特殊步态和体态者，应特别注意发现某些不宜生育的严重遗传性疾病如强直性肌营养不良，遗传性痉挛性共济失调等。

特殊面容：观察头颅大小，容貌是否特殊。如先天愚型的特征为眼距宽、耳位低、鼻梁塌、口半张、舌常伸出；肾上腺皮质功能亢进的满月脸；甲状腺功能亢进的眼球突出；麻风病的狮面等。

五官：检查视力、听力和发声。如有盲、聋、哑情况，应仔细追问发病经过，验证有关材料，从而鉴别先天或后天致病。此外应注意发现是否存在眼球过小、虹膜缺损、唇裂腭裂、牙齿稀疏等特殊异常情况，有助于某些先天性或遗传性疾病的诊断。

皮肤、毛发、淋巴结：皮肤色素异常、皮疹类型、皮肤感觉障碍、毛发分布、指纹形态、皮下结节或淋巴结、有否闭汗等在检查中均应重视，有助于对梅毒、麻风、多发性神经纤维瘤、先天性外胚叶发育不良等影响婚育疾病的识别。

智力表现和精神状态尤其需要医师仔细观察，必要时可做一些常识、计算、记忆及判断能力测试。

提示患遗传性疾病的一般体征：在婚前医学检查中，如发现有下列16种体征之一者，应考虑遗传性疾病的可能。具体为精神状态异常；智力低下；特异面容，五官异常；先天性聋哑；先天性视力低下；先天性眼畸形；先天性四肢、手、足畸形伴功能异常；先天性头颅畸形、小头或大头；发育迟缓；先天性骨骼畸形；四肢震颤、痉挛、麻痹、共济失调；肌张力异常，过高或过低；肌肉萎缩或假性肥大，肌萎缩多表现在四肢、肩胛部、腰部，假性肥大多表现在四肢；严重贫血，久治无效；明确的非感染性肝、脾肿大；皮肤病变或颜色异常，久治无效。

（2）生殖器检查：女性检查取膀胱截石位，按外阴、阴道、内生殖器顺序检查。①外阴：观察是否有炎症、溃疡、赘生物、异常分泌物等。处女膜除先天性发育异常会影响婚育外，对其完整性不作记录。②阴道检查用棉拭探入并取分泌物做检验。③内生殖器检查经直肠-腹部双合诊，如发现内生殖器存在可疑病变而需作阴道检查时，务必先向受检者本人或近亲属说明理由，征得同意，本人签字后方可进行。检查动作要轻柔细致，避免损伤处女膜。

男性检查取直立位，观察阴囊外观、睾丸大小质地、附睾、输精管、精索、阴茎、包皮、尿道外口位置是否有异常。注意是否有炎症、溃疡、赘生物、异常分泌物等，鉴别包皮过长和包茎。

如从外生殖器和第二性征难以鉴别性别时，可作染色体核型分析，激素测定或性腺活检等以确定性别及性发育异常的类型。

3. **医技检查**　按照2002年原国家卫生部的要求，医技检查分两类，常规检查和其他检查。常规项目是必须做的，其他项目根据需要或自愿原则选择。

（1）常规检查项目：血常规、尿常规、梅毒筛查、血清丙氨酸氨基转移酶（ALT）、乙型肝炎病毒表面抗原（HBsAg）、女性阴道分泌物常规检查及胸部透视。

（2）其他检查项目：乙型肝炎病毒血清学标志、淋病、艾滋病、支原体、衣原体、精液常规、超声、乳腺及染色体检查等。

如乙型肝炎病毒表面抗原阳性，双方均应做乙型肝炎病毒血清学标志检测。如有血清丙氨酸氨基转移酶升高者，应做肝功能试验以了解其传染性及病情。如有淋病可疑，男性取尿道分泌物、女性取宫颈内(或尿道)分泌物做淋球菌培养。男性受检者如检出有可能影响生育的疾病,应做精液分析。需要超声诊断的情况,男性可疑睾丸缺如或隐睾位于腹腔者,女性可疑子宫发育异常、子宫或附件肿块者。

4. **婚前医学检查中的疾病诊断标准**　婚前医学检查检出影响结婚、生育的疾病诊断必须符合"已确诊"、"未治愈"、"影响婚育"这三个标准,如有多个诊断应按其重要性依次排序。

凡属遗传性疾病,虽"已治愈",但仅限于表型治愈,其遗传因素是不可能消除的,对后代仍有影响,仍应出具疾病诊断。如先天性巨结肠手术后、先天性心脏病手术后等。

至于"已治愈"但是对婚育有影响的疾病,属于"异常情况",如因子宫肌瘤而行全子宫切除术后。

在婚前医学检查中发现的异常体征和检验结果,但尚未明确诊断者,也属于"异常情况",不应出具疾病诊断。

5. **婚前医学检查的医学意见**　根据婚前医学检查结果,婚检主检医师应向服务对象提出医学意见,出具《婚前医学检查证明》。婚前医学检查的医学意见包括:

(1) 建议不宜结婚:经检查发现双方为直系血亲、三代以内旁系血亲关系;或患有重度、极重度智力低下,不具有婚姻意识能力;或患有重型精神病,丧失婚姻行为能力或在病情发作期有攻击危害行为。

(2) 建议暂缓结婚:患有指定传染病在传染期内;或患有有关精神病在发病期内;或患有医学上认为应暂缓结婚的疾病。这些对象应接受积极治疗,在治愈后或病情稳定后,婚检医师给予重新评估,最后再给出医学意见。

(3) 建议采取医学措施,尊重受检者意愿:患有终身传染的传染病(非发病期);或为终身传染的病原体携带者;或患有影响性生活的生殖道畸形;或重要脏器功能不可逆转或恶性肿瘤终末期。在此类情况下,对象坚持要求结婚,应充分尊重他们的意愿,但应当给予患者一方积极治疗的建议和健康一方预防保护的建议。

(4) 建议不宜生育:患有严重遗传性疾病者;或女性对象患有重要脏器严重疾病,不能承受妊娠者。使严重的遗传病不再殃及后代,降低出生缺陷率。避免患病妇女的妊娠风险,降低孕产妇死亡率。

(5) 未发现医学上不宜结婚的情形:经检查未发现影响婚育的疾病或异常情况。这是给予大多数对象的建议。

以上各种医学意见中,关于劝阻婚育的难度较大,必须真诚地表示同情并作耐心解释,使其充分知情,能够接受指导并付诸实施。对于暂缓婚育的对象,首先全面分析利弊,使对象明确利害关系,然后指导其及时治疗与随访,帮助其调整婚育计划。

6. **婚前医学检查的转诊**　婚前医学检查实行逐级转诊制度。对不能确诊的疑难病症,应告知服务对象,转至相应的医疗机构进行确诊。一般按以下步骤进行。

(1) 婚前保健服务机构对不能确诊的疑难病症或不具备进一步检测条件者(如梅毒螺旋体抗原血清试验、艾滋病病毒抗体检测及染色体核型分析等),可转至指定的医疗机构或专科进行确诊。

(2) 确诊单位或科室应将诊断结果和检测报告书面反馈给原婚检机构。

(3) 婚检机构应根据转诊的诊断结果对婚育提出医学意见,并进行分类指导。

(4) 如转诊结果仍存在疑点或涉及多种学科时,婚检机构可向本地区婚前保健业务指导机构申请组织专家会诊,以取得统一意见。

7. 婚前医学检查后的随访 对于在婚前医学检查中发现有以下情况,应有专册登记、专人管理、及时做好随访工作。

(1) 对暂时不能确诊的疑难病症或需进一步化验、检查而转诊至指定医疗机构者,应了解最终的诊断结果。

(2) "建议暂缓结婚"、"建议采取医学措施,尊重受检者意愿"或"建议不宜生育"者,应了解其是否已落实相应的医学防治措施。

(3) 对患有和婚育相互影响的某些重要脏器疾病而暂时不宜受孕者,在咨询时已提供避孕指导,应随访其使用情况以避免避孕失败而重复人工流产。

随访方式可根据具体情况而定,可采取门诊来访、电话询问、信函追踪或上门访视等。一般应随访到诊断明确并落实好指导意见为止。

三、婚前卫生咨询

婚前卫生咨询是婚检医师在出具医学意见时,根据本次医学检查的结果和婚检对象提出的具体问题进行解答和提供信息,帮助服务对象在知情的基础上作出适宜的决定。咨询内容通常包含婚育保健、避孕以及疾病相关知识。婚前卫生咨询的特点是涉及婚姻、性与生殖,咨询的疾病有遗传性疾病、精神疾病、传染病、性病和生殖器官疾病等,涉及个人的隐私,与一般的医学卫生咨询有很大不同。做好这项工作需要秉持咨询原则,灵活运用咨询技巧。

(一)咨询的概念

咨询是由具有相关专业知识和资质的咨询者与服务对象就某一问题进行商讨。婚前卫生咨询是由婚检医师针对服务对象提出的问题,运用专门的知识和通俗的语言进行分析和解答,并提供相关的信息以及建议和进行医学指导。

婚前卫生咨询是面对面的咨询,咨询双方除了交换和分享信息外,同时进行心理状态的互换,所以可以给予对象心理上和情感上的支持。而且咨询中服务提供者和服务对象之间相互尊重,彼此平等,没有强迫,服务对象更乐于接受相关的信息,可以更好地为自己做出选择和决定。通过面对面的交流,婚检医师帮助对象确定自己的需求,消除担心或疑惑,澄清错误的概念和谣传,从而更有效地帮助对象。

咨询的方式包括指令性咨询和非指令性咨询。指令性咨询是指咨询者为服务对象作出相关决定并直接告诉服务对象。这种方式主要因为服务对象所咨询的问题涉及国家的法律法规所限制的一些情况,比如,直系血亲和三代以内的旁系血亲禁止结婚等问题。而非指令性咨询是指咨询者对服务对象提出的问题进行分析和解答后,仅提供相关的信息以及建议和进行医学指导,让服务对象根据具体情况自己作出决定。在临床咨询工作中多数情况的咨询是非指令性咨询。

(二)咨询的基本原则

婚前保健医师在咨询中应遵循尊重、负责、参与和互动、告知、知情同意和保密等原则。充分告知咨询目的、相关法律法规以及提供真实信息的重要性;阐明婚前医学检查的有效性、局限性以及检查项目的时限性。规范的婚前卫生咨询应做到以下几点要求。

1. 建立良好的关系 做好有效的咨询服务,婚检医师与服务对象建立良好的关系是关键。婚检医师应尊重对方,并持热情、真诚、友好、关心的态度与婚检对象交谈。

2. 确定对象的需求 婚检医师应认真倾听婚检对象表达的信息和要求,通过提问与归纳,分析判断其确切的需求。特别是存在性问题、生育功能障碍或患有性传播疾病的对象,常负有羞愧、恐惧的心理而欲言又止,婚检医师应循循善诱,深入询问,用同情和爱护的态度,表达对其处境和需求的理解,并帮助其改变不良心态。

3. **尊重对方的价值观** 价值观是人们对事物重要性的衡量标准,婚检医师应尊重对方的价值观,切忌将自己的价值观强加于他人,引起对立情绪。在咨询服务中,常见有价值观与行为不协调的情况。例如在听取"不宜生育"的医学意见时,对象明知下一代再发疾病的风险大,仍不愿放弃生育,执意要碰运气。遇到此类情况,应耐心说明科学道理,帮助其纠正错误观念。

4. **鼓励对象的参与** 在咨询服务中,婚检医师应避免说教式的单向传播信息或讲授科学知识,更不应强求对方接受自己的指导意见。在交谈过程中,要鼓励对象积极参与,提出问题,不断取得反馈,有针对性地深入商讨,解除其疑虑后作出自愿的适宜的选择。

5. **帮助做出决定** 咨询服务最终目的是帮助服务对象做出决定。合适的决定是谨慎的和负责的,在理解与信服的基础上做出的"知情选择",而不是依靠直觉、或依赖于他人意见、或迫于压力勉强接受的决定。

6. **保护隐私** 如发现对象存有个人隐私,应酌情保密。如对婚后性生活或生育无影响的隐私,应予保密;如检出某些影响婚育的疾病,对婚后性生活和生育有明显影响者,应说服对象告知婚配对方,以免婚后发生纠纷,由当事人自己告知或委托婚检医师告知均可。如婚检当天检出有问题的一方情绪尚未稳定,顾虑较大,则可暂缓向对方说明,容许其回去冷静思考,及时随访。

（三）咨询的技巧

婚前卫生咨询是人与人、面对面的交流与对话,具备优秀的咨询技能才能取得良好的咨询效果。咨询技巧包括语言的、非语言的、倾听的和提问的技巧。

1. **语言交流** 语言是人际交流的媒介,说话的技巧直接影响交谈的结果。首先要注意声音的魅力,做到音调低、频率慢、音量小。语言简短,通俗易懂,便于理解。谈话间歇中常问"懂吗"以掌握对象理解程度,多用表扬鼓励语气。最后要求对象复述,以保证其充分理解。

2. **非语言交流** 也称为"身体语言",包括面部表情、身体姿势、手势和动作,可以起到强化语言交流的作用。应面带笑容,注视对方,与对象保持约 1 米的距离,交谈间适当辅助肢体动作如点头、起身关门窗或轻拍肩部等。

3. **提问** 交谈以限制性问题开始,如问年龄、职业等,了解其基本情况,还可以缓解气氛,消除服务对象的紧张情绪。再提追问性问题和非限制性问题,尽量不提诱导性问题。每次提一个问题,语言要适宜。

4. **倾听** 应做到全神贯注,不随意打断对方讲话,边听边有所示意,表示尊重和理解。在倾听过程中准确领悟对方的感受,听毕及时做出反应,概括其需求和咨询目的,并提供针对性的信息,以帮助对象解决问题。

（四）婚前卫生咨询的步骤

咨询的步骤可以分为六大部分,即 GATHER 方法:

1. G(Greeting) 欢迎,迎接、问候对象,是咨询的第一步。让婚检对象有美好温馨的第一感觉,可以缓和气氛,拉近与服务对象的距离,便于进一步咨询的开展。

2. A(Asking) 询问,通过适宜的问题掌握服务对象需要了解或解决的主要问题。咨询者必须采用恰当的咨询技巧,引导服务对象准确地表达出他需要咨询者为他解决的问题。同时,咨询者在进行解答或分析前,应该将服务对象提出的问题进行归纳并向服务对象复述,征得服务对象的认同。

3. T(Telling) 讲述,针对具体问题进行分析、解答和提出医学建议。

4. H(Helping) 帮助,让服务对象在充分知情的情况下,做出恰当的选择,帮助对象做出适宜的选择和决定。

5. E(Explaining) 解释,对于服务对象的任何问题给予认真解释,解释过程同样要求简明扼要、重点突出、不断复述,确认他们对具体问题得到了正确的认知。

6. R(Return,refer,reinforce) 随访、转诊、强化,在咨询结束前,咨询者应该告诉服务对象,再有疑问时可以在什么时间、什么地方、找谁进行咨询。

(五)婚前卫生咨询的内容

婚前卫生咨询的对象主要是经过婚前医学检查的婚配对象,也有要求了解和解决生殖健康问题的新婚夫妇,以及有关的家属或监护人等,咨询内容可根据对象的具体情况有所侧重。

1. **婚育保健** 根据对象的具体情况,提供性与生殖健康咨询,包括新婚期性生理和性卫生保健、孕前保健、计划受孕方法、优生优育等方面的咨询指导,帮助对象制订家庭生育计划并采取相应的措施。

2. **避孕咨询指导** 避孕知识是家庭生活必备的,计划避孕与计划受孕同等重要。应介绍适合新婚至孕前使用的避孕方法的信息,包括避孕原理、适应证和禁忌证、获取方式、使用方法、可能发生的副作用等;帮助对象根据其自身情况,知情选择适宜的避孕方法。

3. **针对医学检查结果的解释及婚育指导意见** 婚前医学检查后,根据病史、体格检查、医技检查结果,如存在与婚育有关的异常情况或疾病时,主检医师在受检双方同意的情况下,向他们详细说明检查发现的异常情况可能产生的后果,并指导他们采取相应预防措施。有关疾病的婚育指导医学意见,根据具体情况按以下原则掌握。

(1)遗传性疾病:遗传病一般不影响结婚,生育问题则应根据疾病的严重程度、子代再发风险与是否具有产前诊断能力等因素综合考虑。一般而言,所有的遗传性疾病,只要能够进行产前诊断,均有生育的可能;反之,严重遗传性疾病,子代再发风险高,且不能进行产前诊断,则不宜生育。在不具备产前诊断条件的情况下,主要依据疾病的严重程度和子代再发风险提出婚育指导意见:①男女任何一方患有某种严重的常染色体显性遗传病,不宜生育;②男女双方均患有相同的、严重的常染色体隐性遗传病或均为相同的、严重的常染色体隐性遗传病的致病基因携带者,不宜生育;③男女任何一方患有严重的多基因遗传病并属于高发家系者,或双方患有相同的、严重的多基因遗传病,不宜生育;④男性患有严重的 X 连锁显性遗传病,避免生育女孩;女性患者不宜生育;⑤女性患有严重的 X 连锁隐性遗传病或为致病基因携带者,避免生育男孩;男性患者可以生育;⑥非严重遗传性疾病,应将疾病发病特点、遗传方式、子代再发风险、是否有产前诊断方法、治疗措施等信息告诉服务对象,是否生育由服务对象决定。

(2)有关精神病:精神疾病对结婚和生育均有影响,根据疾病类型和病情严重程度提出婚育意见:①重型精神病,在病情发作期有攻击危害行为的,不宜结婚;②频繁发作,功能明显衰退的患者,应劝阻结婚;③双方均患有精神分裂症、躁狂抑郁症或其他重型精神病不宜婚配,坚持结婚的,则不宜生育;④有关精神病在发病期,精神分裂症稳定未满两年,躁狂抑郁症稳定未满一年的,暂缓结婚;⑤有关精神病病情稳定者可以结婚,生育问题应根据疾病不同的遗传方式综合分析。

(3) 指定传染病:在婚前医学检查中筛查病毒性肝炎、结核、性传播疾病(淋病、梅毒、尖锐湿疣、生殖器疱疹等)以及艾滋病。①在传染期内的应暂缓结婚;②患有终身传染的传染病(非发病期),或是终身传染的病原体携带者,医学意见为"建议采取医学措施,尊重受检者意愿";③患者治愈后可以结婚,婚后生育时机应根据不同疾病的具体情况决定。

(4) 重要脏器及生殖系统疾病等:这些疾病根据病情严重程度及特点,有些情况下对婚育有影响,根据具体情况给予婚育指导。①已发展到威胁生命的重要脏器疾病或晚期恶性肿瘤,结婚生育会使病情更趋恶化,甚至缩短其生命期限者,应告知结婚与生育对于健康的影响。对于坚持结婚的对象,应提出"建议采取医学措施,尊重受检者意愿"的医学意见。②重要脏器疾病病情比较严重的,应当在病情好转或稳定后结婚。③女性患有严重的重要脏器疾病,不能承担妊娠分娩的,不宜生育。④女性患有某些疾病,生育会使已患病症加重或影响子女健康,如甲状腺功能亢进、糖尿病、肾脏疾病、系统性红斑狼疮等,应接受专科医师的评估,根据病情改善情况考虑生育问题。⑤无法矫治的影响性生活的生殖器缺陷或疾病,如真两性畸形、先天性无阴茎、无睾丸等,应说明情况,以免婚后发生纠纷。对于坚持结婚的对象,应提出"建议采取医学措施,尊重受检者意愿"的医学意见。⑥可矫治的,影响性生活的生殖道发育异常,应该在矫治后结婚。

4. 对检出疾病的就诊指导 在婚前医学检查中发现患有疾病的对象,婚检医师应指导婚检对象去相关医疗机构诊治。

四、部分疾病的婚育指导医学意见

(一)严重遗传性疾病与婚育

1. 智力低下(精神发育迟滞) 根据病因,智力低下可分为遗传性智力低下,非遗传性先天智力低下,后天获得性智力低下,社会性智力低下。在遗传性智力低下中可以由单基因遗传病或染色体病所引起,常伴发其他症状;或者是无异常临床表现,仅表现为智力低下,多为轻型,属多基因遗传。婚育指导原则为:

(1) 重度和极重度智力低下,不具有婚姻意识能力者,不宜结婚。

(2) 双方均为遗传性智力低下者,不宜结婚,坚持结婚者不宜生育。

(3) 染色体病、单基因遗传病引起的智力低下,按不同类型遗传方式进行遗传咨询和婚育指导。

(4) 单纯性智力低下:后代再发风险率>10%者,不宜生育。①女方正常,男方智力低下,后代再发风险率<10%;②女方智力低下,男方正常,后代再发风险率>10%;③男女双方均为智力低下,后代再发风险率50%;④一方为智力低下,已有1名子女为智力低下,再发风险率25%;⑤双方正常,已有1个患儿,再显率<5%;已有2个患儿,再显率>10%。

2. 先天性耳聋 先天性耳聋是指胎儿出生前因耳部病变致出生后即有听力障碍;或致聋病源潜存于胚胎期,而迟至幼年或成年才发病者。遗传性耳聋占先天性耳聋的80%,最常见的类型为常染色体隐性遗传(占80%),其次为常染色体显性遗传(占19%),X连锁隐性遗传占1%。

耳聋患者之间婚配的概率很大,因此在进行婚育指导时,首先要区分是先天性耳聋还是后天性耳聋,如果无法鉴别先天或后天致病,一般按先天性耳聋处理。婚育指导原则为:

（1）常染色体隐性遗传性耳聋：①双方先天性耳聋患者结婚，子代再发风险率约为17%（指两个相同基因型者通婚）。由于目前从临床上还无法鉴别不同的基因型，因此先天性耳聋最好不与先天性耳聋通婚，如已结婚，最好也不要生育。②表型正常的夫妇，如已生育一患儿，说明夫妇双方为相同致病基因携带者，再生育子女，再发风险为25%，不宜再生育。③一方为先天性耳聋，另一方正常，且无耳聋家族史，或为后天性耳聋，不限制生育。

（2）常染色体显性遗传性耳聋：任何一方为患者，子代再发风险50%，不宜生育。

（3）X连锁隐性遗传性耳聋：女性患者或致病基因携带者，受孕后进行胎儿性别鉴定，避免生育男孩（男孩发病概率50%）；男性患者不会遗传给男孩，但女孩均为致病基因携带者。

3. **先天性心脏病** 常见的有房间隔缺损、室间隔缺损、动脉导管未闭、主动脉缩窄及法洛四联症等。遗传方式绝大多数为多基因遗传，少数为常染色体显性遗传或常染色体隐性遗传。婚育指导医学意见为：

（1）心脏功能不能代偿发展到难治性充血性心力衰竭阶段，劝阻结婚，坚持结婚者，提出"建议采取医学措施，尊重受检者意愿"的医学意见。

（2）先天性心脏病患者只要心脏代偿功能正常，结婚不必加以限制。由于多数属于多基因遗传，如果患者一、二级亲属中有先天性心脏病患者，子代再发风险高，生育应慎重考虑。由于先天性心脏病可以通过产前诊断发现，患儿出生后可以接受手术治疗，因此应告知对象子代再发风险、产前诊断时机等有关信息，由对象自己决定是否生育。同时也要考虑患者的心脏矫治情况和心功能情况。

4. **多发性神经纤维瘤病** 遗传方式为常染色体显性遗传。多发性神经纤维瘤半数以上患者伴智力障碍、内分泌障碍，40%患者可伴神经系统病变，主要为颅内肿瘤可致癫痫发作，3%~4%的患者死于肿瘤恶变。本病为致残性遗传病，预后差，双方之一为患者，子代再发风险高，婚育指导医学意见为劝阻生育。

5. **先天性白内障** 遗传方式多数为常染色体显性遗传，也有常染色体隐性遗传。婚育指导医学意见为结婚不受限制，生育按照不同的遗传方式进行指导。

6. **视网膜母细胞瘤** 双侧性视网膜母细胞瘤多属常染色体显性遗传，单侧性视网膜母细胞瘤中有10%属常染色体显性遗传，多数属非遗传性。本病是眼球恶性肿瘤之一，恶性程度高，不仅可以致盲，而且病死率高。婚育指导医学意见：

（1）双侧性视网膜母细胞瘤患者最好不结婚，即使结婚不宜生育。如生育，子女应随访到7岁。

（2）单侧性视网膜母细胞瘤患者中约10%属常染色体显性遗传性，子女再发风险高，不宜生育。如有家人发病，应按双侧性原则处理。

（3）单侧性视网膜母细胞瘤大多数属于非遗传性，散发，子代患病率不高可以结婚和生育，但子女应随访到7岁。

7. **血友病** 遗传方式为X连锁隐性遗传，属致死、致残性遗传病。婚育指导医学意见为结婚不受限制，女性患者及携带者，避免生育男孩。

8. **珠蛋白生成障碍性贫血（地中海贫血）** 遗传方式为常染色体显性遗传，不完全显性。属致残性遗传病，往往有家族史。婚育指导医学意见为结婚不受限制，夫妇一方为患者，子女发病风险高，双方均为患者，子女发病风险极高，在妊娠后需接受产前诊断。

（二）有关精神病与婚育

1. 精神分裂症　遗传方式为多基因遗传。由于精神分裂症患者在发病期间丧失责任能力和自控能力，又服用大量的抗精神病药物，而这些药物有些可致胎儿畸形，加之结婚时的心理和生理负担又可能加重病情，因此婚育指导医学意见应根据病情，主要有以下几点：

（1）男女双方均为精神分裂症患者，应劝阻婚配。如仍坚持要结婚，则应建议不宜生育，采取绝育或可靠的避孕措施。

（2）精神分裂症在病情发作期有攻击危害行为的，不宜结婚。

（3）对频繁发作，功能明显衰退的患者应劝阻结婚。

（4）精神分裂症患者处于发病期应暂缓结婚。

（5）精神分裂症患者病情稳定 2 年以上，可以结婚，如果一、二级亲属中有精神分裂症患者，不宜生育。

（6）精神分裂症患者病情稳定 2 年以上，而且一、二级亲属中没有精神分裂症患者，可以结婚生育。

（7）精神分裂症患者病情稳定未满 2 年，但双方知情，结婚对病情恢复无不利影响的，若坚持结婚，应充分尊重受检双方及其法定监护人的意愿，提出"建议采取医学措施，尊重受检者意愿"的医学意见，告知康复、治疗的建议。

（8）妊娠和分娩可使体内的生理和生化过程发生改变，从而使疾病复发的机会增多，可高达 46.6%。因此，仍接受抗精神病药物治疗的对象，应采取可靠的避孕措施。

2. 躁狂抑郁症　遗传方式有多基因遗传、常染色体显性遗传和 X 连锁显性遗传。婚育指导医学意见同样应根据病情，主要有以下几点：

（1）双方均患本病，或一方患本病另一方患其他精神病者，应劝阻婚配，如仍坚持要结婚，则应建议不宜生育，采取绝育或可靠的避孕措施。

（2）躁狂发作时有攻击危害行为的，不宜结婚。

（3）对频繁发作，功能明显衰退的患者应劝阻结婚。

（4）在发病期内应暂缓结婚。

（5）躁狂抑郁症患者病情稳定 1 年以上，可以结婚，生育问题按照不同遗传方式进行指导。

（三）指定传染病与婚育

1. 病毒性肝炎　病毒性肝炎是由肝炎病毒所致，以肝脏炎症和坏死为主的传染病。常见的有甲肝、乙肝、丙肝、丁肝和戊肝 5 种肝炎病毒，其中乙肝、丙肝和丁肝可经血液、母婴、性接触传播，具有病毒携带者。婚育指导医学意见为：

（1）急性病毒性肝炎：在传染期应暂缓结婚，最好在肝功能恢复 3 ~ 6 个月后结婚。由于甲肝和戊肝不会演变为慢性肝炎和病原携带者，肝功能恢复后不影响患者婚育。

（2）慢性病毒性肝炎和病毒携带者：由于乙型病毒性肝炎在我国发病率比较高，以乙肝为例：①非活动性 HBsAg 携带者：血清 HBsAg 阳性、HBeAg 阴性、抗-HBe 阳性或阴性，HBV DNA 检测不到，ALT 在正常范围，不限制其结婚生育；②慢性 HBV 携带者和慢性乙型肝炎：可提出"建议采取医学措施，尊重受检者意愿"的医学意见，女性患者孕前应该接受专科医师的评估。还应告知对象采取相应的医学防治措施，如使用安全套；戒烟酒，合理营养，避免过劳;定期复查肝功能、甲胎蛋白、肝脾超声;一方 HBsAg 阳性,另一方抗-HBs 阴性应注射乙肝疫苗,预防婚后因密切接触可能引起感染等。

2. **肺结核** 是结核分枝杆菌导致的慢性肺部感染性疾病,主要传播途径是肺结核患者与健康人之间的空气传播,痰中排菌者称为传染性肺结核;其次是生活密切接触,通过被结核菌污染的食物、物品等间接传播。婚育指导医学意见为,活动性肺结核患者应适当隔离,积极进行抗结核治疗,待肺部活动病灶消失,痰菌阴性后再安排结婚。患肺结核的女性也应先彻底治愈,再择时生育。

3. **淋病** 淋病的主要传播方式是性接触传播。婚育指导医学意见为暂缓结婚,治愈后可以结婚和生育。性伴应同时接受检查、治疗。若尚未治愈而双方坚持结婚,应尊重其意愿,说明本病传染性极强及其危害,提出相关医学措施,避免疾病传播,婚后继续治疗和定期复查至痊愈。

4. **梅毒** 主要通过性接触传播,也可通过间接接触等途径传播,还可以通过胎盘由母亲传染给胎儿。婚育指导医学意见为:

(1) 凡确诊为早期梅毒者应暂缓结婚。

(2) 早期梅毒在正规治疗后达到临床治愈及 RPR 滴度下降 4 倍以上(即下降 2 个稀释度)可以结婚。婚后仍需定期复查,RPR 转为阴性即为血清治愈,在 RPR 转阴性后安排生育为宜。

(3) 患者在一期、二期梅毒或早期潜伏梅毒确诊之前的 3 个月内,如婚配对方曾与之有过性接触,虽 RPR 检查为阴性,仍可能已被感染,应给予治疗。

(4) 若未达到以上要求而双方坚持结婚,应尊重其意愿,提出相关医学措施,避免疾病传播,婚后继续治疗和定期复查。

5. **尖锐湿疣** 性接触传播是主要的传播途径,在分娩过程中胎儿经过患尖锐湿疣母亲的产道或生后与患病的母亲密切接触而受染。婚育指导和医学意见为暂缓结婚。经治疗去除疣体后建议观察 6 个月左右,如无复发可考虑婚育为宜。若疣体未消失,双方坚持结婚,应尊重受检者意愿,提出有关医学措施,避免疾病传播,在婚后定期复查。

6. **生殖器疱疹** 传播途径包括性接触传播和母婴传播。婚育指导医学意见为暂缓结婚,应在排毒减少及无疱疹后考虑婚育为宜。若疾病未愈,双方坚持结婚,应尊重受检者意愿,告知该病的复发性、传染性、对胎儿的危害等,提出有关医学措施,避免疾病传播,在婚后定期复查。

7. **艾滋病** 主要传播途径是性接触传播、经血液传播、母婴传播。由于疾病的性传播特点,通过密切的性接触导致健康一方感染的风险是明显的,应向对方说明感染的事实。和医学意见为尊重受检者的意愿,但必须采取相应的医学措施,避免疾病传播。

(四) 生殖系统发育异常与婚育

1. **女性生殖器官的发育异常** 常见的有处女膜闭锁、先天性无阴道、阴道闭锁、阴道横隔、阴道纵隔、先天性无子宫、始基子宫、子宫发育不良、双子宫、双角子宫、鞍状子宫、纵隔子宫、单角子宫、残角子宫、卵巢发育异常、先天性卵巢发育不全等。生殖器官的发育异常对性生活和生育能力有不同程度的影响,严重者无法进行性生活或没有生育能力。阴道的发育异常通常需要在矫治手术后才能够进行性生活,子宫和卵巢的发育异常则通常影响生育,子宫的发育异常有时能够怀孕,但常导致孕期、产时或产后的病理现象如流产、异位妊娠、子宫破裂等。婚育指导意见需根据具体情况,向男女双方讲清楚女方的情况对性生活及生育能力有什么影响及影响程度、是否可以进行治疗、治疗的方法以及治疗后对性生活及生育能力恢复的程度。让他们在充分知情的情况下自己做出是否结婚与何时结婚的决定。

2. **真两性畸形**　是指性腺包含有卵巢和睾丸,或卵睾,而染色体性别可以有不同的类型,如:46,XY/46,XX、46,XX/47,XXY、46,XY/45,X0、46,XX、46,XY。外生殖器介于两性之间,呈男性、女性、或男女性兼有。婚育指导意见为原则上应劝阻结婚,如果双方坚持结婚,必须向男女双方讲清楚:可以通过矫形手术或切除某些性腺后再结婚,但没有生育能力;保留男性生殖器者无性能力,让双方在充分知情的情况下进行决定。

由于性发育的异常,这类患者在婚育、身心、生活、学习等诸方面都存在一系列问题,必须正确的诊断和处理。

3. **假两性畸形**　女性假两性畸形,性腺为卵巢、染色体核型为46,XX,外生殖器类似于女性,有男性化表现,乳房不发育。婚育指导意见为外生殖器可以作矫形手术,早期药物治疗可促使女性生殖器官的发育和月经来潮,甚至有受孕和分娩的可能。

男性假两性畸形,性腺为睾丸,染色体核型为46,XY(混合型性腺发育不全为嵌合体),外生殖器类似于男性。根据原社会性别、本人意愿及畸形程度予以矫正,原则上应矫治为女性外生殖器及行人工阴道术为妥,对位于腹股沟或腹腔内的睾丸应该予以尽早切除。婚育指导意见为无生育能力,至于是否结婚、何时结婚的决定,尊重双方在充分知情的情况下的选择。

4. **男性生殖器官发育异常**　阴茎发育异常包括尿道下裂、尿道上裂、包茎与包皮过长、小阴茎、隐匿阴茎、阴茎弯曲。睾丸发育异常包括隐睾、小睾丸(克氏综合征)、先天性无睾丸。不同类型男性生殖器官发育异常可能会对性生活或生育能力造成一定影响。婚育指导意见与女性生殖器官发育异常的表达相同,需根据具体情况,向男女双方讲清楚男方的情况对性生活及生育能力有什么影响及影响程度、是否可以进行治疗、治疗的方法以及治疗后对性生活及生育能力恢复的程度。让他们在充分知情的情况下自己做出是否结婚与何时结婚的决定。

第三节　婚前保健管理

自1980年代起,为了在医学上贯彻落实《婚姻法》的有关婚配原则,我国实行婚前保健制度以来,各地的婚前保健工作从无到有逐步建立健全,都是在国家和地方的卫生行政部门的领导和支持下进行的。

原国家卫生部在1980~1985年期间,全国范围内分片、分批、分期组织举办了婚前保健医师培训班。1986年制定发布了我国第一个《婚前保健工作常规(试行)》和《异常情况分类指导标准(试行)》,组织编写了婚前检查医师工作手册《婚前保健工作指导》。2002年6月又发布了修订后的《婚前保健工作规范(修订)》,为婚前保健工作提供了"有法可依、有规可循"的依据,促进婚前保健工作的科学化和规范化。目前,婚前保健的质量管理依据此规范,各地的执行情况可以高于此规范标准。

一、婚前保健服务机构与人员的管理

（一）婚前保健机构与人员的审批

1. 从事婚前医学检查的机构，必须是取得《医疗机构执业许可证》的医疗、保健机构，经其所在地设区的地（市）级卫生行政部门审查，取得《母婴保健技术服务执业许可证》。

机构的设置规划应当方便服务对象，在一个县级行政区一般设置一个机构，多数设在妇幼保健院。

从事外国人、港澳台居民和居住在国外的中国公民婚前医学检查的机构（涉外婚检机构），应是具备上述条件的省级机构。特殊情况下，经省级卫生行政部门同意，可以为设区的地（市）级或县级医疗保健机构。

2. 从事婚前医学检查的人员，必须取得《执业医师证书》和《母婴保健技术考核合格证书》，主检医师应具备主治医师以上技术职称。

（二）婚前保健服务机构基本标准

县级以上医疗、保健机构，具备下列条件：

1. **房屋要求** 分别设置专用的男、女婚前医学检查室，有条件的地区设置专用的综合检查室、婚前卫生宣传教育室和咨询室、检验室及其他相关医技科室。

2. **设备要求** 男、女婚前医学检查室内备有必需的检查设施、消毒物品和污物处置设施，检查区域能够保护受检者隐私。宣教室内备有生殖健康知识的挂图、模型、音像设备等宣教设施。咨询室内备有男女生殖器模型、图片等辅助教具及常用避孕药具等。还应具有开展与检查项目相应的医技检查设备。涉外婚检机构应具备检测艾滋病病毒的设备。

3. **环境要求** 婚前保健服务环境应严肃、整洁、安静、温馨，布局合理，方便群众，有利于保护服务对象的隐私，防止交叉感染。在明显位置悬挂《母婴保健技术服务执业许可证》、检查项目和收费标准、检查流程等。

（三）婚前保健服务人员的配备

婚前保健服务机构应根据实际需要，配备经培训通过考核的男、女婚检医师、主检医师和注册护士，合格的检验人员和经过培训的健康教育人员。涉外婚检机构的婚前保健服务人员，要具备一定的外语水平。

1. **婚前保健医师的职责** 共有十一条，主要是应当按照《婚前保健工作规范》实施婚检；遵循"严肃、亲切、认真、守密"的工作原则，既要保护服务对象的隐私，又不得弄虚作假；认真核对服务对象的证件和照片，以防冒名顶替；由同性别医师检查生殖器官；严格遵守操作规范，确保医疗质量，防止医源性交叉感染；提供婚前卫生咨询服务，对影响结婚和生育的疾病或异常，应征求主检医师意见后提出医学意见（如有异常情况，请当事人自己向对方说明。在受检双方同意的情况下，向双方说明可能发生的后果，并指导双方采取有关措施）；逐项填写《婚前医学检查表》和《婚前医学检查证明》；对于疑难病例，经主检医师复查后，转指定医疗机构会诊并随访；发现可以矫治的疾病，应根据具体情况及时处理，或转诊至有条件的医疗机构；做好登记和统计报表工作，保证各种原始资料内容齐全；加强业务学习，积累病例分析研究，提高工作质量，接受考核。

2. **婚前保健主检医师的职责** 有7条，主要是依据《婚前保健工作规范》，除承担婚前

保健医师的职责外,还负责机构内婚前保健工作的质量管理和技术指导;对《婚前医学检查表》和《婚前医学检查证明》复审并签字;对婚检中发现的异常情况或影响婚育的疾病进行复查,记录补充病史及体征,复核诊断依据和医学意见,向婚检当事人说明后签字;对婚检不能确诊的疑难病例及不宜生育的严重遗传性疾病,审核后转诊,然后依据反馈的确诊结果填写《婚前医学检查证明》;对于医学上认为"不宜结婚"、"暂缓结婚"、"不宜生育"或"建议采取医学措施,尊重受检双方意见"的婚检对象,耐心讲明科学道理,提出医学意见,进行重点咨询指导;定期对《婚前医学检查表》和《婚前医学检查证明》进行质量检查并记录,每季度进行质量分析,组织讨论,针对问题采取改进措施;审核本机构各种登记资料及统计报表,定期分析总结,提高工作质量,接受考核。

二、婚前保健服务工作质量的管理

省级卫生行政部门负责婚前保健服务的质量管理工作。依法开展对婚前保健机构和人员的监督管理,实行逐级管理制度。

省级、地市级妇幼保健机构协助卫生行政部门做好辖区内婚前保健服务的业务管理工作,承担卫生行政部门交办的培训、技术指导等日常工作及其他工作。

婚前保健机构的主管领导和主检医师,负责本机构婚前保健服务的技术管理工作。

（一）服务质量管理

首先是建立健全各项工作制度。如机构和人员的管理制度,人员培训制度,业务学习制度,疑难病例讨论制度,转诊与会诊制度,质量分析与管理制度等。严格遵守法律、法规和规章制度,在核准范围内开展婚前保健服务,积极开展婚检医护人员的技术培训与考核、业务学习、疑难病例讨论和资料统计分析等活动,提高疾病诊断和医学指导意见的准确性,改善服务态度,提高服务对象的服务满意率。

（二）实验室质量管理

婚前医学检查中的各项检验项目,应按临床检验规范及质量控制标准进行。检验人员应严守操作规程,出具规范的检验报告。

（三）信息资料管理

1. 专人负责管理,定期统计、汇总,按原国家卫生部统计报表要求,按时逐级上报,并做好信息反馈。各机构的信息管理人员须经培训,与主检医师沟通做好报表与原始资料核对工作,力求完整、准确。

2. 建立"婚前医学检查登记本"、"婚前医学检查疾病登记和咨询指导记录本"、"婚前保健业务学习、讨论记录本"等原始本册,各项记录完整,本册整洁。可作为规范管理和科学研究的重要资料,以便根据记录作分析,总结经验,查找问题。

3. 婚前医学检查表应妥善保存,以做到对个人隐私保密。

（四）《婚前医学检查表》及《婚前医学检查证明》的管理

1.《婚前医学检查表》及《婚前医学检查证明》分"国内"和"外国人、港澳台居民、居住在国外的中国公民"两种,格式由原国家卫生部统一规定,由各省级卫生行政部门印制。

2.《婚前医学检查表》是婚前医学检查的原始记录,是出具《婚前医学检查证明》的依据,应逐项完整、认真填写,并妥善管理。

3.《婚前医学检查证明》是法律规定的医学证明之一,格式由原国家卫生部统一规定,各省级卫生行政部门印制。由婚检医师填写,主检医师审核签名,婚检单位加盖婚前医学检查专用章。

《婚前医学检查证明》分两联,存根联由婚前保健服务机构存档保存,另一联交受检者,男女双方在结婚登记时,须将《婚前医学检查证明》或《医学鉴定证明》交给婚姻登记部门。

4.《婚前医学检查表》的保存同医疗机构住院病历,保存期一般不得少于 30 年。《婚前医学检查证明》的保存同门诊病历,保存期一般不得少于 15 年。婚检机构应逐步以电子病历的方式保存《婚前医学检查表》和《婚前医学检查证明》。

(刘晓瑷)

第五章

孕产期保健

孕产期保健是妇女保健的重要内容,这一时期妇女将经历妊娠、分娩、哺乳等重要阶段,保健的质量与母儿的健康及安全息息相关,同时将影响评价人群健康的两项重要指标,孕产妇及婴儿死亡率。因此孕产期保健对个人和社会影响深远,意义重大。

第一节 概 述

本节将对孕产期保健的定义及保健的内容进行介绍,包括我国目前的情况和国际的一些标准。

一、孕产期保健的定义

孕产期保健(maternal health care,MHC),是从生命的准备阶段即受孕前的准备阶段开始,到新生儿的早期阶段,包括孕前、孕期、分娩期和产褥期的全程保健。孕产期保健是综合应用妇产科学、胎儿医学、新生儿学、营养学、心理学、运动医学等的理论、适宜技术和方法,以孕产妇和胎婴儿为主体,以保障母子健康,促进两代人的生命质量为目标,提供生理、心理、社会多方面的综合保健服务。

孕产期保健的核心内容是围产保健(perinatal care),围产保健与围产期的范围不同,围产期的时间跨度通常不包括孕前和产褥期全程。

围产期根据社会经济及医疗卫生水平不同,各个国家采用的定义有所不同。目前常用的有以下 4 种分类:

- 围产期 I:妊娠满 28 周(胎儿或新生儿出生体重≥1000g)至出生后生 7 天内。
- 围产期 II:妊娠满 20 周(胎儿或新生儿出生体重≥500g)至出生后生 7 天内。
- 围产期 III:妊娠满 28 周(胎儿或新生儿出生体重≥1000g)至出生后生 28 天内。
- 围产期 IV:胚胎形成至新生儿出生后 7 天内。

围产期 I 是世界卫生组织(WHO)推荐,在 1976 年被国际妇产科联盟(FIGO)所采纳,并于 1981 年在我国全国围产医学学术会议时推荐采用。在发达国家目前多采用围产期 II 的定义,围产期定义是统计围产儿死亡率的依据。我们必须理解围产期的定义是相对的概念,特别是在我国不同地区社会经济和医疗水平发展十分不平衡,对于孕 28 周以前的胎儿,有条件的就应该积极的抢救,特别是在一些医疗技术水平和硬件水平较好的单位,不能简单的因为我国采用的是围产期 I 的定义,28 周以前的"流产儿"死亡并不纳入围产儿死亡而忘记了医师的本应承担的责任和义务,对生命表现出可怕的冷漠。近年有些医疗纠纷正是由于对围产期定义的理解的绝对化所引起的。

二、孕产期保健的内容

（一）孕产期保健的服务对象

孕产期保健的直接服务对象包括孕产妇和她们的胎婴儿，间接对象包括孕产妇的家庭，特别是其配偶，一些保健的知识必须要他们掌握才能更好地保障孕产妇和胎婴儿的健康，配偶的健康状况，包括营养状况、疾病感染状况都会对孕产妇和胎婴儿的健康造成影响。

（二）孕产期保健的分期

孕产期保健可分为孕前期、孕期、分娩期和产褥期，孕产期保健是关系到孕产妇和胎婴儿两代人的健康，胎婴儿的健康是受父母的健康状况所影响的，当胎婴儿成年后，准备孕育他们的下一代时，他们的健康必然会对其后代造成影响。所以孕产期保健在人类繁衍的过程中起到了承上启下十分重要的作用，要提高人类的健康素质必须从孕产期保健开始抓起。目前孕产期保健一般是从婚前或孕前保健开始，受精卵形成后对母亲的保健包括孕早期、孕中期、孕晚期、分娩期及产褥期各期的连续系统保健，对子代的保健包括胚胎期、胎儿期及新生儿期连续系统保健。

孕产期保健的分期只是从时间上将整个系统的保健进行区分，以便针对不同时期的健康问题提供重点的指导和服务，但这并不意味着不同时期的更替存在质的区别，而且不同的个体存在着很大的差异。如孕早期常见的早孕反应（morning sickness）很大一部分孕妇会在孕 12 周以后消失，但有的会持续存在，这就要求从事孕产期保健服务的专业人员继续提供服务和支持，做到服务的个体化。

（三）孕产期保健服务的原则

为了加强和规范孕产期保健服务，1998 年世界卫生组织讨论并通过了孕产期保健服务的十条原则，在其成员国得到了广泛的认同，这十条原则是：

1. 对于正常的妊娠期和分娩期的保健应该去医疗化（demedicalized）。这意味着孕产期保健的基本服务应该尽量少采用医疗技术性的干预措施。绝大部分妇女妊娠生育是一个正常的生理过程，应该更多从健康促进的角度为孕产妇提供支持，从专业的角度调查了解存在于当地社区中的问题，找寻科学的证据，采用丰富多彩的方式如讲座、咨询、沙龙、书籍、小册子、宣传板、画或录像、多媒体等非医疗性的干预措施，促使孕产妇养成健康的生活方式，并了解孕前、孕期、分娩期、产褥期、新生儿期保健的重要性，以及不同时期的生理、心理特点、保健要点、心理保健、营养及运动等相关知识，加强自我保健的意识。工作中绝不能将孕产妇简单地视为"患者"，过度地依靠医疗技术性措施。

2. 孕产期保健服务必须建立在合理的技术支持之上，这包括了用于解决围产期特定问题所需的一系列方法、手段、技术、设备以及其他的工具。原则上要求必须降低这些技术的过度使用，尽量使用简单有效的技术替代那些复杂、繁琐的技术。从事孕产期保健服务的专业机构和人员应根据本地服务对象的社会、经济、文化等具体情况，并充分考虑自身资源的配置，参考目前循证医学（evidence-based medicine）研究的最新进展，针对不同的个体制定合理、适度的保健、检查、干预的方案。尽可能地减少医疗性的干预，减少医疗资源的浪费。

3. 孕产期保健服务应该建立在循证医学的证据基础之上，提供的服务应该是目前最佳的研究证据所支持的，在可能的时候应该参考随机对照研究的结果。医学长期以来被认为是经验的科学，一名经验丰富的老医师会得到患者更多的信任，不可否认，个人的经验在医疗的决断上有十分重要的作用，但如果只凭个人的经验行医，往往效果不令人满意，因个人经验是有限的,或片面的,有时甚至是错误的。循证医学是近 10 多年来兴起的,是信息化发展的产物,循证医学要求对于各项医疗保健,以及卫生政策等干预措施必须建立在找寻、遵循最佳证据基础之上。目前在世界范围内,医疗保健专业人员正进行着许多科学研究,而那些设计严密的多中心、大样本,随机临床对照试验(RCT),得出的结论往往是客观的,科学的,可作为很强有力的证据。目前在产科、新生儿疾病的处理等许多方面均有了循证医学的评价。对于那些基于大样本随机对照研究基础上的Ⅰ级证据,可以作为医疗保健工作中的重要参考,但在应用循证医学证据的时候,必须考虑服务对象和自身的具体情况,不能照搬照套。比如世界卫生组织进行的多中心的随机对照研究孕产期保健的次数在 4 次就能达到较好的效果,相比更多次的检查并无额外的益处。但我们注意到这些研究是在发展中国家中做的,而在英国进行的类似研究显示当孕产期保健的次数少于 7 次时,孕产妇的满意度会下降,两者都是随机对照试验研究的结论,证据级别均为Ⅰ级,但在应用时必须考虑试验人群的社会、经济、文化、教育等各方面的差异。特别是在我国地区间经济、文化存在着巨大差异,沿海发达地区能和发达国家媲美,而西部内陆地区还十分落后,在应用循证医学制定孕产期保健服务的时候必须注意考虑当地人群的实际情况,做到因地制宜。

4. 孕产期保健服务应该地区化,个体化,必须根据当地的实际情况,利用有效的转诊系统,以保证从一级保健到三级保健的顺利实现。虽然一个地区的疾病流行、风俗、文化等存在着一致性,但我们在提供孕产期保健服务时面对的服务对象是个体,每一个单独的个体都有区别于他人的特征,因而在提供服务的时候必须做到个性化。比如孕期补钙的问题,对于大部分中国人群,孕期膳食摄入钙的剂量不能达到 RDA 推荐的 1200 ~ 1500mg 的标准,补充钙剂有一定的益处,但如果一名孕妇每天牛奶的摄入量能达到每天 500ml 以上,而且没有缺钙的临床表现,那就不一定建议其额外补充钙剂。所以在提供孕产期保健服务时,必须对服务对象的心理、营养、运动、生活习惯及行为进行具体的了解和分析,提供个体化的指导意见,为每一位孕产妇提供最适合的服务。

5. 孕产期保健服务应该是多学科参与的,包括助产士、产科医师、新生儿科医师、护士、健康教育者以及社会工作者。围产医学的产生和发展本身就是多学科合作的产物,孕产期保健不单需要围产医学领域的专业人员,还需要健康教育、社会工作者参与。围产医学也不可能单靠产科或保健科医师完成,现代围产医学已衍生出产内科、产外科和胎儿医学,未来的发展必然会有更多学科参加。产科、新生儿科是围产医学的两支基本队伍,但结合情况参差不齐,有紧密,也有松散,甚至未结合的。产儿科的结合点只从胎儿出生即新生儿诞生那一刻起,这将难以推动围产医学的发展,两者的结合面越广,学科的相互促进越好。胚胎、胎儿期两科结合,甚至从孕前保健就结合可能更好,国外两科在一起组成的母胎医学(maternal-fetal medicine)就是好例子。此外,医学的其他部门,基础医学中遗传、病理、生理、胚胎、营养、心理以及医学影像学、检验学均与围产医学密切相关,近年新兴的学科—急救学也是围产医学不可缺少的合作伙伴,对降低孕产妇及围产儿死亡率有着密不可分的作用。

6. 孕产期保健服务应该是整体的全面的,应该对关注服务对象(包括孕妇、她们的孩子和家庭)智力、情感、文化等各方面的需要,而不仅仅是生物学上的保健。妇女从准备妊娠,繁衍后代那一刻起,首先在心理上会产生变化,会担心社会环境、职业因素等是否会对将来的胎儿造成影响,在社会适宜方面可能出现问题。怀孕后一系列生理的变化,又会在营养、运动、甚至交通出行等社会生活方面出现新的问题。这些都需要专业人员提供科学的指导。

7. 孕产期保健服务应该以家庭为中心,提供的服务不仅要直接满足孕妇及其孩子的需要,还必须考虑其配偶、家人和朋友的需求。

8. 孕产期保健服务应该适合当地的文化,服务的内容和方式可以根据文化风俗的不同进行适当的调整。

9. 孕产期保健服务应当有妇女本人来决定是否接受。每个人的价值观、信仰不同,在提供孕产期保健服务的时候必须尊重妇女本人的选择,不能把医师及专业人员的观点强加于服务对象。比如对于先天愚型的筛查,在一些信仰基督教的妇女,认为腹中的胎儿是上帝赐予的,无论是否存在这种缺陷,她都会选择继续妊娠,是否进行产前这一疾病的筛查应由妇女本人自己决定。

10. 孕产期保健服务应该充分尊重妇女的隐私、尊严。在进行孕产期保健时经常会涉及妇女的隐私,如孕产史、性传播疾病史、家族史等,许多情况下妇女是不会轻易告知他人的,但为了胎儿的健康,她往往会如实告知医师,这时作为专业人员必须十分重视妇女隐私保护,包括询问病史的技巧、诊断室的设计、病房产房的设计都应充分考虑这一因素。

(熊庆 肖兵)

第二节 孕 前 保 健

要提高人口素质,婚前就应该重视保健工作,但由于我国取消了强制婚前检查的政策,许多新婚夫妇错误认为婚前检查无关紧要。许多健康问题当怀孕后再治疗处理可能为时已晚,因此孕前保健变得更为重要。

一、孕前卫生指导

(一)身体生理条件的准备计划

受孕应该在夫妇双方都处于精力旺盛、体格强壮、身心放松的条件下进行。在疾病活动期应该避免受孕,如患有活动性肝炎、活动性肺结核、急性肾炎、甲亢、心肌炎等疾病,应暂时避孕,待疾病治愈恢复健康后,在专科医师指导下怀孕。心功能Ⅱ级以上,慢性肾功能不全等不宜妊娠。对于患有性病未经过诊治或尚未治愈者,应该等待疾病治愈再受孕。

(二)健康生活方式的培养

1. **重视合理营养,维持膳食平衡** 注意蛋白质、维生素和微量元素的摄入,不偏食,食用加碘盐。孕前补充叶酸对预防神经管畸形有重要意义。培养良好的饮食习惯,注意饮食卫生,食物应洗净烹饪熟后食用,避免食用变质食物。

2. **戒烟戒酒** 主动吸烟和被动吸烟都会影响胎儿的生长发育。烟草中含有尼古丁、氢氰酸、一氧化碳等有害物质,不仅危害身体健康,而且对生殖细胞和胚胎发育也有不良影响。被动吸烟也会危及生殖细胞的质量。酒精对生殖细胞也有不良影响,酒后受孕及男性大量饮酒,会增加胎儿酒精综合征的发生率。

3. **远离宠物** 猫狗可能传染弓形虫病,孕妇感染弓形虫病会引起流产或胎儿畸形和发育迟缓。因此,家里养有宠物者,在计划受孕时,应将宠物寄养出去,避免接触。

4. **避免环境污染暴露** 对胎儿有害的污染物质包括:有机汞、铅、砷、镉等重金属;多环芳香烃、亚硝基、烷基、苯类、酚类、四氯乙烯等化合物;黄曲霉素;一氧化碳、高浓度二氧化碳等有害气体;有机磷等农药。高温作业环境及接触放射性核素环境亦可能对胎儿产生有害影响。计划怀孕的妇女应安排脱离有害的职业环境。计划做父亲的男子也应该避免接触环境致畸物质。

　　5. 养成合理的作息制度。

（三）预防感染

　　孕前检查 TORCH，没有感染过风疹病毒和乙肝病毒表面抗体阴性者，应在怀孕前 3 个月至半年接种风疹疫苗和乙肝疫苗。未感染弓形虫的妇女应注意尽量避免接触猫狗等宠物，无法避免时应加强卫生防护措施。如有梅毒感染的妇女应抓紧时间做正规治疗。

（四）调整避孕方法

　　计划怀孕决定后，要调整避孕方法。如果用口服避孕药避孕的应停药；如用宫内节育器避孕的，应取出节育器。一般都要在停药和取器后再受孕，如果使用长效避孕药物，则需要停药半年以后再受孕。

（五）选择受孕年龄

　　要避免 18 岁以前及 35 岁以后的过早和过晚生育。过早生育，母体发育不成熟，妊娠并发症发病几率增加。妇女在 35 岁以后所生子女中先天愚型患儿明显增高。

二、孕前咨询

　　在孕前卫生保健的基础上，孕前咨询的服务对象主要是针对曾经生育过出生缺陷或是有过异常妊娠史的家庭，评估本次妊娠发生出生缺陷的风险。

（一）造成出生缺陷的因素

1. 遗传性因素

　　（1）染色体病：先天染色体数目异常或结构畸变而发生的疾病。可来自父母遗传或胚胎发育过程中发生突变。包括常染色体及性染色体数目异常，由于染色体缺失、移位、倒位等引起的染色体机构异常。

　　（2）单基因病：这类疾病符合孟德尔遗传规律，包括常染色体显性遗传病、常染色体隐性遗传病、性染色体连锁遗传疾病。要明确单基因病的遗传风险，首先要确定遗传方式，许多显性遗传病由于外显不全或发病较晚而不易致病基因携带者，隐性遗传病也常因表型正常而难以辨识，这些都是造成家系分析困难的原因。

　　即使已经确定遗传方式，按照孟德尔遗传规律计算出的前风险也常常偏离实际，因为有一些信息在依照孟德尔遗传规律计算时未被考虑在内，如：已出生患病子女数等，为了时计算更接近实际，把 Bayes 定理应用于风险率的计算。把孟德尔定律推演来的前风险与家系调查和临床检验所获的其他补充资料（即条件风险）结合起来，可以使风险估算更接近实际。

　　（3）多基因病：由遗传和环境多种因素共同决定。遗传基础不是一对等位基因，而是多对基因，各基因之间呈共显性并受环境因素影响，在疾病的发生过程中，环境因素通常具有重要意义。包括一些常见病和常见的先天畸形，以及许多成年人常见的慢性病。如唇腭裂、神经管缺陷、高血压、糖尿病、胃溃疡、精神分裂症等。

　　有一系列因素能影响多基因病风险率的大小，在估算多基因病的再发风险时应予以考虑。

　　1）遗传率：多基因疾病的特点是环境和遗传因素共同起作用，但针对不同的疾病，两种因素所起作用的大小是不同的。遗传因素在某一疾病发病中作用的大小称为该疾病的遗传率，以百分比表示。遗传率是决定多基因疾病风险大小的重要因素，在相同情况下，遗传率越高，风险率越大。例如：唇腭裂的遗传率高达 87%。风湿病的遗传率 55%，即唇腭裂的遗传风险大于风湿病。

2）与先症者的血缘关系：血缘关系越近，风险率越高。表5-1为神经管缺陷患者各级亲属的复发风险。

表5-1 神经管缺陷患者各级亲属复发风险

与先症者血缘关系	风险率
一级亲属	5%
二级亲属	2%
三级亲属	1%

3）群体发病率：群体中该病的发病率是影响复发风险的因素之一，对于一些多基因疾病，当没有经验风险可供参考时，可以用下面这种粗略的方法估算复发风险，该病在群体中发病率的平方根近似于一级亲属的复发风险率：$f=p1/2$，f为一级亲属的复发风险率，p为该病在群体中的发病率。该公式适用于遗传率在70%~80%之间的多基因病。

4）疾病的严重程度：先症者病情越严重，复发风险率越高。病情重意味着先症者及其双亲携带的致病基因越多，因此复发风险越高。例如双侧唇裂并发腭裂的复发风险为5.7%，一侧唇裂并发腭裂的复发风险为4.2%，一侧单纯唇裂的复发风险为2.56%。

5）家系中患病成员数：家庭中出现的患者越多，复发风险越高，这意味着携带更多致病基因或具有更多累积效应。

6）多基因疾病的一般风险估算：咨询医师可以依靠文献中的经验风险估算，但不是所有的疾病都有可得的参考资料，对于这样的多基因疾病提出理论模型（一般群体发病率和遗传率）来计算其复发风险，见表5-2。

表5-2 多基因遗传病的复发风险

一般群体发病率（%）	遗传率（%）	双亲患者数								
		0			1			2		
		同胞患者数			同胞患者数			同胞患者数		
		0	1	2	0	1	2	0	1	2
1.0	80	1.0	6.5	14.2	8.3	18.3	27.8	40.9	46.6	57.6
	50	1.0	3.9	8.4	4.3	9.3	15.1	14.6	20.6	26.3
	20	1.0	2.0	3.3	2.0	3.3	4.8	3.7	5.3	7.1
0.1	80	0.1	2.5	8.2	2.9	9.8	17.8	31.7	37.4	42.4
	50	0.1	1.0	3.2	1.0	3.4	6.9	6.6	10.9	15.3
	20	0.1	0.3	0.7	0.3	0.7	1.3	0.8	1.4	2.3

（二）胚胎胎儿期有害因素

1. **生物致畸** 主要为TORCH感染，详见第九章。

2. **非生物因素** 指一些理化因素，包括药物、电离辐射、射线、重金属、吸烟、酒精等。

3. 不同时期胚胎对致畸因素的反应，见图5-1。

（三）造成自然流产的因素

1. **母体因素**

（1）内分泌功能异常：如黄体功能不足、甲状腺功能亢进、甲状腺功能减退、糖尿病等都

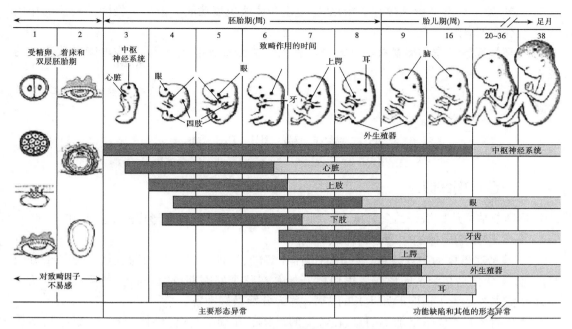

图 5-1　不同时期胚胎对致畸因素的反应

可影响蜕膜、胎盘甚至胎儿发育而导致流产。

（2）生殖器官疾病：如子宫畸形（双角子宫、纵隔子宫、子宫发育不良等）、子宫颈内口松弛、宫颈重度撕裂、盆腔肿瘤（子宫肌瘤、卵巢肿瘤等）。

（3）全身性疾病：孕妇患严重心脏病、严重贫血、高血压、肾炎等，以及孕期患急性传染病均可危害胎儿导致流产。

2. **遗传因素**　染色体异常是自然流产最常见的原因，包括胚胎染色体异常和流产夫妇的染色体异常。现有观点认为早期自然流产中约 50% 存在胚胎染色体异常，包括染色体数目及结构异常，习惯性自然流产与夫妇的染色体异常有关。常染色体平衡易位（包括罗伯逊易位）、倒位、性染色体数目异常，小的衍生染色体。自然流产的风险率与受影响的具体染色体和涉及的部位多少有关。

3. **免疫因素**　在自然流产中约有 40% ~80% 临床上找不到明确病因，称为不明原因自然流产。近年研究主要与免疫因素有关，主要包括有：

（1）自身免疫因素：患者体内可能存在的自身免疫性抗体包括抗磷脂抗体（APA）、抗核抗体、抗精子抗体（AsAb）、抗卵巢抗体、抗子宫内膜抗体（EmAb）及抗胚胎抗体等，导致流产的确切机制可能与影响受精卵着床、损伤血管内皮细胞、胎盘发生病理改变及引起内膜产生细胞毒作用等机制有关。

（2）封闭抗体（blocking antibody,BA）：最初发现于肿瘤免疫中，因血清中一种 IgG 成分能阻抑自身淋巴细胞对癌细胞的杀伤而得名。BA 存在于正常孕产妇的血清中，主要作用是使胎儿免受母体免疫系统的攻击，妊娠得以维持。有研究发现复发性自然流产夫妇间缺乏适宜的同种免疫反应，产生封闭抗体少，从而胚胎组织难以逃避母体免疫系统的攻击。

（3）辅助性 T 细胞细胞因子失衡：Th1 型细胞因子具有胚胎毒作用，能妨碍早期胚胎的发育，而 Th2 型细胞因子对正常妊娠的维持起重要作用。正常妊娠 Th1、Th2 两型细胞因子互为抑制,处于动态平衡,维持正常的细胞免疫和体液免疫功能。但 Th1 型因子具体的作用机制还不十分清楚。

4. **环境因素**　孕妇接触有毒有害物质有镉、汞、铅及放射性物质等,均可能导致流产的发生。

（熊庆　肖兵）

第三节　孕　期　保　健

一、孕早期保健

孕早期是指从妊娠开始到妊娠 12^{+6} 周前,这是胎儿各器官发育形成的重要时期。

（一）孕早期母体的生理心理特点

1. **孕早期母体的生理特点**　妊娠期母体在解剖、生理生化发生的适宜性变化是十分明显的,许多变化是在受精卵形成后很快就开始并在整个妊娠期持续进行。各系统发生的一系列改变主要是为了适应胎儿生长的需要,并为分娩做好准备。

孕早期孕妇的体重增加不明显,在妊娠的最初的几周,子宫仍保持原来的"梨形",随着妊娠继续,子宫体部和底部长大,在妊娠 12 周时子宫变成"球形",并超出盆腔的范围。妊娠不同时期体重增长构成见表 5-3。子宫颈在受孕后一个月,因为整个宫颈血管增生以及水肿,宫颈的腺体增生肥大使得子宫颈明显变软并充血呈紫蓝色。内膜增厚、腺体增生,黏液分泌量增多,在宫颈管内形成黏液栓,可防止细菌进入宫腔。阴道黏膜变厚,充血水肿,呈紫蓝色,分泌物增多,呈白色糊状。阴道上皮细胞含糖原增加,乳酸含量增多,使阴道 pH 值降低,不利于细菌生长,有利于防止感染。输卵管组织变软,黏膜有时呈蜕膜样改变。卵巢体积较非妊娠期略增大,停止排卵没有新卵泡生成。卵巢中的妊娠黄体产生的雌激素和孕激素维持妊娠,在妊娠 10 周左右黄体功能完全由胎盘取代,黄体开始萎缩。妊娠最初几周孕妇常感觉乳房发胀,有刺痛感或触痛,妊娠 8 周后乳房明显增大。乳头增大变黑,易于勃起。乳晕颜色加深,外围的皮脂腺肥大形成结节状隆起。母体的血容量从妊娠 6 ~ 8 周开始增加,每分钟心排出量自妊娠第 10 周开始增加,但在妊娠早期变化不明显。妊娠早期常有食

表 5-3　妊娠不同时期体重增长构成情况

体液及组织	累计重量增长（g）			
	孕 10 周	孕 20 周	孕 30 周	孕 40 周
胎儿	5	300	1500	3400
胎盘	20	170	430	650
羊水	30	350	750	800
子宫	140	320	600	970
乳腺	45	180	360	405
血液	100	600	1300	1450
血管外体液	0	30	80	1480
母体储存（脂肪）	310	2050	3480	3345
合计	650	4000	8500	12 500

欲缺乏、恶心、呕吐、偏食及唾液分泌增多等现象,数周后多自愈。胃肠道蠕动减弱,易引起胃肠胀气和便秘。增大的子宫可压迫膀胱而引起尿频。

2. **孕早期孕妇的心理特点**　妊娠期虽然是育龄妇女正常、自然的生理过程,但作为特殊的生活事件,构成了一个强烈的心理应激源,使孕妇在经历妊娠的生理变化的同时,心理上也发生了一系列的应激反应,心理和生理的变化交织在一起,形成了孕妇独特的、复杂多样的心理特点和心理问题。孕早期孕妇容易出现焦虑、抑郁、强迫、敌对、恐惧等心理健康问题。妊娠期母体对胚胎的免疫排异反应及免疫耐受性需要一个调整过程,特别是在妊娠早期,激素水平明显变化引起早孕反应,几乎每一位孕妇都有不同程度的焦虑,早孕反应使孕妇进食减少从而担心营养素摄入不足影响胎儿发育。一部分孕妇还对怀孕、分娩可能有不同程度的恐惧心理。这个阶段孕妇的主要表现为情绪不稳定,容易接受暗示,依赖性增强。由于保健意识的增强,一些孕妇会担心环境、职业等有害因素是否会对胎儿造成影响,担心发生不良的妊娠结局如流产、异位妊娠等,特别是以往有这种经历的孕妇。

（二）孕早期的保健要点

1. **从生理、心理及社会适应各方面提供保健指导,促进孕妇和胎儿的健康。**

（1）及早确定妊娠开始保健:有资料研究显示有近90%的妊娠并没有计划性,出生缺陷绝大部分发生在无计划妊娠中。妊娠早期是胚胎及胎儿发育至关重要的时期,环境中各种有害因素将对胎儿的生长发育造成决定性的影响。理论上讲应大力提倡婚前、孕前保健,但实际工作中,许多孕妇是在妊娠后才有保健的意识。对育龄期妇女及早确定妊娠,以便尽早开始孕产期保健也能起到"亡羊补牢"的作用。对于育龄期妇女,出现月经推迟、不规则阴道出血或出现恶心、呕吐、乏力等症状均应考虑妊娠的可能,可通过尿妊娠试验初步诊断。如为阳性应及时开始孕产期保健,特别是既往有不良妊娠结局的妇女,更应尽早就诊。有研究表明对习惯性流产的妇女,妊娠后通过定期监测hCG、B超等指标变化情况,了解胚胎是否存活,通过这些干预可明显改善妊娠结局。及时摒弃不健康的生活方式,如吸烟、饮酒、药物滥用等。使孕妇了解妊娠早期对胎儿发育的重要性,避免使用对胚胎有害的药物、避免接触放射线及有毒有害物质,如家庭装修中的甲醛等。正确认识早孕反应,从某种角度来讲,早孕反应可能是对胎儿的保护措施,避免孕妇过多地摄入对胎儿可能有害的物质。不必过分担心妊娠早期营养不足对胚胎的影响,整个妊娠早期,孕妇体重正常增加不足1kg,胎儿体重仅10g左右,对营养物质的需求量较少,但应保证维生素、优质蛋白质的摄入,特别应注意叶酸的补充。

（2）适时开展产前筛查及产前诊断:资料显示人群的出生缺陷发生率约为5%,为了提高人口素质,节约医疗卫生资源开展产前筛查及诊断十分必要,这也是母婴保健法赋予妇幼保健机构的重要职能。产前筛查应根据当地的疾病流行病学特征和现有的医疗资源合理开展,最好做到个体化,如TORCH的筛查,如人群巨细胞病毒感染率低,在妊娠期易发生原发感染的孕妇应进行筛查,同时要求筛查阳性后应有完善的进一步转诊确诊流程。在有条件的医疗机构可在妊娠早期开展唐氏综合征筛查包括血清标记物、超声颈部透明层厚度测量,以及其他染色体疾病和先天感染性疾病的筛查。

2. **发现高危孕妇,进行专案管理**　在妊娠早期进行第一次产前检查时,应采用适合本地区的高危因素筛查表进行筛查,注意详细询问病史,及时发现有危险因素的孕妇,并根据现有的医疗条件,指导孕妇合理转诊。对出现合并症、并发症的孕妇应及时诊治或转诊。必要时请专科医师会诊,评估是否适于继续妊娠。

3. **开展健康教育,以利孕妇在整个孕期保持健康的生活方式。**

（1）孕期锻炼：不同运动对妊娠的影响不一样，而且孕妇生理及形体上所发生的变化使她们不能安全的从事某些体育运动。没有妊娠并发症或合并症的孕妇在孕期开始或坚持规律的适当的锻炼，不会对胎儿造成危害。孕妇应该避免有可能造成腹部受伤、跌倒、关节张力过大及高度紧张的运动，以及接触性运动、灵活性技巧运动。进行一些适当的户外运动可以放松心情，呼吸新鲜空气。

（2）孕期烟酒的影响：酒精可以自由通过胎盘，会对胎儿造成不良影响，酗酒或狂饮会影响胎儿生长发育，如低体重儿、胎儿酒精综合征及远期对行为、精神、智力的不良影响。孕期吸烟对胎儿的危害已经多方证实，孕妇吸烟与胎儿宫内猝死、胎盘早剥、胎膜早破、异位妊娠、前置胎盘、早产、流产、低体重儿、先天性唇腭裂的发病率增加，子痫前期的发病风险增加，应向孕妇告知孕期吸烟对胎儿发育带来的危害以及强调在孕期任何阶段戒烟均有益，在孕妇既往吸烟而在近期戒烟，应予提供戒断辅助治疗，包括心理、行为治疗等；并避免被动吸烟。如果难以戒烟，就尽量减少吸烟量，控制在每天 5 支以下。

（3）孕期吸毒：研究表明孕期经常吸食大麻，新生儿体重平均减少 131g。吸食大麻的母亲所生婴儿，性格怯弱、活动技巧差的比例增加。孕妇吸毒有可能导致出现新生儿海洛因撤药综合征，早产、极低体重儿、窒息、肺炎、新生儿出血等合并症常是死亡主要原因。

（4）孕期旅行：孕妇长时间坐飞机，会显著增加静脉血栓发生的风险。在机舱内适当活动、做提高小腿肌张力的活动、避免大量喝水及穿弹力袜可以减少静脉血栓发病风险。乘汽车应正确使用安全带，孕期正确使用安全带对孕妇非常重要，错误使用安全带会对胎儿造成危害，而且在交通事故时不能起到保护孕妇的作用。安全带应该跨越妊娠子宫的上方或下方，不应该直接跨越妊娠子宫；使用三点固定式安全带，其中一条应置于妊娠子宫下方跨越大腿，另一条置于子宫上方，跨越对角肩；调节适度尽量舒服。

（5）孕期免疫接种：黄热病是通过蚊子传播的，如果孕妇面临暴露于黄热病感染的风险比接种黄热病疫苗后可能会对胎儿造成的风险更大，应考虑接种黄热病疫苗，但接种时间应在妊娠 6 个月以后。孕妇感染疟疾会增加母亲死亡、流产、胚胎停止发育、低体重儿、早产、死胎的发病风险。妊娠并不是预防接种的禁忌，一般死疫苗或灭活疫苗、类毒素、多糖类疫苗如口服脊髓灰质炎疫苗可以在孕期接种，但是活疫苗接种是妊娠期禁忌，表 5-4 是世界卫生组织关于妊娠期预防接种的相关疫苗的建议。

表5-4 妊娠期接种疫苗的建议

疫苗名称	孕期是否能使用	注　释
卡介苗	否	活疫苗
霍乱	否	安全性尚未确证
甲肝	是，如果有指征	安全性尚未确证
乙肝	是，如果有指征	
流感	是，如果有指征	安全性尚未确证
日本乙型脑炎	否	
麻疹	否	接种 3 个月后再妊娠
脑膜炎	是，如果有指征	仅在有高风险感染几率时
腮腺炎	否	接种 3 个月后再妊娠
口服脊髓灰质炎糖丸	是，如果有指征	

疫苗名称	孕期是否能使用	注　释
灭活脊髓灰质炎疫苗	是,如果有指征	
狂犬病	是,如果有指征	
风疹	否	
伤寒		安全,但是不推荐
水痘	否	
天花	否	
黄热病	是,如果有指征	尽量避免,除非高度危险
破伤风	是,如果有指征	
白喉	是,如果有指征	

4. 每次产前检查时,应给孕妇提问的机会,建卡病例于门诊保管,方便患者下次就诊。告知患者所有检查结果,通过健康教育班进行信息交流及孕期宣教,并提供循证信息。妊娠期保健服务的项目见表5-5。

表5-5　妊娠期不同孕周产前保健的内容

孕周	检查项目及注意事项		
12周之前*	确定孕妇是否需要进行进一步的保健		
	提供孕期膳食、生活方式的健康咨询服务		
	孕妇应戒烟、戒酒,远离违禁药品		
	告知补充叶酸的益处(400μg/d,至少至孕12周,有条件至整个孕期)		
	告知孕期保健服务的信息		
	建立孕期病例卡	病史 妇产科病史:月经婚育史、异常妊娠分娩史、性传播疾病史 过敏史、家族基因病遗传病史、内科外科感染疾病史、生活工作环境、家庭暴力、营养、孕期服用药物史等	
		体格检查 一般情况:体重、身高、体质指数、血压、心率、甲状腺、心脏、肺、乳房、腹部、脊柱、四肢 妇科检查:阴道、宫颈是否合并疾病 产科检查:胎心听诊	
	提供筛查实验,在实验前告知所有实验目的及意义	血液筛查实验: 血常规、血型(ABO及Rh血型)、凝血功能 病毒学:乙肝、丙肝、艾滋病、梅毒(先做筛查实验,如阳性再作确诊实验)、肝功能、肾功能、血糖 尿液筛查实验: 尿常规 筛查无症状性菌尿(理想:尿培养) 超声扫描筛查: 确定核实孕周,以便今后校正孕周 11~14周,检测NT值	

孕周	检查项目及注意事项
16 周*	复习并记录所有已进行的检验结果
	测量体重、血压、宫高、腹围、听胎心
	唐氏筛查:15～20 周血清学筛查(理想:采用检出率在 60% 以上的方法)
	母亲为 Rh 阴性,检测红细胞抗体效价
20 周*	复习并记录所有已进行的检验结果
	测量体重、血压、宫高、腹围、听胎心
	20～24 周安排系统超声检查
	有缺钙症状者,予以补充钙剂
24 周	复习并记录所有已进行的检验结果
	测量体重、血压、宫高、腹围、听胎心
	妊娠期糖尿病筛查
	在前一阶段未做系统超声的孕妇,可在这一阶段补做
28 周	复习并记录所有已进行的检验结果
	测量体重、血压、宫高、腹围、听胎心
	复查血常规
	复查红细胞同种抗体(理想:如为 Rh 阴性,给首剂抗 D 蛋白)
	注意孕妇有无皮肤瘙痒症状
30 周*	复习并记录所有已进行的检验结果
	测量体重、血压、宫高、腹围、听胎心
	对于高危孕妇,复查梅毒螺旋体
	注意孕妇有无皮肤瘙痒症状
	复查尿常规
32 周	复习并记录所有已进行的检验结果
	测量体重、血压、宫高、腹围、听胎心
	注意孕妇有无皮肤瘙痒症状,复查肝功、心电图
	自数胎动
34 周	复习并记录所有已进行的检验结果
	测量体重、血压、宫高、腹围、听胎心
	自数胎动
	特殊患者可以开始胎心监测(ICP、自觉胎动减少者)
36 周	复习并记录所有已进行的检验结果
	测量体重、血压、宫高、腹围、听胎心
	胎动监测、胎心监护
	(理想:如为 Rh 阴性,给第二剂抗 D 蛋白)

续表

孕周	检查项目及注意事项
37 周[*]	复习并记录所有已进行的检验结果
	胎动监测、胎心监护
	测量体重、血压、宫高、腹围、听胎心
38 周	复习并记录所有已进行的检验结果
	胎动监测、胎心监护
	测量体重、血压、宫高、腹围、听胎心
39 周	复习并记录所有已进行的检验结果
	胎动监测、胎心监护
	测量体重、血压、宫高、腹围、听胎心
40 周	复习并记录所有已进行的检验结果
	胎动监测、胎心监护
	终止妊娠前应复查超声
	孕周超过 41 周,可引产

(* 为原国家卫生部推荐的 5 次产前检查时间)

5. 注意事项

（1）以上为正常妊娠孕期的保健内容,对于有以下情况的孕妇需要进一步的保健。

1）内科合并症:高血压、心脏病、肾脏病、内分泌疾病、精神疾病、血液疾病、癫痫、自身免疫性疾病、癌症及传染病。

2）妊娠并发症的出现。

3）缺乏社会支持等易感因素。

4）年龄>35 岁,或<18 岁。

5）体质指数>35 或<18。

6）既往史:习惯性流产、孕中期流产或早产、新生儿死亡或死产、剖宫产、子痫前期或重度子痫前期、HELLP 综合征、先天畸形儿、小于胎龄儿或大于胎龄儿、精神疾病或产后精神疾病。

7）家族史:遗传性疾病。

（2）在常规检查流程之外,尚有以下需注意。

1）如果孕中期超声发现胎盘越过子宫内口,在孕 30 周后需再次复查超声。

2）孕期出现异常阴道出血,应做妇科检查及超声检查。

3）医务人员应警惕家庭暴力的症状和体征,以阻止家庭暴力对孕妇造成的伤害。

4）产前检查时若发现胎儿大小与孕周不合,注意结合早期超声结果校正孕周。

（三）孕早期常见健康问题的处理

1. 妊娠呕吐 妇女妊娠后,内分泌系统发生变化,在多种蛋白质和皮质激素的影响下,孕妇身体出现许多相应的适应性改变。最早和最突出的表现就是恶心、呕吐、厌食等妊娠反应,程度因人而异。妊娠剧吐不同于一般的早孕反应。孕妇持续出现恶心,频繁呕吐,不能进食,明显消瘦,自觉全身乏力。如果孕妇对妊娠非常恐惧,害怕孕吐影响胎儿的营养发育等,这些顾虑会成为消极的精神因素,反而使控制大脑呕吐的中枢更加兴奋,加重妊娠反应。

对于妊娠反应较重的孕妇,应注意多饮水,多吃青菜和水果,可以少食多餐。在口味上选择适合自己口味的食品。适当吃营养丰富的瘦肉、动物肝脏等。家属要帮助孕妇消除对妊娠的恐惧感,不必过分担心妊娠反应,安慰孕妇早孕反应很快就会过去,精神的支持和鼓励非常重要,能起到药物所达不到的作用。

由于妊娠早期胚胎才开始形成发育,所以不需要增加很多营养,一般不会影响胎儿的发育。如果发生妊娠剧吐,长期饥饿可引起血压下降、尿量减少,使体内动员大量脂肪,引起酮症酸中毒及电解质紊乱,严重时甚至会损害肝肾功能,影响胚胎发育,必须及时诊治。

2. **阴道流血**　妊娠早期出血,主要原因可能是:先兆流产、流产、异位妊娠、葡萄胎等。

(1) 先兆流产:阴道少量出血,有可能伴有腹痛或轻微腰酸,也可能不伴腹痛,阴道没有组织物排出。

原因:胚胎畸形,孕妇患有某些急性病、精神因素或内分泌功能问题,如黄体功能不全等。

处理:及时就诊,行 B 超检查,如果胚胎是正常的(胎囊完整、可见胎芽、可闻胎心搏动等),胚胎80% ~90%没有异常,症状消除后可继续妊娠。胚胎种植也可引起少量出血,常见的是在受孕 14 天左右出现很少量出血,无任何不适,1 ~ 2 天后自行消失,这种情况不需要处理。出现"经量"明显减少,应及时确定是否妊娠,注意妊娠早期的保护,避免致畸因素影响。除非是习惯性流产或明确黄体功能不全,不建议轻易使用孕酮保胎治疗,常规监测孕酮没有太大意义。

(2) 难免流产:阴道出血增多,多于正常月经量,同时出现阵发性下腹疼痛,有时可见阴道有组织物排出。

原因:妊娠早期自然流产有近70% ~80%的可能是胚胎染色体异常、胚胎发育不好,是优胜劣汰的自然选择,诊断明确时不应继续保胎。

处理:到医院急诊,将排出组织带到医院请医师观察,以明确是否流产完全,有无感染,必要时清宫,避免自行处理不当造成阴道大出血、休克甚至危及生命。

(3) 见红和阴道流血:妊娠后不应该有阴道流血,少量断断续续的流血称见红,如有见红但无腹痛或腹痛轻微,可以先注意休息,并及时去医院就诊,排出异位妊娠,了解胚胎发育是否良好,流产是否可以避免,以确定治疗方案。

(4) 异位妊娠:是指受精卵由于某些原因,不在宫腔内着床,最常见的部位是输卵管,由于输卵管的管腔很小,壁很薄,受精卵不能很好地发育而引起流产,或是孕囊增大后引起输卵管破裂,出现腹腔大出血,休克甚至死亡。一般在早孕期 40 ~ 60 天多见,早孕反应及妊娠试验与正常妊娠一样,常出现阴道出血,腹痛、妇科检查子宫增大不明显,有时可发现附件有包块,β-hCG 的测定以及阴道 B 超检查对诊断有所帮助。如果出现异位妊娠破裂,剧烈腹痛、晕倒、休克等症状,必须及时送往医院手术治疗,否则出现生命危险。

(5) 葡萄胎:是一种良性滋养细胞疾病。主要表现为:早孕反应重、子宫增大比停经孕周大、有阴道出血,有的患者还会掉出像葡萄样的组织,通过 B 超可以明确诊断,明确诊断以后应及时住院行吸宫术,如果一次宫腔不能清理干净,术后 5 ~ 7 天再次清宫,每次刮宫物必须送病理检查、术后要定期随访 hCG,注意避孕,有 10% 左右的良性葡萄胎会发展成为侵蚀性葡萄胎,术后随访十分重要。

二、孕中期保健

孕中期是指妊娠 $13 \sim 27^{+6}$ 周,此期胎儿生长迅速。

（一）母体的生理心理特点

1. 妊娠中期母体的生理特点 子宫由于肌纤维的肥大、拉长而明显增大,妊娠中期子宫的长度比宽度增长更为明显,变成"卵形"。子宫峡部不断伸展,子宫常有不规则的间歇性无痛性收缩,随孕周增大频率增加,这一现象是 Braxton Hicks 首先在 1872 年观察到的,所以称为"Braxton Hicks"收缩,这种宫缩通常是散发的,并不可预测,没有一定的节律,宫腔压力在 $5 \sim 25mmHg$ 之间。子宫胎盘间隙充足的血流直接影响胎儿的代谢和生长,胎盘的灌注受整个子宫血流的影响,子宫胎盘血流随孕周增大而增加,此时子宫动脉血流的测定对预测子痫前期、胎儿生长受限有一定的价值。阴道上皮细胞含糖原进一步增加,乳酸含量增多,使阴道 pH 值降低,不利于细菌生长,但有利于真菌的生长。由于孕激素的作用,胃肠道蠕动进一步减弱,容易出现胃肠胀气及便秘,增大的子宫压迫直肠加重便秘,影响静脉回流引起痔疮。输尿管蠕动也减弱,且在骨盆入口处受妊娠子宫的压迫,致使尿流迟缓,易引起泌尿系统感染,并引起轻度输尿管扩张,肾脏血液量及肾小球的滤过率均增加。皮肤常出现色素沉着,在面部、脐下正中线、乳头、乳晕及外阴等处较显著。皮脂腺及汗腺功能亢进,分泌增多。腹壁、乳房以及股外侧面和臀部的皮肤可因弹力纤维断裂出现斑纹,称"妊娠纹"。新出现的妊娠纹为紫红色,见于初孕妇,陈旧性妊娠纹呈白色,多见于经产妇。由于骨盆关节及椎骨间关节松弛,孕妇可感觉腰骶部、耻骨联合及(或)肢体疼痛不适,这可能和松弛素有关。从妊娠第 5 个月开始,孕妇每周体重增加约 0.5kg,胎儿骨骼及胎盘形成需较多的钙,应注意加强营养,平衡膳食,保证各种营养素的均衡摄入,同时应注意控制孕妇体重增长。由于醛固酮和雌激素的作用孕妇容易出现水钠潴留,有 $50\% \sim 80\%$ 的孕妇可能出现妊娠水肿。

2. 妊娠中期孕妇的心理特点 妊娠中期,随着妊娠的继续,孕妇对妊娠导致的生理、心理变化逐渐适应,情绪趋于稳定,但感知觉、智力水平、反应能力可能略有所下降,而抵御各种不良刺激的能力增强。渡过妊娠早期,对于流产的担心减轻,但进行产前筛查诊断,孕妇又可能对胎儿是否存在畸形开始担忧。在孕 20 周左右,孕妇开始感觉到胎动,许多孕妇描述胎动是"非常美妙的事情",准妈妈这时切实感受到新生命的存在,孕妇和胎儿的情感交流更加密切。由于胎儿迅速生长发育,子宫体积增大,对营养的大量需求,孕妇各器官功能负荷接近最高值,从而引起孕妇躯体的过度负荷,出现病理改变,可能造成妊娠并发症,同时也会影响其心理活动,可能出现焦虑。

（二）妊娠中期的保健要点

1. 了解胎动出现时间 初产妇通常在孕 20 周,经产妇在孕 18 周左右感觉到胎动,由于孕妇腹壁脂肪厚度及自我感觉的差异,首次感到胎动的时间也因人而异。每个人对胎动的描述也不一样,有的感觉像"金鱼在吐泡泡",有的感觉像腹部在抽筋一样。对于月经不规律又没有在妊娠早期行 B 超确定胎龄的孕妇,初次感胎动的时间可以帮助用于胎儿孕周的粗略估计。

2. 绘制妊娠图,观察胎儿生长发育情况 妊娠图是将孕妇体重、血压、腹围、宫底高度、胎位、胎心、水肿、蛋白尿及超声检查的双顶径等,制成一定的标准曲线。在每次产前检查时,将检查所见及检查结果,记录于曲线图上,连续观察对比,可以了解胎儿的生长发育情况。其中耻骨联合到子宫底高度测量是反应胎儿生长情况较敏感的指标,从孕 $20 \sim 34$ 周,宫底高度平均每周增加约1cm,34周后宫底增加速度变慢,子宫底高度在30cm以上表示胎儿已成熟。如在妊娠中期胎儿出现生长受限,应高度警惕胎儿是否存在先天性疾病,包括染色体异常,宫内感染等,应进一步明确诊断及时处理。

3. 进行严重出生缺陷的筛查和诊断　引起严重的出生缺陷的原因常见的有染色体异常、宫内感染,以及其他原因引起的发育异常,根据中国出生缺陷中心的监测资料,2002年我国出生缺陷前六位分别是总唇裂(发生率为13.6/万)、多指趾(12.6/万)、先天性心脏病(10.6/万)、神经管缺陷(10.6/万)、先天性脑积水(7.5/万)、肢体短缩(6.5/万),其他的还有唐氏综合征、先天性耳聋等。妊娠中期对孕妇进行血清的游离雌三醇(uE_3)、甲胎蛋白(AFP)、hCG及抑制素A(inhabit A)的检测可以对唐氏综合征、13-三体、18-三体及神经管畸形进行筛查,结合孕20周左右的系统超声检查,还能进一步发现先天性心脏病、唇裂、脑积水及肢体内脏的畸形。通过羊水细胞培养以及脐血穿刺可获得胎儿细胞核型,进行染色体疾病的诊断。

4. 妊娠中期辅助检查项目

(1) 基本检查项目:妊娠16～24周超声检查筛查胎儿严重畸形,超声特别是彩色多普勒超声在产前筛查及诊断中的应用,极大地提高了胎儿严重畸形的检出率,由于这时胎儿心脏发育基本成形,超声通过"四腔心"切面的扫查,结合血流分析,可检查出80%以上的先天性心脏畸形,另外对神经管畸形、唇裂以及肢体内脏畸形也有很高的诊断价值。在有条件的医疗机构均应积极开展孕中期的系统超声检查。

(2) 建议检查项目:唐氏综合征筛查包括孕妇血清的筛查和超声的筛查,根据医疗机构自身的条件选择开展,血清的筛查可为三联(uE_3、AFP、hCG),检出率在70%左右,有条件的可进行四联筛查(加抑制素A),检出率在80%左右。孕24～28周可根据有无妊娠期糖尿病的高危因素选择行妊娠期糖尿病筛查,这些因素包括孕前体重超标、妊娠期体重增长过快、糖尿病家族史、年龄超过30岁等。

(3) 识别、筛查需要作产前诊断的孕妇,对需要作产前诊断的孕妇应及时转到具有产前诊断资质的医疗保健机构进行检查,产前诊断的对象包括①高龄孕妇(年龄>35岁);②羊水过多或者过少者;③胎儿发育异常或者胎儿有可疑畸形者;④孕早期接触过可能导致胎儿先天缺陷的物质者;⑤有遗传病家族史或者曾经分娩过先天性严重缺陷婴儿者;⑥曾经有2次以上不明原因的流产、死胎或新生儿死亡者;⑦筛查结果异常者。

5. 保健指导　提供营养、心理及卫生指导;提倡适量运动;预防及纠正贫血;强调产前筛查及产前诊断的重要性。

(1) 营养方面:建议孕妇孕期注意饮食多样性,最好是新鲜食品,包括多吃蔬菜水果、淀粉类食物如:面包、米饭、面条及土豆;蛋白质如瘦肉、鱼及海鲜等;大量纤维素包括蔬菜水果及全麦面包等。

孕期服用以下食物可能会对孕妇或胎儿有害:经霉变制作的乳酪;生或半生的肉类;腌腊食品,未经烹饪的即食熟食品;火腿肠及午餐肉等罐头食品;生食水生有壳动物如牡蛎、蟹等;甲基汞含量较高的鱼,如鲨鱼、箭鱼及枪鱼,会影响胎儿神经系统;咖啡因每天不应超过$300\mu g$,咖啡、可乐及茶里都含有咖啡因。

细菌污染食物引起的感染,如李斯特菌,临床表现为轻度感冒症状,但可以导致流产、胎儿停止发育等,孕妇(12/100 000)感染该菌的几率高于普通人群(0.7/100 000),被污染的食物是该菌感染的常见原因,例如,没有巴氏消毒的牛奶、肉酱、鱼酱、软的经霉变制作的奶酪,另外在家养及野生动物的粪便中亦有该菌。应避免食用未经巴氏消毒或煮沸的牛奶、鱼酱、肉酱等食物及未经烹饪的肉食,妊娠期不要饲喂宠物。

沙门菌是导致食物污染的常见细菌,家禽、鸡蛋、皮蛋、未经消毒的牛奶、生肉及生水携带该菌,虽然该菌对胎儿无影响,但是会导致孕妇严重的腹泻、呕吐。不能吃生鸡蛋,包括鸡肉在内所有肉类要经过烹调煮熟,在准备生肉后要洗手。

(2)妊娠中期的运动:孕妇应坚持每天做孕妇体操,活动关节,锻炼肌肉,可使周身轻松,精力充沛,同时可缓解因姿势失去平衡而引起身体某些部位的不舒服感。使韧带和肌肉松弛,以柔韧而健壮的状态进入孕晚期和分娩。

做操最好安排在早晨和傍晚,做操前一般不宜进食,最好是空腹进行。不要在饭后马上进行。做操前先排尿便。锻炼结束后 30 分钟再进食。如果感到饥饿,可以在锻炼前 1 小时左右进一些清淡的食物。在空气流通的房间做操,天气好时要打开窗户。穿宽松、舒适的衣服,地上铺毯子,躺在上面做。也可播放一些轻松的音乐。做操前先征得医师的同意。有先兆流产、早产史、多胎、羊水过多、前置胎盘、严重内科合并症的孕妇不能进行体操运动。孕妇进行体操锻炼应记住以下几项原则:要明确孕期体育锻炼的目的,不是为防止体重增加,而是要保持现有的结实、强壮、稳定和心血管系统的健康;维持体液平衡很重要,应在进行锻炼前后 40 分钟各饮一杯水或果汁饮料;在锻炼的头 5 分钟,先做热身的准备活动,以使血液循环逐渐增加;伸展运动不要过于猛烈,过于猛烈可能会拉伤韧带,因为身体中雌激素和松弛激素的作用,韧带已经松弛且不稳固;对于多数孕妇来说,低冲击力的体育锻炼(散步、游泳、骑车)比猛烈的跳动、踢球、打球要好;在孕中期比较安全时可以适当增加活动量;孕前不爱活动的妇女,应等到孕中期再开始循序渐进的体育锻炼。

6. 发现高危孕妇,进行专案管理,继续监测、治疗妊娠合并症及并发症,必要时转诊。

(三)妊娠中期常见健康问题的处理

1. **烧心感** 是胸骨后或喉部的烧灼感或不适感,可能是由于胃酸反流至喉部、口腔,导致口腔有酸苦的感觉。妊娠期发生烧心感的病机并不清楚,可能时由于妊娠激素水平发生改变,影响了胃肠道功能,导致胃食管反流。烧心感并不会增加妊娠不良结局,因此其治疗主要是对症而不能预防。烧心感是孕期较常见的症状,随着妊娠周数的增加,烧心感的发生率亦增加。

治疗目的在于减少胃酸反流,减轻症状。改善生活习惯:少食多餐,避免食用含咖啡因等刺激胃酸分泌的食物,尤其是在饭后应保持立姿,避免躺卧。

抗酸药:藻酸盐可抑制胃内容物食道反流。H2 受体拮抗剂,可以减少胃酸分泌,有效缓解烧心感,并且孕期使用是安全的。H2 受体拮抗剂雷尼替丁每天服用一次或两次可以明显缓解烧心感的症状。

所以孕妇出现烧心感,首先应建议改善饮食习惯,对于症状严重,若改善饮食习惯无效,可以使用抗酸药。

2. **便秘** 妊娠期间容易发生便秘,妊娠期间,由于孕激素水平升高,导致胃肠道蠕动减慢,食物在肠道停留时间延长,而且与纤维素摄入减少亦有关系。

孕妇便秘,首选是调节饮食,例如补充含纤维素的食物麦麸、小麦等,适当饮水。当纤维素添加效果不好时,可考虑使用缓泻剂。

3. **静脉曲张** 表现为大腿内侧蓝色曲张的静脉,可伴有瘙痒和全身不适感,脚和脚踝亦可水肿,是孕期经常出现的症状,并不会对胎儿发育带来危害,没有特别有疗效的治疗,弹力袜可以改善症状,但不能阻止静脉曲张的发生。

4. **阴道分泌物增加** 在妊娠期间,妇女阴道分泌物增加。但是如果伴有浓烈的异味、外阴瘙痒、红肿或者伴有尿痛,则可能合并细菌性阴道病、真菌性阴道炎、滴虫性阴道炎。而且其他生理或其他病理条件下也会导致阴道分泌物增加,如阴道过敏反应等。

甲硝唑对滴虫性阴道炎有很好的疗效,新生儿体重及出生孕周并无明显差异,并不增加早产率。

咪康唑软膏、克霉唑栓剂等局部用药可以更有效减轻真菌性阴道炎症状,咪康唑或伊康唑一周疗程与两周疗程效果类似,而3天疗程的疗效没有一周疗程疗效好。目前口服治疗真菌性阴道炎的药物在孕期使用的安全性尚无评价资料。

5. **腰背痛** 大部分孕妇在第5~7个月出现症状,而且晚上症状较重。妊娠期间背痛可能是由于子宫重量的增加及位置的改变,妊娠激素松弛素影响盆底肌肉松弛的原因。在水中进行健身运动、合理休息可以明显缓解妊娠背痛症状,按摩疗法、脊柱推拿、对治疗背痛有效,但是目前尚缺乏循证医学评价依据。

6. **耻骨联合痛** 耻骨联合痛是盆腔部位的不适感和疼痛感,可以向大腿内侧及会阴部放射,程度可轻重不一,但是令人无法忍受的疼痛,应考虑病理因素所致。耻骨联合痛在妊娠期间的发生率为 0.03% ~0.3% ,大部分出现在妊娠中晚期,目前尚无有效治疗方法,减轻骨、关节疼痛的药物在孕期使用并不合适。

7. **阴道出血**

(1) 晚期流产有停经史及早孕反应,阴道出血量或多或少,有部分妊娠组织物排出,并伴有阵发性下腹痛,也有不痛者,有的有羊水流出。

(2) 前置胎盘:如果胎盘附着于子宫下段,B超提示,胎盘下缘距子宫内口<5cm,达到或超过子宫内口,由于胎盘位置不固定,随妊娠子宫增大子宫下段增长,在妊娠早期及中期仅诊断为胎盘前置状态。临床资料显示,妊娠中期时,胎盘占据宫壁面积的一半,因此,胎盘贴近或覆盖宫颈内口的机会较多。但在妊娠足月时,胎盘面积仅占宫壁面积的 1/4 ~1/3 ,中央性前置胎盘变为低置或部分性前置胎盘,而后两者变为正常位置的胎盘或低置胎盘,有近80%的"前置胎盘"会变为正常。

前置胎盘的原因主要是多次刮宫、流产,或是剖宫产、产褥感染等因素引起子宫内膜病变或损伤,子宫蜕膜血管发育不良,为了摄取足够的营养,胎盘面积扩大。如果有副胎盘或膜状胎盘,由于胎盘面积过大,下缘也可延至子宫下段。另外,受精卵滋养层发育迟缓,到达宫腔时,尚未发育到能着床的阶段,可能会继续下移,种植在子宫下段,使胎盘位置发生异常。

妊娠中期,胎儿生长速度快羊水量相对较多,子宫下段延伸,而附着于宫颈内口处的胎盘不能相应伸展,导致前置部分的胎盘附着处剥离,引起出血。出血量多少和次数与前置胎盘类型关系密切。出血量少对母儿影响不大,如出血量大,孕妇可能会出现休克症状,胎儿可能会因为缺血、缺氧而死亡。

妊娠中期时,前置胎盘的治疗主要是期待疗法,孕妇卧床休息,保持心境平和,辅以止血、抗感染以及抑制宫缩的治疗。

(3) 胎盘早剥:患者往往有腹部外伤史,或有慢性高血压、慢性肾炎等合并症,要特别警惕妊娠高血压疾病,有的孕妇长时间卧床,妊娠子宫压迫下腔静脉,使子宫静脉压升高,导致蜕膜静脉床出血也可引起胎盘剥离。剥离处的出血积聚于胎盘与宫壁之间为隐性出血,出血自阴道排出为显性出血。出血多时,可导致休克或子宫胎盘卒中,严重时还可导致凝血功能发生障碍。如果诊断为重型胎盘早剥,剥离面积超过胎盘的1/3,母儿的血流动力学不稳定的情况下,短时间不能经阴道分娩的,为了抢救孕妇生命,应立即行剖宫产术。

尽管孕中期是整个妊娠期风险较小的阶段,但也要注意保健,适量运动,一旦出现阴道出血,应及时到医院就诊明确诊断。因为除了上述原因外,还要考虑到宫颈病变、息肉、阴道静脉曲张造成的出血。

8. 头昏 孕妇出现血压增高、头昏头痛、严重恶心、呕吐、下肢水肿、视物不清及尿蛋白阳性时,要考虑妊娠高血压疾病、子痫前期或肾炎的可能。妊娠贫血,也常会头昏。

9. 贫血 孕妇由于生理的变化出现血液被稀释,约有1/4的孕妇会发生不同程度的贫血,但重症贫血并不多见。

孕妇发生贫血除了生理因素外,还与膳食有关,蛋白质、铁摄入不足,不能满足生理需要,容易造成缺铁性贫血;也有些孕妇因患有慢性萎缩性胃炎、慢性肾炎、钩虫病等。

铁锅使用的减少,也是造成现代人摄取铁质来源减少的一个重要原因。使用铁锅烹调饭菜,可使食物中的铁元素含量增加10倍,而且无机铁比食物中的铁元素含量增加10倍,也比食物中的有机铁更易于被人体吸收。所以,世界卫生组织曾号召推广使用中国铁锅。

孕妇贫血,血液中的氧含量降低,轻度时不会有不适感,但严重贫血或急性失血过多时就会脉搏加快,排出量增多,周围循环阻力下降,继续发展可出现全心扩大,心肌营养障碍,导致充血性心力衰竭,当血红蛋白低于50g/L时,孕妇会出现心肌损害。贫血还会造成胎儿的慢性缺氧,影响到胎儿的某些重要器官的生长发育,使出生的婴儿智力较差,反应迟钝。妊娠高血压疾病在贫血孕妇中也常常发生,其发生率要比非贫血孕妇高出一倍多。因为绝大多数妊娠贫血的原因都是缺铁性贫血,所以用铁剂治疗可使其发生率下降。但在地中海贫血高发地区,特别是红细胞平均体积低于80fl的情况下,应先进行血红蛋白电泳筛查地中海贫血,排除地中海贫血后方可补充铁剂。补充铁剂的同时要注意优质蛋白的补充,并应注意与钙剂分别服用,两者同时服用,铁剂的吸收率会明显降低。

贫血孕妇容易发生感染。这是因为贫血孕妇的血浆蛋白质浓度低,产生的抗体少,吞噬细胞作用减弱,导致免疫能力降低,容易诱发产褥期感染,发生产褥热、子宫内感染、乳腺炎等。贫血孕妇耐受出血的能力也下降,尽管分娩时贫血孕妇的出血量并不比正常孕妇多,但因为贫血耐受出血能力下降,正常的失血量也可能导致产妇的休克和死亡。

三、妊娠晚期保健

妊娠晚期是指妊娠28周及以后至临产。

(一)妊娠晚期母体的生理心理特点

1. 妊娠晚期母体的生理特点 子宫由非孕时重量为50~70g,宫腔容积不超过10ml变成重量达1000g,总容积达5000ml的"水晶宫",容纳胎儿、胎盘和羊水。肌壁变薄,足月时不足1.5cm。子宫峡部足月时可达7~10cm。"Braxton Hicks"收缩更为频繁,到足月时可变为有规律的收缩,在临产前的一两周可出现每10~20分钟一次的收缩,并可引起孕妇感到不适,这种宫缩称为"假临产"。子宫胎盘血流进一步增加,到足月时可达到450~650ml/min。临产时,子宫胎盘血流随宫缩的强度而成比例减少。初产妇子宫颈到妊娠晚期逐渐变软,经产妇子宫颈在临产前即可消退,这些变化有利与临产时宫颈的扩张。阴道的肌纤维及弹力纤维增生,易于扩张。外阴皮肤色素沉着增加,血管增多、充血,结缔组织变软,伸展性增大,利于分娩时胎儿娩出。妊娠晚期,特别是在接近分娩期时挤压乳房,可见少量淡黄色稀薄液体自乳头流出,称为"初乳"。血容量在 32~34 周时达高峰,增加 40%~45%,平均增加约 1500ml,维持此水平直至分娩。血浆增加多于红细胞增加,血浆平均增加 1000ml,红细胞平均增加约 500ml,出现血液稀释。红细胞计数约为 3.6×10^{12}/L,血红蛋白值为 110g/L,血细胞比容降至 0.31~0.34。孕妇储备铁约 500mg,为适应红细胞增生及胎儿成长,满足孕妇各器官生理变化需要,容易出现缺铁,在孕晚期应补充铁剂,以防出现贫血。白细胞在妊娠 30 周达高峰,约 10×10^{9}/L,有时可达 15×10^{9}/L,主要是中性粒细胞增加,淋巴细胞增加不多,单核细胞和嗜酸细胞几乎没有变化。妊娠晚期血液处于高凝状态,凝血因子 II、V、VII、IX、X 均增加,仅 XI、XII 降低,利于产后止血。血小板略有减少。妊娠晚期凝血酶原时间及活化部分凝血活酶时间轻度缩短,凝血时间无明显变化。血浆纤维蛋白原比非孕期增加约 50%,孕末期可达 4.5g/L。红细胞沉降率加快。妊娠期纤溶酶原显著增加,优球蛋白溶解时间明显延长,表明妊娠期纤溶活性降低。血浆蛋白由于血液稀释从孕早期血浆蛋白就开始下降,至妊娠中期为 60~65g/L,主要是白蛋白减少,约为 35g/L,并持续此水平直至分娩。肾小球的滤过率增加至足月时比孕前增加 30%~50%,妊娠子宫压迫盆腔静脉,使下肢血液回流受阻,股静脉压升高,易出现足踝及小腿水肿,少数可出现下肢或会阴部静脉曲张。

2. **妊娠晚期孕妇的心理特点**　妊娠晚期由于胎儿的生长,孕妇的生理负担达到高峰,孕妇的心理负担也加重,出现情绪不稳定,精神上感到压抑,并对即将面临的分娩感到恐惧、紧张、焦虑。对即将出生的婴儿的性别、有无出生缺陷表现出更多的担心,产后工作及家人照顾等安排常常也是困扰孕妇的重要因素。

（二）妊娠晚期的保健要点

1. **继续绘制妊娠图**　妊娠晚期容易发生因胎盘功能不全引起的胎儿生长受限（fetal growth restriction, FGR）,在孕 28 周后,胎儿每周体重增长月 200g 左右,在孕 34 周前,通过加强营养,静脉给予营养物质,可纠正一部分 FGR。继续绘制妊娠图十分必要,间隔两周,连续两次,宫高、腹围无明显增长应警惕 FGR。如增长过快要考虑羊水过多和巨大儿的可能,需进一步检查。

2. **估计胎儿体重**　通过宫高、腹围简单估计胎儿体重的公式有①胎儿体重＝宫高×腹围+200g；②胎儿体重＝（宫高−12）×155g。通过超声对胎儿径线进行测量可以更准确的估计胎儿体重。常用的有：

Shepard 公式：Log10EFW = 1.2508 + (0.166×BPD) + (0.046×AC) − (0.002646×AC×BPD)：

Hadlock 公式：Log10EFW = 1.3596 − 0.00386 (AC×FL) + 0.0064 (HC) + 0.00061 (BPD×AC) + 0.0425 (AC) + 0.174 (FL)

EFW＝估计胎儿体重（estimated fetal weight）（g）

BPD＝双顶径（biparietal diameter）（cm）

FL＝股骨长（femur length）（cm）

AC＝腹围（abdominal circumference）（cm）

3. **进行骨盆测量**　在妊娠晚期由于松弛素的作用,骨盆较妊娠早期要大一些,这时测量骨盆对预测分娩方式有一定的帮助。骨盆是产道的最重要组成部分,分娩能否顺利进行,会不会发生难产,同骨盆的形态和大小密切相关。骨盆的大小与形态均为重要。骨盆形态正常,但各条径线均小于正常径线最低值 2cm 以上,可能发生难产。若骨盆形态轻微异常,但各径线均大于正常径线最低值,则可能经阴道顺利分娩。通过骨盆测量可以了解骨盆的大小和形态。但在生产过程中,由于胎儿的颅骨可以发生重叠、塑形,其大小可以改变,目前所有方法在分娩前对胎儿大小的估计并不十分准确,胎儿娩出的过程经过产道时的相对位置不同径线也有差别。鉴于上述原因,目前对于头盆不称的诊断要慎重,建议只要不是骨盆存在明显的畸形或狭窄,均可允许孕妇试产,产程中如出现进展缓慢再酌情处理。

4. **辅助检查**

(1)基本检查项目:凝血功能,复查肝肾功能。

(2)建议检查项目:梅毒血清学检测、艾滋病病毒检测,必要时复查超声检查筛查胎儿严重畸形,36 周后行胎心电子监护、心电图及胎盘功能检查等。

5. **保健指导** 指导孕妇自我监测胎动;纠正贫血;提倡住院、自然分娩;提供营养、心理、分娩前准备、临产先兆症状、母乳喂养及新生儿护理等方面的指导。

6. 发现高危孕妇,进行专案管理,继续监测、治疗妊娠合并症及并发症,必要时转诊。

(三)妊娠晚期常见健康问题的处理

1. **妊娠水肿** 身体贮存多余的水分,是为了适应分娩失血及哺乳所需。常见于足部。孕妇要减少盐分摄取,抬高水肿的肢体,穿宽松的鞋袜。快速明显的水肿,可能是子痫前期的先兆,应尽快就医。

2. **腰背疼痛** 由于子宫增大,孕妇重心前移,脊柱过度前凸,背伸肌持续紧张加上关节松弛造成腰背痛。有时缺钙,腰背部与骨盆的肌肉酸痛。孕妇在日常走路、站立、坐位及提物等活动时,尽量保持腰部挺直。轻轻按摩酸痛的肌肉。尽量休息,严重者应卧床。孕晚期应更注意补钙。

3. **胸闷** 在妊娠的最后几周,增大的子宫上推膈肌,引起呼吸困难。如孕妇贫血也会有这种情况。孕妇用力过度时,会感到呼吸困难,尤其是在上楼或提重物的时候。这种情况下,应尽量休息。在床上休息时,头下多垫一个枕头。如果轻微活动即有心悸、气促,要区别有无心肺疾病。

4. **心悸** 妊娠的时候由于血液中的液体成分血浆增加多,而红细胞增加较少,血液被稀释,会产生生理性贫血;妊娠后 3 个月胎儿造血及酶的合成需要较多的铁,孕妇体内储存铁量不足易发生缺铁性贫血;长久站立、空腹或突然站立容易发生头昏心悸,注意摄取含丰富铁剂的食物,如绿色蔬菜、动物肝脏及芝麻等,依医嘱服用铁剂。

5. **腹痛下坠** 孕晚期时,随着胎儿不断长大,孕妇腹部以及全身负担也逐渐增加,再加之接近临产,出现宫缩的次数会比孕中期明显增加。

(1)生理性腹痛:①随着子宫逐渐增大,增大的子宫不断刺激肋骨下缘,可引起孕妇肋骨钝痛。一般来讲这属于生理性的,不需要特殊治疗,左侧卧位有利于疼痛缓解。②在孕晚期,孕妇夜间休息时,有时会因假宫缩而出现下腹阵痛,通常持续仅数秒钟,间歇时间长达数小时,不伴下坠感,白天症状即可缓解。

(2)病理性腹痛:①胎盘早剥:多发生在孕晚期,孕妇可能有妊娠高血压疾病、慢性高血压、腹部外伤。下腹部撕裂样疼痛是典型症状,多伴有阴道流血。腹痛的程度受早剥面积的大小、血量多少以及子宫内部压力的高低和子宫肌层是否破损等综合因素的影响,严重者腹痛难忍、腹部变硬、胎动消失甚至休克等。所以在孕晚期,患有高血压的孕妇或腹部受到外伤时,应及时到医院就诊,以防出现意外。②如果孕妇忽然感到下腹持续剧痛,有可能是早产或子宫先兆破裂。应及时到医院就诊,切不可拖延时间。

（3）非妊娠原因的腹痛　孕期出现的一些疾病也可引起孕妇腹痛，但与妊娠无直接相关，如阑尾炎、肠梗阻、胆石症和胆囊炎等。因为在孕期出现腹痛比较常见，所以有时出现了非妊娠原因的腹痛，容易被孕妇忽视。①急性阑尾炎孕早、中、晚期均可能发生。一般人患急性阑尾炎时多数腹部压痛在右下腹，而孕妇右腹部的压痛随妊娠月份的增加而逐步上移。出现急性阑尾炎腹痛的孕妇，一般有慢性阑尾炎病史，并且伴有体温升高等症状。因为孕妇发生阑尾炎后病情发展更为迅速，所以要及时到医院检查治疗。②肠梗阻如果孕妇孕前做过腹部手术，手术后发生的肠粘连往往是孕期引发肠梗阻的原因。孕妇发生肠梗阻缺乏典型症状，所以一旦感到腹痛并伴有呕吐、腹泻，应及早去医院检查。③胆石症和胆囊炎由于受到妊娠生理变化的影响，如果孕前有胆石症，稍有不慎便极易导致胆囊发炎。胆囊发炎时出现上腹疼痛、恶心、呕吐、发热、且疼痛会因饮食引起或加剧。孕妇应注意细嚼慢咽，一餐不宜吃过饱、少吃脂肪含量多的食品。

6. **胎动异常**　胎动可以作为监测胎儿宫内安危情况的初步指标，英国皇家妇产科学会（RCOG）根据一项 1989 年发表的纳入 68 000 名孕妇的随机对照研究，并未发现自数胎动可以减少胎儿宫内死亡的几率，孕妇自数胎动的减少对于预测胎儿宫内窘迫的阳性预测值很低，只有 2%～7%，因此在以前的指南中并不推荐常规的计数胎动，但在 2011 年 2 月更新的指南中建议孕妇在 28 周以后开始注意胎动的情况。

胎动是由胎儿自己的肌肉运动引起的，在胚胎的后期即表现出运动活性，并随着胎儿的发育发生变化。当神经受到刺激时肌肉出现运动。最早的胎动并非反射性的，而是脊髓神经自发产生的。当神经系统成熟后，肌肉开始对刺激产生反应。通常，胎动可以分为诱发和自然产生的，自发的胎动可能是大脑或脊髓触发的。尽管在超声监测下 7 周的胚胎已经出现胎动，但要出现孕妇能够感知的胎动，初产妇通常在孕 20 周，经产妇在孕 18 周左右感觉到胎动，由于孕妇腹壁脂肪厚度及自我感觉的差异，首次感到胎动的时间也因人而异。每个人对胎动的描述也不一样，有的感觉像"金鱼在吐泡泡"，有的感觉像腹部在抽筋一样。随着胎儿的长大，到孕晚期，胎儿的动作幅度明显增大，孕妇感觉胎动更为明显。

对于月经不规律又没有在妊娠早期行 B 超确定胎龄的孕妇，初次感胎动的时间可以帮助用于胎儿孕周的粗略估计。每个胎儿有其自己胎动的模式，没有足够的证据制定一个胎动正常的特定界限。建议向每一位孕妇强调从孕 28 周开始每天计数胎动的重要性，并告知孕妇在既定的时间内胎动减少至最低限度时应采取的措施。一旦孕妇感觉到胎动减少应及时进一步检查而不应等到第二天再做处理。美国妇产科医师学会（American College of Obstetricians and Gynecologists，ACOG）认为有近一半的死胎是发生在低危妊娠中，研究表明 100% 的 30～39 周胎儿，98% 的 24～27 周胎儿在 75 分钟的观察时间里均有胎动。所以计数胎动应观察一个半小时，胎动减少表明胎儿可能受损，需进一步检查评估胎儿的情况。计数胎动至今仍是最古老最简单的评估胎儿安危的手段，Moore 等研究表明每天记录感觉到 10 次胎动的时间，如果 2 小时没有感觉到 10 次胎动立即进一步评估，可以使胎儿的死亡率从 8.7/1000 下降到 2.1/1000。而 Grant 等的研究没有发现计数胎动可以明显减少不明原因的死胎，但确实发现在胎儿死亡前有胎动减少。许多资料表明早期发现胎动减少可以改善围产儿结局。自数胎动长期以来被认为是了解胎儿宫内状况的可靠指标，胎动的急剧减少提示可能胎儿宫内窘迫而需要进一步的监护。所有推荐常规计数胎动，尤其是有高危因素者。常用的方法是计数 1 小时胎动大于 10 次正常，如果小于 10 次，再数 1 小时，如果 2 小时胎动少于 10 次，应警惕。我国传统应用的是早中晚计数分别计数 1 小时的方法，但鉴于有的孕妇时间不便安排,RCOG 和 ACOG 推荐的这种 10 次胎动计数方法更为可行。

胎动计数作为最简单的孕妇自我监测胎儿安危的方法,已经被广泛采用,但其准确性还较为局限。

7. 注意临产的信号

(1) 胃部的压迫感消失,孕妇有胃部轻松感。

(2) 下腹有疼痛、酸胀感、一日数次。

(3) 尿频、尿意增强,但没有尿急、尿痛。

(4) 腰酸、股根部发胀。

(5) 阴道分泌物增多,为透明的或白色的黏性无臭分泌物。

(6) 胎动变化,一直活跃的胎动渐渐变得迟缓。

四、孕期营养

妊娠期间母亲的科学营养,可以降低体重儿的发生率,近年来由于营养不良造成的低出生体重已经比较少见,而由于营养过剩,不均衡膳食造成的巨大儿成为更为常见的问题。因此妊娠期间必须注意各种营养素的均衡摄取,将孕妇及胎儿的体重控制在合适的范围。

(一)能量

能量的主要来源是可产能的三大营养素,包括糖类、脂类和蛋白质。孕期能量需要量与孕妇的基础代谢率、孕前体重、孕期体重增加、体力活动情况以及妊娠的时期相关。估计在怀孕 40 周的时间需要额外增加 80 000 ~ 85 000kcal 的能量,平均每天需要增加约 300kcal 的能量。对绝大部分孕妇,尽管在孕早期胎儿的组织和器官生长快速,但所需增加的能量并非很多。在孕 4 个月以后,子宫、乳腺、胎儿、胎盘明显的增长,随着血容量的增加,心肺的负担也加重,母体的基础代谢明显增加,因此需要更多的能量摄入。但在我国许多妇女怀孕后就暂时停止工作,运动和体力活动明显减少,因此孕期能量的需求建议在原有的基础上,孕早期维持不变或增加 100 ~ 150kcal 能量,在不同体力活动条件下,在孕中晚期每天需要增加 200 ~ 350kcal 能量不等。日常工作中个体化能量推荐量应该因人而异。能量的增加主要依靠食物的摄入量的增加。在孕期进食不规则与妊娠近期远期并发症有相关性,孕期血糖浓度的升高会增加子痫前期的发病率。因此,饮食治疗对于改善妊娠的预后是有必要的。

1. 碳水化合物 妊娠期空腹血糖降低,而且胰岛素分泌对于进食的反应波动更大。尤其在中孕期以后,表现为饥饿感更快,较非妊娠而言,空腹血糖浓度更低,而脂代谢产物 β-羟丁酸浓度升高,妊娠期在空腹时糖原储备的消耗加快从而导致脂肪分解代谢。有研究发现空腹尿酮体的出现与早产的发生有相关性,在动物试验发现在糖原耗竭饥饿状态下血清前列腺素浓度增加,而后者会诱发子宫收缩,亦会增加早产的危险。

由蛋白质类食物供能占总需能量的 30%,碳水化合物占总需能量的 40%、脂类占 30%,少食多餐(分为三正餐、三加餐),而且使用生糖指数(glycemic index,GI)较低的碳水化合物对于预防妊娠血糖指数的大幅度波动是有意义的。

2. 蛋白质 是人体的主要构成物质,也是人体生命活动中的主要物质,蛋白质加上核酸是生命存在的主要形式。在妊娠期,增加摄入的蛋白质主要用于满足胎儿生长、胎盘发育、羊水、血容量增加等需要,蛋白质的增长情况可以反映母体和胎儿的生长情况,在孕早期需要增加的蛋白质很少,但随着妊娠继续需要量迅速增长,孕期增加的 925g 蛋白质有约 82% 是在妊娠后半期所积累的。蛋白质摄入不足可能对胎儿的出生体重造成影响。孕期蛋白质 RNI 为:孕早期在原有的基础上增加 5g/d,孕中期增加 15g/d,孕晚期增加 20g/d。提供蛋白质的食物最好以肉、蛋、禽类为主,因为其是牛磺酸的主要来源,牛磺酸与视网膜和脑发育密切相关。孕期选择动物性食物应首选鱼类。有研究报道母体优质蛋白摄入、热量摄入不足会影响胎盘的生长,胎盘转运功能下降,胎儿体内其他非必需氨基酸的合成及蛋白质合成所需的必需氨基酸供应不足,会影响胎儿体内的生化合成反应及胎儿正常的生长发育。

3. **脂类** 在供给人体能量方面起着重要作用,同时也是人体组织细胞的组成成分。人体除了从食物中获得脂肪酸外自身也能合成一部分脂肪酸,但有的脂肪酸人体不能合成,而对维持人体健康十分重要,称为"必需脂肪酸",包括亚油酸(n-6)和亚麻酸(n-3)。孕期对于必需不饱和脂肪酸的需要量增加,必需不饱和脂肪酸的缺乏,可能会影响胎儿神经功能及视觉的发育。含不饱和脂肪酸丰富的食物包括葵花子、坚果类、大豆油、谷物油、鱼虾、鸡蛋黄、肉等。不饱和脂肪酸在海鱼、橄榄油等中含量高,可以降低白细胞内皮黏附分子的表达,改善内皮依赖的血管舒张功能,以及与内皮功能相关的血液流变学状态。在孕期脂肪的推荐摄入量应占总能量的 20% ~ 30%,其中亚油酸的参考摄入量(reference nutrient intake,RNI)为 13g/d,亚麻酸 RNI 为 1.4g/d,推荐比例为 4∶1 ~ 6∶1。亚油酸富含于所有的植物油,α-亚麻酸在大豆油、低芥酸菜籽油和核桃油中含量较丰富。α-亚麻酸是合成 DHA 的前体,研究表明,尤其在孕晚期,胎儿大脑和视网膜中 DHA 浓度持续增加,足量摄入很重要。DHA 在鱼类、蛋类中较丰富。另外,研究证实反式脂肪酸对母儿健康有害无益,应该尽量避免食用,反式脂肪酸主要存在于人造奶油、重油食物、烘制食物及油炸食物中。

胆固醇广泛存在于动物性食物中,一般不存在胆固醇缺乏,孕期建议摄入量<300mg/d。值得注意的是,在使用 n-3 脂肪酸作为膳食补充剂时可能会使血中 LDL-胆固醇水平升高,应该进行监测。

4. **膳食纤维** 主要是指不能被人类的胃肠道中消化酶所消化、吸收利用的多糖,包括纤维素、半纤维素、果胶及亲水胶体物质如海藻多糖等。膳食纤维可降低糖尿病、结肠癌、肥胖、心血管疾病的发生风险,对人体健康有着重要作用。孕期膳食纤维的 RNI 为 28g/d。膳食纤维在粗粮中含量较高,如燕麦麸、大麦及荚豆等。

(二)矿物质

1. **铁剂补充** 铁是人体必需的微量元素之一,缺铁性贫血是发展中国家主要的营养问题之一,特别是在我国孕产妇死亡的首要原因仍然是产科出血,妊娠期贫血的纠正有着更重要的意义,不同种类的含铁食物铁的吸收率差异较大,从<1% 到>50%,并且与机体的铁营养状况相关,总体来讲,我国常用膳食的铁的吸收率约为 10%。需要注意的是钙无论是钙盐还是乳制品中的钙均会影响铁的吸收,并且对血红素铁和非血红素铁的抑制强度没有差异。一餐中摄入 300 ~ 600mg 钙时,对铁的吸收抑制作用高达 60%,因此应避免钙剂、铁剂同时服用,特别是对缺铁性贫血较严重的孕妇,如补铁治疗效果不理想的时候可考虑暂停钙剂的补充,以利于铁的吸收,及早纠正贫血。而研究证实维生素 C 是促进三价铁还原为二价铁的确定因素,建议补铁的同时补充维生素 C 是有益的。孕中期膳食铁适宜摄入量(Adequate Intake,AI)为 25mg/d,孕晚期为 35mg/d。但对于贫血的孕妇,如血红蛋白<105g/L,血清铁蛋白<12μg/L 时,应补充元素铁 60 ~ 100mg/d。

2. **钙及维生素 D** 维生素 D 是维持机体生命的必需营养素,它是钙磷代谢的重要调节因子,维持钙磷的正常水平,对正常骨骼的矿化、肌肉收缩、神经传导起着重要作用。孕中晚期维生素 D 的参考摄入为 10μg/d(1μg=40IU),由于维生素 D 摄入过量可能引起中毒,其可耐受最高摄入量(tolerable upper intake level, UL)为 $20\mu g/d$。人体所需 90% 以上的维生素 D 来源于适宜的阳光照射。天然食物中维生素 D 含量并不广泛,不能满足适宜摄入量,维生素 D_2 主要存在于菌菇类,维生素 D_3 在鱼肝和肝油中含量最丰富,其次是蛋黄、牛肉等。新生儿体内约含 $25\sim30g$ 钙,其中大部分是妊娠后期由孕妇体内转移到胎儿体内的,随着妊娠的进展,钙的吸收率逐渐增加,孕前期、孕早期、孕中期及孕晚期的吸收率分别是 36%、40%、56% 和 62%,我国妇女孕期钙摄入量差异较大,为 $362\sim1050mg/d$,孕早期、孕中晚期及哺乳期钙的 RNI 分别为 800mg、1000mg 和 1200mg,若孕期膳食钙摄入不足,可能引起母体的骨密度下降。考虑到我国妊娠妇女饮食中钙摄入不足,在妊娠后期(20 周以后)可补充钙剂 600mg/d,对于部分经产妇、年龄偏大或有小腿抽筋等缺钙症状的孕妇可提前补钙,但不宜过早,如在 14 周以前,因为许多孕妇有较明显的早孕反应,钙剂可能影响食欲。钙摄入的 UL 为 2000mg/d,奶制品是孕期补钙最好的食物来源。孕期钙及维生素 D 需要量更高,补充钙剂可以降低早产发生率。

3. **锌补充** 锌对于维持血管内皮的完整性是必不可少的,锌缺乏会导致内皮屏障功能受损。有研究发现对于血锌水平低于平均值的孕妇,补充锌可以增加新生儿体重。母体锌营养状况与过期妊娠、胎膜早破、孕期感染的发生相关。有研究孕期锌摄入量不足(<6mg/d),与孕期母体体重增长不足、早产以及低体重儿发生相关。

(三)维生素

1. **维生素 C 和维生素 E** 有的学者认为维生素 C 和维生素 E 的补充,可以减少氧化应激、细胞黏附因子的表达及单核细胞黏附,改善内皮细胞和胎盘功能,降低子痫前期发病率。但 Poston 和 Rumbold 等在 2006 年公布的两项大样本的随机对照研究结果显示,孕期补充维生素 C 和维生素 E 并不能有效降低子痫前期的发生率,在 Poston 的研究中显示补充维生素组低出生体重的发生率有所增加。目前没有证据表明常规补充维生素 C 和维生素 E 是有益的。

2. **维生素 A** 维生素 A 及其活性代谢产物作为人类一种必需的营养物质,参与体内的许多生理过程,包括视力、生殖、生长、细胞分化、免疫功能以及胚胎发育等。维生素 A 类物质不足与过量具有致畸性已经得到认可。20 世纪 40 年代起,大量动物实验(大鼠、猪)证明由于维生素 A 缺乏导致的先天畸形并且最终被描述为维生素 A 缺乏综合征。据统计这些畸形种类包括眼部畸形(75%)以及泌尿生殖道(42%)、肾脏(38%)、膈肌(31%)肺脏(4%)、主动脉弓(9%)以及心脏(4%)等的畸形。过量维生素 A 刺激脉络膜分泌,脑脊液生成过多,同时还可刺激导水管上皮细胞增殖,使导水管狭窄,造成脑积水、脑室扩大而引起颅高压,可以造成自由基产生增加导致头痛、恶心、呕吐、烦躁或嗜睡、球结膜充血及视乳头水肿等,可有低热表现。在动物试验中,孕期大剂量维生素 A 会使所有器官系统畸形,有研究发现过量维生素 A 可以致心脏发育畸形,可以致神经管畸形、肛门直肠畸形以及马蹄足。

在我国以素食为主,营养学会推荐孕妇维生素 A 摄入量每天不超过 3300 国际单位。

3. **叶酸** 孕妇叶酸缺乏是引起胎儿神经管缺陷的主要原因。神经管的闭合发生在胚胎发育的 $3\sim4$ 周,叶酸缺乏可能导致神经管未能闭合从而出现以脊柱裂和无脑儿为主的神经管畸形。为了预防神经管畸形,叶酸的补充应该在孕前进行,通常补充叶酸 4 周后体内的叶酸缺乏的状态才能得以纠正,所以补充叶酸建议在孕前三个月开始,至少应在孕前一个月开始才能达到较理想的效果。叶酸缺乏也能引起巨幼红细胞贫血,子痫前期和胎盘早剥的发生率增高。所以建议整个孕期可以持续补充叶酸,也有利于降低妊娠高脂血症发生的危险。孕期叶酸的 RNI 为 $600\mu g/d$,UL 为 $1000\mu g/d$,平时食物中有一定量的叶酸摄入,叶酸具有预防胎儿神经管畸形的重要作用,建议应在孕前及怀孕后三个月额外每天再补充 $400\mu g$ 叶酸片。但既往生育过神经管畸形的孕妇应将叶酸补充剂量增加至 $4mg/d$。

(四)孕妇体重管理

孕妇的体重是反映孕妇营养的重要标志,孕期体重增加往往被认为是衡量母体营养和胎儿发育状况是否恰当的指标。适宜的体重增加是孕育一个正常、健康胎儿的基本保障。孕期过多的体重增长将增加难产的危险;孕期过少的体重增长,除影响母体健康外,还可导致胎儿营养不良并影响其成年后的健康状况。随着生活条件的改善,孕期妇女的日常工作量和活动量明显减少,容易发生能量摄入与消耗失衡,再加上多数民众认识上的误区,认为胎儿越重越好,使肥胖孕妇及巨大儿发生率明显增高。为维持体重的正常增长,适宜强度的运动也是不可缺少的。

近年来,孕期体重管理成为孕期保健的重要内容。孕期体重增加过多或过少均会对母亲和胎儿产生不利的影响,通过孕前适当控制体重,根据孕前体质指数指导孕妇合理营养并适当增加体重,可以争取最好的妊娠结局。

孕妇的体重随孕周的增加而递增,但相同的体重对不同身高孕妇的作用并不一样,所以在衡量体重增加时应采用体质指数或体质指数(body mass index,简称 BMI)。体质指数(BMI)= 体重(kg)/[身高(m)]^2。在孕早期,孕妇的 BMI 增加曲线较为平坦,孕中期 BMI 的增加几乎与孕周的增加呈直线关系,而足月后 BMI 的增加又趋平坦。这是由于在孕早期和足月后,妊娠产物及母体组织改变较小,而在孕中期至足月前胎儿、胎盘、羊水等妊娠产物和母体的血液、子宫、乳腺等重量成倍增加所致。

2000 年,世界卫生组织(WHO)对 BMI 的分类标准为:孕前 BMI<18.5 的孕妇为低体重;孕前 BMl 在 18.5~24.9 之间的孕妇为正常体重;孕前 BMI 在 25~29.9 之间的孕妇为超重;孕前 BMI≥30 的孕妇为肥胖。国内外多采用 WHO 的 BMl 分类标准,表 5-6。

表 5-6 体质指数的分类参考标准

体质指数(BMI)分类	世界卫生组织(WHO)标准	亚洲标准	中国参考标准
偏瘦	<18.5	<18.5	<18.5
正常	18.5~24.9	18.5~22.9	18.5~23.9
超重	≥25	≥23	≥24
偏胖	25.0~29.9	23~24.9	24~26.9
肥胖	30.0~34.9	25~29.9	27~29.9
重度肥胖	35.0~39.9	≥30	≥30
极重度肥胖	≥40.0		

对不同 BMI 的孕妇所建议的孕期体重增加值各不相同。目前,美国医学研究院(Institute of Medicine,IOM)2009 年推荐《孕期体重总增重范围》在全球影响较大,欧美不少国家按照该标准对孕期体重进行管理(表 5-7)。

表5-7 2009年美国医学研究院（IOM）新推荐孕期体重总增重范围

孕前体重状态	BMI（kg/m²）	孕期总体重增加 范围（kg）	孕中、晚期增重速率 （平均kg/w）
体重不足	<18.5	12.6～18.0	0.51（0.45～0.60）
正常体重	18.5～24.9	11.2～15.8	0.42（0.36～0.45）
超重	25.0～29.9	6.8～11.2	0.28（0.23～0.32）
肥胖	>30.0	5.0～9.0	0.22（0.18～0.27）

由于中国人与欧美人存在较大差异，有关中国人孕妇BMI及孕期体重增加研究较少，且北方与南方也存在差异，目前全国还没有统一的孕期体重增长标准，仅有一些机构研究的建议。我国多采用的正常BMI为18.5～23.9。一般推荐：孕前体重低于标准体重10%者，孕期体重增加目标值为14～15kg，孕中期开始每周体重增加为500g；孕前体重正常，孕期体重增加的适宜值为12kg，孕中期开始每周体重增加为400g；孕前体重超过标准体重20%者，孕期体重增加以7～8kg为宜，孕中期开始每周体重增加不宜超过300g。孕前标准体重（kg）=身高（cm）-105，可通过该公式进行粗略估计，孕前标准体重（kg）数值±10%属正常范围。

基于孕前BMI不同而进行个体化的体重管理越来越被接受，并广泛应用于围产期保健日常工作中。孕期体重控制主要通过饮食、锻炼、生活方式改变等方法来达到预期目标，孕期体重管理包括孕妇营养管理、运动管理和生活方式管理三大部分。体重管理的具体方法即根据孕前BMI分组，在医师的指导下，使高BMI孕妇孕期体重增加少一些，低BMI孕妇孕期体重增加更多一些，使各孕前不同BMI孕妇孕期体重增长适宜。

孕前体质指数的过低或过高，孕期体重增加过多或过少，对妊娠结局均会产生不利的影响。如增加妊娠期高血压疾病、妊娠期糖尿病、分娩过程中的并发症、产后体重超标或肥胖、再孕体重更加超标的风险，也会增加产后母乳喂养失败的风险。孕期妇女体重超过推荐范围更容易发生产后体重滞留和肥胖，研究发现，孕期增重15kg以上的妇女在绝经后发生乳腺癌的风险增高。

孕期体重的增加与新生儿出生体重及围产儿死亡率有关。孕妇孕前BMI及其增长与多种新生儿结局如出生体重、早产、出生缺陷和死产等相关。在低BMI和正常BMI组，孕期体重增长与巨大儿的发生率呈正相关，但在过重组及肥胖组此关系不明显。无论孕前BMI如何，体重增加率极高（>0.79kg每周）的孕妇小孕周早产的风险大约增加2倍。肥胖孕妇孕33周前早产的风险更高，与孕前正常体重组相比，肥胖组孕妇的新生儿更容易发生神经管畸形、心血管畸形、唇腭裂、肛门闭锁等畸形。

早在20世纪90年代，就有研究者提出胎儿宫内营养缺乏及低出生体重对其成年后心血管疾病、高血压、糖代谢异常、向心性肥胖和血脂异常等一系列疾病的发生存在重要影响，并在此基础上提出了"成人慢性疾病胎儿起源"（developmental origins of health disease，DOHaD）假说。近年来，关于该领域的研究发展迅速，大量临床流行病学研究及动物实验证明，胎儿在宫内发育过程中受到遗传因素和宫内环境的影响，这些因素均能影响胎儿发育编程，不仅会影响胎儿期的生长发育，并可能导致胎儿持续的结构和功能改变，甚至导致其成年后一系列疾病的发生；同时，出生后生命早期的生长方式也对成年期疾病的发生存在着重要影响。研究指出,大于胎龄儿或巨大儿在青少年期和成年期发生肥胖的风险增高,青少年肥胖发病率的增加被认为与成人代谢综合征的风险增高有关。另一些研究则表明,胎儿出生体重与其成年后患2型糖尿病的危险性之间呈"U"形关系,即胎儿宫内营养供给过度、胎儿高血糖暴露等因素可导致胎儿高出生体重,表现为巨大儿,机体所含脂肪组织过多,从而增加了胰岛素抵抗和心血管疾病的发生风险。目前,我国孕期营养缺乏的情况已有所减少,但是孕期营养过剩、胎儿高血糖暴露对胎儿健康的影响值得关注。我国学者已从临床流行病学和动物模型等方面对这一领域进行了初步探讨,研究表明,胎儿宫内或出生后早期,不利的环境因素使胎儿或婴幼儿DNA甲基化或组蛋白的共价修饰发生改变,导致出生后胰岛素作用的主要靶器官存在胰岛素相关信号通路的调控基因表达异常,葡萄糖不能被恰当利用,因此,机体出现不同程度的胰岛素抵抗,但是在出生后早期,这种改变会有一定程度的可逆性。

因此,在孕期保健中强调孕妇增加体重应恰当,这一观点越来越引起医疗保健工作者和广大孕妇的注意。

五、妊娠期用药

(一)孕期母体变化对血药浓度的影响

孕期明显的生理变化能改变药物在体内的分布,同时也会改变药物对孕妇和胎儿的疗效。这些变化可归纳为以下特点:

1. 孕妇血浆容量到妊娠晚期增加30%~50%,同时脂肪也会出现相应的增加;这会使水溶性和脂溶性的药物在体内过度稀释。

2. 孕期的血液稀释可出现低蛋白血症,白蛋白从47g/L降至36g/L,而且从孕早期开始。大多数药物与体内的蛋白质结合,而这种稀释性低蛋白血症使药物与蛋白的结合力下降,导致药物在体内游离分布量的增加。

3. 由于孕期肝脏功能及酶系统的变化,可使机体对某些药物的血浆廓清率增强。

4. 孕期肾脏负担加重,肾血流量增加35%,肾小球滤过率增加30%~50%,肌酐清除率也相应增加,药物排泄过程加快,致使血药浓度不同程度降低,但肾脏功能不全的患者,药物排泄减少,容易在体内蓄积。

5. 妊娠期间胃排空时间延长,而且胃肠道平滑肌张力减退,肠蠕动减弱,造成口服药物吸收延缓,血药峰浓度出现延迟,且峰值常偏低。

(二)药物在胎盘的转运机制

胎盘是胎儿的特殊器官,但并不是母儿间药物转运的被动屏障,几乎所有的药物都会对胎儿产生一定的影响。胎盘通透性与一般的血管生物膜相似,相当多的药物能够通过胎盘屏障进入胎儿体内。药物在胎盘的转运部位是血管合体膜(vasculo-syncytial membrane,VSM),是由合体滋养细胞、合体细胞基底膜、绒毛间质、毛细血管基底膜和毛细血管内皮细胞组成的薄膜。

在胎盘对物质的转运中主要有单纯扩散、易化扩散和主动运输等。单纯扩散是物质从高浓度区向低浓度区的被动扩散,如水、电解质、气体,分子量<1000的药物,如吗啡、酒精及镇静剂等也是通过单纯扩散到达胎儿体内。易化扩散主要通过细胞质膜专一载体从高浓度区向低浓度区扩散,其扩散速度较单纯扩散快,如葡萄糖的转运。主动运输是从低浓度到高浓度的扩散,需消耗能量,如氨基酸和水溶性维生素的扩散。胎盘的其他转运途径还包括胞

饮,即将大分子物质以小颗粒形式包裹于细胞内进行转运,如蛋白质的转运。大部分药物都是通过单纯扩散通过生物膜,这也是胎盘转运最常见的方式。

药物转运的速率和量主要取决于药物的理化性质(分子量<250 及脂溶性高、不带电荷的药物容易通过血管合体膜)和有效的浓度梯度(受到剂量的给药途径的影响),也与药物在孕产妇体内的代谢动力学和胎盘的结构及功能状态有关。值得指出的是,若孕产妇患感染性疾病,感染、缺氧常能破坏胎盘屏障,有时能使正常情况下不易通过胎盘屏障的抗生素变得容易通过。

(三)药物对胎儿的影响

一旦药物到达胎儿体内,就有可能导致不良影响:胎儿死亡或流产(如双香豆素);致畸作用(如反应停);胎儿生长迟缓(如烟草);干扰新生儿(如利舍平)。

孕产妇用药对胎儿的影响程度与用药时胎儿胎龄密切相关。一般而言,在孕早期应用禁忌药物可出现致畸作用;孕中晚期应用某些药物可导致胎儿生长迟缓。在孕晚期使用能在胎儿体内代谢的药物(如氯霉素),对新生儿会造成严重后果。

从卵子受精开始,受精卵于子宫内膜着床前的这段时期称为着床前期,此期的受精卵尚在输卵管腔或子宫腔中,药物对胚胎产生影响的必备条件是药物在输卵管腔或子宫腔分泌液中达到一定浓度,所以此时孕妇用药对胚胎影响不大。着床前期至受精二周,这段时间又称"有或全无",如果药物对胚胎的毒性极强,可以造成极早期流产,否则没有影响发育。

受精 2 周后直至 12 周左右,是胚胎、胎儿的器官处于高度分化发育的重要阶段。是药物致畸的最敏感时期,在这个时期如果任何部位细胞群受到有害药物的影响,都有可能导致分化错误或分化时相的异常,从而导致组织或器官发生畸形。

妊娠 4 个月以后,由于胎儿绝大多数器官已经形成,对药物致畸的敏感性已明显下降,虽然已经不再能够造成大范围的畸形,但对生殖系统及神经系统仍在分化发育的器官而言,药物影响可以一直存在。

美国药物和食品管理局根据药物对人类的不同致畸情况,将药物对胎儿危险性的等级标准分为 A、B、C、D、X 5 个级别,A 级药物对人类胎儿无不良影响,使安全的;B 级药物对人类无有害证据,动物试验亦无有害发现,比较安全,但在人类无充分研究;C 级药物在动物实验时证明对胚胎致畸或可杀死胚胎,尚未在人类研究证实,确认利大于弊时方能对孕妇应用;D 级药物对胎儿的危害有确切证据,若非孕妇用药后有绝对的效果,否则不应考虑使用;X 级药物有确切证据表明可致胎儿异常,在妊娠期间禁止使用。

为防止药物诱发胎儿畸形,在妊娠前 3 个月,最好不用 C、D、X 级药物,出现紧急情况必须用药时,应该尽量选用 A、B 级药物(表5-8)。

表5-8　现存药物根据 FDA 分类标准所占比例

分　类	比例(%)
A:对照试验显示对人类胎儿没有危险	0.7
B:没有证据表明对人类胎儿有危险	19
C:不能排除对人类胎儿的危害	66
D:有证据表明对人类胎儿有危害	7
X:妊娠期禁止使用的药物	7

（四）产程中用药对新生儿的影响

足月妊娠进入产程时，胎儿已经发育成熟，虽不存在致畸危险，但在不长的时间内即将离开母体。在产程中用药要考虑对新生儿的影响，例如在产程中为产妇肌注利舍平，可导致新生儿出现鼻塞症状；产妇在产程中使用氯丙嗪，可致新生儿出现呼吸抑制。

产程中用药必须注意从开始用药到胎儿娩出的时间，要避开药物在胎儿体内浓度最高时娩出胎儿，例如在产程中为产妇肌内注射哌替啶，血药浓度最高在用药后的2～3小时，让胎儿在用药后1小时内或4小时后娩出，使药物呼吸抑制副作用降至最低。

正常产程通常不主张用药，发生异常情况时才用药，必须以保证母婴安全为原则。

（五）常用药物的等级标准

1. **抗组胺药**　氯雷他定（B）、西替利嗪（B，）马来酸氯苯那敏（B）、苯海拉明（B）及异丙嗪（C）。

2. **抗感染药**

（1）驱肠虫药：阿苯达唑（C）。

（2）抗疟药：氯喹（D）。

（3）抗滴虫药：甲硝唑（B）。

（4）抗生素：丁胺卡那霉素（C）、庆大霉素（C）、卡那霉素（D）、新霉素（D）、头孢菌素类（B）、链霉素（D）、青霉素类（B）、四环素（D）、土霉素（D）、金霉素（D）、杆菌肽（C）、氯霉素（C）、红霉素（B）、林可霉素（B）、多黏菌素B（B）及万古霉素（C）。

（5）其他抗生素：复方磺胺甲噁唑（B/C）、甲氧苄胺嘧啶（C）、呋喃唑酮（C）及呋喃妥因（B）。

（6）抗结核病药：乙胺丁醇（B）、异烟肼（C）、利福平（C）、对氨水杨酸（C）。

（7）抗真菌药：克霉唑（B阴道上药/C口服）、咪康唑（C）、制霉菌素（B）。

（8）抗病毒药：金刚烷胺（C）、阿糖腺苷（C）、利巴韦林（X）、叠氮胸苷（C）、无环鸟苷（C）、拉米夫定（C）、齐多夫定（C）、奈韦拉平（B）、克力芝（C）、干扰素α（C）、聚乙二醇干扰素α（C）、阿德福韦（C）、恩替卡韦（C）、替比夫定（B）、替诺福韦（B）、阿昔洛韦（B）、伐昔洛韦（B）及更昔洛韦（C）。

3. **抗肿瘤药**　博来霉素（D）、环磷酰胺（D）、苯丁酸氮芥片（D）、顺铂（D）、阿糖胞苷（D）、更生霉素（D）、噻替哌（D）、柔红霉素（D）、阿霉素（D）、氟尿嘧啶（D）、氮芥（D）、左旋苯丙氨酸氮芥（D）、氨甲蝶呤（D）及长春新碱（D）

4. **自主神经系统药**

（1）拟胆碱药：乙酰胆碱（C）及新斯的明（C）。

（2）抗胆碱药：阿托品（C）、颠茄（C）及普鲁苯辛（C）。

（3）拟肾上腺素药：肾上腺素（C）、去甲肾上腺素（D）、麻黄碱（C）、异丙肾上腺素（C）、间羟胺（D）、多巴胺（C）、多巴酚丁胺（C）、间羟舒喘宁（B）及羟卞羟麻黄碱（B）。

5. **中枢神经系统药物**

（1）中枢兴奋药：咖啡因（B）。

（2）解热镇痛药：乙酰水杨酸（C/D）、非那西丁（B）及水杨酸钠（C/D）。

（3）非甾体抗炎药：吲哚美辛（B/D）。

（4）镇痛药：可待因（B/D）、吗啡（B/D）、阿片（B/D）、哌替啶（B/D）及纳洛酮（C）。

（5）镇静，催眠药：异戊巴比妥（C）、戊巴比妥（C）、苯巴比妥（B）、水合氯醛（C）、乙醇

（D/X）、地西泮（D）、硝基安定（C）及艾司唑仑（X）。

（6）安定药:氟哌利多（C）及氯丙嗪类（C）。

（7）抗抑郁药:多虑平（C）。

6. 心血管系统药物

（1）强心药:洋地黄（B）、地高辛（B）、洋地黄毒苷（B）、奎尼丁（C）及米力农（C）。

（2）降压药:拉贝洛尔（B）、硝苯地平（B）、尼卡地平（C）、盐酸可乐定片（C）、甲基多巴（C）、肼苯达嗪（B）、硝普钠（D）及哌唑嗪（C）。

（3）血管扩张药:亚硝酸异戊酯（C）、双嘧达莫片（C）、二硝酸异山梨醇（C）及硝酸甘油（C）。

7. 利尿药 双氢克尿噻（D）、利尿酸（D）、呋塞米（C）、甘露醇（C）及氨苯蝶啶（D）。

8. 消化系统药 复方樟脑酊（B/D）、奥美拉唑（C）、兰索拉唑（B）、西咪替丁（B）。

9. 激素类

（1）肾上腺皮质激素:可的松（D）、倍他米松（C）、地塞米松（C）及氢化泼尼松（B）。

（2）雌激素:己烯雌酚（X）、雌二醇（D）及口服避孕药（D）。

（3）孕激素:孕激素类（D）。

（4）降糖药:胰岛素（B）、格列本脲（B）、二甲双胍（B）、氯磺丙脲（D）及甲苯磺丁脲（D）。

（5）抗甲状腺药物:丙基硫氧嘧啶（D）及甲巯咪唑（D）。

六、危险管理和围产监护

1984 年由世界卫生组织提出了在孕产期保健中实行危险管理（risk approach,RA）,其理由是在发展中国家,卫生资源十分有限,为了合理使用卫生资源,通过对妊娠妇女进行危险因素筛查,区分出"高危"和"正常",使正常妊娠得到一般照顾,高危妊娠得到更多的照顾和关怀,以降低孕产妇死亡率。1987 年全球启动"母亲安全（safe motherhood）"项目时,曾将加强对高危妊娠的管理列为主要措施之一。

（一）危险管理的工作步骤

1. 危险因素评分表 各地区应根据本地区进行的流行病学调查及科学研究结论,分析出现的不良妊娠结局最常见的原因,作为一组危险因素,然后进行评分法的设计和应用。一个地区的各级医疗保健机构采用统一的评分法与评分标准,但在应用过程中需定期改进。

例如根据我国孕产妇的特点,在世界卫生组织制定的危险因素评分的基础之上,我国制定了相应的妊娠危险因素,包括以下四类:

（1）基本情况:年龄过小或过大,身材矮小（<145cm）,体重轻（<40kg）,胎产次（初产或高产次）。

（2）不良产科病史:围生儿死亡、流产、早产、先天畸形、剖宫产史及其他妇科手术史。

（3）内科合并症:肾脏病、糖尿病、高血压、心脏病、内分泌病及血液病等。

（4）本次妊娠出现的特殊情况:妊娠高血压疾病、多胎、胎位不正、早期妊娠出血、晚期妊娠出血、过期妊娠及胎儿生长受限等。

危险因素还应包括各种不利的社会、经济及个人文化、行为等因素,诸如未婚、贫困、文盲、无产前检查及嗜烟酒等不良生活习惯等。

2. 制定妊娠危险管理常规,明确各级的职责 当农村的乡镇卫生院、城市的社区卫生服务站为所辖区内孕妇进行早孕建卡登记时,应对孕妇进行高危评分,对高危妊娠进行初筛。所筛出的高危孕妇按其严重程度转到相应的上级机构进行进一步诊查。

农村的县级妇幼保健院或综合医院妇产科,城市的二、三级妇幼保健机构或妇产科都应设有高危门诊和高危病房,对高危妊娠孕妇进行监护和必要的处理。孕妇到各级医院进行首次产前检查时,都应进行高危评定,一般在28周和37周时常规各复评一次。如在产前检查中发现新的高危因素要及时评定。

筛查出的每一例高危孕妇要专册登记,在孕产妇健康手册上做好记录并在门诊检查卡上作出标记,以加强管理。凡未按约来诊者应采取各种方式进行追踪随访。孕期高危情况如无变化,不必重复登记,如发现新的高危因素需在原高危情况栏中依次填高危因素及发现孕周。了解高危妊娠的发生、治疗、转归的全过程。转院者应填写转诊单,接收单位应继续监护直至分娩,最好能将妊娠结局反馈给转诊单位。

二、三级妇幼保健机构和医院应定期分析,总结高危妊娠业务管理资料。

3. 建立危重孕产妇的急救网络 由于在很多情况下,孕产妇出现的危险情况并没有明确的预兆,如产后出血,90%的病例在发生前没有明确的危险因素,但一旦发生,将对孕产妇的安全造成很大的威胁,在我国无论是城市还是农村,目前产后出血仍是引起孕产妇死亡的第一位原因。在这种情况下,必须建立危重孕产妇的急救网络,以保证孕产妇在发生危险的时候得到及时的转运与救治。在农村应在县级卫生行政部门的统一领导下,综合全县的妇产科专家,成立孕产妇急救专家小组,负责本地区的危重孕产妇抢救任务。在城市,应在当地卫生行政部门的领导下,综合利用本地区的卫生资源,建立高效的危重孕产妇转诊抢救网络。

(二)危险管理的新观点

1985年世界卫生组织专家估计每年全世界约有50万的孕产妇死亡,而99%是发生在发展中国家。许多公共卫生专家并未对如此多孕产妇的死亡给予应有的重视,他们更多的关注儿童的死亡率,孕产妇死亡率往往是在谈到对儿童死亡率的影响时才被提及。鉴于这种情况,在1987年肯尼亚首都内罗毕由联合国的三个下设机构联合国人口基金会(UNFPA)、世界银行(World Bank)以及世界卫生组织(WHO)发起并联合联合国儿童基金会(UNICEF)、联合国开发计划署(UNDP)、国际计划生育联合会(IPPF)和人口理事会(Population Council)共同启动了"母亲安全(Safe Motherhood)"项目。并提出降低孕产妇死亡率的四项干预措施:①提供适宜的初级卫生保健服务,对女性从婴儿期到青春期应保证得到必须的食物,计划生育的措施能广泛的获得;②提供适宜的产前保健服务,包括营养咨询,并能在发现危险因素时及时转诊;③在分娩的时候有接受过培训的人员陪伴;④对于高危妊娠能及时得到必要的产科服务。在启动会上联合机构以及各国政府特别抓住其中两项干预措施,产前的高危筛查和在社区培训传统接生员接产,并倾注了大量的人力物力用于推广施行。全世界各国都在陆续启动"母亲安全"的项目。在1997年,当"母亲安全"项目实施十周年之际,事实证明这些措施并没有达到预期的效果,孕产妇死亡率没有得到有效的控制,于是提出新的观点:①"每次妊娠都面临风险",强调孕产妇都可能发生威胁生命的并发症,而之前可能没有明显的预兆,所以要求每一位孕产妇都能得到高质量的孕产期保健服务,以发现和处理那些危及生命的并发症;②要确保技术熟练人员接产,技术熟练的人员是指接受过医学专业教育培训的医师、助产士,而不是经过培训的传统接生员。只有专业人员才能及时的发现和处理妊娠并发症,包括产科出血、子痫及严重的感染。必须切实提高妇幼卫生工作者及产科医务人员的服务质量和水平。牢固树立"妊娠乃人生大事,务使母婴安全"的观点,认真对待每一位孕产妇,使妊娠更加安全(make pregnancy safer)。世界卫生组织 1998 年在纪念成立五十周年时,特别强调这一观点。

(三)高危妊娠的筛查

1. 临床检查

(1)骨盆测量,并注意观察孕妇体态及步态。髂前上棘间径<22cm,髂嵴间径<25cm,骶耻外径<18cm、坐骨结节间径<7.5cm 均属骨盆异常。步态不正常者应注意有无骨盆不对称。骨盆明显狭窄或畸形的应注意难产的风险。

(2)体重<40kg 或>85kg 者危险性增加。

(3)子宫大小是否与停经月份吻合,警惕羊水过多或多胎妊娠、巨大儿及胎儿宫内生长受限。

(4)检查胎位有无异常。

(5)血压尿蛋白检查,必要时眼底及肝功能检查。

(6)心脏各瓣膜区有无杂音及其性质。

(7)心脏有无扩大及其他异常。

(8)妊娠晚期注意胎动变化。

(9)宫颈内口松弛。

(10)外阴有无静脉曲张。

(11)有无胎膜早破。

(12)羊水粪染、羊水过多或过少。

(13)妊娠晚期异常的阴道流血,警惕前置胎盘、胎盘早剥。

2. 常见疾病筛查

(1)贫血筛查:贫血(anemia)在妊娠期主要是缺铁性贫血,因为孕期母体和胎儿的需要量增加造成相对不足。血红蛋白浓度是判断贫血的标准,孕期贫血的判断标准目前尚缺乏对照实验,因此存在争议。尽管大部分观点认同孕期平均血红蛋白浓度为 11~12g/dl,但是随着孕周的不同血红蛋白浓度亦发生变化,因此判断孕期贫血的标准也应随之变化。贫血诊断标准早孕期血红蛋白<11g/dl,28~30 孕周小于 10.5g/dl。

贫血的原因除了缺铁性贫血,还有地中海贫血、巨幼红细胞贫血、镰状细胞性贫血,当诊断不确定时,可以做确诊实验诊断缺铁性贫血,如血清铁蛋白浓度等。在地中海贫血高发地区,如我国广东、广西,还应进行地中海贫血的筛查实验。

血红蛋白浓度在 8.5~10.5g/dl 时,低体重儿和早产发生的危险性轻度增加,当孕妇血红蛋白浓度显著降低或明显升高时,胎儿结局不良的危险性明显增加,对于诊断缺铁性贫血的孕妇,应予以铁剂补充。

(2)无症状性菌尿筛查:无症状性菌尿(asymptomatic bacteriuria)是指泌尿道持续性有菌群存在,而无尿道症状。未经治疗的无症状性菌尿会增加孕妇及胎儿不良结局发生的概率,例如早产、肾盂肾炎等,清洁中段尿尿培养是诊断无症状性的标准,现在除了尿培养,还有一些快速实验用于评价无菌性尿道炎,包括:试剂条测试;镜检尿液分析;尿液革兰染色分析等。孕期抗生素治疗可减少持续性的菌尿,减少了发生早产及低体重儿的风险,降低了发展为肾盂肾炎的风险。

(3)妊娠期肝内胆汁淤积症筛查:妊娠期肝内胆汁淤积症(intrahepatic cholestasis of

pregnancy,ICP)主要表现为妊娠中晚期出现的皮肤瘙痒,常呈持续性。夜间重,瘙痒一般从手掌脚掌开始,然后向肢体近端发展,少数可以发展到面部。少数患者可以出现黄疸。血清胆酸升高是妊娠期肝内胆汁淤积症最主要的实验室发现,其水平越高,病情越重。大多数妊娠期肝内胆汁淤积症患者门冬氨酸转氨酶、丙氨酸转氨酶轻中度升高,丙氨酸转氨酶更为敏感。部分患者血清胆红素轻中度升高。

(4) 妊娠期糖尿病筛查:妊娠期糖尿病(gestational diabetes mellitus,GDM)高危因素的孕妇应应在妊娠早期提供妊娠期糖尿病筛查。高危因素包括:有糖尿病家族史、孕期多次尿糖阳性、孕妇体重>90kg、年龄>30岁、反复自然流产、死胎或足月分娩宫内生长受限儿、分娩巨大儿、畸形儿史、本次妊娠胎儿偏大或羊水过多。对于无高危因素的孕妇建议在24~28周常规行口服葡萄糖耐量试验(OGTT),试验前每天碳水化合物摄入量不少于150g,有正常的体力活动至少3天。过夜空腹10~14小时。试验前禁用酒、咖啡、茶,保持情绪稳定。上午9:00以前抽空腹血,然后饮用含75g葡萄糖的水250~300ml,5分钟内饮完。根据国际糖尿病与妊娠研究组(IADPSG2010)诊断妊娠期糖尿病的标准:空腹血糖:5.1mmol/L;服糖后1小时血糖:10.0mmol/L;服糖后2小时血糖:8.5mmol/L;只要有一个时间点超过标准即可诊断妊娠期糖尿病。

(5) 妊娠期感染性疾病筛查

1) 巨细胞病毒(cytomegalovirus,CMV)属于疱疹病毒类,在最初感染后,可在宿主体内潜伏。并且可以再次活跃,尤其是在免疫力降低时。孕妇CMV感染易复发,孕妇CMV复发率为1%~14%,但复发时造成的胎儿、新生儿感染率低,为0.2%~2%。妊娠前3个月宫内感染率低,但严重;妊娠后期感染率高,但是对胎儿损害轻。

检测血清CMV IgM抗体出现阳性,表明可能有CMV近期感染,体内有活动性感染。检测CMV IgG抗体阳性,表明曾经感染过CMV。但是妊娠期内CMV IgM抗体、IgG抗体检测并不能确诊胎儿CMV感染。对IgG抗体进行亲和力检测有利于区分是否为原发感染,在孕21周以后且IgG发生血清转化6周以后,抽取羊水行CMV PCR检测是诊断CMV宫内感染敏感的方法。

2) 风疹病毒(rubella virus)感染临床表现为特征性的皮疹,但是有20%~50%没有症状,妊娠期感染风疹目前没有有效治疗及减少母胎传播的方法。孕妇血中检测出风疹sIgM抗体,可以确诊孕妇在近期患风疹,检测出sIgG抗体,提示孕妇对风疹病毒已有免疫力,孕妇血清中无sIgM抗体、sIgG抗体,提示孕妇对风疹病毒无免疫力,在孕期应做好监测。

母亲在孕17~24周感染风疹病毒的新生儿发生耳聋的风险性相对较小。风疹儿的发病率因孕妇患风疹的孕周有关,妊娠第一个月为11%~60%,第二个月为12%~81%,第三个月为8%~34%,第四个月为17%以下,第5个月以后仅偶有发生。三个月内感染可能致胎儿畸形。确诊胎儿是否发生风疹病毒宫内感染,需做宫内诊断,通过绒毛活检/抽取羊水脐带血分离病毒或者风疹sIgM抗体。

风疹疫苗的接种应在怀孕以前,ACOG过去规定接种疫苗后3个月方可妊娠,目前已经将这一时间缩短为1个月。

目前对风疹病毒的孕期检查争议仍然存在。部分观点认为因为不能确定母亲感染,胎儿发生感染的必然性,不推荐在孕期进行筛查。部分观点认为对风疹病毒的检测,并不能预防母胎传播的发生,目的只是保护避免下次妊娠可能感染风疹病毒而发生的母胎传播,减少因为风疹病毒感染导致的死胎、流产。因此这种筛查只是易感性筛查,目的并不是确诊是否现症感染,目的是筛查易感人群,在分娩之后进行预防接种,从而保护下次妊娠不受风疹病毒的威胁。

3）乙肝病毒(hepatitis B)e 抗原阳性的母亲,约有85%的孩子会成为病毒携带者而且会成为慢性携带者,e 抗原阴性的母亲这个几率为31%。乙肝病毒的母胎传播可以通过乙肝疫苗接种及乙肝免疫球蛋白被动免疫减少95%,大部分的母胎乙肝病毒传播可以通过主动加被动免疫明显减少。预防母胎的乙肝传播,应常规检测乙肝表面抗原及 e 抗原,并决定采用主动加被动免疫。

4）人类免疫缺陷病毒(human immunodeficiency virus,HIV)感染之初并无症状,随着进行性的免疫功能下降,最终导致获得性免疫缺陷综合征。人类免疫缺陷病毒感染的潜伏期可以从数月至17年不等。

如果没有干预措施,母胎传播发生率为25.5%,使用抗病毒药齐多夫啶治疗后可以降低至8%,联合预防措施,包括抗病毒治疗、剖宫产、停止母乳喂养等可进一步将风险降低。孕前及孕期应常规提供艾滋病的筛查及诊断,对阳性孕妇在早孕期进行评估及时开始抗病毒治疗,最大限度地减少艾滋病的母婴传播几率。

5）梅毒(syphilis)是由于梅毒螺旋体感染所导致,机体的免疫反应产生非特异性梅毒抗体和特异性梅毒抗体。首先主要的反应是产生特异的抗梅毒螺旋体免疫球蛋白 M,在感染两周后就可以检测出来,当出现症状时大多数可以同时检测出 IgG 抗体和 IgM 抗体。早期梅毒未经治疗的孕妇,大部分会经胎盘传播感染胎儿,并且可能发生死胎或死产梅毒的母胎传播可以造成新生儿死亡、先天梅毒(可以导致远期的残疾)、死产或早产。

孕期青霉素的使用可以有效预防梅毒的母胎传播,推荐在早孕期进行梅毒筛查实验,因为及早治疗对于母亲和胎儿均有益。

6）弓形虫(toxoplasma gondii)在孕期感染通常是没有症状的,妊娠期弓形虫的诊断需依赖实验室的检查。妊娠期弓形虫原发感染的诊断需要在两个不同时间母体血浆中抗体滴度的明显升高或者特异性弓形虫 IgM 抗体的检测,成人首发感染弓形虫后两周可产生 IgG 抗体,6~8 周达高峰,在以后的数月逐渐下降并持续终身,IgG 对于早孕期感染有意义。感染后 10 天就可以产生弓形虫特异性 IgM 抗体,并且升高持续 6 个月至 6 年以上。因为 IgM 持续数月升高,因此对于孕妇近期原发感染不能提供有用信息。酶联免疫吸附试验(ELISA)检测 IgM 抗体高浓度滴度可以持续数年,间接免疫荧光法(IFA)检测弓形虫特异性 IgM 抗体高浓度滴度仅持续至感染后 6 个月,而且随后迅速下降。因此对于判断远期还是近期感染,IFA 法较 ELISA 法更有意义。

胎儿弓形虫的诊断需要羊水培养或脐血培养,培养技术的主要困难是一些分析需要花费数周时间。最近,PCR 技术有效运用于诊断胎儿宫内感染弓形体,敏感性及特异性均高于传统检测方法,PCR 检测胎儿弓形虫感染采用羊水标本即可,无需进行脐血穿刺。在法国,因为弓形虫感染率高,常规血清学筛查对于诊断近期感染,并提供产前诊断。孕期治疗或终止妊娠。但是在弓形体发病率低的国家,不推荐在孕期常规筛查弓形虫。

(6)血型及红细胞抗体的筛查:确定 ABO 血型、Rh 血型以及红细胞抗体,对于预防新生儿溶血的发生非常重要,并且预测新生儿出生时换血的可能性。产前对 Rh 阴性的母亲采取特殊的保健及产后及时抗 D 免疫球蛋白治疗以预防在以后的妊娠发生 RhD 同种抗体反应。

(7)先天愚型筛查:唐氏综合征(Down's syndrome),又称 21-三体综合征,主要临床表现为智力障碍,而且合并其他先天性疾病的发生率增加,如:心脏异常的几率较高,白血病、甲状腺疾病、癫痫、阿尔茨海默病的发生率亦增加。唐氏综合征患儿有80%为严重智力低下,20%为轻中度智力低下,其中46%合并先天性心脏病,需要外科治疗。对于任何先天性异常的筛查应该对孕妇提供公平的、无倾向性的、证据充足的依据及信息,并且由孕妇本人自主决定是否接受筛查。唐氏综合征筛查可以在早孕期或者中孕期进行。

(四)高危妊娠的监护

1. 孕龄及胎儿成熟度检查

(1)核实孕周,结合末次月经,月经周期以及超声检查结果。

(2)尺测子宫高度及腹围,粗略估算胎儿大小。

(3)超声检测胎头双顶径>8.5cm,提示胎儿成熟。根据超声提示双顶径、胸围、腹围、股骨长,可以估算胎儿体重。

(4)羊水卵磷脂/鞘磷脂(lecithin/sphingomyelin,L/S)比值,若>2,提示胎儿肺成熟;羊水泡沫试验。两管液面均有完整泡沫环,提示胎儿肺成熟。羊水磷脂酰甘油浓度对于胎儿肺成熟判断更可靠。

(5)羊水肌酐值≥176.8μmol/L,提示胎儿肾成熟。

(6)羊水胆红素类物质测定用$\triangle OD_{450}$测该值<0.02,提示胎儿肝成熟。

(7)羊水淀粉酶值:碘显色法该值≥450U/L,提示胎儿唾液腺成熟。

(8)羊水脂肪细胞出现率若>20%,提示胎儿皮肤成熟。

2. 胎盘功能检查

(1)尿雌三醇含量:24小时尿雌三醇含量≥15mg为正常,10～15mg为警戒值,<10mg为危险值。如果妊娠晚期多次测得雌三醇含量<10mg,表示胎盘功能低下。

(2)尿雌三醇/肌酐比值:>15为正常,10～15为警戒值,<10为危险值。

(3)血清人胎盘生乳素(human placenta lactogen,HPL)测定:放射免疫法测量,妊娠足月HPL值为4～11mg/L,如果<4mg/L或突然降低50%,提示胎盘功能低下。

(4)缩宫素激惹试验:阳性提示胎盘功能减退。

(5)阴道脱落细胞检查:舟状细胞成堆,无外底层细胞,嗜伊红细胞指数<10%,致密核少者,提示胎盘功能良好;舟状细胞极少或小时,有外底层细胞出现,嗜伊红细胞指数>10%致密核多者,提示胎盘功能减退。

(6)胎儿超声监测:羊水量的监测可以间接反映胎盘功能,羊水过少常伴有胎盘功能下降。彩色多普勒监测胎儿脐动脉血流收缩期及舒张期血流速率比值(S/D)在胎儿生长受限及子痫前期等高危妊娠可以很好地反映胎盘的功能。

3. 胎儿监测

(1)生长监测:孕早期由于胎儿很小,通过宫高很难准确反应胎儿的大小,通常需要超声检查,通过测量顶臀长可以较准确的确定胎儿大小与停经时间是否吻合,并据此核实孕周。在孕中晚期,通常孕32周前,单胎正常生长的情况下,每周宫高增加约1cm。宫高连续2～3周不增加应进一步检查。

(2)计数胎动:每个胎儿活动量不同,而且孕妇自感胎动次数差异极大,但一般12小时内胎动累计数不小于10,凡小于10次或逐渐下降>50%而不能恢复者,提示胎儿有缺氧可能。

(3)羊膜镜检查:正常羊水呈透明淡青色或乳白色,可见胎发、漂浮胎脂片。混有胎粪呈黄色、黄绿色甚至深绿色。

（4）胎心电子监护：胎心监护仪在临床广泛应用，多用经腹壁外监护法，对母儿无损伤，可多次检测，能连续观察并记录胎心率的动态变化。因有子宫收缩描记/胎动记录，故能反映三者间的关系。连续电子胎心监护从 1980 年以来在临床广泛应用，由于这一监测方法的敏感性很高，对保障分娩时胎儿的安全起到了一定的作用，但它的特异度较低，往往造成过度的干预。对于低危孕妇，可在孕 36 周后开始进行电子胎心监护，有高危情况的孕妇可以将监护时间提前到 30～32 周，对产前的无应激试验（non-stress test，NST）的判读，根据加拿大妇产科学会 2008 年指南见表 5-9。

表 5-9　无应激试验的判读标准

指标	正常 NST（有反应型）	不典型 NST（无反应型）	异常 NST（无反应型）
基线	110～160bpm	100～110bpm >160bpm，<30min 基线升高	心动过缓<100bpm 心动过速>160bpm，>30min 基线不稳定
变异	6～25bpm ≤5bpm，<40min	≤5bpm，40～80min	≤5bpm，≥80min ≥25bpm，>10min 正弦波形
减速	没有或偶发的变异减速 <30sec	变异减速 30～60sec	变异减速>60sec 晚期减速
加速（≥32w）	<40min，≥2 次加速，≥15bpm，15sec	40～80min，≤2 次加速，≥15bpm，15sec	>80min，≤2 次加速，≥15bpm，15sec
加速（<32w）	<40min，≥2 次加速，≥10bpm，10sec	40～80min，≤2 次加速，≥10bpm，10sec	>80min，≤2 次加速，≥10bpm，10sec
处理	有选择的根据临床的总体情况进一步评估	需要进一步评估	需要紧急的处理 总体评估进一步 U/S 或 BPP 检查，有时需要结束分娩

（5）胎儿生物物理评分：是综合胎心电子监护以及超声检查某些生理活动，以判断胎儿有无急慢性缺氧的一种监测方法。根据 Manning 评分法见表 5-10，10 分为满分，提示胎儿无急慢性缺氧依据；8 分可能有急慢性缺氧；6 分可疑有急慢性缺氧；4 分提示有急慢性缺氧存在。

表 5-10　Manning 评分法

项　目	2 分	0 分
无应激试验（20 分钟）	≥2 次胎动伴有胎心加速 ≥15bpm，持续≥15 秒	<2 次胎动，胎心加速<15bpm，持续<15 秒
胎儿呼吸运动（30 分钟）	≥1 次，持续≥30 秒	无，或持续<30 秒
胎动（30 分钟）	≥3 次躯干和肢体活动（连续出现计 1 次）	≤2 次躯干和肢体活动；无肢体活动或完全伸展
肌张力	≥1 次躯干和肢体伸展复屈，手指摊开合拢	无活动；肢体完全伸展；伸展缓慢，部分复屈
羊水量	羊水暗区垂直直径≥2cm	无，或最大暗区垂直直径<2cm

（熊庆　肖兵）

七、优生咨询、产前筛查和产前诊断

"优生"一词由英国人类遗传学家高尔顿于 1883 年首次提出,其原意是"健康的遗传"。他主张通过选择性的婚配,来减少不良遗传素质的扩散和劣质个体的出生,从而达到逐步改善和提高人群遗传素质的目的。优生学是研究如何改善人类遗传素质的一门科学,分为两个方面:一方面是研究如何使人类健康地遗传,减少以至消除遗传病和先天畸形患儿出生;另一方面是研究怎样增加体力和智力上优秀个体的繁衍,扩展其优秀的遗传因素,提高人类的遗传素质。

（一）优生咨询

1. **优生咨询范围**　包括孕前咨询、遗传病再发风险估计、孕期药物咨询等。

2. **临床上优生遗传咨询的对象**　主要包括:①遗传病或先天畸形的家族史或生育史;②子女有不明原因智力低下或先天畸形儿;③不明原因的反复流产、死胎、死产或新生儿死亡;④孕期接触不良环境因素及患有某些慢性病;⑤常规检查或常见遗传病筛查发现异常;⑥其他需要咨询情况,如婚后多年不育,或孕妇年龄 ≥35 岁;⑦父母是遗传病携带者;⑧近亲婚配。

3. **优生咨询中的常见遗传性疾病**

（1）常见的染色体疾病有以下几种:染色体疾病主要是因细胞中遗传物质的主要载体—染色体的数目或形态、结构异常引起的疾病,优生咨询中常见的染色体疾病有以下几种:

1）21-三体(唐氏综合征):最常见的染色体异常疾病,总发生率是新生儿活胎的 1/800,其发生率与母体年龄密切相关,临床表现多种多样,其中以特殊面容(鼻梁低、眼距宽、伸舌)、通贯掌和智力发育障碍最为突出。

2）18-三体(Edwards 综合征):占出生的 1/3500,其特征是胎儿生长受限,单脐动脉,握拳时重叠指,摇椅足,18-三体可以影响任何器官,几乎 95% 会有心脏畸形。

3）13-三体(Patau 综合征):占出生的 1/5000,患儿的畸形和临床表现要比 21-三体严重得多,严重的中枢神经系统畸形,常有唇腭裂、特殊的心脏和泌尿系统畸形,预后差,出生后一个月内死亡率达 82%,幸存者均患严重智力障碍和其他各种畸形。

4）5p-猫叫综合征(cri-du-chat 综合征):是由于 5 号染色体丢失了一个片段所致,又名"5 号染色体部分缺失综合征",占出生的 1/20 000,婴儿期间猫叫般的哭声是该病的主要特征,但这一奇特的症状随着患者年龄增长会逐渐不明显,直至消失,最常见的临床表现是智力低下,童年期肌张力过低,到成年期则转变为肌张力过高,"满月脸",两眼距过宽,外眼角往下倾斜。

5）47,XXY(Klinefelter 综合征):最常见的性染色体异常,占男性活产婴儿的 1/1000,临床表现有很大的不同,男性表型,但为女性脂肪分布和乳房发育,正常的阴毛和腋毛,脸部毛发稀少,常表现为男性不育或第二性征发育不完善,智力中下,有语言学习障碍以及心理社会适应障碍。

6）45,XO(Turner 综合征):占出生活胎的 1/2500(但占早期流产的 25%),女性,个矮,颈蹼,原发性闭经,肾异常,心脏缺损(主动脉缩窄)。

7）47,XYY:占男性活产的 1/1000,其表型通常不明显,有时很难与正常男性相鉴别,通常有生育功能。

（2）常见的单基因遗传病：由单个基因突变引起的疾病叫单基因病。其遗传方式遵循孟德尔法则,遗传方式可分为常染色体显性遗传、常染色体隐性遗传、性连锁显性或隐性遗传等。常见疾病有：常染色体显性遗传病马方综合征（Marfan's syndrome）、软骨发育不全、先天性成骨发育不全；多指（趾）并指（趾）；多发性家族性结肠息肉。常染色体隐性遗传如地中海贫血。X连锁隐性遗传病如红绿色盲、血友病、杜氏肌营养不良等。遗传性代谢缺陷病多为常染色体隐性遗传病,如苯丙酮尿症、肝豆状核变性等。

（3）常见的多基因遗传病：多基因遗传病是由多个基因控制的遗传因素与环境因素共同影响的疾病。多基因疾病有一定家族史,但没有单基因遗传中所见到的系谱特征。多基因病的遗传特点有：①畸形显示从轻到重的连续过程,病情越重,说明有越多的基因缺陷。②群体患病率存在性别差异时,再发风险与性别有关。③累加效应。④患病率与亲属的级别有关。常见疾病有先天性畸形无脑儿、脊柱裂、唇腭裂、先天性心脏病等。

4. 孕期用药（详见第五章孕产期保健第三节孕期保健）

（二）产前筛查

产前遗传筛查是采用简便、经济、无创的检查方法,对发病率高、病情严重的遗传性疾病（如唐氏综合征）或先天畸形（如神经管畸形）进行产前筛查,检出子代具有出生缺陷高风险人群,筛查出可疑者再进一步诊断,是防治出生缺陷的重要步骤。目前临床上开展的产前筛查疾病有：唐氏综合征、神经管畸形和胎儿结构畸形筛查。

1. 唐氏综合征筛查　以唐氏综合征为代表的染色体疾病是产前筛查的重点。唐氏综合征的筛查方案很多,根据检查方法分为孕妇血清学筛查、超声检查和无创产前DNA检测,根据筛查时间分为孕早期筛查和孕中期筛查。

（1）妊娠早期筛查：妊娠早期行唐氏综合征筛查有很多优势,阳性结果孕妇可以选择绒毛取样进行染色体核型分析以确诊,早期终止异常妊娠。妊娠早期唐氏综合征筛查方法包括孕妇血清学筛查和超声颈部透明层厚度（nuchal translucency,NT）检查。常用的孕妇血清学检查指标有游离β-hCG和妊娠相关蛋白A（PAPP-A）。与正常孕妇相比,唐氏综合征胎儿的母血清游离β-hCG水平下降,PAPP-A上升,NT增厚。妊娠早期血清二联筛查,假阳性率约5%,唐氏综合征检出率60%；单独采用NT筛查,唐氏综合征的检出率可以达到75%；联合应用血清生化筛查和NT的筛查,唐氏综合征检出率可提高至90%（表5-11）。

表5-11　唐氏综合征筛查的检测率以及假阳性率

筛查方法	假阳性率（%）	检出率（%）
孕妇年龄	5	30
孕早期		
孕妇年龄+胎儿NT	5	75~80
孕妇年龄+β-hCG+PAPP-A	5	60~70
孕妇年龄+NT+β-hCG+PAPP-A（联合试验）	5	85~95
联合试验+鼻骨或三尖瓣血流或静脉导管血流	2.5	93~96
孕中期		
孕妇年龄+AFP+hCG（两联试验）	5	55~60
孕妇年龄+AFP+β-hCG（两联试验）	5	60~65

续表

筛查方法	假阳性率（%）	检出率（%）
孕妇年龄+AFP+hCG+uE$_3$（三联试验）	5	60 ~ 65
孕妇年龄+AFP+β-hCG+uE$_3$（三联试验）	5	65 ~ 70
孕妇年龄+AFP+hCG+uE$_3$+inhibin A（四联试验）	5	65 ~ 70
孕妇年龄+AFP+β-hCG+uE$_3$+inhibin A（四联试验）	5	70 ~ 75
孕妇年龄+NT+PAPP-A（11 ~ 13 周）+四联试验	5	90 ~ 94

值得注意的是,NT 筛查唐氏综合征的效率与超声测量方法密切相关,英国胎儿基金会已发布 NT 测量的标准。目前国内临床上多以 NT 厚度≥3mm 定义唐氏筛查高危孕妇,但实际上由于 NT 正常范围是随着胎儿孕周和顶臀径增加而变化的,应该根据孕周校正 NT 测量值。

（2）妊娠中期筛查:妊娠中期血清学筛查通常采用三联法,即甲胎蛋白（AFP）、绒毛膜促性腺激素（hCG）或游离 β-hCG 和游离雌三醇（μE$_3$）,也有些单位采用 AFP 和 hCG/游离 β-hCG 二联筛查。与正常孕妇相比,唐氏综合征患儿的母血清 AFP 水平降低、hCG 升高、μE$_3$ 降低。实验室常用的中位数倍数（multiples of the median,MoM）是指孕妇生化指标与正常年龄对照组孕妇血清中位数之比,唐氏综合征风险度是根据血清筛查指标的变化,结合孕妇年龄和体重等其他影响筛查指标的因素经计算机分析得出的。

目前我国绝大多数产前诊断中心唐氏综合征风险率以 1∶250 作为切割值（cutoff）,也有少数单位将其定为 1∶270,如果风险率大于或等于切割值（即分母≤250）,称为唐氏筛查高危孕妇,高危孕妇建议产前诊断。假阳性率约 5%,孕中期三联筛查能检出 60% ~ 75% 唐氏综合征,二联筛查唐氏综合征的检出率为 60% 左右。

妊娠中期母血清筛查在对唐氏综合征进行筛查的同时,还可以筛查出生育 18-三体的高危孕妇。与正常孕妇相比,18-三体胎儿的母血清 AFP、hCG 和 μE$_3$ 水平都下降,与唐氏综合征筛查一样,18-三体风险也是进行复杂统计后计算出的综合风险。孕中期三联筛查 18-三体风险率以 1∶250 作为切割值,能检出 60% ~ 70% 的 18-三体。

（3）无创产前 DNA 检测:1997 年首次在孕妇血循环发现胎儿游离 DNA,是无创产前检查的基础。无创产前 DNA 检测只需要抽取孕妇静脉血,利用高通量 DNA 测序技术对母体外周血中的游离 DNA 进行测序,并将测序结果进行生物信息分析,从而推测胎儿患唐氏综合征、18-三体和 13-三体的风险,适用于 12 周以上的孕妇。国外系统综述提示:该方法筛查唐氏综合征的敏感度为 100%,特异度为 99.3%。该方法被认为是一种"近似于诊断的高精准度筛查",然而由于该方法仍存在假阳性和假阴性,当"无创产前 DNA 检测"阳性的孕妇仍需要通过传统的侵入性产前诊断进行确诊,对于一些特殊的人群（如经过 IVF 形式受孕的妇女）其临床应用价值仍有待于进一步评估。

（4）染色体病的高危因素:在根据上述血清学和超声等方法判断胎儿发生染色体病风险度的过程中,还要考虑使胎儿发生畸形风险增加的高危因素。

1）孕妇年龄>35 岁的单胎妊娠,妊娠中期发生 21-三体综合征风险为 1∶280,发生非整倍体畸形风险为 1∶132;妊娠晚期发生 21-三体风险为 1∶384,发生非整倍体畸形风险为 1∶204。

2）孕妇年龄>31 岁双卵双胎妊娠,其中一胎发生 21-三体的风险比单胎高。根据 1997 年 Meyer 等计算,孕妇年龄在 31 岁时,妊娠中期一胎发生 21-三体的风险为 1∶190。

3）前一胎常染色体三体史:曾妊娠一次常染色体三体的妇女,再次妊娠发生染色体畸形风险约为 1∶100 或更高(根据年龄计算)。

4）前一胎 X 染色体三体(47,XXX 或 47,XXY)者,多余 X 染色体可能来自母系或父系,因此,再次发生染色体非整倍体畸形风险也为 1∶100。前一胎为 47,XYY 或 45,XO 者,再次妊娠发生畸形风险没有增加,因多余 Y 染色体来自父系,父系错误很少重复。

5）夫妇一方染色体易位:子代发生异常风险应根据异常染色体位置、父母性别差异等具体分析。实际发生存活的异常胎儿风险多低于理论的风险,因部分异常胎儿流产或死亡。在平衡易位中,子代发生异常的风险为 5% ~30%。不孕患者存活子代中发生异常的风险为 0 ~5%,这些异常易导致胚胎发育停滞或死胎。

6）夫妇一方染色体倒位:子代发生染色体异常风险取决于异常染色体位置、倒位染色体大小等。

7）前一胎染色体三倍体:复发风险为 1% ~1.5%。

8）妊娠早期反复流产:非整倍体畸形是妊娠早期流产的主要原因之一,发生染色体畸形风险增高。同时,夫妇染色体畸形(如易位、倒置)也可导致妊娠早期流产。因此,建议检测夫妇染色体。

9）夫妇非整倍体异常:21-三体或 47,XXX 女性和 47,XXY 男性具有生育能力,30% 风险出现非整倍体的子代。男性为 21-三体或 47,XXY 者往往不孕。

10）产前超声检查发现胎儿存在严重结构畸形:该胎儿发生染色体畸形风险大大提高,不管孕妇年龄或血清学筛查是否异常。

2. 神经管畸形筛查

（1）甲胎蛋白(AFP)血清学筛查:血清 AFP 可作为神经管畸形(NTDs)的筛查指标,筛查应在妊娠 14 ~22 周进行,常以 2.0MoM 或 2.5MoM 为切割值,筛查的阳性率为 3% ~5%,灵敏度为 90% 以上,阳性预测值为 2% ~6%。值得注意的是,AFP 受孕龄、孕妇体重、种族、糖尿病、死胎、多胎、胎儿畸形、胎盘异常等因素影响。

（2）超声筛查:99% 的 NTDs 可通过妊娠中期超声检查确诊,而且 3% ~5% NTDs 患者因非开放性畸形,羊水 AFP 水平在正常范围,因此孕妇血清 AFP 升高但超声检查正常的患者不必羊水检查 AFP。

3. 胎儿结构畸形筛查　胎儿结构畸形筛查指中、晚期妊娠系统胎儿超声检查,是筛查胎儿畸形,监测胎儿生长发育的重要手段。胎儿畸形超声筛查通常指妊娠 18 ~24 周的系统胎儿超声检查,有条件的医院在妊娠 9 ~14 周开展胎儿颈项透明层和胎儿鼻骨检查。有条件者可在妊娠晚期 30 周左右再次进行一次超声检查,观察有些至孕晚期才表现出来的胎儿畸形。胎儿畸形的产前超声检出率约为 50% ~70%。

（1）产科超声筛查的主要内容:主要是对胎儿体表及内脏的大体结构进行系统的观察。可产前诊断的畸形有严重颅脑畸形(无脑儿、重度脑积水、水脑症、严重脑膨出、无叶型前脑无裂畸形)、严重淋巴水囊瘤、单腔心、严重胸腹壁缺失内脏外翻、严重脐膨出、直径超过 5cm 畸胎瘤、致死性软骨发育不良、严重开放性脊柱裂、股骨、胫骨、腓骨、肱骨、尺骨、桡骨的严重缺失等。

（2）产科超声检查分四级:①一般产科超声检查（Ⅰ级）主要目的是观察胎儿生长发

育,测量胎儿大小,不检查胎儿畸形;②常规产科超声筛查(Ⅱ级)在Ⅰ级产科超声检查范围的基础上,筛查六大类致死性胎儿畸形,如无脑畸形、严重脑膜膨出、严重开放性脊柱裂、腹壁缺损内脏外翻、致死性短肢畸形、单腔心;③系统胎儿超声检查(Ⅲ级)建议所有孕妇在妊娠18~24周时对胎儿各器官进行一次系统胎儿超声检查,包括颅脑、唇、鼻、眼、心脏、肝、胃、肾、膀胱、肠、腹壁、脊柱和四肢;④胎儿特定部位会诊超声检查(Ⅳ级)对可疑胎儿特定部位异常,进行专家会诊超声检查,包括胎儿超声心动图检查、NT超声检查、胎儿唇、鼻、眼、耳、四肢的针对性超声检查。

(三)产前诊断

产前诊断(prenatal diagnosis)又称宫内诊断(intrauterine diagnosis)或出生前诊断(antenatal diagnosis),指在胎儿出生之前应用各种先进的检测手段,影像学、生物化学、细胞遗传学及分子生物学等技术,了解胎儿在宫内的发育状况,如观察胎儿有无畸形,分析胎儿染色体核型,监测胎儿的生化检查项目和基因等,对先天性和遗传性疾病作出诊断,为胎儿宫内治疗(手术、药物、基因治疗等)及选择性流产创造条件。

1. 产前诊断的对象

(1)本次妊娠有羊水过多、羊水过少、胎儿发育异常或可能有畸形的孕妇。

(2)胎儿发育异常或者胎儿有可疑畸形。

(3)孕早期时接触过可能导致胎儿先天缺陷的物质。

(4)夫妇一方患有先天性疾病或遗传性疾病,或有遗传病家族史。

(5)曾经分娩过先天性严重缺陷婴儿。

(6)35周岁及以上的高龄孕妇。

(7)原因不明的反复流产、死胎、畸胎或有新生儿死亡史的孕妇。

(8)产前筛查的高危孕妇。

(9)夫妇一方有先天性代谢疾病或已生育过病儿的孕妇。

(10)孕妇可能为某种性连锁隐性遗传病基因携带者。

2. 产前诊断的常见疾病

(1)染色体异常:包括染色体数目异常和结构异常两类。染色体数目异常包括整倍体(如一倍体、二倍体或三倍体等)和非整倍体(如21-三体、18-三体、13-三体、47,XXX综合征、45,XO综合征等);结构异常包括染色体部分缺失、易位、倒位、环形染色体等。绝大多数染色体病在妊娠早期即因死胎、流产而被淘汰,仅少数染色体异常胎儿可维持至分娩。

(2)单基因病:多为常染色体隐性遗传,如地中海贫血。

(3)性连锁遗传病:以X连锁隐性遗传病居多,如红绿色盲、血友病等。

(4)遗传性代谢缺陷病:多为常染色体隐性遗传病。因基因突变导致某种酶的缺失引起代谢抑制、代谢中间产物累积而出现临床表现。除极少数疾病在早期用饮食控制法(如苯丙酮尿症)、药物治疗(如肝豆状核变性)外,至今尚无有效治疗方法。

(5)先天性结构畸形:其特点是有明显结构改变,如无脑儿、脊柱裂、唇腭裂、先天性心脏病、髋关节脱臼等。

3. 产前诊断常用的方法

(1)观察胎儿的结构:利用超声、胎儿镜及磁共振等观察胎儿的结构是否存在畸形。

(2)染色体核型分析:利用羊水、绒毛、脐血进行胎儿细胞培养,检测胎儿染色体疾病。

(3)检测基因:利用胎儿DNA分子杂交、限制性内切酶、聚合酶链反应技术、原位荧光杂交、基因测序等技术,检测胎儿基因的核苷酸序列,诊断胎儿基因疾病。

（4）检测基因产物:利用羊水、羊水细胞、绒毛细胞或血液,进行蛋白质、酶和代谢产物检测,诊断胎儿神经管缺陷、先天性代谢疾病等。

4. 产前诊断取材技术　目前常见的产前诊断取材技术包括介入性和非侵入性两大类。

（1）羊膜腔穿刺术:一般在妊娠 16～24 周进行。在超声引导下羊水穿刺的并发症很少见,在 16～18 周操作时,与操作相关的流产率据报道约为 1/270,约 1%～2% 孕妇发生阴道少量流血或羊水泄漏,绒毛膜羊膜炎发生率<0.1%,导致流产风险为 0.5% 左右。早期羊膜腔穿刺术会造成更高的流产率,不应该进行此项操作。

（2）绒毛取样(chorionic villus sampling,CVS):常在妊娠 10～13 周进行,流产率较羊膜腔穿刺高,约 1%～2%,可能会有母体细胞的污染,在≤9 周行 CVS 会增加胎儿肢体缺损的风险。

（3）经皮脐血穿刺技术:优点是快速取得胎儿核型分析,对胎儿的几种血液学、免疫学和酸碱参数进行测量,也能进行胎儿输血。估计操作相关的流产率为 1%～5%。该法特点有:①快速核型分析:胎儿血细胞培养 48 小时后,即可进行染色体核型分析,可避免绒毛或羊水细胞中假嵌合体现象或培养失败;②胎儿血液系统疾病的产前诊断:如溶血性贫血、自身免疫性血小板减少性紫癜、血友病、地中海贫血等;③可对胎儿各种贫血进行宫内输血治疗。

（4）胎儿组织活检:可用于一些家族性遗传病的产前诊断。

（5）胚胎植入前诊断:在胚胎植入前取 1 个细胞(或多个)进行基因分析。某些遗传性疾病可采用体外受精方法,在植入前进行遗传学诊断,以减少人工流产率和预防遗传病的目的。目前报道能做植入前诊断的疾病包括囊性纤维变性、脆性 X 综合征、假肥大型营养不良症、常见的染色体数目异常、地中海贫血等。目前使用植入前诊断技术,包括聚合酶链反应和荧光原位杂交,可使植入前诊断准确性达 90% 以上。但植入后的胚胎在发育过程中可能受有害的外环境影响,仍可发生染色体镶嵌体异常,故对作过植入前诊断的病例主张在妊娠期行羊水或绒毛取样作产前诊断。

（6）母血胎儿细胞和游离 DNA 提取:在妊娠过程中,少量胎儿细胞(如滋养细胞、胎儿有核红细胞和淋巴细胞)和血浆游离 DNA 可通过胎盘进入母体循环系统。目前发展很多技术从母血中分离胎儿细胞和游离 DNA,从而达到产前诊断的目的。常用技术有密度梯度或蛋白分离技术、荧光激活细胞分选术、磁激活细胞分离法等。

5. 产前诊断技术实施的基本原则

（1）知情同意包括产前筛查的知情,产前诊断技术应用和结果的知情,对妊娠结局处理的知情,对胎儿尸检处理的知情同意。

（2）产前诊断的结果以临床医师的综合结论为最终结论。

（3）产前诊断报告由两名具有产前诊断资格的执业医师签发。

（王晨虹）

第四节　分娩期保健

分娩期保健(health care delivery)是从临产开始到胎儿娩出期间的各种保健措施及处理,这段时间虽短,但非常重要而且复杂,是保证母婴安全的关键时期。本节将从分娩过程对母婴的影响、安全分娩、保护支持自然分娩、产时急救、新生儿窒息的预防及复苏等几个方面进行叙述。

一、分娩过程对母婴的影响

妊娠满 28 周以上,胎儿及其附属物自临产开始到由母体娩出的全过程,称为分娩(delivery)。分娩是一种自然的生理过程,但若缺乏完善的产前检查或分娩的四因素(产力、产道、胎儿和精神心理因素)异常,造成难产,或处理不及时或不妥当,产妇、胎儿及新生儿可能受到不同的损伤、甚至死亡。因此,分娩期是围产保健工作的重要环节。

(一)分娩期生理变化及其保健

在妊娠期,由于胚胎、胎儿生长发育的需要,以及胎盘分泌的激素的参与下,在神经内分泌的影响下,使母体各系统发生了一系列适应性的解剖和生理变化。分娩期某些系统或器官的解剖生理变化对母儿会发生突出的影响,稍有疏忽可能由生理变化转为病理变化,给母儿带来极大危害,需适时加强保健。所以,了解妊娠期母体的变化有助于做好分娩期的保健工作。

(1)分娩期子宫变化及保健:分娩期子宫下段是由子宫峡部在妊娠期逐渐伸展拉长而形成,分娩期其长度可达 7～10cm,肌壁变薄成为软产道的一部分。当宫缩时,子宫下段被动扩张。由于子宫肌纤维的缩复作用,子宫上段肌壁越来越厚,而下段肌壁被牵拉越来越薄,由于子宫上下段的肌壁厚薄不同,在两者间的子宫内面形成一环状隆起,称为生理缩复环。因胎先露部下降受阻,子宫收缩过强,子宫体部肌肉增厚变短,子宫下段肌肉变薄拉长,在两者间形成环状凹陷,称为病理缩复环。此时,随着子宫下段高度扩张,不仅分娩受阻,也是子宫先兆破裂的表现。产时子宫破裂一般都发生在子宫下段,可导致母、儿死亡。待产时必须仔细观察产程进展,及早处理头盆不称等各种因素,防止子宫病理性缩复环的出现,以免对母儿造成更大的伤害。

(2)分娩期循环系统变化及保健:在妊娠期末期,心脏容量约增加 10%,心排出量在孕 32～34 周达到高峰,左侧卧位则心排出量较未孕时约增加 30%。在此基础上,分娩期第一产程,每当子宫收缩时,约有 500ml 血液增加到周围血循环内,使回心血量亦增加,心脏负荷明显加重。随产程进展,心排出量呈阵发性增加。第二产程,产妇随子宫收缩用力向下屏气,肺循环压力增高,腹压加大,使内脏血液涌向心脏;第二产程时腹肌和骨骼肌的收缩使周围阻力增加,产妇的心搏量和心排出量进一步增加,使第二产程心脏负荷达最重阶段。第三产程胎儿娩出后,腹内压降低,子宫收缩,血液暂时淤滞在内脏血管,回心血量骤减。当胎盘排出后,胎盘血循环中断,子宫收缩时,大量血液又参与血循环中。短短时间内血流动力学的急剧变换,心脏负担处于加重状态。孕妇如有心脏功能不全,在分娩期易诱发心衰。医务人员应注意了解孕妇的主诉及观察心脏情况,了解孕妇的心脏适应能力,指导孕妇克服宫缩的阵痛感,指导孕妇在产程中的饮食、休息,以及如何利用宫缩战胜这一较重的体力劳动过程,减少不必要的体力消耗,进行更有效地生产,使分娩顺利完成。

子宫壁血管、脐带及胎盘等在宫缩时受到挤压,胎儿出现暂时性缺氧,缺氧刺激其迷走神经兴奋,使胎心减慢。一般来说,在宫缩停止 15 秒内胎心即可恢复正常,一个健康的胎儿是不会受此暂时缺氧的危害。但若较长时间不能恢复正常胎心,则提示胎儿宫内窘迫,重者可能发生新生儿窒息。所以,分娩期宜勤听胎心,有条件医院应作胎心电子监护,了解宫缩与胎心率的关系,及时对症处理。必要时缩短第二产程。

（3）分娩期血压及保健:分娩期血压随分娩各期循环系统变化亦有生理性改变。第一产程,由于子宫收缩使回心血量增加,血压可随之升高 5～10mmHg,第二产程,产妇随宫缩屏气,内脏血涌向心脏,血压较第一产程更明显升高,可升高 25～30mmHg,但在宫缩间歇期应恢复原状。第三产程,因胎儿血循环停止,腹内压骤然下降,血压也恢复为原来水平。待产时,在各产程均需测量血压,一般 2～4 小时一次,如发现升高,观察更应密切,并于产后1～2 小时再测一次,以便识别生理变化或病理范围,有利于及时处理。

（4）分娩期呼吸系统及保健:产程进展过程中,由于子宫收缩及娩出胎儿的需要,母亲的氧耗量增加,约等于孕末期两倍。母儿需氧量增多,表现在呼吸频率,深度、节律及通气量均受影响,而且产生某些特征性的呼吸。妊娠期,由于子宫增大,膈肌上抬,胸廓活动加大,呼吸一般以胸式为主,气体交换保持不变。呼吸次数每分钟 20 次以内,呼吸较深。分娩期,产妇多表现为浅表、快速呼吸,每分钟呼吸次数增加,以缓解分娩应激和产痛。医务人员应认真指导孕妇,如何通过正确的呼吸方式消除紧张情绪,增加通气量,促进母体血氧供给。如果采用快而深的呼吸,虽然能增加每分钟通气量,但可出现过度通气,使血中二氧化碳急剧排出,引起一过性脑血管痉挛,使脑缺血,而孕妇出现如头晕、四肢末端麻木等不适。有研究表明,产妇呼吸过度,于第二产程有明显的血氧饱和量降低,血 pH 值下降。因此主张在规律宫缩前后采用深慢呼吸,以加强母、儿氧供。一般第一产程宜缓慢呼吸,经鼻缓慢吸气,经口用 3 秒钟时间缓慢呼出,呼气终末最好处于松弛状态。第二产程以屏气呼吸为特点,指导产妇在屏气明显能耐受时开始加腹压,闭口不漏气,宫缩高峰期保护会阴的手掌感到有抵抗。当胎头着冠时,充分吸气,经鼻呼气,使盆底肌、肛提肌不过分紧张,有利于减少产道损伤及继发感染机会。

（5）分娩期消化系统变化及保健:分娩期胃肠平滑肌仍然处于低张力状态,胃的排空时间延长,结肠蠕动减弱,排空推迟。第一产程,初产妇宫颈扩张潜伏期或活跃期早期,无阴道流血、无胎位异常、无胎膜早破、无胎位未衔接、无剖宫产史、无严重心脏病等禁忌时,应给予温热肥皂水灌肠,即可清除粪便,避免在宫口开全后肛门括约肌松弛而排便污染,又可以反射性刺激宫缩。分娩期饮食宜进高热、易消化的流汁或半流汁。不能进食者,应酌情静脉输液。

（6）分娩期泌尿系统变化及保健:分娩期输尿管轻度扩张和平滑肌张力降低依然存在,且妊娠后期膀胱三角区位置偏高,输尿管口间组织增厚,产程进展时,胎头下降挤压膀胱,均可致尿液瘀滞排尿困难。应鼓励产妇每 2～4 小时排尿一次,以免膀胱过度充盈,影响子宫收缩及胎头下降。若因为胎头下降压迫所致排尿困难者,要特警惕头盆不称所致之难产。6～8 小时小便不能自解者,应予以导尿。

（二）分娩期心理变化及保健

分娩是生理上的应激,孕妇的精神心理因素对分娩产生影响。目前我国以初产妇为主,无生育经验,对宫缩疼痛的认识不足,担心难产,面对陌生的环境,普遍存在焦虑、恐惧、等不安的情绪,心理负担较重。焦虑不安可导致宫缩乏力,影响产程进展。反之,强烈的宫缩疼痛更加重产妇的焦虑不安情绪,往往在分娩期大喊大叫,体力过多消耗,极易疲劳,致使产程延长,难产率高,分娩并发症及产后出血增加。同时,也促使孕妇神经内分泌发生变化,交感神经兴奋,儿茶酚胺升高,血压升高,导致胎儿缺血缺氧,出现胎儿宫内窘迫。有调查证实,孕妇在分娩期有恐惧感者占 98%;住院有心理负担和希望改善病房环境的占 82%,100% 的孕产妇期望家属在身旁陪伴而得到鼓励和安慰。由上说明分娩期保健中针对精神心理因素对分娩的影响采取有效措施势在必行。而且分娩期保健不应在分娩发动后才开始进行,应该在孕期举办多种形式的科普教育,提高孕妇对分娩这一自然生物学过程的认识,做好做母亲的充分思想准备,临产后尽早地、适时地对产妇进行心理护理,消除紧张焦虑情绪。医务人员的态度应亲切、热情,扎扎实实地做好待产和接生工作,让产妇有安全感。还应该积极创建和完善家庭化产房,顺应产妇的心理需要,增强产妇顺利分娩的信心,以减少产科异常情况的发生,进一步提高产科质量。目前,在全国推行的有"导乐"陪伴分娩及助产士陪伴分娩。它是一种以产妇为中心,有利于提高产时服务质量,促进母婴安全服务模式。

二、安全分娩

随着我国经济水平的发展人民生活水平提高,政府高度重视安全分娩。推行孕期保健、住院分娩、科学接生,及时发现分娩过程中异常,保障母婴安全,降低孕产妇及胎婴儿患病率、致残率及死亡率。我国孕产妇死亡率已由建国初期的 1500/10 万下降至 2012 年的 24.0/10 万。为保证安全分娩,应从以下几点做起。

(一)全面了解孕产妇情况并进行保健指导

1. **了解孕产妇情况**　分娩期应当对孕产妇的健康情况进行全面了解和动态评估,加强对孕产妇与胎儿的全产程监护,积极预防和处理分娩期并发症,及时诊治妊娠合并症。

(1)接诊时详细询问孕期情况、既往史和生育史,进行全面体格检查。

(2)进行胎位、胎先露、胎心率、骨盆检查,了解宫缩、宫口开大及胎先露下降情况。

(3)辅助检查:①全面了解孕期各项辅助检查结果;②基本检查项目:血常规、尿常规、凝血功能。孕期未进行血型、肝肾功能、乙肝表面抗原、梅毒血清学检测者,应进行相应检查;③建议检查项目:孕期未进行艾滋病病毒检测者,入院后应进行检测,并根据病情需要适当增加其他检查项目。

(4)快速评估孕妇健康、胎儿生长发育及宫内安危情况;筛查有无妊娠合并症与并发症,以及胎儿有无宫内窘迫;综合判断是否存在影响阴道分娩的因素;接诊的医疗保健机构根据职责及服务能力,判断能否承担相应处理与抢救,及时决定是否转诊。

(5)及早识别和诊治妊娠合并症及并发症,加强对高危产妇的监护,密切监护产妇生命体征,及时诊治妊娠合并症,必要时转诊或会诊。

2. **分娩期的保健指导**

(1)产程中应当以产妇及胎儿为中心,提供全程生理及心理支持、陪伴分娩等人性化服务。

(2)鼓励阴道分娩,减少不必要的人为干预。

(3)做好产时产妇心理保健,缓解紧张情绪,提高产妇对分娩应激的应对能力;向产妇介绍分娩的有关知识,随时告知产程进展情况,鼓励产妇及时进食进水,实行分娩镇痛,全程进行熟练的技术支持。

(二)对产妇和胎婴儿进行全产程监护

应积极做好如下几点:

1. **积极预防滞产**　及时识别和处理难产。

(1)严密观察产程进展,正确绘制和应用产程图,尽早发现产程异常并及时处理。无处理难产条件的医疗保健机构应当及时予以转诊。

(2)在胎儿娩出前严格掌握缩宫素应用指征,并正确使用。

（3）正确掌握剖宫产医学指征，严格限制非医学指征的剖宫产术。

2. **积极预防产后出血** 胎儿娩出后24小时内出血量达到或超过500ml者，剖宫产手术出血量超过1000ml，称为产后出血。产后出血是一种严重威胁妇女生命健康的产科并发症，据统计在我国农村地区产后出血占孕产妇死亡原因的50%左右。

（1）对有产后出血危险因素的孕产妇，应当做好防治产后出血的准备，必要时及早转诊。

（2）胎儿娩出后应当立即使用缩宫素，并准确测量出血量。2012年WHO推荐对所有孕妇于第三产程时应用宫缩剂预防产后出血。如胎儿娩出后应当立即使用缩宫素，在胎儿前肩娩出时立即肌内注射缩宫素（oxytocin）10～20U，亦可静脉滴注以促进子宫收缩及胎盘剥离，防止产后出血。剖宫产的产后出血的预防推荐使用缩宫素（肌注或静滴）。对已经使用了缩宫素的产妇，不应该再把持续按摩子宫作为防止产后出血的干预措施。正确评估产后出血十分重要，估计出血量的方法有称重法、容积法、面积法及休克指数法。

（3）正确、积极处理胎盘娩出，仔细检查胎盘、胎膜、产道，严密观察子宫收缩情况。2012年WHO建议产妇阴道分娩中，由熟练的助产士帮忙适度牵拉脐带以在一定程度上减少产后失血和缩短第三产程的持续时间；所有的新生儿均晚期钳夹脐带（出生后1～3分钟后进行），同时进行的必要的新生儿护理；不推荐早期钳夹脐带（出生后<1分钟），除非是新生儿窒息，需要立即转移的复苏的情况下。

（4）产妇需在分娩室内观察2小时，由专人监测生命体征、宫缩及阴道出血情况。

（5）发生产后出血时，应当及时查找原因并进行处理，严格执行产后出血的抢救常规及流程。若无处理能力，应当及时会诊或转诊。

3. **积极预防产褥感染** 感染系指孕产妇患产褥热，以及新生儿感染败血症和破伤风等。感染可来自产妇自身感染和（或）外来感染。

预防措施如下：①助产过程中须严格无菌操作。进行产包、产妇外阴、接生者手和手臂、新生儿脐带的消毒；②对有可能发生产褥感染的产妇要合理应用抗生素，做好产褥期卫生指导。

4. **积极预防新生儿窒息**

（1）产程中密切监护胎儿，及时发现胎儿窘迫，并及时处理。

（2）胎头娩出后及时清理呼吸道。

（3）及早发现新生儿窒息，并及时复苏。

（4）所有助产人员及新生儿科医师，均应当熟练掌握新生儿窒息复苏技术，每次助产均须有1名经过新生儿窒息复苏培训的人员在场。

（5）新生儿窒息复苏器械应当完备，并处于功能状态。

5. **积极预防产道裂伤和新生儿产伤**

（1）正确掌握手术助产的指征，规范实施助产技术。

（2）认真检查软产道，及早发现损伤，及时修补。

（3）对新生儿认真进行体格检查，及早发现产伤，并及时予以处理。

6. 在不具备住院分娩条件的地区，家庭接生应当由医疗保健机构派出具有执业资质的医务人员或依法取得家庭接生员技术合格证书的接生员实施。家庭接生人员应当严格执行助产技术规范，实施消毒接生，对分娩后的产妇应当观察2～4小时，发现异常情况及时与当地医疗保健机构联系并进行转诊。

（三）安全接生必须具备的条件

（1）接生的医务人员必须经过严格培训，提高理论水平及服务水平，掌握有关接生的全面知识和处理技能。

（2）各级妇幼卫生机构应配备必需的医疗器械与药物，根据城市和农村各级医疗保健机构的分工不同，配备相应的医疗设备、器械及药物以加强产时监护。

（3）各级医护人员应具备识别高危孕产妇的能力，结合本单位或本医院的技术、设备条件进行处理。条件或能力不足者应及时转入上级医疗单位处理。

（4）医护人员应有高度的责任心，高尚的职业道德，加强分娩监护，正确处理分娩，严格遵守接生常规，提高产时质量。

三、保护、支持自然分娩

（一）剖宫产率升高的原因剖析

分娩是一个自然的生理现象，因为绝大多数母亲在十月怀胎后，都能经阴道自然分娩，只有少数母亲由于产道狭窄、产力异常或胎儿等因素经阴道自然分娩发生困难时，才需要采用剖腹手术取出胎儿，帮助完成分娩过程。随着围产医学的发展，对分娩期生理变化，尤其是血流动力学的研究，比较阴道分娩及剖宫产分娩对孕产妇的影响，提出了剖宫产是处理高危妊娠的一种方法，使剖宫产的应用范围有了扩大。一些产科疾病，如妊娠期高血压疾病、妊娠合并心脏病等过去被列为手术禁忌的情况，已可适时进行剖宫产来终止妊娠，从而保护母婴健康，降低了孕产妇和围产儿的死亡。另外，通过现代监护技术可及早发现胎儿窘迫，及时经剖宫产取出胎儿，使胎儿得以挽救。因此，剖宫产亦成为解决母婴并发症的一种手段。剖宫产率较以前有明显上升，成为一个世界性的倾向。

我国剖宫产在 20 世纪 80 年代末开始迅速上升，原国家卫生部妇幼司 2002 年的一项全国性调查显示，剖宫产率为 38% ~61%。WHO 于 2010 年 1 月对亚洲 9 个国家的部分抽样调查显示中国的剖宫产率最高（46.2%），而其中无医学指征剖宫产率，中国也是最高（11.7%）。2012 年我国平均剖宫产率为 34.1%，关于我国剖宫产上升的原因，不少产科工作者都进行过调查和分析，其上升的原因归纳起来有以下几个方面：

1. 手术技术及安全性的提高 由于手术技术的熟练，麻醉技术的改进，抗生素的使用，提高了手术的安全性，并减少了术后并发症。很多医师已将许多困难的阴道助产手术采用剖宫产术来替代；孕妇对剖宫产倾向于选择剖宫产为分娩的方式。

2. 手术指征的改变和扩大

（1）综合因素：因头盆不称、产力异常，或胎位、胎儿异常所致难产是剖宫产首要指征，产钳已不再被使用。臀位现已成为剖宫产的主要指征之一。

（2）胎儿窘迫：监护胎儿宫内有无缺氧的手段日益增多，其假阳性率使胎儿宫内窘迫的诊断率上升，以此指征剖宫产者占剖宫产指征的比例也增高。

（3）产科合并症及并发症：目前已放宽重度子痫前期、子痫、心脏病、肝炎、急性脂肪肝等疾病的剖宫产手术指征。

（4）剖宫产后再次妊娠：这也是剖宫产率增高的主要原因。

（5）社会因素：比如选择分娩时辰、害怕分娩疼痛及孕妇盲目要求剖宫产等。医务人员压力大，分娩过程复杂多变，易引起医患纠纷，难于处理。

（二）自然分娩与剖宫产的比较

剖宫产是解决难产的一种手术方法,虽然剖宫产的安全性已大大提高,但是总要承担手术和麻醉的风险,难免在术中、术时发生并发症或意外,使母亲、婴儿安全受到影响。剖宫产术有近期并发症如出血多,子宫切口撕裂,邻近脏器损伤,羊水栓塞,麻醉并发症,胎婴儿窒息、湿肺、肺透明膜病变;远期并发症如子宫内膜炎,尿路感染,盆腔炎和深静脉栓塞,切口血肿和感染,子宫切口裂开致晚期产后出血,窦道或瘘孔形成,腹壁切口内膜异位症等。剖宫产术后恢复总是比自然分娩慢些,住院天数也长,费用也高。

剖宫产时由于胎儿是直接从腹部切口取出,胎儿呼吸道内的羊水和黏液未能在通过阴道经受阴道挤压时排出,因此新生儿发生湿肺(如肺透明膜病和呼吸窘迫综合征)的机会比自然分娩儿多。至于剖宫产对婴儿的远期影响,近年有报道,精神科医师发现剖宫产儿患感知综合失调而引起学习困难的较阴道自然分娩儿为多,因为剖宫产使孩子失去了唯一的经过产道挤压获得触觉训练的机会,引起出生后触觉学习不良。

随着剖宫产率的增加,一般而言,剖宫产者的死亡率高于阴道分娩者,甚至高达 7 倍(如荷兰)。国内外报道一致。关于剖宫产与围产儿死亡率的关系,因发现胎儿窘迫施行剖宫产围产儿死亡率有所下降。但是,随着剖宫产率的明显增加,围产儿死亡率并未相应显著下降。

总之,剖宫产是解决难产和某些母婴并发症的一种手段,并不是一种理想的分娩方式。

（三）保护与支持自然分娩的措施

为保护与支持自然分娩,开展分娩产前教育,加强分娩期保健,实施陪伴分娩,以及做好分娩镇痛被公认为有效的措施。

1. 产前教育　在产前对孕妇进行分娩教育,是保护和支持自然分娩的重要措施之一。目前我国孕妇绝大多数是初产妇,对分娩缺乏亲身体验和经历,随着预产期的临近,准妈妈的心理会发生变化。既期待着分娩的来临和宝宝的降生,又担心分娩时是否会发生意外,再加上传统的观念使她们对分娩产生了恐惧和紧张的心理。这种心理在临产时会对产程产生负面的作用,影响产程的顺利进展。因此,对孕晚期的准妈妈开展产前教育,消除紧张和恐惧感,保持良好的心态,以顺利完成自然分娩。产前教育的内容包括:

（1）分娩知识:要用通俗易懂的语言及图像、模型等手段,普及分娩有关知识:①分娩四要素:产力、产道、胎位和精神心理因素;②分娩三产程:各产程的过程、产妇的感受,以及相应的处理;③临产先兆和潜伏期的表现。

（2）分娩前的准备:包括生理、心理和物质三方面的准备。

（3）临产的表现,急诊入院的指征。

（4）分娩疼痛的原因和分娩镇痛的方法。

（5）陪伴分娩的意义和重要性,使家属能早做准备,在产时可实行陪伴。

（6）产时各产程处理要点(详见妇产科学第八版教材分娩章节)。

2. 陪伴分娩　妇女生孩子的能力和哺乳能力一样,很受环境和周围人的影响,在分娩过程中如果有人陪伴,给予鼓励和支持,有利于分娩的顺利进行,是保护与支持自然分娩的一个重要措施。目前,在全国推行的陪伴分娩有"导乐"陪伴分娩与助产士陪伴分娩。"导乐"是从希腊词"Doula"翻译而来,意为女性看护者。导乐陪伴分娩是美国的克劳斯医师(M. Klaus)倡导的,是指一个有生育经验而且富有爱心、同情性、责任心,具有良好的人际交往技能的妇女,能在分娩过程中通过目光、语言和行动来帮助产妇,使她在产程中能最好地发挥自身潜力来完成分娩过程。陪伴分娩是一种以产妇为中心的服务模式,有利于提高产时服务质量,促进母婴安全。

第一产程早期:尽可能鼓励产妇多走动,使胎头下降,缩短产程。洗温水澡(胎膜未破者),以放松身体缓解疼痛。多变换体:站、蹲、走,避免平卧位。多喝饮料,可以补充饮料,尽量排尿,减小对子宫收缩地影响。不断表扬和鼓励产妇,不断解释说明疼痛的的作用,及产程变化情况。用手抱住产妇,或握住产妇手,用温毛巾给产妇擦脸,给产妇按摩背部。提醒产妇眼睛睁开,观察周围环境,以分散对疼痛注意力。

第一产程晚期:此时子宫收缩更强,间隔时间更短,更应全身心地给予支持和鼓励。

第二产程:无屏气感时,鼓励产妇坚持活动(立、走、蹲),有屏气感时,指导下屏的方法。改变体位,避免平卧位。多喝饮料。指导正确呼吸、屏气,及鼓励。

产后:分娩结束后,可让产妇和新生儿多接触。产后第二天与夫妇一起回忆分娩过程,让夫妇分享感受。并鼓励产妇尽早开始哺乳。

3. 分娩镇痛 分娩镇痛(analgesia for labor)即在分娩过程中由麻醉科医师提供的镇痛技术和生命体征监测,为母婴提供安全、舒适的分娩条件。分娩镇痛的方式有多种,包括全身性药物镇痛、吸入麻醉药镇痛、椎管内阻滞镇痛、心理助产法、经皮神经电刺激等。另外,其他区域麻醉技术,如骶尾部或宫颈旁阻滞技术现应用较少。分娩疼痛是客观事实,分娩疼痛有生理和心理学基础。分娩镇痛不仅能支持产妇的心理健康,而且还利于增强自然分娩的信心。目前,有不少产妇是因为怕分娩疼痛而要求施行剖宫产术。

分娩镇痛所采用的方法要求:①对产程无影响或可加速产程;②对母婴无害;③起效快,作用可靠,方法简便;④产妇需保持清醒。常用的方法有药物性和非药物性两大类。

(1)非药物性镇痛:非药物镇痛操作简单、易行、安全,且对母婴无不良影响。目前推荐的非药物镇痛包括:①产前教育:使产妇了解分娩有关知识、产程经过、产痛的原因及作用;②心理劝导,肌肉放松训练,分散注意力,自由行走及温水浴等,可减轻疼痛;③呼吸镇痛:第一产程早期,胸式呼吸深而慢,宫缩开始和结束时用鼻吸气,用口呼气,间歇期停止;④按摩:压迫两侧髂前上棘和(或)耻骨联合,两侧腰部;⑤陪伴分娩:给予产妇精神、心理、生理、体力全方位的支持;⑥针灸镇痛:可针刺合谷、内关、足三里等穴位;⑦电磁刺激:采用神经电刺激仪以减轻孕妇疼痛。

(2)药物镇痛:①全身用药镇痛:是最主要的镇痛方法。常用药物有:地西泮、哌替啶等。其缺点在于对产妇过度的镇静作用会使产程延长,且对胎儿的呼吸中枢有抑制作用。②吸入镇痛法:是一种产妇自己控制的镇痛方法,常用的是一氧化氮。产妇在吸入麻醉过程中胃反流物的危险性亦影响了这一方法的临床应用。③神经阻断方法:宫颈神经旁阻断法是指当第一产程进入活跃期、宫颈扩张 3~4cm 时,在宫颈旁 3、9 点处,注射 1% 利多卡因。阴部神经阻断法常用于第二产程会阴切开前。④硬膜外阻滞镇痛法:在宫颈扩张 2~4cm 的活跃早期,穿刺点为 L_{2-3} 或 L_{3-4},实施硬膜外阻滞。给药方法有 3 种:间断注药法,即镇痛作用消失后再次给局部麻醉药;注药泵法,即按需要以≤1% 利多卡因 2~4ml/h 速度持续给药,药量小,血中药物浓度恒定,低血压发生少;产妇自控硬膜外镇痛(PCEA)。

药物选用有:利多卡因、布比卡因、芬太尼及舒芬太尼等,复合用药效果更好。近来,硬膜外分娩镇痛法有很大改进,但仍有其潜在的缺点:①镇痛起效慢;②由于硬膜外导管位置的关系,有时镇痛效果欠佳;③采用的硬膜外局麻药液可能引起不必要的运动阻滞从而影响产程。

总之,分娩是一个复杂的疼痛模型,其镇痛有多种方法。更新观念,重视分娩镇痛,提高分娩镇痛水平,也是产科服务中一个十分重要的内容。

4. **开展人性化的产科服务** 人性化服务的总原则是一切服务以产妇为中心的模式,要以"爱母分娩行动"为准则。应为孕产妇提供舒适、温馨、宁静而安全的环境;尊重孕产妇的尊严、感受,注意保护隐私,提供生理、心理、精神的支持;提供陪伴分娩服务;以循证医学的原则来确定适宜技术,减少医疗干预:对有效的、应鼓励使用的,如陪伴分娩、自由体位、非药物性镇痛等应积极采用;对无效的或有害的应废弃的措施,如灌肠、剃毛、肛查,及常用但不适宜的措施如限制饮食、全身性药物镇痛、胎儿电子监护、静脉滴注、会阴切开等,不应该再作为常规使用的方法。如医务人员转变服务模式,保护与支持自然分娩;孕产妇能通过健康教育提高自我保健能力,增强自然分娩的信心,剖宫产率是可以降低的。

四、产时急救

产时急症能否得到及时适当的处理,不仅是关系到胎儿的安全,也与孕产妇自身安危密切相关,因此,产科医师必须对产时急救相关知识全面掌握,并了解各种产时急救的预防措施。常见的产时重症有子痫、心力衰竭、羊水栓塞、产后出血与失血性休克、子宫先兆破裂、子宫破裂、忽略性横位等。为做好抢救工作,必须对各种重症有全面了解,并能早期诊断及时处理,而预防工作则更重要。

(一)子痫

子痫是妊娠期高血压疾病最严重的阶段,是妊娠期高血压疾病所致母儿死亡的最主要原因,应积极处理。处理原则为控制抽搐,纠正缺氧和酸中毒,控制血压(图5-2),抽搐控制后终止妊娠。

1. **子痫的处理** ①防止损伤:主要是患者抽搐时别咬伤舌,一般要用压舌板挡住。②防止吸入:取头低侧卧位,防黏液阻塞呼吸道。清除口腔内分泌物,以免吸入影响呼吸道通畅。③防止再次抽搐:可用25%硫酸镁20ml加于25%葡萄糖液20ml静脉推注(>15分钟),继之用以1.5~2.0g/h静脉滴注,维持血药浓度,同时应用有效镇静药物,控制抽搐;还可用20%甘露醇250ml快速静脉滴注降低颅压。④控制血压:脑血管意外是子痫患者死亡的最常见原因。当收缩压持续≥160mmHg,舒张压≥110mmHg时要积极降压以预防心脑血管并发症。⑤纠正缺氧:子痫发作时需保持气道通畅,维持呼吸、循环功能稳定,予以面罩或气囊吸氧。⑥记出入量:留置尿管记出入量,记患者24小时出入量,特别是每小时出入量。⑦监护胎儿:对其进行胎心监护,注意其胎心变化。⑧各种治疗操作均需轻柔,减少医护干预,保持环境安静以减少刺激。⑨完善各项相关检验,了解肝肾功能变化、血小板是否减低、胆红素是否升高,特别是间接胆红素的升高等,如有异常情况予以积极处理。⑩一般抽搐控制后2小时可考虑终止妊娠。对于早发型子痫前期治疗效果较好者,可适当延长孕周,但须严密监护孕妇和胎儿。

同时还要注意预防产妇视网膜剥脱及肝、肾、脑血管出血等并发症,询问产妇视物是否清楚、有无牙龈出血、有无上腹部疼痛等;HELLP综合征(溶血、肝酶升高和血小板减少综合征)是重度子痫前期比较容易发生的,也应引起重视。

2. **子痫的预防** ①加强孕期保健管理,重视产前检查,及时筛查出高危孕妇,同时做好宣教,引起患者及家属对疾病的重视并能积极配合治疗。②入院后重视病史的询问、采集,尤其一定要重视对不定期产前检查或从未产前检查的孕妇的情况。为防止患者隐瞒病史,

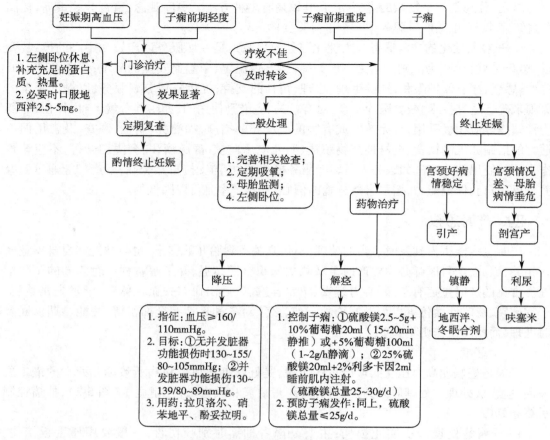

图 5-2 妊娠期高血压疾病的处理流程图

必要时可避开家属,与其单独交流。③重视实验室检查结果,对入院时血压不高或升高不显著者,但尿蛋白可疑或阳性、血小板减少、凝血功能异常、心电图异常等,必要时可定时监测血压变化,并做进一步检查等。④定期监测血压,门诊产前检查仅1周或数周测量血压一次,有不定期检查者测量更少,并不能很好反映出血压变化情况,所以孕妇入院后,一般每天早晚各测量血压一次。可疑的孕产妇可6～8小时监测一次。入院时已确诊为妊娠期高血压疾病的孕妇,可根据需要定时监测血压变化,以便及时发现异常情况并予以积极治疗。⑤左侧卧位休息,保证充足的睡眠。⑥重视患者自觉症状的观察与分析,使有前驱症状者尽可能得到预防而避免子痫的发生。大多数子痫患者在子痫发生前有不断加重的重度子痫前期,如出现:头晕、头痛、眼花、血压突然升高等,但有的子痫仅表现为胃部不适、恶心、胸闷等,易被误认为饮食引起。⑦做好宣教及心理安抚,使孕产妇保持一个平静、安稳的心情。⑧重视产后休息、镇痛及关心。产后也不能放松警惕。对那些在乎婴儿性别的孕产妇更要引起重视,多与其交流,使其打开心结,还要注意观察阴道出血情况。⑨对确诊的子痫前期孕妇一定要让其住院,并按治疗原则进行治疗(图5-3)。

(二)急性心力衰竭

妊娠期、分娩期及产褥期均可能使心脏病患者的心脏负担加重而诱发心力衰竭,是孕产妇死亡的重要原因之一。妊娠合并心脏病在我国孕产妇死因顺位中高居第二位,位居非直

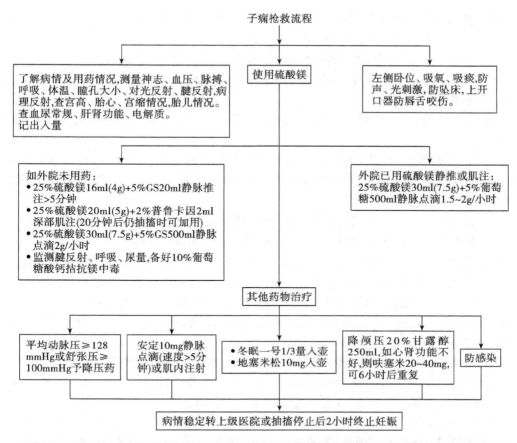

图5-3 原国家卫生部妇幼保健与社区卫生司和联合国儿童基金会推荐的子痫的抢救流程图

接产科死因的首位,我国发病率约为1%。

1. **妊娠合并心脏病的种类** 先天性心脏病、风湿性心脏病、妊娠期高血压疾病性心脏病、围产期心肌病、心肌炎及贫血性心脏病等。

2. **心衰诱因** 感染、心律失常、水容量增加、过度体力消耗或情绪激动、治疗不当、原有心脏病变加重或并发其他疾病等。

3. **心衰先兆** 心衰前常有体重增加,水肿加重,咳嗽加剧,尤其在夜间发生。

4. **心衰的早期诊断** 轻微活动后即有胸闷、气急及心悸,休息时心率超过110次/分,呼吸超过20次/分,夜间感觉胸闷需起床或坐起呼吸新鲜空气,肺底部出现少量湿啰音,咳嗽后不消失。

5. **心衰的诊断** 如有气急、发绀、端坐呼吸,咳嗽或痰中带血、肺底部持续性啰音,颈静脉怒张,上肢静脉压升高,循环时间延长,肝脏肿大、压痛等症状和体征时,均为心力衰竭的表现。

6. **预防保健**

（1）避免过劳及情绪激动,保证充足的休息,每天至少睡眠10小时。

（2）孕期适当控制体重,整个孕期体重增加不宜超过12kg,高蛋白、高维生素、低盐、低脂饮食,孕期每天限制钠盐在2g左右,16周后,每天食盐量不宜超过4~5g。

（3）防止心衰诱因:如心房颤动、妊娠期高血压疾病、上呼吸道感染、产后发热、劳累过度、输液过多过快等。定期进行超声心动图检查，了解心脏功能情况。

（4）纠正贫血：应用铁剂或含铁丰富的食物。

（5）及早控制感染：心脏病孕妇分娩或手术前常规应用抗生素。

（6）严重心脏病应劝告避孕、人工流产或绝育。

7. 心衰的处理

（1）首先控制心衰：静脉注射毛花苷丙，首剂 0.4～0.8mg，2 小时后酌情再给 0.2～0.4mg。

（2）给氧及抗泡沫疗法：为了促进肺毛细血管壁从肺泡内获取氧气，可用面罩给氧与 20%～30% 酒精液混合吸入，或鼻管给氧与 95% 酒精溶液混合吸入。最好的抗泡沫剂为 1% 硅酮溶液以代替酒精。

（3）适当应用镇静、镇痛剂：如哌替啶、异丙嗪及地西泮等，使产妇保持安静。

（4）氨茶碱：0.25g 溶于 50% 葡萄糖 20ml，缓慢静脉注射，必要时 2～4 小时后可重复静注，该药具有兴奋心肌、扩张冠状动脉、增加心排出量，并具有扩张肺血管及支气管作用。

（5）利尿剂：呋塞米 20～40mg，静脉推注，2 小时后可重复应用。注意补钾。

（6）尽早结束分娩：宫颈开全后，防止产妇用力屏气，应行会阴侧切助产（胎头吸引术、产钳术、臀牵引术等助产）。妊娠晚期发生心力衰竭，原则是待心力衰竭控制后再行产科处理，应放宽剖宫产手术指征。

（7）胎儿娩出后，为防腹压突然下降，加重心衰，腹部应置沙袋加压。

（8）产后如子宫收缩不良，可静脉注射或肌内注射缩宫素 10～20U，禁用麦角新碱，以防静脉压增高。如遇产后出血，在控制输注速度下，可以输血。

（9）产程开始及产后均应使用抗生素预防感染。产后严密观察心率、心律、血压、呼吸及体温，保证休息，产后不宜哺乳，不宜再次妊娠，可在产后 1 周行绝育术，产后继续用强心药物。

（10）血栓的预防：如怀疑患者为高凝状态，可予小剂量低分子肝素预防血栓的预防。

（三）羊水栓塞

羊水栓塞（amniotic fluid embolism，AFE）是指在分娩过程中，羊水突然进入母体血循环，引起急性肺栓塞、过敏性休克、弥漫性血管内凝血（DIC）、肾衰竭等一系列病理改变的严重分娩并发症，死亡率高达 60% 以上。

1. 诱因　①胎膜早破、人工破膜或剥膜；②缩宫素引产、催产；③宫缩强烈、产程进展快或急产；④羊水混浊含胎粪；⑤软产道损伤；⑥合并前置胎盘或胎盘早期剥离。由于羊膜和绒毛膜破裂，子宫壁血窦开放，强烈宫缩造成宫内压力增加，使羊水进入母体血循环，促使本病的发生。

2. 临床表现　首先表现为心肺功能衰竭和脑缺氧的症状，如气急、烦躁、呛咳、呼吸困难、发绀、抽搐、昏迷、血压下降等。继之子宫大量出血、血液不凝固，手术伤口、全身黏膜皮肤、胃肠道和泌尿道也可出血。最后发生急性肾衰竭，出现无尿及尿毒症征象。

3. 诊断

（1）临床表现及病史：羊水栓塞的诊断主要是根据诱发因素、临床症状和体征。在诱发子宫收缩、子宫颈扩张或分娩、剖宫产过程中或产后短时间内出现下列不能用其他原因解释的情况：①血压骤降或心脏骤停；②急性缺氧如呼吸困难、发绀或呼吸停止；③凝血机制障碍，或无法解释的严重出血。有这些情况首先诊断为羊水栓塞，并立即按羊水栓塞抢救，同时进行下列检查。

（2）辅助检查：①血涂片查找羊水有形物质：采集下腔静脉血，镜检见到羊水有形成分支持诊断；②床旁胸部 X 线摄片：双肺弥散性点片状浸润影，沿肺门周围分布，伴右心扩大；③床旁心电图或心脏彩色多普勒超声检查：提示右心房、右心室扩大，而左心室缩小，ST 段下降；④与 DIC 有关的实验室检查示凝血功能障碍。

（3）若尸检，可见肺水肿、肺泡出血，主要脏器如肺、胃、心、脑等血管及组织中或心内血液离心后镜检找到羊水有形物质。

4. 预防保健　为避免诱发因素，可采取下列措施：

（1）加强产前宣教，适时适龄怀孕，孕前应治疗可能影响妊娠的疾病如糖尿病、高血压、贫血，妊娠年龄最好在 35 岁以内，身体健康情况下妊娠。

（2）加强孕期保健，定期产前检查，加强营养，及时补钙补铁，预防贫血，及早发现和治疗产科合并症，如妊娠期糖尿病和妊娠期高血压疾病，将血压和血糖控制在合适水平，发现死胎及胎儿畸形，及早引产，选择合适的引产方法。

（3）遇有前置胎盘、胎盘早剥、子宫破裂等病理情况时应警惕羊水栓塞发生。

（4）加强产时监护，严格掌握医疗指征，产程中不能盲目凭经验去干预产程的自然进展：①掌握产科催产素的使用指征。②静点催产素时必须严密观察，控制宫缩过强，对急产或产力过强者，适当给予镇静剂如哌替啶 50mg 肌注，或子宫松弛剂硫酸镁 5g 肌注，也可用沙丁胺醇 4.8mg 口服。③人工破膜时应避开宫缩期，在宫缩间歇时进行。破膜时用针刺胎膜，使羊水缓慢流出。④尽量减少会阴侧切术，严格掌握剖宫产指征，预防子宫和产道裂伤。手术操作应轻柔，注意子宫切开后及时吸尽羊水。其意义就在减少分娩并发症的产生。⑤一旦发现临床症状，及早进行抢救，必要时行子宫切除以挽救患者生命。⑥剖宫产术中子宫切口血窦应钳夹止血，并用纱布垫保护伤口，然后再刺破羊膜囊吸出羊水。⑦中期妊娠钳刮术时，必须待破膜羊水全部流出后再行钳刮和使用催产素。⑧行羊膜腔穿刺引产时，穿刺最多不超过 3 次。

5. 分娩期急救　一旦怀疑羊水栓塞，立刻进行抢救。保持呼吸道通畅，立即面罩给氧，或气管插管正压给氧，必要时气管切开；保证供氧以改善肺泡毛细血管缺氧状况，预防及减轻肺水肿；改善心、脑、肾等重要脏器的缺氧状况。

（1）抗过敏、解除肺动脉高压、改善低氧血症：①抗过敏：应立即给予大剂量肾上腺糖皮质激素抗过敏、解痉，稳定溶酶体，保护细胞。予以氢化可的松或地塞米松治疗。②解除肺动脉高压：盐酸罂粟碱为首选药物，在应用盐酸罂粟碱的同时予以阿托品治疗。常用的药物还有氨茶碱和酚妥拉明。

（2）抗休克：羊水栓塞引起的休克比较复杂，与过敏、肺源性、心源性及 DIC 等多种因素有关，应综合考虑。①补充血容量：不管任何原因引起的休克都存在有效血容量不足问题，尽快补充新鲜血和血浆。扩容可选用低分子右旋糖酐-40、葡萄糖注射液，但每天输入量不超过 1000ml。同时抢救过程中应测定中心静脉压（central venous pressure，CVP），了解心脏负荷状况、指导输液量及速度，并可抽取血液检查羊水有形成分。②升压药物：常用药物有多巴胺和间羟胺。③纠正酸中毒：用 5% 碳酸氢钠液 250ml 静脉滴注，并及时纠正电解质紊乱。④纠正心衰：常用药物有毛花苷丙和毒毛花苷。

（3）防治 DIC：①肝素钠：用于治疗羊水栓塞早期的高凝状态，25 ~ 50mg 加 5% 葡萄糖液 100ml 静脉滴注，1 小时后再以 25mg 加 5% 葡萄糖液 200ml 静脉缓滴，24 小时总量不超过

100mg。若有出血倾向,应给予抗纤溶药物。②补充凝血因子:应及时输新鲜血或血浆、纤维蛋白原每次 2 ~ 4g。③抗纤溶药物:纤溶亢进时,用氨基己酸(4 ~ 6g)、氨甲苯酸(0.1 ~ 0.3g)、氨甲环酸(0.5 ~ 1.0g)加于 0.9%氯化钠注射液或 5%葡萄糖液 100ml 静脉滴注。

(4)预防肾衰竭:羊水栓塞发生的第三阶段为肾衰竭阶段,注意尿量。当血容量补足后,若仍少尿应选用呋塞米 20 ~ 40mg 静脉注射,或 20%甘露醇 250ml 快速静脉滴注(10ml/min),扩张肾小球动脉(有心衰时慎用)预防肾衰,无效者提示急性肾衰竭,应尽早采取血液透析等急救处理。

(5)预防感染:应选用肾毒性小的广谱抗生素预防感染。

(6)产科处理:若发生于胎儿娩出前,应积极改善呼吸循环功能,防止 DIC,抢救休克,待好转迅速结束分娩。在第一产程发病者剖宫产终止妊娠;第二产程发病者阴道助产,并密切观察子宫出血情况。若发生产后出血,经积极处理仍不能止血者,应行子宫切除,以减少胎盘剥离面开放的血窦出血,争取抢救时机。

羊水栓塞抢救流程见图 5-4。

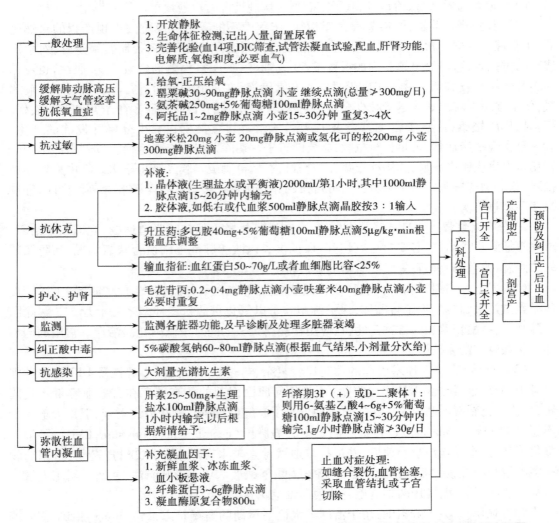

图 5-4 原国家卫生部妇幼保健与社区卫生司和联合国儿童基金会推荐的羊水栓塞抢救流程图

（四）产后出血及失血性休克

产后出血（postpartum hemorrhage）按发生的时间不同可分为早期产后出血（胎儿娩出后24小时内出血量≥500ml，剖宫产时超过1000ml），产后出血的原因为子宫收缩乏力、胎盘因素、软产道损伤及凝血机制障碍。

产后出血常引起失血性休克（hemorrhagic shock）。休克的严重程度与失血量的多少、失血速度以及患者全身情况有直接关系。休克时间过长，抢救越晚，需输血量越多，抢救效果越差，故应及时诊断，迅速处理。

1. **临床表现** 胎儿娩出后阴道流血及出现失血性休克、严重贫血等相应症状，是产后出血的主要临床表现。

（1）阴道流血：胎儿娩出后立即发生阴道流血，鲜红色，应考虑软产道裂伤；胎儿娩出后数分钟出现阴道流血，暗红色，应考虑胎盘因素；胎盘娩出后阴道流血较多，应考虑子宫收缩乏力或胎盘、胎膜残留；胎儿娩出后阴道持续流血，且血液不凝，应考虑凝血功能障碍；失血表现明显，伴阴道疼痛而阴道流血不多，应考虑隐匿性软产道损伤，如阴道血肿。

剖宫产时主要表现为胎儿胎盘娩出后胎盘剥离面的广泛出血，宫腔不断被血充满或切口裂伤处持续出血。

（2）低血压症状：患者头晕、面色苍白、出现烦躁、皮肤湿冷、脉搏细数、脉压缩小时，产妇已处于休克早期。

2. **诊断** 主要根据临床表现、估计出血量，明确原因，及早处理。但需要注意的是估测的出血量往往低于实际失血量。

（1）估测失血量有以下几种方法

1）称重法：失血量（ml）=［胎儿娩出后接血敷料湿重（g）-接血前敷料干重（g）］/1.05（血液比重g/ml）。

2）容积法：用产后接血容器收集血液后，放入量杯测量失血量。

3）面积法：可按接血纱布血湿面积粗略估计失血量。

4）休克指数法（shock index, SI）：休克指数=脉率/收缩压（mmHg），SI=0.5为正常；SI=1时则为轻度休克；1.0~1.5时，失血量约为全身血容量的20%~30%；1.5~2.0时，约为30%~50%；若2.0以上，约为50%以上，重度休克。上述方法可因不同的检测人员而仍有一定的误差。

（2）产后出血的病因诊断

1）宫缩乏力：发生于滞产、产程延长、妊高征、前置胎盘、子宫过度膨胀、子宫发育不良、产妇精神过度紧张或镇静剂应用过多。出血多发生于胎盘娩出后，为阵发性出血，子宫软、收缩差，按摩挤压后排出暗红色血液及血块。

2）胎盘因素：胎儿娩出后30分钟胎盘尚未娩出，影响子宫收缩而出血。出血发生在胎盘娩出前，阵发性出血不止，呈暗红色。其原因：①胎盘已剥离，因子宫收缩乏力，腹肌收缩不良或因膀胱充盈使胎盘滞留在宫腔内；②胎盘部分剥离、部分未剥离，影响宫缩而出血；③胎盘粘连，使用宫缩剂仍不能使其剥离，需徒手行人工剥离胎盘术取出胎盘；④胎盘植入，即胎盘全部或部分长入子宫肌层，用手进宫腔试行剥离时，发现子宫与胎盘间无分界线，不能剥离分开；⑤胎盘或胎膜残留，检查娩出的胎盘有缺损或胎膜边缘有断裂血管，则为胎盘小叶或副胎盘残留；⑥胎盘嵌顿，胎盘已剥离，因子宫收缩不协调，形成收缩环，影响胎盘娩出。

3）软产道损伤：多发生于急产、横位、巨大儿分娩,产钳术时宫口未开全,臀位时后出胎头强行牵拉等情况。出血发生于胎儿娩出后即刻,为持续性出血,血色鲜红,出血时宫缩良好。疑有软产道裂伤时,应立即仔细检查宫颈、阴道及会阴处是否有裂伤。①宫颈裂伤：巨大儿、手术助产、臀牵引等分娩后,常规检查宫颈。裂伤常发生在宫颈3点与9点处,有时可上延至子宫下段、阴道穹窿。如宫颈裂口不超过1cm,通常无活动性出血。②阴道裂伤：检查者用中指、示指压迫会阴切口两侧,仔细查看会阴切口顶端及两侧有无损伤及损伤程度,有无活动性出血。如有严重的会阴疼痛及突然出现张力大、有波动感、可触及不同大小的肿物,表面皮肤颜色有改变为阴道壁血肿。③会阴裂伤：按损伤程度分为4度,Ⅰ度裂伤指会阴部皮肤及阴道入口黏膜撕裂,出血不多;Ⅱ度裂伤指裂伤已达会阴体筋膜及肌层,累及阴道后壁黏膜,向阴道后壁两侧沟延伸并向上撕裂,解剖结构不易辨认,出血较多;Ⅲ度裂伤指裂伤向会阴深部扩展,肛门外括约肌已断裂,直肠黏膜尚完整;Ⅳ度裂伤指肛门、直肠和阴道完全贯通,直肠肠腔外露,组织损伤严重,出血量可不多。

4）凝血机制障碍：为少见原因。孕前已有血液病存在,孕时合或并发羊水栓塞、胎盘早剥、重症肝炎、妊娠期高血压疾病、死胎滞留宫内过久而导致DIC引起。出血发生于胎盘娩出后,持续出血不止,无凝血块形成或有凝血块但很快溶化。检查子宫收缩良好,胎盘完整。

3. **产后出血的处理** 处理原则为寻找病因制止出血,预防休克及感染。

（1）宫缩乏力：①排空膀胱,必要时导尿;②子宫收缩药的使用：10IU肌注、静注或经腹宫壁注射。前列腺素类药物也可使用;③按摩子宫或刺激乳头以促进宫缩;④宫腔纱条填塞或宫腔放置球囊压迫止血;⑤出血不止时,根据情况可做子宫压缩缝合术、子宫动脉上行支结扎术、髂内动脉结扎术。有条件医院可用髂内动脉造影栓塞术。必要时切除子宫。

（2）胎盘滞留：分为以下几种：①胎盘已剥离但未排出,注射缩宫素、按摩子宫,待子宫收缩变硬后,一手压迫宫底,另一手轻轻牵拉脐带,使胎盘娩出;②胎盘已剥离,但由于宫口缩小或子宫下段狭窄环将胎盘嵌顿于宫腔时,可从静脉注射地西泮10mg,也可皮下注射阿托品0.5mg,必要时用麻醉剂使狭窄环松解,然后徒手取出胎盘;③胎盘残留,用胎盘钳及大刮匙取出残留胎盘组织;④胎盘粘连,即行人工剥离胎盘术;⑤人工剥离胎盘困难,胎盘组织与子宫肌层无界面,应诊断为胎盘植入,不可强行分离,如有活动性出血、病情加重或恶化、穿透性胎盘植入时,应作子宫切除术。

（3）软产道裂伤：个别可裂至子宫下段。阴道裂伤最易发生于阴道后壁近穹窿处和会阴部。故应依次检查,仔细缝合。

（4）凝血功能障碍：应输新鲜血、纤维蛋白原,酌情慎重应用肝素或抗纤溶制剂。

产科出血抢救流程见图5-5。

4. **产后出血的预防**

（1）产后出血预防方面认真做好围产期保健三级管理,做到产前预防,孕前及孕期保健,加强婚前宣教,做好计划生育指导,减少多产、人流及引产次数,减少因胎盘因素所致产后出血;提高围产保健质量,积极筛查高危妊娠,针对潜在的产后出血高危因素进行防治;分娩期要做好五防（防出血、防滞产、防产伤、防感染、防窒息）,特别注意预防产后出血：严密观察产程,及早发现和处理难产;正确处理产程,保护会阴,避免产伤;严格掌握使用宫缩剂的适应证和禁忌证,使用宫缩剂时加强监护;严格执行产后2小时产房观察制度,产后2小时

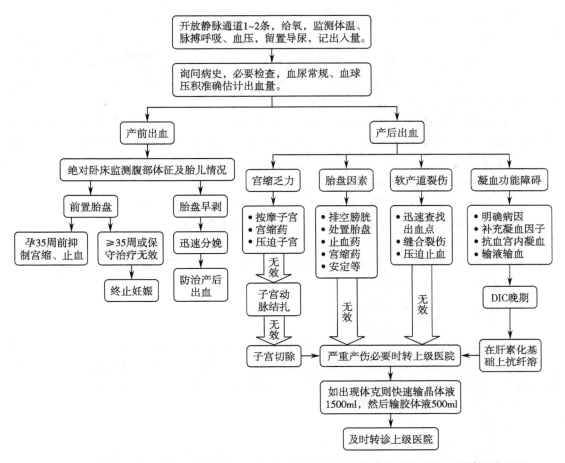

图 5-5 原国家卫生部妇幼保健与社区卫生司和联合国儿童基金会推荐的产科出血抢救流程图

是产后出血发生高峰期。产妇应在产房观察 2 小时,监测生命体征、子宫收缩及阴道流血等情况,发现异常及时处理。

(2)加强医护人员对产后出血的救治能力,特别是出血性休克的处理。产后出血多而急,血容量急剧下降而易发生低血容量休克,可导致产妇死亡。在治疗抢救中应注意:正确估计出血量,判断休克程度;针对出血原因行止血的同时,积极抢救休克;建立有效的静脉通道,选择合理的输液种类,尽快尽早恢复血容量;给氧,纠正酸中毒;应用升压药物及肾上腺皮质激素改善心肾功能等。

(3)加强人员培训对全体产科医务人员进行业务培训,掌握孕产妇危、急、重症的抢救、监测、护理。特别加强对医护人员的急救技术训练,要全体产科医护人员熟悉掌握各种妇产科危重患者抢救常规和掌握各种急救设备、仪器的性能和使用方法。

(4)建立完善的孕产妇抢救组织,发生产后出血患者时能及时组织抢救人员到位,并能很好地协调各方面的关系(技术力量、人力、车辆、血源、设备等),为抢救工作的顺利进行提供保证。

(5)产后出血抢救重要的一环在于及时发现与处理,而及时地发现产后出血主要依靠产房工作人员和护士认真细致的观察。因此,必须以高度的责任心,严谨的科学态度,审慎、慎独的精神做好病情的观察。

（五）子宫先兆破裂及子宫破裂

子宫破裂（rupture of uterus）指在妊娠晚期或分娩期子宫体部或子宫下段发生裂开,是产科严重并发症,使围产儿死亡率及产妇死亡率明显增加,常发生在围产保健条件较差的地区,应积极预防其发生。子宫破裂前除子宫瘢痕破裂外常有先兆破裂阶段,应充分认识子宫先兆破裂（impending rupture of uterus）的征象。

1. **子宫破裂的原因**　子宫破裂原因有多种,有时是综合性的。常见原因为瘢痕子宫再次分娩,阻塞性分娩（如骨盆狭窄、头盆不称、胎位异常、盆腔肿瘤、软产道异常等）,滥用缩宫素,不正规及粗暴的助产术。

2. **子宫先兆破裂的临床表现**

（1）产妇有较强的宫缩或强直性宫缩,表现为疼痛难忍和烦躁不安。

（2）有分娩受阻的表现,先露高而不降,胎头颅骨重叠。

（3）子宫下段变薄延长且有压痛。

（4）出现病理性缩复环,子宫体部变硬变厚,而下段变薄变软,腹壁上可见两者间有一环形凹陷逐渐上升达脐或脐以上。

（5）胎心改变或不易听清。

（6）排尿困难,导尿可见血尿。

3. **子宫破裂的临床表现**　在子宫先兆破裂的基础上,突然发生撕裂状腹痛,继之宫缩停止,腹痛暂减轻,待羊水、血液进入腹腔,但很快又有全腹疼痛,常伴内出血休克,全腹压痛、反跳痛、肌紧张,可有移动性浊音。触诊胎体明显,位于腹部一侧,另一侧可触及缩小的子宫,胎心消失,先露回缩,阴道流出鲜红血液。

4. **紧急处理**

（1）子宫先兆破裂:应立即抑制子宫收缩:肌内注射哌替啶100mg,或静脉全身麻醉。立即行剖宫产术。

（2）子宫破裂:在输液、输血、吸氧和抢救休克同时,无论胎儿是否存活均应尽快手术治疗。

1）子宫破口整齐、距破裂时间短、无明显感染者,或患者全身状况差不能承受大手术,可行破口修补术。子宫破口大、不整齐、有明显感染者,应行子宫次全切除术。破口大、撕伤超过宫颈者,应行子宫全切除术。

2）手术前后给予大量广谱抗生素控制感染。

5. **预防**

（1）重视对瘢痕破裂风险的评估:对于有剖宫产手术病史的孕妇若再次妊娠,建议剖宫产后2~3年再次妊娠,并在妊娠前行超声检查,了解上次剖宫产后子宫下段恢复情况,若子宫下段瘢痕处有薄弱区,很容易发生瘢痕妊娠,甚至子宫破裂。对前次剖宫产切口若有子宫体部切口、子宫下段切口有撕裂、术后感染愈合不良者,此次妊娠均应行剖宫产终止妊娠。

（2）科学规范的孕期保健及管理:合理控制孕妇体重,指导孕妇孕期适当运动;做好妊娠期糖尿病的筛查,指导其膳食,控制低体重儿及巨大胎儿的发生;去除封建迷信与陋俗,减少社会因素的剖宫产,使妊娠、分娩更加科学、符合人类生存的自然法则。

（3）严密观察子宫张力及宫缩情况,若有早产征兆,应积极予以抑制宫缩治疗,对于存在瘢痕部位发生破裂高风险的孕妇应入院实施计划分娩。

（4）严格掌握缩宫剂应用指征,诊断为头盆不称、胎儿过大、胎位异常或曾行子宫手术者产前均禁用;应用缩宫素引产时,应有专人守护或监护,按规定稀释为小剂量静脉缓慢滴注,严防发生过强宫缩;应用前列腺素制剂引产应慎重。

(5)正确掌握产科手术助产的指征及操作常规,阴道助产术后应仔细检查宫颈及宫腔,及时发现损伤给予修补。

(六)忽略性横位

忽略性横位(negligible shoulder presentation)亦称嵌顿性横位。系指胎儿呈横位,胎膜破裂,羊水流净,较强的子宫收缩使胎肩嵌入骨盆腔,常伴有脐带及胎臂脱垂,胎颈拉长,胎头与胎体始终被阻滞于骨盆入口之上的一种危急状态。若处理不当常导致子宫破裂,产妇可因休克、感染死亡,胎儿常因缺氧而致死。当前我国普遍开展围产保健工作,绝大多数异常胎位能及时纠正,故忽略性横位发生率明显下降,但在缺医少药的边远贫困地区仍有所发生,应加强重视。

1. **原因** 主要是胎儿在宫内活动范围较大(如羊水过多、经产妇腹壁松弛及早产等)或胎头衔接受阻(如骨盆狭窄、前置胎盘、子宫畸形、盆腔肿瘤等)。

2. **诊断要点** 宫底高度低于同孕周的头位或臀位,子宫外形呈横椭圆形,胎头位于母体腹部的左侧或右侧,耻骨上区空虚,胎心在脐周听到,阴道检查可能触及胎手、胎臂、胎肩、肋骨、腋窝及脐带。通过触摸脐带有无搏动,可诊断胎儿是否存活。

3. **处理要点** 首先应判断有无子宫先兆破裂。

分娩时应根据胎产次、胎儿大小、胎儿是否存活、宫口扩张程度、胎膜是否破裂、有无并发症等,综合判断决定分娩方式。

(1)足月活胎,伴有产科指征(如狭窄骨盆、前置胎盘、有难产史等),应于临产前行择期剖宫产术。

(2)初产妇、足月活胎,临产后应行剖宫产术。

(3)经产妇、足月活胎,首选剖宫产术。若宫口开>5cm以上,破膜不久,羊水未流净,可在硬膜外麻醉或全麻下行内转胎位术,转成臀先露,待宫口开全助产娩出。

(4)双胎妊娠足月活胎,第二胎儿为肩先露,可行内转胎位术。

(5)出现子宫先兆破裂或子宫破裂征象,无论胎儿死活,均应立即行剖宫产术。术中若发现宫腔感染严重,应将子宫一并切除。

(6)胎儿已死,无子宫先兆破裂征象,若宫口近开全,在全麻下行断头术或碎胎术。术后应常规检查子宫下段、宫颈及阴道有无裂伤。若有裂伤应及时缝合。注意产后出血,给予抗生素预防感染。

4. **预防** 加强孕期保健管理,在妊娠晚期进行详细的检查,及时发现与纠正妊娠期横位。如为子宫结构异常或骨盆形态异常则应该在妊娠晚期即告知产妇,孕期需要注意的问题和避免临产后风险发生的办法,产妇无需做孕期的矫正。而对于有矫正横位机会的孕妇应该适时纠正胎位,对腹壁松弛者应该包扎腹带支持腹壁。如无明确的禁忌证可以根据情况可以做外倒转术,或用膝胸卧位纠正胎位,矫正成功后需要包扎腹部以固定胎头。妊娠晚期横位未能纠正者,应及时住院,行剖宫产终止妊娠。若无手术条件,应在未临产前转院处理。

五、新生儿窒息的预防及复苏

新生儿窒息(asphyxia of newborn)是指婴儿出生后不能建立正常的自主呼吸而导致低氧

血症、高碳酸血症、代谢性酸中毒及全身多脏器损伤,是引起新生儿死亡和儿童伤残的重要原因之一。由于诊断标准尚未完全统一,国内文献报道的发病率差异较大。无论是出生前还是出生后,氧对生存来说都是至关重要的。在产前、产时和出生后都可能遇到各种危险因素导致缺氧,出现窒息。

当供氧减少时,肠道、肾脏、肌肉和皮肤内的小动脉收缩,但心脏和大脑中的血流保持稳定或增加。这种血流的重新分布有助于维护重要器官的功能。但是继续缺氧,则心肌功能减弱,心排出量降低,血压下降,所有器官损伤,甚至导致新生儿死亡。

(一)新生儿窒息的相关危险因素

新生儿窒息的危险因素可分为产前因素、产时因素和产后因素(表5-12)。

表5-12 新生儿窒息相关危险因素

产 前 因 素	产 时 因 素	产后因素(新生儿)
产妇有糖尿病	急诊剖宫产	胃食道反流
过期妊娠	持续胎儿心动过缓	呼吸道感染
妊娠期高血压疾病	产钳或胎吸助产	胎粪黏液阻塞气道
慢性高血压	胎心图型可疑	后鼻孔、咽部气道畸形
胎儿贫血或同种免疫疾病	臀先露或其他异常先露	先天性膈疝
既往死胎或新生儿死亡史	产妇使用全身麻醉剂	肺脏发育不全
妊娠中、后期出血	早产	严重肺发育不成熟
孕妇心、肾、肺、甲状腺	急产	先天性神经肌肉疾病
或神经疾病	子宫强直性收缩	
胎膜早破	产前4小时内使用过麻醉剂	
胎儿水肿	羊膜炎	
孕妇年龄<16岁或≥35岁	羊水胎粪污染	
多胎妊娠	胎膜早破(超过18小时)	
胎儿大小与孕期不符	脐带脱垂	
孕妇用药(镁剂、肾上腺素能阻滞剂)	滞产(超过24小时)	
孕妇吸毒	胎盘早剥	
孕妇感染	第二产程延长	
羊水过多、过少	前置胎盘	
胎儿畸形或异常	巨大儿	
胎动减弱	明显的产时出血	
无产前检查		

(二)临床诊断

目前判断窒息程度仍采用新生儿Apgar评分法。内容包括皮肤颜色(appearance)、心率(pulse)、对刺激的反应(grimace)、肌张力(activity)和呼吸(respiration)五项指标,每项0~2分,总共10分(表5-13)。要求在新生儿出生后1分钟、5分钟、10分钟进行评分。评分0~3

分为重度窒息,4~7分为轻度窒息,8~10分为正常。5分钟评分<7时,应每隔5分钟评分1次,直至20分钟。1分钟评分反映窒息严重程度,是复苏的依据;5分钟评分反映了复苏的效果及有助于判断预后。

表5-13 新生儿Apgar评分标准

体 征	评分标准			评分	
	0分	1分	2分	1分钟	5分钟
皮肤颜色	青紫或苍白	身体红,四肢青紫	全身红		
心率(次/分)	无	<100	>100		
弹足底或插鼻管反应	无反应	有些动作,如皱眉	哭,喷嚏		
肌张力	松弛	四肢略屈曲	四肢活动		
呼吸	无	慢,不规则	正常,哭声响		

目前国内外多数学者认为,不应该单独使用Apgar评分作为评估新生儿低氧血症、产时窒息以及神经系统预后的唯一指标,特别是在早产儿、新生儿存在其他严重疾病或母亲使用镇静剂时。因此,美国儿科学会(AAP)和妇产科学会(ACOG)于1996年共同制定了新生儿窒息诊断标准:①脐动脉血显示严重代谢性或混合性酸中毒,pH<7;②Apgar评分0~3分,并且持续时间>5分钟;③新生儿早期有神经系统表现,如惊厥、昏迷或肌张力低下等;④出生早期有多器官功能不全的证据。

（三）新生儿窒息的预防

1. 提高产前检查质量,建立孕产妇保健卡,定期产前检查。及时发现和治疗妊娠合并症及并发症。

2. 加强对胎儿、特别是高危儿宫内的监测。目前主要通过定期产前检查,监测孕妇体重、宫高、腹围,B超测定胎儿双顶径、股骨长度及测量胎盘成熟度等,以及生化检查等来发现胎儿宫内发育及胎儿宫内的安危情况。

3. 加强自我保健意识,注意营养,避免感染、不嗜烟酒等,减少对胎儿的影响,加强自我监护如胎动监测以了解胎儿宫内情况。

4. 加强产时心理的支持,耐心陪产,解除产妇对分娩的顾虑,消除焦虑、恐惧等不安的情绪对胎儿的影响等。

5. 产程中严密观察,及时发现和处理胎儿窘迫。严格掌握剖宫产手术适应证,科学方法接生,避免损伤胎儿。

6. 胎儿头部娩出后,不应急于娩肩,而应先以左手自鼻根向下颏挤压,挤出口鼻内的黏液和羊水,以减少胎儿胸部娩出后吸入羊水和血液。胎体娩出后,第1次呼吸前再次清理口腔、鼻腔。注意保暖。采取各种措施预防、治疗感染。

（四）复苏准备

约有10%的新生儿在出生时需要帮助才能开始呼吸,大约有1%需要使用各种复苏手段才能存活。经过对各种危险因素的慎重考虑,一半以上可能需要复苏的新生儿可在出生前被识别出来。要做到迅速而有效的复苏,需事先有充分的准备,包括了解病史、训练有素的抢救人员到场、配备必要的器械和药物等。复苏成功的准备有以下几点:

1. **医务人员配备** 做到迅速而有效的复苏,必须事先要有充分的准备,其中包括了解病史、技术操作、抢救人员和器械设备等。通过了解病史，筛选高危因素，大多数的新生儿窒息是能够预计到的，但是并非所有高危因素的新生儿出生时都需要复苏，他们可能在出生时或出生后一切情况都良好。相反，在没有高危因素的正常产中，也有少数在预料之外突然发生新生儿窒息。因此，要求产房、手术室的医护人员都必须掌握新生儿窒息复苏的专业技术知识，并经过操作训练后再上岗。至少在产妇分娩时应有一位掌握复苏技能的人在场，出生时还有配合默契的第二人和第三人在场协助复苏，并且也能掌握除气管插管及用药之外的复苏功能。遇到多胎妊娠，临产时每个胎儿应有一组训练有素的人员专门处理新生儿。产房助产士、护士都必须了解自己的职责范围，并能执行自己的职责。

2. **器械和设备的配备** 复苏器械设备的准备与人员同样重要，辐射保暖台或加热器要随时能投入使用。全套复苏器械定期消毒，定点按使用先后顺序安置，以便随时取用。

常用的器械和用品如下：

（1）吸引器械：吸引球囊、吸引器和管道、吸管（5F 或 6F、8F、10F、12F、14F）、鼻管（8F）及注射器（20ml）、胎粪吸引管。

（2）正压人工呼吸器械：新生儿复苏气囊（气流充气式或自动充气式气囊）或 T-组合复苏器、不同型号的面罩（最好边缘有软垫）、配有气流表和导管的氧源。

（3）气管内插管器械：带直镜片的喉镜（0 号，早产儿用；1 号，足月儿用）、喉镜的备用灯泡和电池、不同型号的气管导管、金属芯、剪刀、气管导管的胶带或固定装置、酒精棉球。有条件者准备喉罩气道、二氧化碳监测器。

（4）其他：辐射保暖台或其他保暖设备、温暖的毛巾、无菌手套、时钟、听诊器（最好新生儿专用）、胶布、空气氧气混合仪、脉搏血氧饱和度仪。

3. **药品和给药准备** 肾上腺素 1:10 000（0.1mg/ml），每安瓿 3ml 或 10ml；等渗晶体液（生理盐水或乳酸林格液）；纳洛酮；葡萄糖 10%，250ml；注射用水；脐血管插管用品：消毒手套、解剖刀或剪刀、碘酒溶液、脐带胶布、脐导管（3.5F、5F）、三通管、注射器（1、3、5、10、20、50ml）、针头。

（五）评估与决策

"评估→决策→措施"的基本程序在整个复苏中不断重复，直到完成复苏。评估主要基于 3 个体征：呼吸、心率、氧饱和度。通过评估 3 个体征中的每一项来确定每一步骤是否有效，其中，心率对于决定进入下一步骤是最重要的。

决定新生儿是否需要复苏，应根据：①是否为足月儿？②羊水是否清亮？③新生儿有呼吸或哭声吗？④肌张力好吗？只要其中任何一个答案为"否"，就应立即启动复苏。

（六）复苏方案

在窒息抢救过程中，应遵循著名的 ABCDE 方案进行，即 A-airway，清理呼吸道；B-breathing，建立呼吸；C-circulation，恢复循环；D—drug，药物治疗；E-Evaluation，监护；其中 A 是根本，B 是关键，评估贯穿于整个复苏过程中。如熟练和及时地执行复苏步骤，99% 以上需要复苏的新生儿无需用药就会好转。在给药前，应多次评估人工呼吸的有效性。若未经初步复苏而先使用药物是错误的（图 5-6）。

保暖、摆正体位、通畅气道、擦干、刺激呼吸是对所有新生儿都必须进行的初步复苏。必要时给氧、正压辅助通气，而气管插管、胸外按压和用药是少数新生儿需要的步骤。

A（清理呼吸道）：保持气道通畅，进行复苏新生儿的最初步骤。注意评价新生儿和采取最初步骤的速度。根据显示的时间限制，应该在 30 秒内完成最初评估和初步复苏。

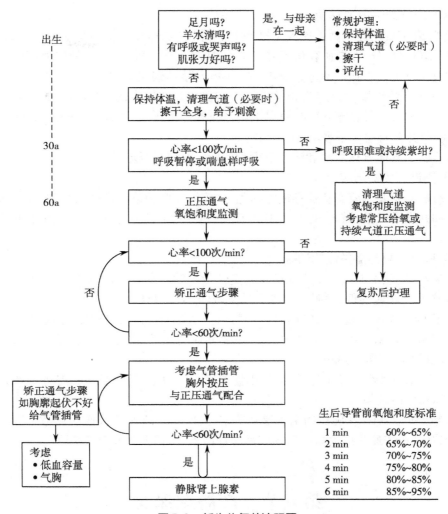

图 5-6　新生儿复苏流程图

评价 A 步骤的结果:30 秒后评价新生儿,立即评价其呼吸、心率和氧饱和度。如新生儿呼吸不规则(呼吸暂停或喘息)、心率<100 次/分钟,进入 B。

B(建立呼吸):如新生儿呼吸暂停或喘息样呼吸,心率<100 次/分钟,应用正压人工通气辅助呼吸。无论是足月儿还是早产儿,正压通气均要在氧饱和度仪的监测指导下进行。足月儿可用空气复苏,早产儿开始给30% ~40% 的氧,根据氧饱和度调整给氧浓度,使氧饱和度达到目标值。

评价 B 步骤的结果:有效的正压通气应该显示心率迅速增快,以心率、胸廓起伏、呼吸音及氧饱和度作为评估指标。经 30 秒充分正压通气后,如有自主呼吸,且心率>100 次/分,可以逐步减少并停止正压通气;如果自主呼吸不充分,或心率<100 次/分,需继续使用气囊面罩或气管插管正压通气。

C(恢复循环):如充分正压通气 30 秒后心率持续<60 次/分,应同时进行胸外按压支持循环。

评价 C 步骤的结果:在 30 秒胸外按压和正压人工呼吸后,再次评价新生儿。如心率仍<

60 次/分钟,应立即进入 D 步骤。

D(药物治疗):在继续做正压人工呼吸和胸外按压的同时,使用肾上腺素。给药 30 秒后,如心率<100 次/分,并有血容量不足的表现时,给予生理盐水。大量失血需输入与新生儿交叉配血阴性的同型血。复苏过程中一般不推荐使用碳酸氢钠。

评价 D 步骤的结果:如心率<60 次/分,C 步骤和 D 步骤中的措施继续重复。

当心率有所改善并升至 60 次/分以上则停止胸外按压,正压人工呼吸继续进行,直至心率>100 次/分并且有自主呼吸。

每个步骤的具体操作手法和注意事项参考新生儿窒息复苏教程。

(七)复苏后监护与转运

复苏后的新生儿可能有多器官损害的危险,应继续监护体温、呼吸、心率、血压、尿量、氧饱和度。如并发症严重,需转运到 NICU 治疗,转运途中需注意保暖、监护生命指标和给予必要的治疗。

(八)早产儿复苏需关注的问题

由于早产、生理不成熟和早产儿的不稳定性带来的并发症,需密切监护和特殊处理。

1. 早产儿肺顺应性低,呼吸肌和呼吸动力减弱,多数需要辅助通气。

2. 对超低出生体重儿(<1000g),应及早选择气管插管,以帮助建立气-液界面。

3. 有条件单位对<30～31 周的早产儿在复苏成功之后,即进行气管插管注入肺泡表面活性物质,以预防肺透明膜病。

4. 早产儿皮下脂肪少,而与其体重相比,体表面积大。窒息复苏后需将早产儿置于温度与其孕周相应的暖箱内。

5. 不成熟的大脑存在脆弱的生发层基质,在多次缺氧或血压快速变化下很容易导致颅内出血,也要避免快速注射大量扩容剂或高渗性溶液,并需要高质量的护理。

(王晨虹)

第五节　产褥期保健

产褥期(puerperium)指从胎盘娩出至产妇全身各器官除乳腺外逐渐恢复到未孕状态所需的一段时期,一般为 6 周。产褥期母体各个系统变化很大,虽然属于正常生理范畴,但容易发生感染和其他病理状况。为了保护产妇及新生儿的健康,应了解产褥期的生理过程,观察产妇的临床表现,进行卫生宣教和保健,积极预防和处理各种异常产褥情况。

一、产褥期生理变化及保健要点

(一)产褥期生理变化

1. **生殖系统的变化**　子宫产褥期变化最大的器官是子宫。子宫的主要变化是子宫复旧。胎盘排出后宫底位于脐耻之间或稍高处。产后宫底每天下降 1～2cm。产后 1 周时,子宫如孕 12 周大小。至产后 2 周,子宫缩入盆腔,耻骨联合上不能扪及子宫底。但子宫需 6 周才能恢复到非孕期大小。产后随着子宫蜕膜的脱落和修复,子宫腔内的血液、坏死蜕膜组织、黏液等经阴道排出,称为恶露。在产褥期不同的时间,恶露的颜色、内容物不同,可分为血性恶露、浆性恶露、白色恶露。正常恶露有血腥味,但无臭味。持续 4～6 周。产后子宫复旧不良时,恶露增多,持续时间长,并伴有臭味,多为宫腔内胎盘或胎膜残留,或合并宫腔感染。胎盘一经娩出产妇便进入哺乳期,主要变化是产后开始泌乳。产褥期乳汁量与泌乳持续时间与新生儿吸吮及正确哺乳有关,也与产妇的营养、休息、情绪、健康状态及精神状态有关。新生儿早接触、早吸吮、早开奶,有利于乳汁分泌。

2. **产褥期全身变化**　产后产妇全身系统变化较大,产后 72 小时内,血容量增加 15% ~ 25% ,特别是产后 24 小时内,心脏负担重,合并心脏病产妇极易发生心力衰竭。产后 2 ~ 3 周恢复正常。产褥早期血液继续处于高凝状态,纤维蛋白原、凝血激酶因子于产后 2 ~ 4 周内降至正常,白细胞总数在产褥早期可达$(15 ~ 30) \times 10^9 /L$,一般 1 ~ 2 周恢复正常。中性粒细胞增多,淋巴细胞减少,血小板数增多。产后不哺乳者,一般在分娩后第 6 ~ 8 周月经复潮,10 周左右恢复排卵。哺乳产妇月经复潮延迟,甚至发生哺乳期闭经,排卵恢复平均在产后 4 ~ 6 个月左右。若已恢复性生活,应采取避孕措施,哺乳者以工具避孕为宜,不哺乳者可选用药物避孕。

3. **产褥期心理变化**　产褥期是身体各器官、系统由孕期逐步恢复到孕前状态的阶段,也是心理转换时期。妊娠时孕妇常有感觉、知觉、智力及反应灵敏度下降等表现,产后逐渐恢复。分娩后 2 周内,产妇精神特别敏感,情绪不稳定,多思、多虑,如果受到内外环境的不良刺激,容易出现各种身心障碍,重者可发生产后精神障碍。孕产妇常见的心理焦虑甚至抑郁表现为以下几种:①孕产妇本人及其家庭对子代的期望值高,往往过分担心胎婴儿不健康等;②难产者更担心新生儿的并发症,或因并发症会引起的智力低下等;③孕妇担心自己的奶量不足,或担心自己某些疾病会传给婴儿等。产妇满月后,与外界接触较多,心理状态渐趋稳定。所以在产褥初期应特别关注产妇的情绪和思想,使产妇精神愉快,顺利渡过产褥期。

（二）产褥期保健内容

产褥期保健分为住院期间保健、产后访视及产后 42 天健康检查三部分。

1. **住院期间保健**　产妇住院期间保健做好如下几点:①正常分娩的产妇至少住院观察 24 小时,及时发现产后出血;②加强对孕产期合并症和并发症的产后病情监测;③创造良好的休养环境,加强营养、心理及卫生指导,注意产妇心理健康;④做好婴儿喂养及营养指导,提供母乳喂养的条件,进行母乳喂养知识和技能、产褥期保健、新生儿保健及产后避孕指导;⑤产妇出院时,进行全面健康评估,对有合并症及并发症者,应当转交产妇住地的医疗保健机构继续实施高危管理。

新生儿住院期间保健做好如下几点。①新生儿出生后 1 小时内,实行早接触、早吸吮、早开奶;②对新生儿进行全面体检和胎龄、生长发育评估,及时发现异常,及时处理。做好出生缺陷的诊断与报告;③加强对高危新生儿的监护,必要时应当转入有条件的医疗保健机构进行监护及治疗;④进行新生儿疾病筛查及预防接种;⑤出院时对新生儿进行全面健康评估。对有高危因素者,应当转交当地医疗保健机构实施高危新生儿管理。

2. **产后访视**

（1）产后访视时间:产后 3 ~ 7 天、28 天分别进行家庭访视 1 次,出现母婴异常情况应当适当增加访视次数或指导及时就医。

（2）产妇访视内容:①了解产妇分娩情况、孕产期有无异常以及诊治过程。②询问一般情况,观察精神状态、面色和恶露情况。③了解产妇精神心理状态。④监测体温、血压、脉搏,检查子宫复旧、伤口愈合及乳房有无异常。⑤产妇在妊娠期有合并症或并发症时,应作出相应的复查和处理。如子痫前期产妇血压高,产后应严密监测血压,复查尿蛋白,并给予指导、治疗,直至完全恢复正常。心脏病产妇产后应定期在心血管内科随诊。肝炎或肝功能不良的产妇应在内科医师的指导下积极治疗。⑥提供喂养、营养、心理、卫生及避孕方法等指导。关注产后抑郁等心理问题。督促产后42天进行母婴健康检查。

（3）新生儿访视:①了解新生儿出生、喂养等情况;②观察精神状态、吸吮、哭声、肤色、脐部、臀部及四肢活动等,必要时检测黄疸指数;③听心肺,测量体温、体重和身长;④提供新生儿喂养、护理及预防接种等保健指导。

3. 产后 42 天健康检查

（1）产妇:①了解产褥期基本情况;②测量体重、血压,进行盆腔检查,了解子宫复旧及伤口愈合情况;③对孕产期有合并症和并发症者,应当进行相关检查,提出诊疗意见;④提供喂养、营养、心理、卫生及避孕方法等指导。

（2）婴儿:①了解婴儿基本情况;②测量体重和身长,进行全面体格检查,如发现出生缺陷,应当做好登记、报告与管理;③对有高危因素的婴儿,进行相应的检查和处理;④了解新生儿先天性疾病的筛查结果,指导相应的治疗;⑤检查新生儿的脐带情况:脐带是否脱落,脐周是否有红肿及分泌物;⑥提供婴儿喂养和儿童早期发展及口腔保健等方面的指导;⑦了解预防接种情况。

（三）产后观察护理要点

1. 产后出血　多发生在产后2小时内,故应在产房内严密观察产妇的生命体征、子宫收缩情况及阴道流血量,并注意宫底高度及膀胱是否充盈等。用弯盘放于产妇臀下收集阴道流血量。产后出血时,应积极寻找病因并做处理。

2. 观察子宫复旧及恶露情况　每天应于同一时间检查子宫底高度。测子宫底前应先排空膀胱,注意子宫有无压痛,同时观察恶露的量、颜色、有无臭味,如发生上述情况时,应予以治疗。

3. 测量体温、脉搏、呼吸及血压　产后1周内应每天测量体温2~3次。正常产褥期大多数产妇体温在正常范围,少数产妇在产后24小时内可有体温升高,但不超过38℃。产后初期循环血量增加,而心排出量未迅速下降,故出现反射性心率减慢,为60~70次/分。产后由于腹压降低,膈肌下降,呼吸深而慢,约14~16次/分。正常产褥期血压正常。

4. 产妇的休养室　应保持整洁安静,室内空气流通。炎热季节预防产褥中暑。

5. 饮食　产后1小时可让产妇进流食或清淡半流食,产后1~2天逐渐改进普通饮食。食物应富有营养、足够热量和水分。若哺乳,应多进食蛋白质、热量丰富的食物,并适当补充维生素和铁剂,推荐补充铁剂3个月。

6. 排尿与排便　鼓励产妇产后尽早自行排尿,产后4小时即应帮助产妇排尿。如在产妇下腹膀胱区置热水袋,温开水缓慢冲洗外阴等,凡有排尿障碍者,应给予抗生素预防感染。产后易便秘,应鼓励早活动,多食蔬菜。对便秘者可口服缓泻剂或肛用开塞露润滑粪便。

7. 清洁卫生　产妇褥汗多,应勤换内衣及被褥,每天用温水擦浴,但要防止受凉。饭前、哺乳前或大小便后应洗手。注意外阴清洁,产后4周内禁止盆浴,外阴部可用0.05%聚维酮碘溶液擦洗,每天2次。月经垫要经常更换,保持外阴清洁和干燥。如会阴伤口出现红肿等感染迹象,除用抗生素外,可行理疗、盆浴。

8. 哺乳及乳房护理　医务人员应帮助产妇作好乳房护理。第1次哺乳前,先用温开水清洗乳头及乳晕,以后每次哺乳前后,均用温水毛巾擦洗乳房及乳头。帮助正确哺乳。哺乳完毕后,应挤出一滴乳汁涂抹于乳头。乳头轻度皲裂者,仍可继续哺乳,哺乳后局部涂抗生素软膏或10%复方苯甲酸酊,下次哺乳前洗净。重度皲裂者,可借助乳头罩间接哺乳,或用吸奶器吸出乳汁。遇乳腺管不通者,可服用中药通乳,并用热毛巾湿敷,以防乳腺炎的发生。

9. 早期活动及产后体操

(1) 早期活动:阴道分娩者,在产后6~12小时可起床少量活动,产后第2天即可随意活动;阴道难产或剖宫产者,可在产后第3日开始,由医护人员协助下床活动。

(2) 产后体操:有助于腹部及盆底肌肉恢复,减轻腹壁松弛,预防子宫脱垂、尿失禁。

10. 心理保健

(1) 消除心理障碍:产褥期心理保健对促进产妇的身心健康极为重要。医务人员应具有良好的医德医风,应掌握一定的心理学知识,关心产妇,有针对性地作出解释,态度和蔼,说话中肯,使产妇情绪安定,消除心理障碍。

(2) 母婴接触:医务人员要注意保护性医疗制度,避免不良的语言刺激,对胎婴儿的意外如新生儿窒息、新生儿出生缺陷或死亡,应对产妇和家属交代病情,尽可能将产妇与有健康婴儿的产妇分开居住,避免精神创伤。

(3) 精神医学诊治:若经过心理指导,产妇精神症状继续加重或持续不愈,应及时请精神病学医师诊治。

二、产褥期心理障碍

妇女在妊娠期、分娩期、产褥期承受了身体和心理上的巨大压力,足以造成精神障碍而诱发精神病,或使原有的精神病复发或程度加重。

产褥期精神障碍是指发生在孕妇分娩后的一组精神障碍,发病率国外报道为3.5%~33%,国内为3.8%~16.7%。根据临床表现分为忧郁型、神经症型、错乱谵妄型、躁狂型、幻觉妄想型和无力困惑型。1984年中华医学会精神疾病分类草案将其列入精神病范畴。现就最常见的忧郁型即产后抑郁症(postpartum depression)的发病因素和防治简述如下。

(一) 产后抑郁症的诊断

产褥期抑郁症至今尚无统一的诊断标准。美国精神病学会(American Psychiatric Association,APA,1994年)在《精神疾病的诊断与统计手册》(DSM-Ⅳ)一书中,制定产褥期抑郁症诊断标准,见表5-14。

表5-14　产褥期抑郁症的诊断标准

---

1. 在产后2周内出现下列5条或5条以上的症状,必须具备(1)(2)两条

(1) 情绪抑郁

(2) 对全部或多数活动明显缺乏兴趣或愉悦

(3) 体重显著下降或增加

(4) 失眠或睡眠过度

(5) 精神运动性兴奋或阻滞

(6) 疲劳或乏力

(7) 遇事均感毫无意义或有自罪感

(8) 思维能力减退或注意力不集中

(9) 反复出现想死亡的想法

2. 在产后4周内发病

产褥期抑郁症诊断困难,产后常规进行自我问卷调查对早期发现和诊断很有帮助。

（二）诱发因素

临床实践证明下列情况可成为抑郁症的发病因素：①患有内科合并症或产科并发症的孕产妇，如甲状腺功能减退、糖尿病、子痫前期等。器官的病理性改变给产妇带来极大精神压力，担心妊娠不能继续，一旦需终止妊娠，则感到一切落空，变得精神脆弱，思想负担沉重且有犯罪感。②产前诊断有异常，或有不良的妊娠分娩史，担心胎儿的安危，出现焦虑和压抑情绪。③高龄产妇和小年龄产妇易发生。④过去有过抑郁型精神病者产后复发机会增高，也有在妊娠中期已发生。

（三）临床治疗

包括心理治疗和药物治疗。

1. **心理治疗**　临床上产褥期抑郁症多为轻度，通过心理治疗方法取得良好的效果。心理治疗包括心理支持、咨询与社会干预等。通过心理咨询，解除致病的心理因素，为产妇提供更多的情感支持及社会支持，指导产妇对情绪和生活进行自我调节。对产褥期妇女多加关心和无微不至地照顾，尽量调整好家庭关系，指导其养成良好的睡眠习惯。

2. **药物治疗**　中重度抑郁症及心理治疗无效患者给予药物治疗。应在专科医师指导下用药为宜，可根据以往疗效及个性化选择药物。应尽量选用不进入乳汁的抗抑郁药，首选5-羟色胺再吸收抑制剂，常用药物有盐酸帕罗西汀和盐酸舍曲林。

（四）预防

产后抑郁症的发生受社会因素、心理因素及妊娠因素的影响。因此，产科医务工作者应运用医学心理学、社会学知识，对孕妇在孕期、分娩期及产后给予关怀，对于预防产后抑郁症有积极的意义。产科医师应了解精神病学的基本知识，密切观察孕妇，特别是有家族精神病史者的精神状态。产后更应注意其情绪变化，有疑虑时应及时请精神病科医师会诊，并防范产后精神病急剧发作，突然产生自杀或杀婴行为。

1. 在妊娠不同时期的特殊心理状态进行安慰及劝导。如孕早期鼓励克服暂时的早孕反应所引起的不适，孕中期讲解产前诊断的必要性，孕晚期关心新生儿的出生，并介绍分娩方式等。

2. 鼓励孕妇到孕妇学校上好宣传课。增进对分娩知识的了解，消除对分娩的恐惧，加强孕妇间的思想交流，积极开展导乐分娩。

3. 孕期进行精神疾病的筛查，注意精神健康状态，仔细询问病史。

4. 对有内外科合并症的孕妇，应掌握妊娠指征，帮助孕妇树立信心。

5. 掌握药物应用指征，不能滥用成瘾药物。

三、产褥期疾病防治

（一）晚期产后出血

晚期产后出血（late postpartum hemorrhage），指分娩24小时后，在产褥期内发生的子宫大出血。多发生于产后1~2周，但也有延迟至产后6周发病者。子宫出血可持续性或间歇性，也可表现急骤大量出血。产妇多伴有寒战、低热，且常因失血过多导致严重贫血或失血性休克。

1. **病因及临床诊断**

（1）胎盘、胎膜残留：常发生在产后10天左右，多次反复阴道少量流血或突然大量流血。临床表现为血性恶露持续时间延长，以后反复出血或突然大量出血。检查时发现子宫复旧不良,宫口松弛,有时可触及残留的组织。

(2) 蜕膜残留:子宫蜕膜在正常情况下于产后1周内脱落,随恶露排出,若蜕膜剥离不全长时间残留,或继发子宫内膜感染血栓脱落,可引起晚期产后出血。临床表现不易与胎盘残留鉴别。宫腔刮出物病理检查可见坏死蜕膜,混以纤维素、玻璃样变的蜕膜细胞和红细胞,但不见绒毛。

(3) 子宫胎盘附着部位感染或复旧不全:胎盘附着部位感染,影响子宫复旧,表面血栓脱落,血窦重新开放,引起胎盘附着部位大量出血,常发生在产后2周内,突然多量流血,且持续不断。检查发现子宫大而软,宫口松弛,阴道及宫口有血块堵塞。

(4) 剖宫产术后子宫伤口裂开:常见于子宫下段剖宫产横切口两侧端。由于术中止血不良,形成局部血肿,或局部组织坏死,使切口不愈合。有时横切口选择过低或过高,或由于缝合技术不当。这些因素均可使自溶线脱落,血窦重新开放。多发生在术后2~3周,突然大量出血,甚至休克。

(5) 其他:子宫滋养细胞肿瘤、子宫黏膜下肌瘤等也可引起晚期产后出血。

2. 处理

(1) 一般处理:观察患者一般情况、生命体征,并迅速静脉开放、补液、必要时输血,同时应用宫缩剂及抗生素。

(2) 对因处理:有宫腔残留组织物则在静脉输液、备血及准备手术的条件下行刮宫术,刮出组织送病理检查。术后继续给予抗生素及子宫收缩剂。若是子宫切口裂开,多量阴道流血,应做剖腹探查及切除子宫准备。若系肿瘤应做相应处理。

3. 预防

(1) 分娩期严格按常规操作步骤,第三产程仔细检查胎盘、胎膜,疑缺损应及时作宫腔探查,或立即行清宫术。术后应用抗生素预防感染。

(2) 严格掌握剖宫产手术指征,操作时应合理选择切口,缝合对齐,缝线不要过紧、过密,止血要彻底。

（二）产褥感染

产褥期感染(puerperal infection)分娩及产褥期生殖道受病原体侵袭,引起局部或全身感染。发病率为6%。产褥病率(puerperal morbidity)是指分娩24小时以后到产后10天内,每天测量口表温度4次,间隔时间4小时,体温有2次达到或超过38℃者。造成产褥病率的原因是以产褥感染为主,但也包括产后生殖道以外的其他感染,如上呼吸道感染、泌尿路感染、乳腺炎等。

1. 病因

(1) 内源性感染:生殖道内非致病菌在母体的内环境改变,抵抗力减弱时,如孕妇产时过度疲劳、滞产、手术产、产时失血过多、产道损伤、组织坏死等条件下,生殖道或其他部位感染灶通过血行或淋巴扩散引起生殖道炎症。

(2) 外源性感染:如病原菌通过空气传播给产妇,接产时器械消毒不严,孕晚期有性生活,产后卫生条件差等均可导致病原菌侵入母体。

(3) 增加感染的危险因素:胎膜早破、分娩时产程长、会阴切开术或剖宫产术、产后出血等有关因素也可导致孕产妇的感染。

2. 发病机制　分娩时胎盘附着面创面、产道损伤等均有利于病原体生长。病原菌可引起局部感染,向宫腔蔓延形成子宫内膜炎,并向输卵管、卵巢、盆腹膜、腹腔扩散。可向子宫肌层、宫旁结缔组织扩散,也可经血扩散形成菌血症、毒血症,甚至败血症,出现中毒性休克,甚至死亡。还可致盆腔内血栓性静脉炎和下肢血栓性静脉炎。

3. 临床表现

(1) 外阴、阴道、宫颈炎:会阴切口红肿、热、压痛,甚至流脓液,出现硬结,常不能采取坐位,可伴有低热。阴道裂伤感染表现为黏膜充血、溃疡、脓性分泌物增多。感染部位较深时,可引起阴道旁结缔组织炎,形成阴道壁粘连及瘢痕。宫颈裂伤引起感染症状并不明显,但可达穹隆及阔韧带,宫旁组织,引起盆腔结缔组织炎。

(2) 子宫内膜炎,子宫肌炎:轻者在产后 3～4 天有小腹隐痛、低热、宫底轻压痛,恶露量多、有臭味等;重者出现菌血症,出现全身症状如寒战、高热、脉速、白细胞增高、子宫复旧不良,但局部子宫压痛不一定严重,恶露不一定多,应警惕在缺乏典型体征时造成误诊。

(3) 盆腔结缔组织炎:产妇可出现寒战、高热、单侧或双侧下腹坠胀及肛门坠痛、膀胱刺激症状、子宫举痛、宫旁组织增厚压痛或扪及肿物。严重者可使盆腔形成"冰冻骨盆"。

(4) 盆腔腹膜炎及弥漫性腹膜炎:表现全身中毒症状,高热、恶心、呕吐、腹胀,检查下腹部明显压痛反跳痛,由于产妇腹壁松弛,腹肌紧张不明显。

(5) 血栓性静脉炎:多为厌氧菌感染,尤为厌氧链球菌,起源于子宫内膜炎和底蜕膜炎。由胎盘处血栓感染向上蔓延,累及卵巢、子宫、髂内、髂总及下腔静脉,以及阴道静脉引起血栓性静脉炎。常见于单侧性,多于产后 1～2 周出现。继发子宫内膜炎后可出现寒战、高热,且反复发作,持续数周之久。下肢血栓性静脉炎多侵犯股静脉、腘静脉、大隐静脉,表现为局部温度升高、肢体疼痛,栓塞部位压痛或触及硬索状,下肢水肿,皮肤发白,习称"股白肿"。

(6) 脓毒血症及败血症:脓毒血症,出现肺、脑、肾脓肿或肺栓塞而致死。若形成败血症,表现为持续高热,可达 40℃,寒战、全身明显中毒症状,如未及时抢救可出现中毒性休克危及生命。

4. 治疗

(1) 一般治疗:产妇取半卧位休息,以利恶露引流。加强营养,增强全身抵抗力,入量不足应及时补液。贫血者可反复少量输血、血浆,防止电解质紊乱。做局部伤口和宫腔分泌物培养,血、尿培养,药物敏感试验确定菌种,正确使用有效抗生素。

(2) 抗生素治疗:选择广谱高效抗生素,兼顾厌氧菌和需氧菌混合感染。如细菌培养结果和药物敏感选择结果出来后,应根据药敏选择有效抗生素。用药疗程应充足。中毒症状严重者,可短期加用肾上腺皮质激素。对血栓性静脉炎,在应用大量抗生素后体温仍不降者,可加用肝素等抗凝药治疗。用药期间应严密监测凝血功能。

(3) 手术治疗:药物治疗无效,有子宫肌壁间多发性脓肿形成者,必要时行全子宫切除术。如盆腔脓肿局限在后陷凹,可经后穹隆作切开引流。

5. 预防

(1) 加强孕期保健:加强卫生宣传,临产前 2 个月避免性生活及盆浴。治疗孕期并发症,纠正贫血。加强营养及维生素摄入,增强体质。

(2) 孕期疾病及时处理:及时治疗外阴阴道炎及宫颈炎等慢性疾病和并发症。

(3) 分娩期处理:认真观察产程,处理好产程,避免滞产及产后出血。接生时严格无菌操作,正确掌握手术指征。产时仔细检查胎盘、胎膜是否完整。产道损伤及时正确缝合。保持外阴清洁。对可能发生产褥感染和产褥病率者,积极应用抗生素预防。

（三）产褥期中暑

产褥期中暑是在产褥期内因高温闷热,产妇体内余热不能及时散发,引起中枢体温调节功能障碍的急性热病。根据发病季节、病史体征易作出诊断。

1. **病因**　产妇深居室内,包头,且穿长衣长裤,使居室及身体小环境处在高温、高湿状态,导致体温调节中枢功能衰竭而出现高热、意识丧失和呼吸循环功能衰竭。当人体因体内热积蓄过度而引起高热,则发生中暑。

2. **临床表现**

（1）中暑先兆:发病急,表现为口渴、多汗、心悸、恶心、胸闷、四肢无力。此时体温正常或低热。

（2）轻度中暑:中暑先兆如没有及时辨别和处理,产妇体温逐步升高达38.5℃以上,随后出现面色潮红、胸闷、脉搏增快、呼吸急促、口渴。

（3）重度中暑:产妇体温持续升高达41~42℃,出现谵妄、抽搐、昏迷等。面色苍白,呼吸急促,数小时内可死亡。如幸存也常遗留中枢神经系统不可逆的后遗症。

3. **治疗**　治疗原则是立即改变高温高湿的环境,迅速降温,及时纠正水、电解质紊乱及酸中毒。其中迅速降低体温是抢救成功的关键。

将产妇置于阴凉、通风处,脱去产妇过多的衣着。补充水分及电解质。室内温度宜降至25℃。鼓励多饮冷开水,继而可用物理降温,在头、颈、腋下、腹股沟等处置冰袋,或用退热药。已发生循环衰竭者慎用物理降温,以避免血管收缩加重循环衰竭。使用药物降温时应监测生命体征。加强护理,注意体温、血压、心脏及肾脏情况。重视纠正脑水肿。抽搐可用地西泮、硫酸镁等抗惊厥。给予抗生素预防感染。出现心、脑、肾合并症时应积极对症处理。

4. **预防**　产褥中暑关键在于预防。对孕产妇做好卫生宣教,在产前就应做好宣教,产后及时改变家人及陪护人员的陈旧思想观念,破除旧风俗习惯,做好病室和家庭的通风,避免室温过高。并能识别产褥中暑的先兆。

（王晨虹）

第六节　母乳喂养与哺乳期保健

母乳喂养是指产后产妇用自己的乳汁喂养婴幼儿。母乳是婴儿最理想的食物,母乳喂养对母婴双方均有益。哺乳期是指产后产妇用自己的乳汁喂养婴儿的时期,通常为10个月至1年左右。本节介绍了母乳喂养的优点、泌乳生理及其影响因素、母乳喂养指导与哺乳期保健等内容。通过对母乳喂养知识的普及,制定合理的母乳喂养政策,发挥医务人员、家庭和社会的力量,能够更好地开展妇女哺乳期保健工作,使更多的妇女能享受基本的哺乳期保健,有效地提高妇女保健水平,而做好哺乳期保健工作能保护、促进和支持母乳喂养,对促进母婴健康十分重要。

一、概述

本节将介绍母乳喂养定义母乳成分优越性、母乳喂养的发展动态及促进母乳喂养成功的措施。

（一）母乳喂养定义、母乳成分、母乳喂养优越性

1. **母乳喂养的定义**　为正确反映母乳喂养的实际情况,2011年世界卫生组织和联合国

儿童基金会确定,按母乳喂养不同水平分成以下六类:

（1）全部母乳喂养（full breastfeeding）

1）纯母乳喂养（exclusive BF）:在婴儿诞生一小时之内开始母乳喂养,不喂给婴儿除母乳之外的任何食物或饮料,甚至不喂水,根据需要进行母乳喂养,无需奶瓶、橡皮奶头或安慰奶嘴。

2）几乎纯母乳喂养（almost exclusive BF）:指除母乳外,还给婴儿吃维生素、水、果汁,但每天不超过 1~2 次,每次不超过 1~2 口。

（2）部分母乳喂养（partial BF）

1）高比例母乳喂养（high proportion BF）:指母乳占全部婴儿食物的 80% 及以上的喂养。

2）中等比例的母乳喂养（medium proportion BF）:指母乳占全部婴儿食物的 20%~79% 的喂养。

3）低比例母乳喂养（low proportion BF）:指母乳占全部婴儿食物的 20% 以下的喂养。

4）象征性母乳喂养（token BF）:指几乎不提供热量的母乳喂养。

2. 母乳成分（表 5-15）

表5-15　人乳与牛乳宏量营养素产能比（100ml）

	母　乳	牛　乳	理想标准
碳水化合物	41%（6.9g）	29%（5.0g）	40%~50%
脂肪	50%（3.7g）	52%（4.0g）	50%
蛋白质	9%（1.5g）	19%（3.3g）	11%
能量	67kcal（280.33kJ）	69kcal（288.70kJ）	

（1）各期人乳:产后 5 天内乳汁称为初乳,5~10 天为过渡乳,11 天~9 个月的乳汁为成熟乳,10 个月以后为晚乳,各期乳汁成分有波动（见表 5-15）。

初乳量少,每次分泌 10~40ml,色黄,比重较高（1.030~1.060）,含有较多蛋白质,主要为免疫球蛋白,含初乳小体（为充满脂肪颗粒的巨噬细胞及其他免疫活性细胞）,故可增加新生儿抗病能力,但不少母亲对初乳缺乏认识,常认为其脏而弃之不用,十分可惜。

人乳成分不仅各阶段不同、且与每次泌乳的先后亦有差异,先分泌的蛋白质高,越晚分泌的脂肪越高,蛋白质越低。将哺乳过程分为三部分,即第一部分分泌的乳汁脂肪低而蛋白质高,第二部分乳汁脂肪含量逐渐增加而蛋白质含量逐渐降低,第三部分乳汁中脂肪含量最高（表 5-16）。

表5-16　各部分人乳的成分（g/L）

	第一部分	第二部分	第三部分
脂肪	17.1	27.7	55.1
蛋白质	11.8	9.4	7.1

（2）人乳主要成分

1）蛋白质:人乳所含乳清蛋白与酪蛋白之比为 4:1,而牛乳相反为 1:4,故人乳遇胃酸形成的凝块小,易于消化。牛磺酸是由半胱氨酸转化而来,对促进婴儿神经系统及视网膜的发育有重要作用,人乳中牛磺酸是牛乳含量的 10～30 倍,有利于婴儿脑发育。

2）脂肪:人乳中脂肪以长链脂肪酸为主,还含有脂肪酶,故易于消化吸收,且有较多的亚油酸,是婴儿神经髓鞘形成和中枢神经发育所必需的,牛乳中短链脂肪酸较多,挥发性大,对消化道刺激性较大。

3）糖类:人乳中含乳糖量较牛乳多,且以乙型乳糖为主,它能抑制大肠杆菌生长,促进双歧杆菌和乳酸杆菌生长。牛乳中以甲型乳糖为主,能促进大肠杆菌生长。

4）维生素:人乳中含维生素 A、C、D、E 均较牛乳为多,但维生素 D 仍不足婴儿所需,维生素 K 仅为牛乳的 1/4,人乳喂养者可在满月后发生维生素 K 缺乏而出血。

5）矿物质:人乳矿物质含量较牛乳低,渗透压低,对于婴儿不能承受较大的溶质负荷相适应,人乳缓冲力小,对胃酸影响不大,利于消化及杀菌作用。人乳中钙不如牛乳多,但它易于吸收。人乳中的铁、锌虽与牛乳含量近似,但其吸收率较牛乳为高,人乳中铁、锌吸收率分别为 50% 及 62%,远高于牛乳 10% 及 40% 的吸收率。

6）免疫成分:人乳中含有多种免疫成分,是减少患病率及死亡率的重要因素。①免疫球蛋白:人乳中含有 IgA、IgG、IgM、IgE,尤以初乳中的含量为最高。其中 IgA 主要是分泌型 IgA,可保护消化道黏膜不受病原体损害。②细胞成分:母乳中还含有多种细胞,包括吞噬细胞、T 细胞和干细胞等,具有多种生物活性功能。早期的乳汁中约 80% 为吞噬细胞,主要是母亲血液中的单核细胞通过乳腺上皮细胞进入乳汁形成。这些细胞在婴儿体内发挥着独特的作用,特别是免疫防御和调节作用,以及分化成为树突状细胞,促进婴儿的 T 细胞功能成熟。这些作用能帮助婴儿抵抗病原体的入侵,并可刺激婴儿免疫功能的发育。母乳中还含有极微量的干细胞,其作用还有待研究。③乳铁蛋白:是一种能和铁离子结合的蛋白质,人乳中含量高于牛乳,乳铁蛋白对铁有强大的螯合能力,可剥夺大肠杆菌、白色念珠菌等赖以生存的铁,能抑制肠胃道中某些铁依赖细菌,如大肠杆菌的繁殖,防止发生腹泻。④溶菌酶:是一种能够溶解细菌的酶,人乳中含量比牛乳中含量高得多,尤其是初乳,具有直接和间接的抗菌作用,能水解革兰阳性细菌细胞壁中的乙酰氨基多糖,使细菌破坏死亡,也能加强抗体的杀菌作用。⑤双歧因子:是一种含氮的多糖体,能促进乳儿肠道内非致病性的双歧乳酸杆菌的生长,在肠道内占优势,从而防止大肠杆菌的过度生长(表 5-17)。

表5-17 各期人乳成分（g/L）

	初乳	过渡乳	成熟乳
蛋白质	22.5	15.6	11.5
脂肪	28.5	43.7	32.6
碳水化合物	75.9	77.4	75
矿物质	3.08	2.41	2.06
钙	0.33	0.29	0.35
磷	0.18	0.18	0.15

3. 母乳喂养的优越性

（1）母乳喂养对婴儿的好处

1）母乳是婴儿的最佳天然食品,它为婴儿出生后最初几个月提供了所需的能量和营养素,并且在婴儿1岁前的后半年,母乳也满足了一半或更多的婴儿营养需要,而且在婴儿2岁的这一年中,母乳可提供三分之一的营养:①母乳蛋白质总量虽较少,但质优良,含乳清蛋白多而酪蛋白少,在胃内形成凝块小,易消化吸收;②母乳蛋白质的氨基酸比值适宜,且含较多的胱氨酸和牛磺酸,两者为新生儿和婴儿期的条件性必需氨基酸;③母乳含不饱和脂肪酸和必需脂肪酸多,除了亚油酸和亚麻酸外,还含有花生四烯酸和DHA,有利于脑发育的营养需求;④母乳中乳糖含量高,且以乙型乳糖为主,利于脂类氧化和糖原在肝脏储存,并可促进肠内乳酸杆菌生长;⑤母乳的钙磷比例适宜(2:1),利于钙的吸收;⑥母乳含各种微量元素,初乳含锌高,对生长发育极为有利;⑦母乳中脂肪球也较小且有乳脂酶,可促进脂肪消化,尤适宜于胰脂酶活力较低的新生儿及早产儿;⑧母乳含铁量较低,但其吸收率极高,不易发生缺铁性贫血。

　　2)母乳喂养激活并增强婴儿免疫防御功能(图5-7)。

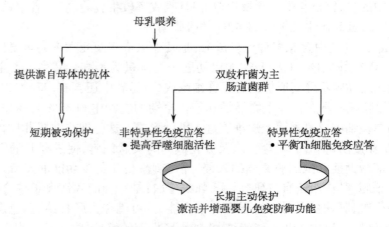

图5-7　母乳喂养的免疫作用

　　短期被动保护:母乳喂养为婴儿提供源自母体的免疫物资:母乳中含丰富的免疫物质,可增进婴儿抗感染能力。母乳中含有的特异性免疫物质包括细胞和抗体,如免疫活性细胞如T细胞、B细胞、巨噬细胞、多核粒细胞、浆细胞等,可吞噬、消化、杀伤病原微生物。分泌型免疫球蛋白A(sIgA)可保护肠黏膜不受微生物侵入,并与病原结合促其排出。母乳中也含有非特异性免疫物质,如溶菌酶可溶解、杀伤细菌。乳铁蛋白可通过对铁的竞争,阻碍细菌繁殖,发挥抑菌作用,阻抑大肠杆菌及念珠菌等。乙型乳糖促进乳酸杆菌生长,从而抑制大肠杆菌生长。低聚糖可阻止细菌黏附于肠道上皮细胞而达到抗感染作用。以上母体免疫物质的保护作用维持时间较短,通常在婴儿生后6个月以内。

　　长期主动保护作用:纯母乳喂养的婴儿具有较低的腹泻、呼吸道和皮肤感染的危险,且能预防过敏。纯母乳喂养也可以降低婴儿因腹泻或肺炎等常见儿童期疾病的死亡率,并且帮助婴儿在患病以后快速康复。除了母体提供的sIgA具有的保护作用外,另外的重要原因就是因为它们具有以双歧杆菌为主的肠道菌群。母乳通过形成以双歧杆菌为主的健康肠道菌群来激活婴儿的天然免疫系统,如乳铁蛋白可促乳酸杆菌生长,此为母乳所特有。母乳所含的“双歧因子”、锌、维生素 B_{12} 等可促进双歧杆菌生长,一方面增强非特异性免疫反应,即增加吞噬活性,同时激活特异性免疫反应,增加肠道IgA的产生,平衡Th细胞免疫应答,以增强婴儿免疫防御功能。许多临床试验证明,正是由于有这些免疫调节作用,才使得这种以双歧杆菌为主的肠道菌群对婴儿的健康和生活具有重要影响。和纯母乳喂养相比,非母乳喂养的宝宝死于肺炎的可能性是前者的 15 倍,死于腹泻的可能性是前者的 11 倍。母乳喂养将降低宝宝超重或肥胖几率 22%。母乳所具备的免疫功能,将降低 Ⅱ 型糖尿病及并发症几率 37%。研究表明,和母乳喂养宝宝相比,非母乳喂养的宝宝身患慢性疾病的几率 >200%。母乳喂养的宝宝在智力测试中,平均高出 4.9 分。在西班牙,中产家庭非母乳喂养的宝宝在一岁时比纯母乳喂养的宝宝因感染住院的几率高 5 倍。

3) 吸吮时的肌肉运动有助于婴儿面部正常发育,特别是牙齿的发育。

4) 母乳喂养有助于建立母婴间的感情联系,母乳喂养的行为使母亲与婴儿之间有数次甚至十几次的接触、拥抱、抚摸,带给婴儿深刻、微妙的心理暗示和情感交流,使其彼此互爱。尽早使婴儿从感情上亲近母亲,会提高以后对孩子的教育成效。使婴儿获得最大的满足感和安全感,这对培养儿童良好的情绪,促进其心理发育十分重要。有研究提示,母乳喂养还有助于孩子的智力发育,特别是情商的发育。

5) 母乳温度及泌乳速度适宜,新鲜几乎无菌,勿需消毒,直接喂哺简便、省时省力,十分经济,且喂食的量可随婴儿需要而增减。

(2) 母乳喂养对母亲的益处

1) 伴随婴儿吸吮乳头而产生的缩宫素,能促进子宫收缩,减少产后出血,促使子宫复旧。

2) 母体内的蛋白质、铁等,能通过产后闭经得以贮存,有利于产后的康复。

3) 哺乳增加的消耗,可加速体内在孕期积累的脂肪减少,有利于早日恢复体型。在母乳喂养中,产妇每天消耗 500 卡路里热量,坚持母乳喂养在产后能更快恢复体型。

4) 哺乳期闭经亦有利于延长生育间隔。据报道哺乳妇女在月经复潮前恢复排卵的发生率为 12%~78%,只有 19% 的乳母在哺乳期首次月经来潮前有正常的排卵周期。在有正常月经的妇女中约有 25% 有受孕机会,以此推算在哺乳期妇女月经复潮前仅有 5% 可能受孕。因此哺乳期闭经曾被称为一种天然的避孕方法。至少,哺乳期闭经可以推迟采用其他节育措施。

5) 母乳喂养可以减少乳腺癌、卵巢癌的危险。坚持 6~24 个月母乳喂养的妈妈,身患乳腺癌的几率降低 25%,身患卵巢癌和子宫癌的几率降低 11%~25%。

6) 哺乳的行为也可使母亲心情愉悦。

(3) 母乳喂养对医院、家庭和社区的益处:医院可以节约消毒、配制人工喂养时所需的奶瓶、奶粉及人力。从家庭和社区的角度看,用于增加乳母的营养的消费比用于婴儿人工喂养的消费要便宜得多,而且由于婴儿健康少病,可以减少医疗费用。

因此,从婴儿的生长发育、母亲的健康及社会三方面考虑,母乳喂养是人类哺育下一代最佳的方式。

(二) 母乳喂养的发展动态

母乳是婴儿理想的天然食品,以人乳哺育婴儿是我国的传统习惯。自 20 世纪 40~50 年代起,随着乳品工业的兴起,20 世纪 60 年代奶制品的生产和宣传,动摇了人们对母乳喂养的传统信念,加之妇女参加社会劳动等因素,致使母乳喂养率在世界范围内急剧下降,由 50 年代的 80%~90% 下降至 70 年代的 10% 左右。20 世纪 80 年代由于母乳免疫学的研究,对母乳进行重新评价,世界卫生组织提出母乳喂养是减少婴儿死亡率的最经济最方便最有效的措施,为此,联合国世界卫生组织及儿童基金会联合发出号召,要求把 4 个月以下婴儿母乳喂养率提高到85%以上。

1984年全国性调查结果显示我国城市母乳喂养率仅48%,从此在原国家卫生部及世界卫生组织合作下展开了母乳喂养的宣传及全国性母乳喂养研讨会,组织协作研究等,1992年起开始了爱婴医院(baby friendly hospital)的评选活动。对不利于母乳喂养的医院产科管理制度进行了彻底的改革,母乳喂养率也在迅速提高。目前爱婴医院活动正在全国蓬勃开展。

每年8月的第1周是世界母乳喂养宣传周,这是由世界母乳喂养行动联盟组织发起的一项全球性的活动,旨在促进社会和公众对母乳喂养重要性的正确认识和支持母乳喂养。目前在全球已有120个国家参与此项活动。

我国已定于每年5月25日为"母乳喂养宣传日",目的是大力提倡母乳喂养,以保障儿童健康。2011年国务院颁布的《中国儿童发展纲要(2011~2020年)》提出了0~6个月婴儿纯母乳喂养率达到50%以上的目标。

依据2002年世界卫生大会上推荐的婴幼儿喂养指南,将纯母乳喂养的时间由4个月延长至6个月。2002年世界卫生组织和联合国儿童基金委员会联合制定了"婴幼儿喂养全球战略"(Global Strategy for Infant and Yong Child Feeding,简称战略),"战略"提出:作为全球公共卫生建议,在生命的最初6个月应对婴儿进行纯母乳喂养,以实现最佳生长、发育和健康。2007年8月1日我国原国家卫生部颁布了《婴幼儿喂养策略》将纯母乳喂养至6个月这一推荐纳入到我国的卫生政策框架之中。2011年世界卫生组织建议纯母乳喂养直到6个月,接着以持续母乳喂养并添加适当的补充食品的方式进行喂养,直至2岁或更长。

(三)促进母乳喂养成功的措施

1. 促进母乳喂养成功的十点措施 1989年世界卫生组织和联合国儿童基金会发布的《保护、促进和支持母乳喂养的联合声明》要求每个妇幼保健机构都应做到"促使母乳喂养成功的十点措施"。

(1) 有书面的母乳喂养政策,并常规地传达到所有保健人员。

(2) 对所有保健人员进行必要的技术培训,使他们能实施这一政策。

(3) 要把有关母乳喂养的好处及处理方法告诉所有孕妇。

(4) 帮助母亲在产后半小时内开始母乳喂养。

(5) 指导母亲如何喂奶,以及在需与其婴儿分开的情况下如何保持泌乳。

(6) 除母乳外,禁止给新生婴儿喂任何食物或饮料,除非有医学指征。

(7) 实行母婴同室——让母亲与婴儿一天24小时在一起。

(8) 鼓励按需哺乳。

(9) 不要给母乳喂养的婴儿吸橡皮奶头,或使用奶头做安慰物。

(10) 促进母乳喂养支持组织的建立,并将出院母亲转给这些组织。

2. 爱婴医院 2002年我国原国家卫生部颁布了《爱婴医院管理监督指南》以巩固爱婴医院母乳喂养的措施,现阶段需要强化和调整各爱婴医院的母乳喂养政策,避免干扰母乳喂养的一些因素,包括干扰母婴皮肤接触,在没有医疗指征情况下喂水、糖水或配方奶,限制母婴同室,限制喂养时间,以及过早使用安抚奶嘴等。爱婴医院行动在改善全世界范围内的纯母乳喂养状况做出了贡献,并支持整个卫生系统,这都有利于母亲持续地进行纯母乳喂养。通过爱婴医院,执行"促使母乳喂养成功的十点措施",在产前和产后为孕产妇提供学习、实践母乳喂养婴儿条件,促使母乳喂养成功。

二、泌乳生理及其影响因素

（一）泌乳的生理机制

1. 乳房的解剖结构　见图5-8。

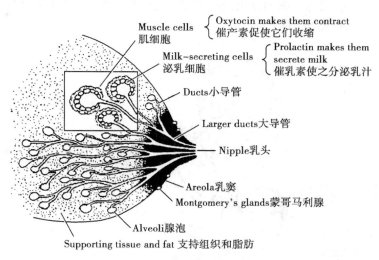

图5-8　乳房解剖

2. 泌乳及排乳的机制　乳腺是一个外分泌腺体,由腺泡及导管所组成,成千个腺泡组成小叶。妊娠期由于雌激素和孕激素的分泌增多,促使乳腺导管及腺泡的发育,为泌乳做好准备。此时虽然垂体分泌催乳素(prolactin,PRL)增多,但由于雌激素和孕激素与催乳素竞争腺泡壁上的相应受体,因而并不泌乳。分娩后雌激素及孕激素血中浓度迅速下降,在催乳素的作用下,乳腺开始泌乳(图5-9)。

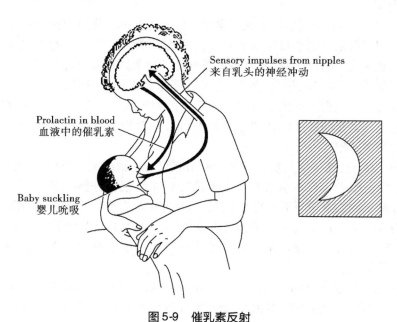

图5-9　催乳素反射

　　婴儿吸吮刺激乳头神经末梢,经传入纤维至下丘脑室旁核,反射性的引起腺垂体分泌催乳素,使之在血中维持较高水平,同时吸吮刺激亦可反射性的引起神经垂体分泌缩宫素,促使围绕在腺泡及导管周围平滑肌纤维收缩,将乳汁迅速挤至导管及乳窦,从而自乳头小孔射出,称为射乳反射(let-down reflex),腺泡迅速排空,泡内压力降低,有利于乳汁的分泌。缩宫素还可引起子宫收缩,促进恶露的排出及子宫复旧,故婴儿吸吮乳头的刺激无论对乳汁的分泌或排出均十分重要(图5-10)。

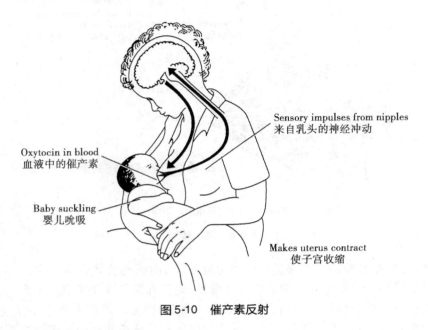

图 5-10　催产素反射

（二）影响泌乳的因素

1. 生理因素

（1）婴儿吸吮:婴儿有力吸吮乳头的刺激,无论对乳汁的分泌或排空均十分重要,故按需喂养即当婴儿在饥饿时哺喂吸吮方才有力。要做到按需喂养,必须母婴同室才有可能,否则饥饿时喂以糖水或牛奶,会干扰婴儿不再吸母乳,以至影响乳汁分泌下降。

（2）哺乳期母亲的状况:休息、营养、心情舒畅也是促使乳汁分泌的重要因素。产妇分娩时失血过多、剖宫产、会阴部感染、产后子宫出血淋沥不断,对乳汁分泌和母乳喂养不利。因此尽量避免上述情况的发生。并建立常规的母乳喂养宣教制度,培训医务人员帮助解决母乳喂养中的诸多问题。

（3）乳母的衣着:妊娠期及哺乳期孕产妇适宜穿宽松棉织品衣物,特别是优质的产妇专用胸罩有利于母乳喂养。日本东京女子大学泉谷希光教授,通过对150名在分娩前后哺乳期戴合成纤维胸罩的妇女进行乳汁分析发现,其乳汁中都含有微小的羊毛、棉织品和化纤等物质。他认为这正是现代妇女生育后常发生缺乳、无乳的原因,这些纤维进入乳管引起乳管堵塞,使出乳不畅。因此,分娩前后的妇女不要穿合成纤维衣料做的内衣和胸罩,也不要直接在胸罩外穿羊毛类服装。

2. 乳母的用药

避孕药中含有睾酮、黄体酮和雌激素类衍生物等进入母体后,可抑制泌乳素的生成,使乳汁分泌减少,导致对婴儿乳汁供给不足。同时,避孕药的成分也会随乳汁进入婴儿体内,对婴儿生长发育起不良作用。

3. **营养与泌乳**　母乳来源的物质基础是有足够的营养素摄入。Villar 认为:为保证泌乳成功母亲必须在孕期贮存约 4kg 以上的脂肪。蛋白质摄入量需在每天摄入量的基础上额外增加 20g。乳母营养和饮食成分对乳汁量有明显影响。在营养不足的情况下增加营养如蛋白质、维生素能提高泌乳量。但有研究表明:当营养满足机体需要后,仍单纯增加营养并不能增加泌乳量。

4. **心理因素**　泌乳是受垂体前叶催乳素所调控的,而它又受下丘脑催乳素抑制因子,催乳素释放因子、神经介质如多巴胺,5-羟色胺及性激素的反馈调节。排乳是受神经垂体催产素所调控的。这种激素受母亲的心理、精神、环境因素影响,心理因素可直接兴奋或抑制大脑皮质来刺激或抑制催乳素及催素的释放,也可通过神经-内分泌来影响调控,因此,哺乳期产妇的心理状态状况直接影响到乳汁的产生和排出。

(1) 哺乳早期及产褥期的心理问题

1) 缺乏自信心:认为自己乳房小、乳头平、凹陷或不能有足够的乳汁;或认为经过妊娠分娩体力消耗,再不能负担起母乳喂养的重任,或者孩子为巨大儿或体重较重,认为自己无能力满足孩子的需求,总担心孩子吃不饱,常常要求添加代乳品。

2) 焦虑、担忧:多见于新生儿有病或因难产而母婴分室的母亲,担忧孩子会有危险,吃不好,睡不香,乳房又缺乏孩子吸吮的刺激,使乳汁分泌反射不能建立,造成以后母乳喂养的困难。

3) 抑郁、情绪低落:因产后内分泌的剧烈变化,容易产生抑郁情绪,如果亲人或医务人员没有给予亲切的关怀,常使这种症状加重,特别是孩子性别不如意,家人态度比较冷漠或产程艰难,常使母亲对孩子产生厌恶情绪,甚至怪罪于无辜的孩子,这类母亲缺乏责任感及亲切感,无热情进行母乳喂养。产妇躯体疾病如手术产、疼痛、产后出血、感染等常可加重抑郁症状。

产妇以上情绪对乳汁分泌产生负性作用,影响乳汁分泌,从而又影响了新生儿健康,加重母亲的心理障碍而成为恶性循环。

(2) 哺乳后期的心理问题

1) 担心乳汁不足:从产院回到家,突然失去了医护人员的指导与帮助,失去了母乳喂养伙伴的相互咨询和交流,母亲会感到孤立无助,担心乳汁分泌不足,孩子吃不饱。因为母乳喂养不像奶瓶喂养能精确看到孩子吃进了多少奶,所以母亲担心孩子没吃饱,就会加代乳品,反过来又影响了乳汁分泌。据产后调查,添加代乳品最多的是产后 14 天左右。

2) 担心乳汁营养不足:孩子到 2～3 个月以后,许多母亲会担心孩子一天天长大,乳汁供不上营养,孩子会瘦,会营养不良,而急于添加辅食,常使孩子消化不良,腹泻,而疾病又加重了母亲的担忧。

(3) 孩子生病:母亲焦虑担忧新生儿或婴儿疾病,加上孩子住院就医使母婴分离,常是终止母乳喂养改人工喂养的原因。

(4) 上班后精神紧张,体力疲劳,使母亲失去继续母乳喂养的信心:很多母亲认为产后 4～6 个月孩子添加了辅食就可以不喂母乳了;上班后没有得到继续维持乳汁分泌的知识指导,从而就在上班前断奶,而停止了母乳喂养。

5. **社会及环境因素**　乳母受教育程度高,其婴儿母乳喂养率也高,社会经济地位,对乳母有明显影响。妇产科医务人员对乳母进行母乳喂养的宣教指导能显著提高母乳喂养率。

产妇在哺乳期间住房拥挤、条件差、环境嘈杂、卫生不好,空气污染,使精神紧张,休息不好,不利乳汁分泌和母乳喂养。因为精神因素可影响下丘脑及垂体功能,从而减少或抑制催乳素的分泌,使泌乳量减少。

三、母乳喂养指导

(一)产前泌乳准备

1. 妇幼保健及医务工作人员要把有关母乳喂养的好处及处理方法告诉所有孕妇,让其在产前应接受人乳喂养的有关知识,树立并不断增强用自己乳汁哺育孩子的信心。

2. 同时要使躯体保持良好的健康状态,为哺乳做好准备。

3. 对乳头的准备也很重要,在妊娠七个月以后每天用洁净湿毛巾擦洗乳头(切忌用肥皂和清洁剂等),并向外牵拉乳头,以增加乳头皮肤的韧性和顺应性。乳头内陷者应及早使用手法按揉或牵拉进行矫正。

(二)哺乳技术指导

1. **早接触、早吸吮、早开奶** 婴儿娩出后,只要母子均健康,应尽早接触、早吸吮、早开奶。早期吸吮的刺激对于正常哺乳的建立具有重要意义,若为剖宫产儿,娩出后应与母亲皮肤贴皮肤的接触不少于 30 分钟。当母亲抱到自己的孩子,当其皮肤和皮肤接触的时候,就有很自然的一种感情融入在三早过程中,实际上它是我们促进母乳喂养成功的一个重要措施,把这三早做到了,母乳喂养成功就奠定了一个基础。

2. **按需喂哺** 应根据婴儿的饥饿情况随时进行喂哺,即按需进行;如果母亲感觉乳房胀满或孩子睡眠时间超过 3 小时,就要把孩子叫醒予以喂奶。而不是机械的定时进行。频繁的吸吮有利于乳汁的分泌。

3. **母婴同室** 为做到按需喂哺,必须母婴同室方有可能。且母婴同居一室,孩子在母亲的直接照护下,可减少母亲的忧虑和担心,使情绪稳定,利于泌乳。

4. **正确的哺乳方法及挤奶手法**

(1)哺乳时如何抱婴儿?

1)婴儿的头和身体呈一条直线。

2)婴儿身体贴近母亲。

3)婴儿头和颈得到支撑。

4)婴儿贴近乳房,鼻子对着乳头,下颏贴乳房。

5)如果是刚出生的孩子则应托着他的臀部。

(2)哺乳时如何托住母亲的乳房

1)手贴在乳房下的胸壁上。

2)示指托住乳房。

3)拇指在上方。

4)母亲的手指不要离乳头太近。

(3)婴儿正确含接姿势

1)用乳头轻触婴儿的嘴唇,直到婴儿嘴张大,很快地把婴儿移向乳房,让其下唇在乳头的下方(下唇外翻)。

2)舌呈勺状环绕乳头及乳晕。

3)面颊鼓起呈圆形。

4)含接时可见到上方的乳晕比下方多,乳晕的下方几乎包完。

5)有慢而深的吸吮,能看到吞咽动作和听到吞咽的声音。

（4）母亲哺乳姿势：可采用卧位、坐位、站式及环抱式（双胞胎）哺喂婴儿。

除分娩最初几天可采取半卧位哺喂外，一般均应采用坐位哺乳，哺乳的同时足下垫一小凳。应注意勿妨碍鼻部呼吸；吸空一侧乳房再吸另一侧，尽量让婴儿吸奶到满足为止；后吸另一侧，下次喂哺时应先吸。据报道有效吸吮最初 4 分钟可获得80% 乳量，10 分钟几乎达到100%，但存在个体差异。一般而言，每次哺乳时间约 6～20 分钟，应以吃饱为度，哺乳完毕，应先用示指轻压婴儿下颏，待放松乳头后再轻轻拔出，切忌在口腔负压情况下强行拔出乳头，以免造成乳头破损；再挤出少许乳汁均匀地涂在乳头上，对乳头有保护作用，然后将婴儿竖直抱起，头紧靠在母亲肩上，用手掌轻拍其背部 1～2 分钟，帮助呃出吞下之空气。婴儿放在床上时先应右侧卧位。

正确的哺乳方法可避免乳头损伤及乳房感染，是成功哺乳的重要环节。

（5）挤奶手法：将拇指放在乳头及乳晕上方，示指放在乳头乳晕下方与拇指相对，离乳头根部 2cm 处，其他手指托住乳房，用拇指及示指面向胸壁轻轻下压，手指固定，不要在皮肤上滑动，重复挤压、松弛，沿着乳头依次挤压所有的乳窦。

注意：教挤奶，选择母亲乳房充盈时，最好产后 24～48 小时（产妇易掌握，并不会感到不适）。指导前要洗手（包括指导人员、母亲），指导前要征求意见，产妇同意后方可开始进行。

（三）特殊情况下的母乳喂养

1. 母亲方面

（1）心脏病：心功能Ⅰ、Ⅱ级的产妇可以实行母乳喂养，心功能Ⅲ、Ⅳ级产妇不实行母乳喂养。

（2）肾脏疾病：肾功能不全、产后恢复不良，不宜母乳喂养。

（3）糖尿病：哺乳的母亲是葡萄糖大量被利用于产生乳汁需要的能量和供乳糖合成为基质，在妊娠期有糖尿病，产后血糖正常，可以母乳喂养，所以鼓励哺乳。

（4）感染性疾病

1）肝炎：①甲型肝炎（HAV）：急性伴有黄疸时，可暂缓母乳喂养；②乙型肝炎（HBV）：根据 2013 年《乙型肝炎病毒母婴传播预防临床指南（第 1 版）》指出，即使孕妇 HBeAg 阳性，母乳喂养并不增加感染风险。因此，正规预防后，不管孕妇 HBeAg 阳性还是阴性，其新生儿都可以母乳喂养，无需检测乳汁中有无 HBV DNA。

2）艾滋病（AIDS）：在原则上母亲是 AIDS，婴儿不应母乳喂养。

3）母亲的其他感染性疾病：如活动性结核、水痘、乳房单纯疱疹，人类嗜 T 细胞淋巴性病毒Ⅰ型或Ⅱ型感染，近期布鲁菌病、流感病毒、巨细胞病毒感染等，均不适合母乳喂养，但可在积极治疗后恢复母乳喂养。

（5）母亲服用药物、吸烟、饮酒和酗酒：需要权衡药物的副作用和进入乳汁的浓度，并寻找合适的替代药物。乳母服用高血压药物时，应考虑高血压药物对乳汁分泌的影响及药物进入乳汁后哺喂婴儿的影响。吸烟会增加婴儿呼吸道的敏感性和增加婴儿猝死综合征的危险，吸烟也会减少乳汁分泌，危害哺乳期妇女的营养状况。因此，哺乳期应戒烟。酒精可能影响婴儿的吸吮，且影响婴儿的运动功能发育，因此，应尽量减少饮酒，如果母亲饮酒，则至少 2 小时内不能哺乳。

2. 儿童方面

（1）早产儿的母乳喂养

1）早产儿母亲乳汁：早产儿各方面发育均未成熟，出生后大脑发育较足月产儿迅速，体重增长速度也比足月产儿快,这样便需要更多的营养来满足需要。在这一特殊时期,早产儿母亲的乳汁优于足月儿母亲的乳汁,早产儿母亲分娩后早期母乳中每100ml中蛋白质的含量为1.8~2.4g,其母亲乳汁中所含蛋白质要比足月儿母亲乳汁中的含量高80%,而且蛋白质为溶解状态的乳清蛋白,乳汁中还含有帮助消化的蛋白酶,蛋白质更容易消化、吸收和利用。早产儿母亲乳汁所含的不饱和脂肪酸、乳糖和牛磺酸等大脑发育所必需的原料都比牛奶高,为早产儿大脑发育提供营养保证。而且所含有的维生素 E 的量也比牛奶高数倍。早产儿消化道黏膜尚未发育成熟,对牛奶很容易发生过敏现象,母乳则无此弊端,因此早产儿唯有吃自己母亲的乳汁才能获取生长发育所需全部的、最适宜的营养。但2~3周后母乳中蛋白质、钙、磷及镁的含量随时间明显下降,纯母乳喂养无法达到极低及超低出生体重儿的营养需求。2010 年欧洲胃肠、肝病及营养学会推荐早产儿胃肠内喂养时蛋白质的摄入除了满足基本生长需求,还要弥补早期累积的蛋白质缺乏,推荐蛋白质的摄入量为 3.5~4.5g/(kg·d)。因此,为了避免纯母乳喂养早产儿蛋白质摄入不足及特定营养素、矿物质等缺乏,需添加母乳强化剂。母乳强化剂即为母乳中不足的多种营养成分的组合,多来自牛乳,可提高 5%~10% 的营养量。母乳强化通常在早产儿耐受了母乳喂养量 80~100ml/(kg·d)时开始,其目标是在正常喂养量的前提下使早产儿得到足够的营养素摄入。

　　2)早产儿母乳喂养:胎儿大约从孕第 34 周起就能自主吸吮和吞咽。但此时他们还不能很好地协调自己的吸吮动作,直到大约满37 孕周或体重达 1800g 时才能完全做到自主吸吮和吞食。体重低于 1600g 的小婴儿完全不能吸吮,一般需要用胃管进行鼻饲。鼻饲时,应该让母乳凭借重力从注射器顺着管子流下,母乳不应用外力压入管子内。一旦有吸吮能力,就尽量让早产儿吸吮母乳,同时再用小杯或勺喂已经挤出的母乳,以保证早产儿的需要量。用管子或杯子喂母乳时,其乳汁需要量应该:①生后第一天,每千克体重喂 60ml 乳汁,分成 8 份,每隔 3 小时喂一次;②生后第二天,每千克体重喂 80ml 乳汁;③生后第三天,每千克体重喂 100ml 乳汁;④生后第四天,每天按每千克体重喂 100ml,再增加 20ml 乳汁喂养;⑤从生后第八天起,每天按每千克体重喂 200ml 的乳汁,并按此量连续喂养直到体重达 1800g。对于母乳库的母乳,应用巴斯消毒法在 56℃ 消毒 30 分钟,这样足以杀死 AIDS 病毒。

　　(2)双胎儿的母乳喂养:母亲的生理本能可以哺喂双胎儿。乳房可根据实际需要分泌乳汁,婴儿越勤吸吮乳汁分泌就会越多。研究证实,单胎的母亲每天大约泌乳 800~1500ml;双胎儿母亲每天能泌乳 2500ml,可满足她的两个宝宝的需要。因此,母亲完全有能力同时哺喂两个孩子。

　　(3)患病儿的母乳喂养

　　1)一般处理原则:母亲有时因婴儿患病而停止了母乳喂养,当孩子病愈时,母亲分泌乳汁明显减少了。另一种情况是孩子可能拒绝吸吮母亲的乳头。因此,对于患儿应该坚持母乳喂养。特别是对高危儿,坚持母乳喂养,如果患儿需要住院治疗,应允许母亲和患儿一起住院。

　　对于 6 个月以下的患儿来说,母乳是唯一的食物来源,母亲应当避免添加辅食。只要孩子能吸吮,就应该母乳喂养。患儿可能比没有患病时吸吮力量弱,时间要短,应该不分白天黑夜增加母乳喂养的次数,并且延长母乳喂养的时间。如果患儿不能吸吮,母亲可以挤奶并用杯子、勺子或管子喂给患儿。医护工作者应建议母亲坚持挤奶,有助于母亲的乳汁保持充足,及时给患儿补充营养。腹泻的婴儿需要口服补液,当腹泻停止后,就应该停止给他喝较多的水,因为喝过多的水会影响母乳喂养。

对于 6 个月以上的患儿,母乳是他们患病期间的重要食物。患儿可能不愿意吃固体食物而愿意吃母乳,因为母亲的乳房对他们是重要的安慰。患儿在吃母乳的过程中既得到了慰藉,又得到了营养的补充。患儿也需要别的食物,如果正在喂其他的乳品,则应用增加母乳来替代。

2)患有半乳糖血症:这种有先天性半乳糖症缺陷的婴儿,在进食含有乳糖的母乳、牛乳后,可引起半乳糖代谢异常,致使 1-磷酸半乳糖及半乳糖蓄积,引起婴儿神经系统疾病和智力低下,并伴有白内障,肝、肾功能损害等。所以在新生儿期凡是喂奶后出现严重呕吐、腹泻、黄疸、精神萎靡、肝脾肿大等,应高度怀疑本病的可能,经检查后明确诊断者,应立即停止母乳及奶制品喂养,给予特殊不含乳糖的代乳品喂养。

3)氨基酸代谢性疾病:苯丙酮尿症和枫糖尿症。这两种病都是氨基酸代谢异常的疾病,如果全部用母乳或动物乳汁喂养婴儿,孩子也会出现智力的障碍。预防智力障碍的方法就是调整饮食中的氨基酸含量,减少母乳喂养,给予治疗食品,患这两种病的孩子,小便及汗液中有很特殊的气味。患有本症的婴幼儿应给予低分支氨基酸膳食,国外已有此种奶粉,可避免这种损害。另外,要注意喂食母乳要少量。

四、哺乳期保健

哺乳期是指产后产妇用自己的乳汁喂养婴儿的时期,即开始哺乳到停止哺乳的时期,一般长约 10 个月 ~1 年。哺乳期保健的内容包括:哺乳期营养、哺乳期用药、哺乳期避孕、哺乳期乳房保健等。做好哺乳期保健工作能保护、促进和支持母乳喂养,合理用药最大限度减少对婴幼儿的不良反应,对母婴健康十分有利。

(一)哺乳期营养

哺乳期的营养非常重要,母亲要逐步补充由于妊娠、分娩所耗损的营养储备,要分泌乳汁、还要承担哺育婴儿的重担,因此在这个时期充足的营养是非常重要的。母乳含有的营养成分对婴儿来说是最理想的食品,能满足 4 ~6 个月内婴儿生长发育的需要,并与其消化能力相适应。此外,由于新生儿有发生自然出血症的危险,需要在生后第 1 天内常规肌内注射维生素 $K_1 0.5 ~1.0mg$。对于阳光照射有限的新生儿,美国儿科协会(2008 年)推荐最初 2 个月每天补充维生素 D 400IU。如果乳母营养不足,不但要影响母体健康,并因降低乳汁质量而影响婴儿的生长发育。因此,合理膳食对乳母是非常重要的。在哺乳期间,乳母的膳食安排要注意以下几点:

1. 要注意食品的多样化

(1)要注意食品的多样化:应该尽量做到食物种类齐全,各种食品都要吃;不要偏食,数量要相应的增加,以保证能够摄入足够的营养素。

(2)粗细要搭配:如多吃些杂粮、麦片、豆类食品;这样做可保证各种营养素的供给,还可使蛋白质起到互补作用,提高蛋白质的营养价值。

2. **多食含钙丰富的食品**　乳母钙的需要量大,需要特别注意补充。乳及乳制品(如牛奶、酸奶等)含钙量最高,并且易于吸收利用,每天应供给一定数量。小鱼、小虾含钙丰富,可以连骨带壳食用。深绿色蔬菜、豆类也可提供一定数量的钙。

3. **预防贫血**　应多摄入含铁高的食物,如动物的肝脏、肉类、鱼类、某些蔬菜(如油菜、菠菜等)、大豆及其制品等。

4. **摄入足够的新鲜蔬菜、水果和海藻类** 新鲜蔬菜和水果含有多种维生素、无机盐、纤维素、果胶、有机酸等成分,海藻类还可以供给适量的碘。这些食物可增加食欲,防止便秘,促进泌乳,是乳母每天膳食中不可缺少的食物,每天要保证供应 500g 以上。乳母还要多选用绿叶蔬菜。有的地区产后有禁吃蔬菜和水果的习惯,应予以纠正。

5. 少吃盐和盐渍食品,刺激性大的食品(如某些香辛料)、污染食品。母亲吸烟、饮酒、喝咖啡或长期服用某些药物,可通过乳汁影响婴儿的健康,特别需要加以注意。

6. **注意烹调方法** 对于动物性食品,如畜、禽、鱼类的烹调方法以煮或烧为最好,少用油炸。需要特别注意经常供给一些汤汁以利泌乳,如鸡、鸭、鱼、肉汤,或以豆类及其制品和蔬菜制成的菜汤等,这样既可以增加营养,还补充水分,促进乳汁分泌。烹调蔬菜时,注意尽量减少维生素 C 等水溶性维生素的损失。

7. 对于轻体力劳动的妇女,哺乳期应摄入约 3000kcal 的热能,蛋白质、脂肪、糖类的供热比为蛋白质 13%～15%,脂肪 27%,糖类 58%～60%。按照我国习俗,在产后一个月中不难达到上述要求,甚至有人每天食用很多鸡蛋,但在一个月后,就回到孕前水平,应该将这些优质食品分散在哺乳期几个月中,这样才能有利于保证乳汁质量和婴儿的生长发育。

8. 婴儿迅速的生长发育需要充足的钙质和铁质,所以哺乳期妇女除了每天营养丰富的膳食外,还可以补充 1 片"善存(多维元素片)",它含有 39 种维生素及钙、镁、铁等微量元素,可以预防产妇贫血,还可以通过哺乳,将多种维生素、钙铁等输送给婴儿,不仅婴儿特别容易吸收,还能促进骨骼、血液和神经系统的健康发育。

（二）哺乳期用药

目前临床对哺乳期患各种疾病需要药物治疗时,一方面,顾虑用药,以致病情加重。另一方面,药物选择不合理,造成对新生儿的不良影响;哺乳期的妇女在接受药物治疗时,不仅要考虑特定时期的生理变化对药物代谢的影响,而且更要重视药物对新生儿的致畸性和毒副反应。为保证哺乳期用药的合理性,医师把握和更好评估母体药物治疗对新生儿的影响,显得十分重要。

1. **哺乳期用药的基本原则**

（1）掌握适应证,尽可能选择已明确对乳儿较安全的药物。

（2）用药时间可选在哺乳刚结束,距下次哺乳最好间隔 4 小时以上。

（3）对于必须使用对乳儿影响不明确的药物时,最好暂停哺乳。

（4）药物应用剂量较大或时间较长时,最好能监测乳儿血药浓度,调整用药和哺乳的间隔时间。

2. **哺乳期的常用药物**

哺乳期常用药物见表 5-18。

（三）哺乳期避孕

哺乳期的妇女,特别是产后 3 个月以上者,大多已恢复了卵巢的排卵功能(最早可在产后 1 个月就有排卵),如果不避孕就有怀孕的可能,此时怀孕对母亲和婴儿均有不利影响。因此产后及哺乳期第一次恢复性生活时就应该采取避孕措施。

1. **选择避孕方法的原则**

（1）不影响乳汁分泌。

（2）适合妇女产后生理如月经未复潮、阴道分泌较少等特点。

（3）男方应多承担责任,以男用避孕法为主。

表5-18 哺乳期的常用药物

药 物	美国食品和药物管理局（FDA）分级	举 例
抗菌药物	B 类	青霉素类、头孢菌素类、大环内酯类
抗病毒类药物	X 类	病毒唑（三氮唑核苷）
抗结核药	B/C 类	异烟肼、利福平、乙胺丁醇
镇静及催眠药	D 类	地西泮、巴比妥类、哌替啶
抗精神病药	C/D 类	三环类抗抑郁药、氯丙嗪
解热镇痛药	C/D 类	阿司匹林、消炎痛、布洛芬
降压药	C 类	硝苯地平、拉贝洛尔、酚妥拉明、硝普钠
利尿药	C 类	呋塞米、氢氯噻嗪、甘露醇
抗甲状腺药	D 类	丙基硫氧嘧啶、甲硫氧嘧啶
激素类药物	B/D 类	泼尼松、泼尼松龙、黄体酮
抗凝药物	B/D 类	低分子肝素、华法令
降糖药物	C/D 类	甲苯磺丁脲、苯乙双胍
胃肠道用药	B 类	西咪替丁、雷尼替丁、法莫替丁
其他	B/C 类	马来酸氯苯那敏、氨茶碱、特布他林

2. 常选择的避孕方法

（1）避孕套：选择阴茎套和阴道套，应是哺乳期妇女比较好的避孕工具。为增强避孕效果，最好与避孕膏等杀精剂同时使用。

（2）宫内节育器：即避孕环。是一种高效、安全、可长期使用，并且取出后很快恢复生育功能的避孕方法。可在产后6周或剖宫产后半年到医院上避孕环，若月经已复潮，可在月经干净后3~7天去医院放置。

（四）哺乳期乳房保健措施

1. **哺乳前** 揉一揉乳房或用热毛巾敷一下乳房，有利刺激排乳，可以避免婴儿过长时间的吸吮；哺乳前不能用肥皂、酒精等刺激性强的东西擦乳头，以免乳头被损伤。

2. **哺乳时** 一定要将乳头及乳晕的大部分放入婴儿口腔中，这样吸吮对母亲乳房的牵扯较小，婴儿也容易很快吃饱。如果一侧乳房有乳腺小结，应让孩子多吸有病的乳房，以促进乳房疾病的好转。

3. **结束前** 要用示指轻轻地压孩子的下颌，让孩子自然地吐出乳头，千万不要硬拽乳头，反复硬拽可引起乳头或乳房的损伤。

4. **哺乳后** 可用少许自己的乳汁涂抹在乳头上，由于人乳有丰富的蛋白质，可对乳头起到保护作用。

5. **胸罩** 哺乳期间，妈妈应戴上合适的棉质胸罩，托起乳房以改善乳房的血液循环，减少乳房的下坠。

6. **乳房的锻炼** 哺乳期间，母亲最好每天用温水洗浴乳房1~2次；每天坚持做胸前肌肉的运动，如俯卧撑、扩胸等，可以加强前胸部肌肉的力量，从而增强对乳房的支撑。

（五）哺乳期常见乳房问题与疾病

1. 母乳喂养中常见的几个问题

（1）乳汁是否足够：婴儿是否得到了足够的乳汁，常常是母亲焦虑的问题，并因此影响乳汁的分泌。若哺乳时可听见吞咽声，哺乳后能安静入睡，观察和记录婴儿排尿情况，通常婴儿昼夜至少排尿 6～8 次，尿外观色淡而无味，体重按正常速度增加，每月应不少于 600克，则表示乳量充足，反之乳汁不足。

母乳不足促进乳汁增多最有效的方法是增加对乳头吮吸的刺激，但乳汁分泌多少与母亲的情感因素变化密切相关。因此，必须鼓励和支持乳母树立信心，保持精神愉快，按需哺乳和夜间哺乳，合理营养和休息，不要给婴儿过早添加食品，坚持哺乳，乳量会逐渐增多。亦可采用中药增加乳汁分泌。

（2）乳头错觉

1）原因：宝宝出生一个月之内，妈妈泌乳量少或由于各种原因母婴分离时，如用奶瓶给宝宝喂牛奶，孩子可能不再愿意吸吮妈妈的乳头。

2）处理：坚定母乳喂养的信心，不要轻易放弃母乳喂养；充分发挥吸奶器的作用，在多种困难的情况下帮助妈妈促进乳汁分泌；使用辅助喂奶器和特制喂奶杯，尽量避免使用奶瓶。

（3）平坦乳头

1）原因：由于先天性乳头颈短平，有的乳头内陷，或产后乳房过度充盈，乳头显得平坦，给哺乳造成一定困难。

2）处理：①在孕晚期就应该进行乳头伸展性练习，每天 2 次，每次 5 分钟，以纠正凹陷的乳头；②哺乳前先湿热敷 3～5 分钟，按摩乳房刺激排乳反射，挤出一些乳汁，使乳晕变软，继而捻转乳头引起立乳反射，这样就容易被宝宝含吮。在哺乳间隙佩戴乳头罩。

（4）母乳性黄疸综合征：目前认为是母乳中的 β-葡萄糖醛酸酶分解肠道内的结合胆红素。增加胆红素的肠-肝循环，升高血中胆红素水平所致。多发生于生后 7 天左右，持续3 周～3 个月。诊断时应先排除其他可能引起黄疸的原因。如果胆红素超过 20mg/dl，可暂停母乳喂养 24～48 小时，则黄疸可明显减轻，停乳期间应及时挤出乳汁，证实后仍可继续母乳喂养。

（5）母乳喂养性黄疸：也称为缺乏母乳的黄疸，一般发生在出生后 3～4 天，持续时间一般不超过 10 天，血胆红素最高峰为 15～20mg/dl。原因是每天哺乳次数较少，胎粪排出延迟，胆红素的肠-肝循环增加。此时应增加哺乳次数，对胎粪排出延迟的新生儿应设法促使胎粪早日排尽，必要时灌肠。

2. 哺乳期常见乳房疾病防治

（1）乳头皲裂

1）原因：孕期未能认真做好乳房保养；未能掌握正确哺乳技巧，多因婴儿含吮姿势不正确，未将乳晕含入口腔所致；或因吮吸完毕后口腔仍处于负压状态时即强行拔出乳头。

2）处理：要做好乳房局部清洁、护理，每次喂奶后可用羊脂油涂抹，保持乳头的柔润。要纠正婴儿的吮吸姿势，避免由于不正确的吮吸造成反复的乳头皲裂。要穿戴棉制的宽松内衣和乳罩，应继续坚持哺乳。如因乳头皲裂的疼痛影响哺乳时，可使用吸奶器和特制的乳头防护罩。

（2）乳汁淤积：穿戴舒适乳罩，喂奶前患侧可先热敷 3～5 分钟、并做乳房按摩，疏通硬块,增加喂哺次数,正确地挤奶和使用吸奶器。

（3）乳管阻塞

1）原因:为乳汁淤积所致,乳房中有硬块。常见于不经常哺乳、不完全吸空乳房以及乳房受压而引起乳汁淤积。

2）处理:针对这种情况进行乳房湿热敷、按摩、拍打和抖动乳房,疏通淤积的乳汁。哺乳时先喂患侧,哺乳同时按摩患侧乳房,每次哺喂时应改变姿势,利于各部分乳汁引流排空。让婴儿正确含接,有效吸吮。如婴儿因某种原因不肯吸奶时,则将奶挤出或吸出。

（4）乳腺炎

1）原因:通常由于乳头皲裂、乳腺管阻塞等原因引起。

2）处理:尽早使用吸奶器,在没有发生乳腺脓肿时,吸出的乳汁可以继续喂哺,如出现乳腺脓肿,吸出的乳汁应该丢弃。如果乳房某局部表现红、肿、热、痛等急性炎症过程,应及时到医院就诊,在医师的指导下进行抗炎治疗。

（王晨虹）

第七节　孕产期常见疾病对母儿的影响

一、妊娠合并症对母婴的影响

（一）妊娠合并糖尿病

妊娠合并糖尿病(diabetes mellitus during pregnancy)包括妊娠已有的糖尿病和妊娠后才发生或首次发现的糖尿病。

1. 对母体的影响

（1）妊娠时可能发生高血糖危象如糖尿病酮症酸中毒,高渗性昏迷等并发症。由于妊娠期复杂的代谢变化,加重了糖尿病的代谢紊乱,导致脂肪分解加速,血清酮体升高。在孕早期血糖下降,胰岛素没有及时减量也可引起饥饿性酮症。糖尿病酮症酸中毒危害较大,不仅是糖尿病孕妇死亡的主要原因,发生在早孕期还有致畸作用,发生在中晚期还可以导致胎儿宫内窘迫甚至胎死宫内。

（2）糖尿病孕妇在妊娠期发生妊娠期高血压疾病的几率约为正常孕妇的 3~5 倍。糖尿病可导致广泛的血管病变,小血管内皮细胞增生,管腔变窄,外周血管压力增加。尤其合并肾脏病变的时候,妊娠期高血压疾病发生率更高。

（3）羊水过多发生率增加。可能与胎儿高血糖,高渗性利尿所致。

（4）糖尿病妊娠者自然流产发生率增加,达 15%~30%,自然流产主要见于漏诊糖尿病或糖尿病病情严重、血糖未控制或控制不满意者,孕早期高血糖使胚胎发育受累,最终导致胚胎死亡、流产或畸形发生。自然流产的发生多与受孕前后血糖水平有关,而与流产时血糖水平关系不大,糖尿病孕妇应该在血糖控制正常后考虑妊娠。

（5）糖尿病孕妇抵抗力下降,易合并感染,以泌尿系感染最常见。

（6）因巨大儿发生率增加,难产、产道损伤、手术几率增高。产程长易发生产后出血。

2. 对胎儿及新生儿的影响

（1）先天畸形:发生率较非糖尿患者高 2~3 倍。血糖过高、糖化血红蛋白>8.5% 及发生血管病变的糖尿病均使胎儿畸形发生率增加。

（2）巨大胎儿：巨大胎儿（出生体重的第 90 百分位或高于正常平均体重的 2 个标准差）的几率高达 40%。孕妇血糖过高，通过胎盘转运，而胰岛素不能通过胎盘，胎儿长期处于高血糖状态，刺激胎儿产生大量胰岛素，促进蛋白脂肪合成所致。

（3）胎儿宫内生长受限：见于有严重血管病变患者。

（4）早产发生率升高：羊水过多、胎膜早破、妊娠期高血压疾病、胎儿宫内窘迫以及其他严重并发症的出现增加了提前终止妊娠几率。

（5）新生儿问题：与早产相关的并发症如：急性呼吸窘迫综合征、电解质紊乱（低血镁、低血钙）、高胆红素血症等；新生儿还可出现低血糖、红细胞增多症等。

3. 保健措施

（1）在 12 周前建卡（册）开始初次产前保健，进行了妊娠期糖尿病危险因素筛查。

（2）对既往有妊娠期糖尿病史，糖代谢异常或 BMI ≥ 30kg/m²，及时安排 75g 葡萄糖行 OGTT 检查。

（3）建卡时 OGTT 检查阴性，24～28 周复查 75g 葡萄糖 OGTT，已经确诊有糖尿病的孕妇不再进行糖耐量试验。

（4）有妊娠期糖尿病高危因素的孕妇由固定的高年资主治医师以上的专人负责整个孕期产前检查，并进行高危随访。

（5）确诊为妊娠期糖尿病的孕妇需到营养师（或接受过相关培训的医师）处接受正规的饮食控制及运动治疗。

（6）正规饮食及运动治疗 2 周后，血糖控制不理想，应及时开始胰岛素治疗。

（7）在 30～32 周监测胎儿腹围，开始更具针对性治疗，控制胎儿体重。

（8）在 32 周常规开始胎心电子监护，并根据糖尿病严重程度安排复查。

（二）甲状腺功能亢进

1. 对母体的影响　妊娠合并甲状腺功能亢进将增加流产、早产、妊娠高血压疾病、充血性心力衰竭、甲状腺危象、胎盘早剥及感染的发生。

2. 对胎儿、婴儿的影响　妊娠合并甲状腺功能亢进可能增加低出生体重、早产、小于胎龄儿、宫内生长受限、死胎及胎儿甲状腺功能障碍。

3. 保健措施

（1）建卡时对甲状腺疾病高危因素进行筛查。

（2）妊娠期如果 TSH 水平低于正常水平，甲状腺功能亢进必须要和生理性的妊娠期甲状腺功能亢进鉴别。

（3）只有 Graves 病或甲状腺结节引起的临床甲状腺功能亢进时，抗甲状腺药物才开始使用，使母体的甲状腺激素水平 FT_4 在非孕期的上限或稍高于上限，或者使总 T_4 在正常上限的 1.5 倍。

（4）孕早期丙基硫氧嘧啶（PTU）作为治疗甲亢的一线用药，因为甲巯咪唑（MMI）可能造成胎儿特发的畸形。PTU 可能出现严重的肝脏毒性孕中期及时将 PTU 换为 MMI。每 3～4 周复查甲状腺功能及肝功。

（5）对妊娠剧吐，体重降低 5% 以上，有脱水，尿酮体阳性并有临床甲亢的症状的孕妇应检查甲状腺功能，包括 TSH、TT_4、FT_4 和 TRAb。大多数妊娠剧吐、临床甲亢、TSH 受抑及 FT_4 升高的妇女并不需要抗甲状腺药物治疗。临床的判断要根据妇女是否出现明显的甲亢症状或总 T_3 水平也超过了正常妊娠参考值。β 受体阻断剂如美托洛尔可以控制症状，并且对胎儿无不良影响。

（三）甲状腺功能减退

1. **对母体的影响**　妊娠合并甲状腺功能减退可能引起母体的子痫前期和妊娠期高血压疾病发生率增加,胎盘早剥、早产、产后出血及因Ⅲ类的胎心曲线所致剖宫产率增加。

2. **对胎儿及新生儿的影响**　妊娠合并甲状腺功能减退因早产可致低出生体重增加,围产儿患病率和死亡率升高,儿童及成年后出现神经精神和认知的受损。

3. **保健措施**

（1）建卡时对甲状腺疾病高危因素进行筛查。

（2）亚临床甲状腺功能减退,血清 TSH 高于相应孕周正常上限,但 FT_4 水平正常,特别是 TPO-Ab 阳性的可能引起母儿的不良妊娠结局。及时采用左甲状腺素（$L-T_4$）治疗能改善产科结局,但尚未证实是否可以改善后代的长期神经系统发育。

（3）如果孕前诊断甲状腺功能减退,建议调整左甲状腺素的剂量使孕前 TSH 的水平不高于 2.5mIU/L。$L-T_4$ 的剂量需要每 4～6 周增加,可能需要增加 30% 及以上的剂量。

（4）妊娠期诊断明显的甲状腺功能减退,应使用 T_4 使甲状腺功能检测指标尽快恢复正常,使血清 TSH 水平在孕早期低于 2.5mIU/L,孕中晚期低于 3.0mIU/L。用药 30～40 天内复查,以后每 4～6 周复查。

（5）有甲状腺自身免疫性抗体的妇女,尽管在妊娠早期甲状腺功能正常,也有发展成甲状腺功能减退的风险,因此需每 4～6 周监测 TSH,了解是否有超过正常参考范围。

（四）妊娠合并贫血

贫血（anemia）是妊娠期最常见的合并症。据世界卫生组织资料表明,约有 50% 以上的孕妇合并贫血,其中缺铁性贫血最常见,另有地中海贫血、巨幼细胞性贫血、再生障碍性贫血等。贫血孕妇对分娩、手术、麻醉的耐受力下降,妊娠及分娩风险增加。

1. **对母体的影响**　重度贫血可导致心肌缺血缺氧而发生贫血性心脏病;严重贫血对失血耐受性降低,容易发生失血性休克及凝血功能;贫血亦会影响孕妇的免疫能力,抵抗力下降,易发生产褥感染,伤口愈合延迟。

2. **对胎儿的影响**　铁可以单向通过胎盘由母体向胎儿转运,不能逆向转运。而且胎儿在竞争摄取血清铁的能力较孕妇造血组织强。一般情况下,胎儿缺铁程度不会很严重。但是孕妇重度贫血时,经过胎盘供氧和营养物质不足以满足胎儿生长需要,可以导致胎儿宫内生长受限、胎儿宫内窘迫、早产或死胎。

3. **保健措施**

（1）建卡初次产检时进行血常规检查,筛查有无贫血高危因素。

（2）整个孕期最好持续补充叶酸,孕中晚期补充铁剂,注意增加蛋白质摄入。

（3）对小细胞低色素贫血应及时行血红蛋白电泳,以明确或排除地中海贫血,特别是在高发地区,如我国的广西、广东、四川、贵州等地。

（4）对不明原因的贫血应请血液内科会诊,必要时骨髓穿刺以明确诊断有针对性治疗。

（5）分娩时应转入具备输血条件,有处理产后出血经验的医疗机构,以保障母婴安全。

（五）妊娠合并特发性血小板减少性紫癜

1. **对母亲的影响**　妊娠合并特发性血小板减少性紫癜（idiopathic thrombocytopenic pur-pura,ITP）影响正常凝血机制,从而导致出血。尤其是血小板 $<50×10^9/L$ 的孕妇,在分娩过程中,可能诱发颅内出血、产道裂伤出血、阴道盆腔血肿形成。ITP 患者在妊娠期若未行系统

治疗。流产发生率及胎儿死亡率均较正常升高。

2. 对胎儿的影响 部分血小板抗体可以通过胎盘进入胎儿血循环,导致胎儿血小板破坏,在血小板$<50\times10^9$/L的孕妇中,胎儿血小板减少发生率为9%～45%,严重者有发生颅内出血的危险。在新生儿脱离母体后,血小板抗体逐渐消失,新生儿血小板将逐渐恢复正常。

3. 保健措施

(1) 建卡初次产检时进行血常规检查,筛查有无血小板减少的高危因素。

(2) 对血小板减少低于$<50\times10^9$/L的孕妇请血液内科会诊,必要时骨髓穿刺以明确诊断有针对性治疗。

(3) 孕期可使用泼尼松治疗,增加血小板计数,改善母儿预后。治疗效果不佳时可考虑使用丙种球蛋白。

(六)妊娠合并心脏病

妊娠期合并心脏病种类不同,对妊娠的影响亦不同。心脏病主要包括:先天性心脏病、风湿性心脏病、妊娠期高血压疾病性心脏病、贫血性心脏病、病毒性心肌炎、围生期心肌病等。妊娠合并心脏病属于高危妊娠,是孕产妇死亡的重要原因之一,而且对围产儿具有明显的影响。心功能不全不利于胎儿生长,导致围产儿疾病发生率和围产儿死亡率增加。

1. 先天性心脏病

(1) 左向右分流型:①房间隔缺损(atrial septal defect)一般缺损$<1cm^2$患者多无症状,多能耐受妊娠及分娩。如果缺损面积较大,由于妊娠期、分娩期肺循环阻力增加、右心房压力增加、肺动脉高压,以及分娩期失血、体循环阻力下降等因素,可引起右向左分流,导致缺氧甚至可能发生心力衰竭。缺损$>2cm^2$最好在孕前手术矫治后再妊娠。②室间隔缺损(ventricular seotal defect)缺损面积$<1cm^2/m^2$的小型缺损,既往若无心力衰竭史,也无其他合并症,妊娠期间发生心力衰竭较少见,一般可以顺利渡过妊娠及分娩。如果缺损较大,妊娠期间可能发生肺动脉高压,发展为右向左分流,则有可能导致缺氧和心力衰竭。应在早期终止妊娠。③动脉导管未闭(patent ductus arteriosus)如果未闭的动脉导管口径小,肺动脉压力正常,多能顺利渡过妊娠及分娩;如果较大的动脉导管未闭,未行手术矫治,大量的动脉血流向肺动脉,导致肺动脉高压发生右向左分流则有可能诱发心力衰竭。

(2) 右向左分流型心脏病:常见有法洛四联症、艾森曼格综合征等,一般多有复杂的心血管畸形,未经手术治疗很少存活至生育年龄。此类患者因为存在右向左分流,常伴有红细胞增多症,对妊娠血容量增加和血流动力学改变耐受很差,母体和胎儿死亡率均高。此类患者不适于妊娠,应尽早终止妊娠。经过手术治疗心功能在Ⅰ～Ⅱ者,需在严密监护下妊娠。

(3) 无分流型心脏病:①肺动脉口狭窄:轻度肺动脉狭窄能渡过妊娠及分娩。重度肺动脉狭窄(瓣口面积减少60%以上者),右心室负荷大,由于妊娠期血容量及心排出量增加,加重右心室负荷,严重者可发生右心衰竭。严重肺动脉口狭窄应在手术治疗后再妊娠。②主动脉缩窄:此病常合并其他心血管畸形,妊娠时有20%会发生各种并发症,预后较差。轻度主动脉缩窄,心脏代偿功能好的患者可在严密观察下妊娠。中重度主动脉缩窄患者即使经过手术治疗,妊娠风险仍然较大,应尽早终止妊娠。③马凡综合征:为结缔组织遗传性缺陷导致主动脉中层囊性退变,常累及升主动脉、主动脉、降主动脉,形成夹层动脉瘤,死亡原因多为动脉血管瘤破裂。合并妊娠死亡率约为4%～50%,胎儿死亡率超过10%。本病患者不宜妊娠,妊娠后应严格限制活动,控制血压、必要时使用β受体阻滞剂降低心肌收缩力。如果主动脉根部直径$>40mm$,应终止妊娠。

2. 风湿性心脏病

（1）二尖瓣狭窄：本病患者血流自左心房流入左心室时受阻，左心房压力增加，妊娠期，心率加快，舒张期左心室充盈时间缩短，而妊娠期血容量增加，左心房压力进一步增加。严重时可发生肺水肿、心力衰竭。无明显血流动力学改变的二尖瓣狭窄可以耐受妊娠，狭窄越严重，血流动力学改变越大，肺水肿和心力衰竭发生概率越高，母婴死亡率越高。因此病变严重、伴有肺动脉高压者，应在妊娠前手术治疗，否则应尽早终止妊娠。

（2）二尖瓣关闭不全：一般情况下可以耐受妊娠。妊娠期外周阻力下降，二尖瓣反流较非妊娠期减少。

（3）主动脉关闭不全：妊娠期外周阻力降低可以使主动脉瓣关闭不全反流减轻，一般可以耐受妊娠。

（4）主动脉狭窄：主动脉瓣狭窄可以影响血流动力学，严重者应手术治疗后在考虑妊娠。

3. 妊娠期高血压疾病性心脏病 妊娠高血压疾病时周围小血管阻力增加，冠状动脉痉挛、心肌缺血，血黏滞度增加、水钠潴留等因素可诱发急性心力衰竭。诊断治疗及时，常可以渡过妊娠及分娩，产后病因消除，病情会逐渐缓解，多不遗留器质性心脏病变。

4. 围生期心肌病 通常发生在妊娠后三个月至产后六个月内的心肌病，孕妇出现由于心肌收缩力功能障碍而导致心力衰竭。其病理机制不详，可能与病毒感染、免疫、多胎妊娠、多产、高血压、营养不良及遗传因素有关。初次心力衰竭经早期治疗控制后，30%～50% 可以完全康复，再次妊娠可能复发。部分孕产妇因心力衰竭、肺梗死或严重的心律失常而死亡。

5. 心肌炎 心肌炎（myocarditis）可以发生在妊娠任何阶段，是心肌本身局灶性或弥漫性炎性病变。急性心肌炎控制良好者可以在密切监护下继续妊娠。心功能严重受累者，发生心力衰竭危险性大。而且柯萨奇 B 组病毒感染所致的心肌炎，病毒可能导致胎儿宫内感染，发生胎儿及新生儿先天性心律失常及心肌损害。

妊娠合并心脏病对胎儿的影响：不适宜妊娠的心脏病患者妊娠，或是妊娠期心功能恶化，发生流产、早产、死胎、胎儿生长受限、胎儿窘迫及新生儿窒息发生率均明显升高。部分先天性心脏病属多基因遗传病，与遗传因素有关，胎儿发生先天性心脏病几率较正常增多。

（七）妊娠合并病毒性肝炎

妊娠期合并病毒性肝炎是引起妊娠期黄疸的常见原因，包括甲肝、乙肝、丙肝、丁肝和戊肝。其他可能引起肝炎的病毒包括巨细胞病毒、EB 病毒、单纯疱疹病毒、水痘-疱疹病毒、人类微小病毒 B19 及腺病毒。在临床表现上，除了戊肝病毒以外，在妊娠和非妊娠妇女是没有差别的。

1. 对母体的影响 急性病毒性肝炎可造成对醛固酮灭活能力下降，凝血因子合成功能减退。急性病毒性肝炎发生于妊娠早期可加重早孕反应。发生于妊娠晚期，妊娠期高血压疾病发病率增高，分娩时容易发生产后出血，若为重症肝炎，常并发 DIC，严重威胁母婴安全。尤其是妊娠晚期发生的急性病毒性肝炎重症率及死亡率较非妊娠妇女高。重症肝炎导致肝功能衰竭的基础上，凝血功能障碍，以及最终导致的肝性脑病等，是孕产妇死亡的重要原因。

2. 对胎儿的影响 病毒性肝炎肝功能异常的孕妇，发生流产、早产、死胎、死产和新生儿死亡率均明显升高。妊娠早期患病毒性肝炎，胎儿畸形发生率增加；有研究提出病毒性肝炎与唐氏综合征的发病有相关性;妊娠期病毒性肝炎,可能通过垂直传播导致胎儿感染;围生期感染的婴儿,部分将转为慢性病毒携带状态,容易发展为肝硬化或原发性肝癌。

3. 预防母婴传播及保健措施

(1) 甲型病毒性肝炎:如果孕妇暴露于甲肝感染的风险中,从两方面可以防止急性感染,接种甲肝疫苗并同时使用免疫球蛋白,免疫球蛋白对已知暴露时间两周内有效,免疫球蛋白可以提供几个月的保护,而疫苗接种可以产生终身免疫。疫苗的有效性为85%。甲肝的治疗与非孕期治疗一致,但应用止吐剂时应注意引起胎儿畸形的风险,如转氨酶升高到1000IU/L以上,凝血酶原时间延长,低血糖,黄疸等母体情况恶化应住院治疗,甚至应转至具有肝移植条件的医疗机构。

母婴垂直传播很少见,但孕妇感染甲肝新生儿出生后应使用免疫球蛋白,并接种第一剂甲肝疫苗,5~6个月后还应再次接种。没有母乳喂养婴儿感染的报道。

(2) 乙型病毒性肝炎:母婴传播是乙肝病毒传播的主要原因,包括宫内传播、产时传播(胎儿通过产道时吞咽母血、羊水、阴道分泌物或在分娩过程中子宫收缩使胎盘绒毛破裂,母血漏入胎儿血循环)、产后传播(与接触母乳及母亲唾液有关)。

对乙肝病毒 e 抗原阳性的孕妇,新生儿娩出后及时接种乙肝疫苗并使用乙肝高效免疫球蛋白联合免疫,可使90%的新生儿免于感染。孕期及时筛查乙肝感染状态,如为易感者,可能与乙肝病毒携带者密切接触的,可考虑接种乙肝疫苗。对乙肝病毒感染者,病毒载量很高的孕妇,可考虑使用抗病毒药物抑制病毒复制以降低母婴传播几率。

(3) 丙型病毒性肝炎:丙肝的母婴垂直传播比乙肝少见,母体丙肝抗体阳性的孕妇发生垂直传播的风险约为2%,如果母体在分娩时 HCV RNA 阳性,特别是超过 10^5 copy/ml 垂直传播的几率增加到4%~7%,合并有人类免疫缺陷病毒(HIV)感染,母婴传播率进一步升高达20%。分娩方式对垂直传播率没有影响。但对 HCV 和 HIV 同时感染的孕妇,剖宫产可以降低 HCV 的母婴传播率,对那些接受了抗反转录病毒药物治疗的孕妇这种保护并不明显。其他可能增加母婴传播的情况包括阴道分娩时婴儿暴露于病毒污染的血液,破水时间超过6小时,胎儿内监护,行头皮血取样或母体单核细胞内存在 HCV 病毒。

(4) 丁型病毒性肝炎:丁型肝炎(hepatitis D virus,HDV)是由一种 RNA 引起的,但这种病毒仅在乙肝病毒存在的情况下方能复制,所以丁肝只能在有乙肝的基础上发生,慢性乙肝病毒携带者感染丁肝后,疾病进展加速,并有暴发性肝炎的可能。丁肝传播的方式与乙肝相同。母婴垂直传播有报道但不常见,预防乙肝母婴传播的方法对预防丁肝同样有效,因为丁肝病毒的传播不能离开乙肝病毒,对新生儿接种乙肝疫苗能预防丁肝的感染。

(5) 戊型病毒性肝炎:戊肝垂直传播的机制尚不清楚,以往有 5 例孕妇在孕晚期感染戊肝后经阴道分娩新生儿感染,另有报道 26 例 HEV RNA 阳性的孕妇在脐血或新生儿血液中检测到 HEV RNA,但不能排除有无母血污染的可能。母乳喂养是否传播 HEV 尚不清楚。

(八) 妊娠合并肺结核

非活动性肺结核或病变范围不大、肺功能无改变者,对孕妇妊娠经过多影响不大。活动性肺结核孕妇,发生流产、胎死宫内、早产、低体重儿的概率增大孕妇可能将结核菌传给胎儿,有活动性肺结核未经治疗的母亲,其新生儿在出生后第一年感染结核菌的可能性为50%某些治疗肺结核的药物可通过胎盘影响胎儿。建卡时应常规进行心肺的听诊,对于有慢性咳嗽伴消瘦的孕妇,在孕 20 周后可进行胸片检查明确诊断。

（九）妊娠合并急性肾盂肾炎

妊娠期急性肾盂肾炎有3%可能发生中毒性休克。孕妇较非孕妇更容易发生败血症、中毒性休克、甚至诱发急性肾衰竭。急性肾盂肾炎可增加流产、早产几率。若在妊娠早期,急性肾盂肾炎的高热还可能导致胎儿神经管发育异常。

（十）妊娠合并慢性肾炎

慢性肾炎如果病情轻,肾功能正常,无高血压,仅有轻微的蛋白尿,对母婴影响较小。如果妊娠前已存在血压改变,氮质血症的患者,妊娠后病情会进一步加重,肾功能恶化甚至发生肾衰竭,流产、死胎、死产发生率亦随之增加。慢性肾炎病程长的患者,纤维素样物质沉积于胎盘绒毛表面,影响滋养层物质交换,胎盘功能减退,影响胎儿发育,甚至胎死宫内。

（十一）妊娠合并系统性红斑狼疮

系统性红斑狼疮可以导致全身受累的器官血管壁免疫复合物沉积、血管内皮受损、血管痉挛。当髂内动脉、子宫动脉或螺旋动脉受损,胎盘血栓形成及梗死,容易出现反复流产、胚胎死亡、胎儿生长受限、胎死宫内、早产、胎儿宫内缺氧等。

少部分系统性红斑狼疮孕妇可引起胎儿先天性系统性红斑狼疮,表现为新生儿出生时头面部、胸部红色斑片状皮肤损害,这些改变通常在一年内消失。部分新生儿合并不明原因贫血、白细胞减少、血小板降低,这些新生儿血抗核抗体常阳性。

二、妊娠合并妇科疾病对母婴的影响

（一）妊娠合并子宫肌瘤

黏膜下肌瘤可能阻碍受精卵着床或致早期流产。较大的肌壁间肌瘤由于机械性阻碍或宫腔畸形也易流产。而且较大肌瘤也可导致胎位异常,发生胎儿生长受限、胎盘低置或前置等。分娩过程中可发生产道阻塞、胎先露下降困难造成难产,还可引起子宫收缩乏力、产程延长、产后出血等;妊娠期子宫充血,平滑肌细胞肥大、肌瘤明显增大,妊娠期、产褥期肌瘤迅速增大可发生红色变性,出现剧烈腹痛;浆膜下肌瘤可发生慢性或急性蒂扭转,导致肌瘤坏死、感染等。

（二）妊娠合并卵巢肿瘤

卵巢囊肿合并妊娠较常见,但恶性肿瘤很少妊娠。早期妊娠,卵巢肿瘤嵌入盆腔可能引起流产,中期妊娠易并发囊肿蒂扭转,晚期妊娠时较大的卵巢囊肿可导致胎位异常,分娩时囊肿可能发生破裂,肿瘤位置低可造成产道梗阻。妊娠期盆腔充血,可能使肿瘤迅速增大,并促使恶性肿瘤扩散。早孕合并卵巢肿瘤,以等待妊娠三个月后进行手术为宜,以免诱发流产。如果诊断或疑为恶性肿瘤,应尽早手术。

（三）妊娠合并宫颈肿瘤

1. 妊娠合并宫颈上皮内瘤样病变　妊娠期间,雌激素水平升高使柱状上皮外移至宫颈阴道部,移行带区的基底细胞出现不典型增生,可类似原位癌改变,不必处理,产后能恢复正常,但是妊娠期间应注意随诊。另妊娠期,也易患 HPV 病毒感染,但是目前尚无证据表明妊娠期间宫颈上皮内瘤样病变比非妊娠期更容易发展为宫颈浸润癌。

2. 妊娠合并宫颈癌　早期妊娠或妊娠期出现阴道流血均应该常规做阴道窥器检查,对于宫颈有可疑病变者,应做宫颈刮片细胞学检查,必要时做阴道镜检查和宫颈活检,以免漏诊误诊。宫颈锥切术仅用于经阴道镜检查和宫颈细胞学检查高度怀疑宫颈癌患者,且手术时间应选在妊娠中期。妊娠早期行宫颈锥切术,流产率可高达33%以上。

　　宫颈癌 I_a期合并妊娠的处理,目前国内仍无成熟意见。国外根据宫颈锥切的病理诊断所采用的处理办法如下:间质浸润深度≤3mm,无脉管浸润者,可维持至妊娠足月,经阴道分娩,若不需再生育者,于产后 6 周行全子宫切除术;间质浸润深度为 3～5mm,伴有脉管浸润,妊娠也可以维持至妊娠足月。以剖宫产终止妊娠,同时行广泛子宫切除术及盆腔淋巴结清扫术。

　　宫颈癌 I_b期合并妊娠,一经诊断,应尽快行广泛子宫切除术及盆腔淋巴结清扫术。

　　宫颈癌 II～IV期合并早期妊娠者,先行体外照射,待胎儿自然流产后再行腔内放疗;中晚期妊娠者,应先剖宫取胎,然后予以常规体外及腔内放疗。

三、妊娠并发症对母婴的影响

(一)子痫前期

　　1. **对母体的影响**　胎盘浅着床,子宫螺旋动脉的重塑障碍可能是子痫前期病理生理基础,继而引起螺旋动脉的痉挛,血管内皮细胞损害,造成多器官系统的损害。子痫引起的孕产妇死亡在世界范围仍是主要的原因之一。

　　(1)脑:脑血管痉挛、通透性增加,血管阻力及脑灌注压增加,发生脑水肿、血栓形成以及脑出血等。脑灌注压增加可致明显头痛。患者还可以出现视力下降、失明、感觉迟钝及精神混乱等症状。个别患者可出现昏迷甚至脑疝。50% 以上患者有脑电图异常并且可以持续一周以上。

　　(2)肾脏:血管通透性增加,内皮细胞肿胀,纤维素沉积于内皮细胞下或肾小球间质。血浆蛋白漏出形成蛋白尿、低蛋白血症。由于血管痉挛,肾血流量及肾小球滤过率下降,导致血尿酸、血肌酐浓度上升,肾功能损害。肾脏功能严重损害可以导致少尿及肾衰竭,如果病情严重导致肾皮质坏死,肾功能将无法逆转。

　　(3)心血管:由于血管痉挛,外周阻力增加,血压升高,心脏后负荷增加,心输出量明显减少,处于低排高阻状态,冠状血管灌注不足,导致心肌缺血,间质水肿,或坏死,严重时导致心力衰竭。

　　(4)肝脏:可出现肝功能异常,如各种转氨酶水平升高,肝动脉周围阻力增加,严重可致门静脉周围坏死。肝包膜下血肿形成,严重可发生肝破裂,危及母体生命。

　　(5)血液系统:①血容量:由于外周小动脉痉挛,血管壁渗透性增加,血液浓缩,红细胞比容上升,血液黏滞度增加。当子痫前期患者出现红细胞比容下降时,多合并贫血或溶血发生。②凝血功能:子痫前期患者伴有凝血因子缺乏,或变异所致的高凝血状态,特别是重症患者,可发生微血管病性溶血,主要表现为,血小板减少、转氨酶升高、溶血(HELLP 综合征),反映了凝血功能的严重损害。

　　(6)肺脏:由于小动脉的血管痉挛,毛细血管的通透性增高,可引起肺间质水肿,加上子痫前期患者心脏受损,心源性和非心源性双重因素作用可加重肺水肿的发生,出现急性肺损伤,造成气体交换障碍,氧饱和度降低,全身的低氧血症。

　　2. **对胎儿的影响**　子痫前期对母体致命的威胁同样威胁腹中胎儿,重度子痫前期患者可能因心衰、肺水肿、脑血管意外发生心搏骤停,在抢救治疗时应做好围死亡期紧急剖宫产的准备,以挽救胎儿,并争取母体复苏的机会。子痫前期患者胎盘通常较小,子宫胎盘血流灌注下降,胎盘血管出现急性动脉粥样硬化,胎盘功能下降、胎儿宫内窘迫、生长受限。如果胎盘床血管破裂导致胎盘早剥,严重时危及母儿生命。

3. 保健措施

（1）在 12 周前建卡（册）开始初次产前保健,并进行子痫前期危险因素筛查。

（2）子痫前期高危因素包括既往子痫前期病史、慢性肾脏疾病、自身免疫性疾病如 SLE 或抗磷脂综合征。子痫前期中度危险因素包括初次妊娠、年龄≥40 岁、妊娠间隔超过 10 年、孕前体质指数（BMI）≥35kg/m² 、子痫前期家族史及多胎妊娠。

（3）建卡时确定有子痫前期高危因素（≥1 项）或中度危险因素（≥2 项）的孕妇,可考虑从孕 12 周开始每天服用阿司匹林 75mg 直至 36 周,特别是前次妊娠有子痫前期病史的,RCOG 和 ACOG 均建议口服低剂量阿司匹林预防。

（4）有子痫前期高危因素的孕妇可在孕中期及时开始补充钙剂每天 1.5～2.0g。

（5）有子痫前期高危因素的孕妇应由固定的高年资主治医师以上的专人负责整个孕期产前检查,并进行高危随访。

（6）对重度子痫前期患者及 32 周以前发生的子痫前期应及时转入或收入三级产科专业机构住院治疗。对血压超过 160/110mmHg 孕妇应及时收治入院治疗。妊娠期高血压疾病患者在孕 37～38 周应收治入院及时终止妊娠。

（二）前置胎盘

1. 对母体的影响

（1）产后出血:胎盘附着的子宫下段肌肉组织薄,收缩力较差。不能使胎盘完全剥离,而且不能有效收缩压迫血窦止血,故出血量多,严重时难以控制。

（2）植入性胎盘:前置胎盘附着子宫下段蜕膜发育不良,胎盘绒毛可穿透底蜕膜侵入子宫肌层形成植入胎盘。特别是在瘢痕子宫的情况下,胎盘种植于瘢痕处,发生胎盘植入的可能性明显增高。

（3）产褥期感染:前置胎盘剥离面接近宫颈外口,细菌易经阴道上行侵入。而且多数产妇因反复出血或产后出血而致贫血,抵抗力下降,于产褥期容易发生感染。

2. 对胎儿的影响

因前置胎盘出血而提前剖宫产终止妊娠引起早产儿增加,围产儿死亡率增加。前置胎盘大出血可引起母体发生失血性休克引起胎儿宫内窘迫、甚至缺氧死亡。前置胎盘可能合并胎儿血管前置,前置血管破裂胎儿死亡率高达 50% 以上。

3. 保健措施

（1）尽量避免人工流产及剖宫产分娩,减少子宫内膜的损伤。

（2）孕中期可行超声检查了解胎盘位置,但此时胎盘低置的发生率高达 5% ,有 90% 的病例在孕晚期随子宫下段的形成不再有胎盘前置。对瘢痕子宫前置胎盘的患者要是否警惕胎盘植入的可能,可先行彩超筛查,必要时性 MRI 确诊。

（3）对前置胎盘、低置胎盘产前、产时、产后均可能发生大出血,孕期应积极纠正贫血,提高患者对失血的耐受性。

（4）孕中晚期,对于有较明显生理性宫缩的患者可考虑使用硝苯地平等宫缩抑制剂,可延长孕周,改善胎儿结局。妊娠 36 周以后应根据情况考虑适时终止妊娠。前置胎盘的患者应转至有输血条件的产科医疗机构分娩。

（三）双胎妊娠

1. 对母体的影响

（1）妊娠期高血压疾病:是双胎妊娠最重要并发症,它的发病率是单胎妊娠的 3～5 倍,比单胎发生早,且易发生子痫、肺水肿。

（2）贫血：双胎妊娠合并贫血是单胎的 2.4 倍，与铁及叶酸缺乏有关。

（3）羊水过多：双胎妊娠羊水过多发生率为 12%，急性羊水过多更常见于单卵双胎妊娠，与双胎输血综合征及胎儿畸形有关。

（4）胎膜早破：双胎妊娠由于子宫膨大，压力高，易发生胎膜早破，14% 双胎妊娠合并早破。

（5）胎盘早剥及前置胎盘：胎盘早剥是双胎妊娠产前出血的主要原因，可能与妊娠期高血压疾病发病率增高有关。第一个胎儿娩出后，宫腔容积突然缩小，致使胎盘附着面也随之缩小，有可能发生胎盘早剥。另外双胎妊娠常合并羊水过多，当羊水排出后，宫腔容积缩小，也能发生胎盘早剥。双胎妊娠时胎盘面积大，有时扩展到子宫下段及宫颈内口，形成前置胎盘导致产前出血。

（6）妊娠期肝内胆汁淤积症：其发病率是单胎妊娠的 2 倍，胆酸明显增高，易引起早产、胎儿窘迫、死胎、死产，围生儿死亡率增高。

（7）宫缩乏力：双胎妊娠因子宫膨大、肌纤维过度伸展，易发生原发性子宫收缩乏力，导致产程延长。第一个胎儿娩出后，有时也可因宫缩乏力使第二胎儿娩出时间延长。

（8）胎位异常：因胎儿较小，常伴胎位异常。当第一个胎儿娩出后，第二胎儿活动范围大，容易转为肩先露，可能需要紧急剖宫产。

（9）产后出血及产褥感染：由于子宫肌纤维过度伸展致子宫收缩乏力，产程延长，另外胎盘附着面大，常发生产后出血。由于双胎妊娠并发症多，常伴贫血，抵抗力差，分娩时又有两次阴道助产，增加发生产褥感染的机会。

2. 对胎儿的影响

（1）早产：约 50% 双胎妊娠并发早产，多因胎膜早破或宫腔内压力过高及严重母儿并发症所致，早产时间越早围产儿死亡率越高，存活后后遗症越多。

（2）胎儿生长受限：是双胎妊娠最常见的并发症，发生率 12% ~ 34%。可能与胎儿拥挤、胎盘占蜕膜面积相对小有关。此外，两个胎儿间生长不协调，与双胎输血综合征、一胎畸形或一胎胎盘功能严重不良有关。早期死亡的胎儿能被另一个胎儿压成薄片，称纸样胎儿。

（3）胎位异常：胎位异常是双胎重要并发症之一，双胎中以头-头为多见，此外有头-肩、臀-头、臀-臀、头-横等多种胎方位，不同胎先露，胎方位及分娩方式直接影响双胎胎儿的预后。

（4）双胎输血综合征（twin to twin transfusion syndrome，TTTS）：是单绒毛膜双羊膜囊单卵双胎妊娠的严重并发症。单卵双胎的胎盘间可有血循环相通，包括动脉间、静脉间、动静脉间吻合 3 种，前两种由于血液分布均匀不会发生异常情况。而动脉与静脉间血管吻合，两个胎儿的血循环发生动-静脉交通，导致胎儿间血液沟通，双胎儿间血液发生转移，称为双胎输血综合征。通过胎盘间的动脉与静脉吻合支，血液从动脉向静脉单向分流，致使一个胎儿成为供血儿，另一个胎儿为受血儿，造成供血儿出现体重轻、贫血、脱水、羊水少，甚至因营养缺乏而死亡；受血儿出现血量增多、心脏肥大、肝肾增大，体重增长快，可发生充血性心力衰竭、胎儿水肿、羊水过多。双羊膜囊单绒毛膜单卵双胎妊娠的两个胎儿体重相差≥20%，血红蛋白相差 ≥50g/L，提示双胎输血综合征。

（5）脐带脱垂：因双胎妊娠的胎儿较小，常伴胎位异常，破膜后易发生脐带脱垂，导致急性胎儿窘迫。单羊膜囊双胎妊娠的两个胎儿脐带有时相互缠绕或挤压致胎儿死亡。

（6）胎头交锁及胎头碰撞：前者多发生在第一胎为臀先露，第二胎为头先露，分娩时第一胎儿头部尚未娩出,而第二胎头部已入盆,两个胎儿颈部交锁,造成难产;后者两个胎儿均为头先露,同时入盆,胎头碰撞难产。以上情况容易发生在胎儿较小、骨盆过大、第二个胎儿胎膜早破者或单羊膜囊双胎妊娠者。

（7）胎儿畸形:胎儿畸形率比单胎妊娠高 2 倍,而单卵双胎又是双卵双胎的 2 倍。连体双胎、无心胎儿等为单卵双胎所特有。

3. 保健措施

（1）对有双胎妊娠家族史、使用促排卵药物及辅助生殖技术的孕妇要警惕双胎妊娠的可能,在孕早期超声检查确诊是否为双胎妊娠。

（2）确诊为双胎妊娠后要及时了解双胎的绒毛膜性、羊膜分隔的情况。根据较大胎儿的顶臀径核实孕周。加强营养、注意补充维生素及钙剂。

（3）对于单卵双胎要告知孕妇发生双胎输血的可能性为 15%～25%,孕期每 3～4 周行超声检查了解有无双胎输血,超声扫查的内容包括胎儿的生长指标、羊水量、膀胱充盈情况、脐血流指数,必要时大脑主动脉血流及其他血流情况。

（4）根据双胎妊娠的不同类型适时终止妊娠。单绒毛膜单羊膜双胎应在 32～34 周入院及时终止妊娠,防止脐带缠绕引起胎儿死亡。单绒毛膜双羊膜双胎如有双胎输血综合征应根据治疗监测的情况选择时机终止妊娠,尽量避免一胎死亡的情况发生。没有双胎输血的单卵双胎应在 37 周左右考虑分娩,有双胎生长不一致的应适当提前。双卵双胎在 38 周左右应考虑分娩。

（四）羊水量异常

1. **羊水过多**　急性羊水过多,产生一系列压迫症状,孕妇出现呼吸困难,甚至缺氧发绀。巨大的子宫压迫下腔静脉。静脉回流受影响,出现下肢、外阴水肿及静脉曲张。子宫张力大,孕妇易发生早产,胎膜早破。破膜后子宫张力骤然降低,可引起胎盘早剥。产后易引起子宫收缩乏力而导致产后出血。

胎儿易发生胎位异常,破膜时脐带随羊水滑出造成脐带脱垂,围生儿死亡率及病死率均较正常明显升高。

2. **羊水过少**　羊水过少容易发生胎儿窘迫、新生儿窒息,围生儿死亡率增加。羊水过少发生在妊娠早期,胎膜可与胎体粘连,造成胎儿畸形,甚至肢体短缺。若发生在妊娠中晚期,子宫周围压力直接作用于胎儿,容易引起胎儿肌肉骨骼畸形。而且羊水过少可影响胎儿肺发育成熟。

（五）胎膜早破

1. 破膜后,阴道内的病原微生物易上行感染,感染程度与破膜时间有关,如果破膜超过 24 小时以上,感染率增加 5～10 倍。如果破膜突然,有时引起胎盘早剥。羊膜腔感染易发生产后出血。

2. 胎膜早破常诱发早产,早产儿易发生呼吸窘迫综合征。脐带脱垂、胎儿窘迫、胎儿及新生儿颅内出血以及新生儿肺炎、感染发生率增加,严重者可导致败血症危及胎儿新生儿生命。

（六）妊娠期肝内胆汁淤积症对母婴影响

1. 妊娠期肝内胆汁淤积症患者脂溶性维生素 K 吸收减少,可导致凝血功能异常,导致产后出血,也可发生糖脂代谢紊乱。重度 ICP 患者剖宫产率增高,ICP 患者引产率增高,阴道分娩的患者助产率增加。

2. ICP 患者围生儿患病率及死亡率明显升高,可发生胎膜早破、胎儿宫内窘迫、早产或孕期羊水胎粪污染。此外,尚有胎儿生长受限。不可预测的胎儿突然死亡,新生儿颅内出血、新生儿呼吸并发症、新生儿神经系统后遗症等发生率。

（七）胎盘早剥

胎盘早剥导致母亲剖宫产率增加,隐性或显性出血可致孕妇贫血、凝血功能异常,产后出血率增加,严重发生 DIC,危及生命。由于胎盘出血引起胎儿急性缺氧、早产、新生儿窒息、围产儿死亡率均显著升高。通过严密的临床观察,结合必要的辅助检查,及早发现重度的胎盘早剥,可以降低严重母儿并发症的发生。

四、妊娠合并性传播疾病对母儿影响

1. **妊娠合并淋病**　妊娠早期淋菌感染可导致感染性流产与人工流产后感染;妊娠晚期淋菌感染使胎膜脆性增加,易发生胎膜早破,孕妇发生羊膜腔感染综合征,分娩时可出现产程延长,分娩后孕妇抵抗力低,若有损伤易发生淋菌播散感染,引起子宫内膜炎、输卵管炎等。

妊娠期淋菌感染可导致早产和胎儿宫内感染,胎儿宫内生长受限、胎儿窘迫,甚至死胎、死产。若胎儿幸存经未治疗孕妇阴道娩出,可发生新生儿淋菌性结膜炎、肺炎甚至淋菌败血症,围生儿死亡率增加。

2. **妊娠合并梅毒**　Ⅰ～Ⅱ期梅毒孕妇传染性最强,未经治疗的Ⅰ～Ⅱ期梅毒孕妇几乎100% 传给胎儿。早期潜伏梅毒孕妇感染胎儿可能性达80%以上;未治疗的晚期梅毒孕妇感染胎儿可能性约为30%;晚期潜伏梅毒孕妇,性接触已无传染性,但是感染胎儿可能性约有10%,受感染胎儿可发生流产、死胎、死产。若胎儿幸存,娩出先天梅毒儿。表现有皮肤大疱、皮疹、鼻炎、肝脾肿大、淋巴结肿大等。晚期先天梅毒多出现在 2 岁以后,表现为楔状齿、鞍鼻、间质性角膜炎、骨膜炎、神经性耳聋等,其病死率及致残率均明显升高。

3. **妊娠合并尖锐湿疣**　妊娠期尖锐湿疣生长迅速,巨大尖锐湿疣可阻挡产道,妊娠期尖锐湿疣组织脆弱,阴道分娩时容易导致大出血。产后尖锐湿疣可迅速缩小,甚至自然消退。

尖锐湿疣有垂直传播的风险,但是胎儿宫内感染少见,有报道个别胎儿出现畸胎或死胎。绝大多数是通过软产道感染,在幼儿期发生喉乳头瘤可能。

4. **妊娠合并巨细胞病毒感染**　孕妇原发性巨细胞感染宫内传播概率为20%～40%,孕妇继发巨细胞感染宫内感染概率为1%～3%。巨细胞宫内感染严重者流产、死胎、死产及新生儿死亡。巨细胞感染存活的新生儿绝大多数无明显症状及体征,有约10%～20%可出现低体重、黄疸、紫癜、肝脾肿大、智力障碍、视网膜脉络膜炎、脑内钙化、小头症等,多数患儿在出生后数小时至数周内死亡,死亡率高达50%～80%,幸存者常有智力低下、听力丧失和迟发性中枢神经系统损害为主的远期后遗症;而无症状儿中有约5%～15%在生后 2 年始出现发育异常。

5. **妊娠合并生殖器疱疹**　原发性生殖器疱疹感染对胎儿危害大,单纯性生殖器疱疹宫内感染,严重病例罕见。经产道感染的新生儿由于细胞免疫功能未成熟,病变常全身扩散,新生儿病死率高达 70% 以上,多数在生后 4～7 天发病,表现为发热、出血倾向、黄疸、水疱疹、痉挛、肝肿大等,多在 10～14 天因全身状态恶化而死亡,幸存者多数遗留中枢神经系统后遗症。生殖道疱疹在病变活动期应避免阴道分娩,胎膜破裂前选择性剖宫产可减少新生

儿感染的几率。

6. **妊娠合并生殖道衣原体感染** 孕妇生殖道衣原体感染可发生垂直传播,但宫内感染少见,主要以产道感染为主。新生儿衣原体感染为全身感染性疾病,衣原体感染新生儿常侵犯眼结膜,预后良好,仅有少数遗留瘢痕和形成角膜翳。还有可能引起新生儿衣原体肺炎。

7. **妊娠合并支原体感染** 支原体多于宿主共存,不表现出感染症状,仅在某些条件下引起机会性感染。孕妇感染解脲支原体及人型支原体可在妊娠 16～20 周侵袭羊膜损伤胎盘,造成绒毛膜羊膜炎,导致晚期流产、早产或死产。新生儿特别是早产儿感染解脲支原体,可发生支原体肺炎。

8. **妊娠合并人类免疫缺陷病毒感染** 宫内感染为人类免疫缺陷病毒垂直传播的主要方式。受人类免疫缺陷病毒感染孕产妇若在产前、产时或产后正确应用抗病毒药物治疗,其新生儿人类免疫缺陷病毒感染率可能显著下降。

第八节 孕产期保健的系统管理

一、系统管理

目前我国的孕产期保健服务主要是依托妇幼保健三级网来实现的。在农村地区一级机构为乡镇卫生院(医院),二级机构为县级保健院或医院,三级机构为地区级妇幼保健院或医院。在城市地区目前的妇幼保健三级网络并不十分清晰,根据原国家卫生部妇幼保健机构管理办法,妇幼保健机构只在省、市、县(区)三级设立,按照国家加强城市社区卫生服务工作的规划,城市的妇幼保健一级机构是社区卫生服务中心(站),二级机构为区县级妇幼保健院或综合医院,三级机构为省市级妇幼保健院、省市三级综合医院及大学附属医院。

各级机构的职责

一级机构:

1. 及时发现孕妇,做好早孕登记。
2. 进行孕早期保健的指导并筛查高危因素,及时向上级医院转诊。
3. 建立孕产期保健手册,开展常规的产前检查,完成数据上报。
4. 负责对辖区内的产后访视、指导产后康复。
5. 开展健康教育、营养指导工作。

二级机构:

1. 负责辖区内孕产妇及胎婴儿保健工作。
2. 负责正常及一般高危孕产妇的产前保健、分娩期处理及新生儿保健。
3. 接受一级机构转诊。
4. 负责对一级机构人员的培训和指导。
5. 收集辖区内一级机构和二级医院的孕产期保健信息,分析并上报。
6. 及时筛查高危因素,对严重的产科合并症、并发症,以及高危的胎婴儿及时向上级机构转诊。
7. 负责辖区内的孕产妇及围产儿死亡评审。

三级机构:

1. 负责辖区内孕产妇及胎婴儿保健工作。

2. 接受下级单位转诊的高危孕产妇及胎婴儿的抢救治疗。

3. 负责对下级机构人员的培训和指导。

4. 开展健康教育。

5. 负责辖区内的孕产妇即围产儿死亡评审。

6. 进行孕产期保健相关的科研。

二、危重孕产妇评审

即使在孕产妇死亡率高的国家,每一个医疗机构的孕产妇死亡也是不常见的。将孕产妇死亡评审作为工具来收集可靠的信息以指导卫生系统应对问题则要求包括的地区应足够大。因此孕产妇死亡评审需要建立和维系一个大的信息上报系统以评估孕产妇保健的质量。这一构架对于帮助制定国家层面的保健政策非常有效,但在相对小的范围内它的作用就有限。危重孕产妇评审(near miss audit in obstetrics)是对威胁孕产妇生命的危重症的救治过程进行评审,对需要改进的环节提出具体针对性的意见,以更好的改善医疗服务。产科出血、妊娠期高血压疾病、妊娠合并症内科疾病是导致孕产妇死亡的前几位主要原因。如果这些疾病在发展到危及生命之前能被早期识别,得到及时和正确的治疗,就可保障孕产妇生命安全,任何延误都可导致其死亡。产科危重症病例评审活动的开展实际上是把对孕产妇死亡的干预活动提前了一个阶段,进行早期干预。由于产科危重症评审的病例是发生在医院的抢救成功的病例,医疗处理过程记录相对完善,信息较完整。

(一)危重孕产妇的纳入标准

1. 孕产妇在孕期、产时及产后经历严重的妊娠并发症及合并症并存活,应视为急危重症。

2. 孕产妇因并发症已经濒临死亡但存活下来的。

3. 标准(表5-19)参见 WHO 妇幼保健多国调查研究报告(A65661 课题,瑞士日内瓦 2009 年 10 月 19 日)。

表5-19 世界卫生组织关于危重孕产妇判定标准

系统功能障碍	临床症状及体征	实验室检查	治 疗 措 施
心血管系统	休克	pH<7.1	持续使用血管活性药物
	心跳骤停	乳酸盐>5mol/L(>45mg/dl)	心肺复苏(CPR)
呼吸系统	呼吸频率>40 或 <6 次/分钟	持续 60 分钟氧饱和度<90%	与麻醉无关的气管插管及机械通气
	发绀	$PaO_2/FiO_2<200mmHg$	
泌尿系统	少尿或无尿	肌酐≥300umol/L 或 ≥3.5mg/dl	针对急性肾衰竭的血液透析
	休克	pH<7.1	持续使用血管活性药物
凝血功能	凝血障碍	血小板减少(≤50 000/μl)	输红细胞悬液≥5 单位或全血≥1000ml
	子痫前期患者发生黄疸	胆红素≥100μmol/L 或 ≥6.0mg/dl	

系统功能障碍	临床症状及体征	实验室检查	治 疗 措 施
肝功能	子痫抽搐		
	中度或重度昏迷		
神经系统	脑卒中		
	全身性抽搐持续状态		
其他			感染或大出血后切除子宫;子宫破裂后修补或切除子宫

（二）产科危重病例评审流程

1. 医疗服务基本要素的评审

（1）入院环节:当妇女到达医院时,她当时的状况是否符合严重产科危重症病例判定标准? 在到达医院后,在医师/护士首诊之前,是否有延误情况? 为什么? 从到达医院至收住院期间有无延误?

（2）诊断:首诊时对患者状况的了解是否正确、充分和全面? 包括:①患者病史、症状、体格检查是否全面? ②入院时为危重症者,其以往相关就医情况(当时就医有无延误? 诊断是否正确? 是否给予相关处理? 治疗是否正确? 是否有延误?)相关辅助检查:是否对所有必要的辅助检查开了医嘱? (如实验室检查,B 超、心电图等);是否做了所有必要的辅助检查? 是否所做的辅助检查是必须的? 做辅助检查和出结果报告时有无延误? 为什么? 对孕产妇危重症的诊断是否正确? 如不正确,为什么? 做诊断的过程中有无延误? 为什么? 是否对需要鉴别的问题给予了充分的考虑? 为什么?

（3）医疗/管理/监测:治疗原则是什么? 是否符合医疗常规? 最初采取了哪些处理? 这些处理是否恰当? 为什么? 其后处理是否恰当? 是否密切观察病情,及时发现病情的变化? 在病情危重或由非危重症转变时,适时评估,分析原因与讨论、调整治疗方案? 调整方案后的处理是否适宜? 为什么? 对必要的处理开医嘱时有无延误? 在执行医嘱时有无延误? 为什么? 血制品应用有无延误? 为什么? 麻醉处理是否正确? (包括麻醉方式选择、麻醉药应用和计量、术中情况处理与监测和观察等)。病情交流延误:医务人员之间的病情交流有无延误? (如医师与护士或上级医师与下级医师或值班人员之间),为什么? 在病情危重或发生变化时,是否有良好的医患沟通?

（4）护理监测和随后的处理:对患者所开的医嘱是否恰当、充分? (如护理级别、脉搏、血压、失血量、液体出入量等)。对患者的监测、措施是否符合医疗、护理常规? 是否按医嘱执行了监测? 执行医嘱是否及时、准确?

（5）出院:出院诊断是否正确? 出院时间是否恰当? 为什么? 出院后的随访事宜是否充分和清楚地向患者交代? 出入院诊断是否符合?

（6）病历记录的信息:病历记录中的信息是否充分? 病历设置的项目是否全面? 病历记录是否完整? 是否有各级医师的诊疗意见(包括查房记录、会诊记录及抢救记录等)?

（7）转诊患者的转诊情况:转诊指征是否适当? 为什么? 转诊时机是否及时、恰当?

为什么? 转诊时处理是否正确? 为什么? 是否有转诊记录? 转诊记录包括哪些内容? 在上转的路上,有无医务人员陪同? 转诊前是否通知上级医院? 为什么? 转诊交通工具是什么? 如果是急救车,车上急救设备? 是否专科人员接或送患者? 转诊路途是否有延误? 为什么?

2. 其他需要评审的要素

（1）医务人员:资格、技能、可用性、态度及沟通技能。

（2）仪器/设备:可用性、可及性及状态。

（3）药品:可得性(总是、暂时、缺乏)。

（4）医疗常规/指南:有无、有但未采纳。

（5）组织和管理:抢救小组、请示上级医师、急救通道、科室协作及人员安排。

（6）患者和家属:经济能力、拒绝配合。

（三）产科危重症评审的组织实施

1. 各级产科医疗机构制定产科危重症评审方案,建立基层严重产科并发症评审体系。根据世界卫生组织的标准,确定严重产科并发症的定义(孕期及产后 42 天并发症:严重产科出血、重度子痫前期/子痫、子宫破裂、严重产褥感染);确定评审病例筛查判定标准和规范化治疗/管理标准;制定适合本机构的产科危重症评审方法。

2. 建立三级专家评审队伍

（1）国家级专家组:由产科临床和妇女保健研究、护理、麻醉专家等组成。

（2）省级专家组:同国家级专家组组成。

（3）市、县级专家组:卫生局防保科长,医院主管院长、医院医务科负责人、产科主任、护士长、麻醉主任。

3. 开展严重产科并发症病例评审活动 掌握病例筛查标准,每月筛选出符合标准的病例;掌握评审方法,各级医务人员参与评审活动;建立每月开展县级病例评审活动;定期(3～6 个月)开展省、市级"典型病例"评审。

4. 定期召开乡级例会、传达评审精神。

5. 开展针对性知识技能培训。

在每次评审结束后,评审结果都会反馈给当地卫生局主管部门和相关医院的管理者以及相关医务人员。当地的医务人员尤其是经治医师在参与评审的过程中接受了专家们面对面的指导,其指导效果与普通的专业理论培训相比更具有针对性、实用性和有效性。省、县级专家组的评审能力在多次的评审活动中不断提高,发现自身问题能力明显增强。但必须强调在危重症评审的过程中发现的问题不应做为医务人员考核的依据,参与评审的人员更不能将评审的信息对外公布以免引起医患纠纷。

三、孕产妇死亡评审

孕产妇死亡评审(maternal death review)是指通过对每一例死亡孕产妇进行深入的调查,以了解导致死亡发生的独特医学和社会因素,汇总相关信息,提出具有针对个体或群体的改进措施,避免类似悲剧的再次发生,从而为政府部门或医疗保健机构制定干预决策提供科学依据。

（一）专家评审委员会

孕产妇死亡评审可在县、地市、省或国家级进行。各级应成立孕产妇死亡专家评审委员会。专家组成员应由各级卫生行政、相关部门领导人员和多学科专业组织组成。卫生行政主管和相关部门领导有将评审结果和专家建议转化为政府决策并付诸实践的能力，多学科专家的评审使评审结果和建议更具科学性。学科专家可包括：产科、内科和外科医师、麻醉师、病理师、药剂师、统计、公共卫生和社会学工作者。

专家评审委员会的主要任务是：

1. 根据本地实际情况，确定孕产妇死亡调查方法和评审形式。

2. 每年定期进行孕产妇死亡评审。

3. 综合分析孕产妇死亡情况，提出建议和改进措施，向卫生行政主管和相关部门提交分析报告。

4. 制定、规范医疗保健服务标准。

（二）孕产妇死亡调查方法

进行孕产妇死亡评审前，为了得到详细的资料，需要对死亡孕产妇案例进行调查。世界卫生组织介绍了3种用于孕产妇死亡回顾分析的调查方法。

1. **以社区为基础的孕产妇死亡回顾调查**　这是一种查找发生在医疗保健机构以外的孕产妇死亡的医学原因，探讨可能与死亡相关的个人、家庭和社会因素为目的的回顾调查方法。调查对象为所有知情人员，如家庭成员、邻居和传统接生员。这种方法也可用于对发生在医疗保健机构的孕产妇死亡的相关影响因素的调查。以社区为基础的回顾调查需要得到死亡妇女家属的配合，在讨论死亡相关情况时应注意相关的敏感问题。

优点：对大多数孕产妇死亡发生在家中的地区，以社区为基础的回顾调查是唯一能够了解医学死因的方法；能够分析出导致孕产妇死亡事件中的医源性与非医源性因素，因而提供更全面的决定孕产妇死亡的因素的信息；为调查者提供能够了解死亡妇女所在家庭和社区对卫生服务可及性和服务质量意见的机会，有利于改善孕产妇保健服务质量。

缺点：通过以社区为基础的回顾调查获得的医学因素并不完全，而且不同的评估人员可能得到的结论不同；在确定可避免因素时，存在着很大的主观性，而且依赖于许多其他因素；来自非专业人员报告的死亡原因有时与死亡证明的记录并不一致；对孕早期的死亡和非直接产科因素的死亡很容易漏报，而且非直接因素死亡还可能发生多报。

2. **以医疗机构为基础的孕产妇死亡回顾调查**　这是一项较为深入的定性研究，针对那些在医疗机构内发生的孕产妇死亡的原因和当时的情况进行调查。该调查在卫生服务系统和医疗保健机构内部进行，并强调追述孕产妇死亡的过程，以发现任何可避免或可补救的因素，以便改善孕产妇保健服务。以医疗机构为基础的调查需要为死亡孕产妇提供过医疗保健服务的人员的配合，需要他们主动准确讲述该病例处理的全过程。

优点：对医疗保健机构来讲，回顾孕产妇死亡病例可能已是常规工作，因此，这类调查在医疗保健机构内容易进行；针对医疗保健机构内的孕产妇可避免死亡因素，可以获得孕产妇死亡的更完整的描述；回顾调查过程可以为各级人员提供很好的学习机会；在孕产妇死亡回顾开始不需要制定明确的临床保健服务标准或规范，但回顾调查过程能促使人们深入探寻并最终采取有效措施，这其中可能包括服务规范的制定。

缺点:不同于系统的临床评审,可产生大量难以理解和综合的信息;需要医疗保健机构中有贡献精神和一定能力的人员督促整个过程,并能追踪每一个建议的落实;不能提供在社区发生的与死亡有关的相关信息,调查必须得到医院管理者的同意和支持,有时因妇女的死亡导致了家庭的搬迁,所以在社区内追踪其家庭成员可能有困难。

3. **孕产妇死亡保密性调查**　这是一项多系统的、多学科的匿名调查,调查对象是一个地区、区域(州)或者国家发生的所有的或者个别有代表性的孕产妇死亡病例,其目的在于确定死亡人数,以及相关的死因和可避免或可补救因素。从每例妇女的死亡和总体数据所获得的教训中,保密性调查为以下几个方面提供证据:①降低孕产妇死亡的主要问题所在;②分析哪些是切实可行的措施;③对卫生系统和社区中的关键部门提出建议以及为改善临床结局的实践指南。保密性调查需要有效的统计管理资料(如生命记录、出生和死亡的统计分析,人力资源和记录人员的情况等),或是由每一医疗保健机构指派的专业人员定期向调查小组汇报孕产妇死亡情况。

优点:与仅限于特定医疗保健机构进行的调查相比,保密性调查可以对更为普遍意义上的政策提出建议;与常用的出生和死亡记录相比,能提供孕产妇死亡更完整的描述,并能发现更多的孕产妇死亡病例;由于调查结果通常可以公布于众并为大众所广泛了解,所以可以向政策制定者宣传,以促进保健服务质量的改善;调查目的是为将来吸取经验教训,因此结果可以被许多组织广泛传播给大众使用;政府的承诺体现在地区或原国家卫生部门的参与,这可促使政策的制定者和服务实施者间的密切合作;即使在孕产妇率相对高的地区,孕产妇死亡的绝对数通常也并不很大,这能确保对有限的死亡事件进行深入的调查。

缺点:保密性调查只能提供孕产妇死亡(计数数据)的信息,而不能提供所有分娩产妇的特征信息;在孕产妇死亡率高和人口数量大的地区,可能孕产妇死亡也较多,使得病例分析复杂耗时,此时只能选择一部分有代表性的死亡病例进行深入分析;调查只能关注医学方面,使回顾结果缺少更丰富的价值,因为它不能发现与孕产妇死亡有关的潜在的人口统计学和社会经济学因素,如贫困、营养不良或地理位置等;一项保密性调查需要所有参与者的共同承诺,并且要有强大的资源保证。

根据调查对象和研究目的的不同,选择不同的调查方法。但不同的方法之间可互补。如欲了解在医疗保健机构死亡的孕产妇的个人背景时,还可到其所在社区进行以社区为基础的孕产妇死亡回顾调查。

（三）孕产妇死亡评审内容

1. **确定死亡原因**　孕产妇死亡评审工作的重要任务之一就是要确定每一例孕产妇的死亡原因。评审专家应依据国际疾病分类(ICD-10)对孕产妇死亡疾病进行诊断和分类。死亡证明、病历记录和尸解报告是死因诊断的主要依据。根据 ICD-10 分类原则,做死因分类时,应注意以下几种情况:

（1）原发病与并发症,以原发病为主,如妊娠高血压综合征合并胎盘早剥,原发死因是妊娠高血压综合征。

（2）重病与轻病,以重病为主。

（3）传染病与非传染病,一般以传染病为主。

（4）先天性畸形与其他疾病,如果其他疾病在孕产妇死亡中起主要致死作用,并与先天性畸形无明显关系时,应归类于其他哪个致死疾病。

按孕产妇常见疾病死因,死亡分类可分为两大类:

(1)直接产科死亡:指由于妊娠状态(妊娠、分娩和产褥期)下的产科并发症、由于医疗的操作干预、疏忽遗漏、处理不当或由于上述情况的任何一个而引起的一系列事件导致的死亡。

(2)间接产科死亡:指由于以前已存在的疾病或在妊娠期新发生的疾病,这些疾病虽非由直接产科原因所引起,却由于妊娠的生理影响而加重,从而导致的死亡。

在做死因诊断时,不能以临床症状或临死情况代替死因诊断,如呼吸衰竭、循环衰竭、失血性休克等,而必须写出导致上述症状的原发疾病。如果死亡只涉及一种疾病,则死亡诊断填写此疾病,如果死亡涉及两种或更多的疾病时,则选择根本死因。根本死因指导致死亡的原发疾病。

2. 评审结论

(1)可避免死亡:根据本地区医疗保健设施条件和技术水平以及孕产妇个人身心状况,死亡是可以避免的,但因某一环节处理不当或失误造成的死亡,或由于本地区医疗保健设施条件、技术尚未达到应有的水平,或因个人和家庭经济困难、缺乏基本卫生知识而未能及时寻求帮助造成的死亡。这些死亡可通过改善上述条件而避免发生。

(2)不可避免死亡:由于本地区特别是高级别医疗保健技术水平所限,尚无法避免的死亡。

3. **寻找主要影响因素** 根据世界卫生组织推荐的对孕产妇死亡个案评审的要求(即十二格表评审方法),找出影响每例孕产妇死亡的主要因素。但有的不可避免死亡,无明确的影响因素,可不评审此项。

十二格表评审方法是从3个环节、4个方面,全面分析每例孕产妇死亡过程中存在的各种问题,并找出其中的主要问题。参见表5-20。

表5-20 十二格表评审的内容与形式

	知识技能	态度	资源	管理系统
个人、家庭及居民团体				
医疗保健系统				
社会其他相关部门				

(1)3个环节

1)个人、家庭及居民团体:三者称为非正式的保健系统。

2)医疗保健系统,包括各级医疗保健机构。三级医疗保健网包含在这一环节中。这一环节不仅要发挥各级医疗保健机构及其专业人员的作用,还要重视发挥基层妇幼保健人员在个人、家庭、居民团体与医疗保健机构之间所起的桥梁作用。

3)社会其他相关部门,包括交通、通讯、教育等相关部门以及政府的相关决策机构。

(2)4个方面

1)知识技能问题:由于缺乏信息、教育水平低或缺乏培训等所造成的知识技能问题,在第一个环节上,表现为人们可能不了解哪些行为属于健康的行为,不能认识存在的健康问题,当发现健康问题的时候也不知道如何寻求帮助不了解产前检查,住院分娩的重要性,不能正确认识危险症状,或不知道如何正确选择就医地点而延误抢救;在医疗保健系统环节上,表现为医务人员不能识别、不会处理某一健康问题,或选派了不适当人员去处理某一健康问题;在社会其他相关部门则表现为没有意识到某些因素可能会对孕产妇的健康与安全产生影响,因此在制定有关政策时缺乏对这方面的考虑。

2）态度问题:3个环节都可能出现态度问题。在第一个环节,人们可能担心受到某些批评或惩罚,在出现健康问题时不愿寻求医疗保健机构或社会其他相关部门的帮助。在医疗保健系统表现为有关人员缺乏责任心或应有的工作热情,或由于经济利益等原因不愿意转到上级医疗保健系统;在其他相关部门表现为不愿提供可能的帮助。

3）资源问题:包括人力、资金以及材料(基本设备、血源、药品或健康教育宣传材料等)。

4）管理问题:主要是组织管理系统的问题,如医疗保健机构的管理制度不完善,相关部门或科室配合不协调,或没有相关政策支持(如医疗保障制度等),以致引发一些问题。

4. **"三个延误"的评审**　为系统分析妇女怀孕后当他们需求医疗保健时所遇到的障碍,WHO为发展中国家制定了一个评估框架。这个框架将妇女得到最佳保健服务的障碍概括为个人家庭、社会服务和医疗保健系统服务三个方面。妇女在寻求保健服务时,不论哪个方面出现障碍,都会导致保健服务的"延误"。"三个延误"的评审对分析可避免死亡的影响因素,制定有效的干预措施很有帮助。

(1) 决定就诊时间的延误:死亡孕产妇或家庭做出请医师或到医疗保健机构就诊的决定太晚或根本没有就诊的愿望而使病情延误,失去治疗时机。这种延误主要是由于个人家庭寻求医疗保健服务障碍而发生。死亡孕产妇或她的家庭因缺乏对正常妊娠和妊娠并发症状和体征的知识,没有意识到发生了健康问题,或虽意识到了但由于文化或风俗习惯的差异,没有寻求医疗保健服务的愿望。

(2) 到达医疗保健地点的延误:死亡孕产妇或家庭做出了请医师或到医疗保健机构就诊的决定,如及时治疗,应该有机会治愈。但因路途遥远或无交通工具或因寻找交通工具而使病情加重。这种延误主要是因社会提供服务能力的障碍而发生,如死亡孕产妇或家庭无经济承受能力、交通问题和居住地附近没有医疗保健服务机构等。

(3) 提供保健服务时间的延误:各级医疗保健机构按当地设施、技术水平及孕产妇当时病情状况及时治疗,可以避免死亡的发生,但因某一环节处理不当或失误造成了死亡。这种延误主要是由于医疗保健机构提供服务障碍而发生,包括保健服务的及时性和治疗的正确性。

5. **死亡个案评审形式**

(1) 专家组评审:专家组评审由妇幼卫生管理部门组织,以有关专家为主体、多部门参加的专家评审会。充分发挥专家的优势,对死亡个案尤其是疑难个案死因作出分析诊断。通过专家评审,提高当地产科诊治水平。

(2) 专题学术会:妇幼卫生管理部门组织有关专家和本地的产科专业人员参加,以当地近期常见的孕产妇死亡原因为主题,进行专题讨论。例如以妊娠高血压综合征、羊水栓塞、孕期心脏病等为专题,从病因、临床特征、治疗手段等方面较为系统地进行学习、探讨,同时结合当地对这些疾病的实际诊治情况有的放矢地提出改进措施,可使参加会议的专业人员受益。

（3）现场评审:妇幼卫生管理部门组织有关专家进行现场指导,参加人员以基层产科专业人员为主。评审现场可选择孕产妇死亡发生较多或死亡个案较典型,或对危重孕产妇治疗、抢救经验丰富的医疗保健机构,先由主管医师全面介绍病史、诊治经过等,然后请专家现场讲解、分析,找出问题,提出指导意见。现场评审可增强专家对专业人员面对面指导的实际操作性。

6. 提出建议:每例孕产妇死亡个案的死因,特别是主要影响因素明确后,评审委员会应根据实际情况提出将来避免类似死亡发生的建议。评审委员会的专家还要对当地孕产妇死亡发生的特点进行分析,找出孕产妇保健中共同的薄弱环节,提出改进保健服务、降低孕产妇死亡发生的措施。

评审委员会在每次评审结束后,应将评审情况、结果和建议撰写成书面报告,上报卫生行政主管部门,为当地政府部门及时了解妇女儿童健康状况、制定相应妇幼卫生决策提供重要参考依据。同时,评审委员会还应将在评审中发现的医疗保健服务问题反馈到各级医疗保健机构,并提出具体整改意见,督促改进。如主要问题涉及个人家庭,评审委员会可将评审结果和建议反馈到其所在社区,并帮助社区制定一些能解决当地问题的措施和决议,促进社区健康教育活动的开展。如主要影响问题属于其他相关部门,评审委员会可将专家的意见通过主管部门提交到相关部门,以引起政府和社会的关注,促使职能部门改善社会服务,提高妇女生存质量。

评审委员会应协助卫生行政主管部门,对提出的建议和改进措施是否已在相应部门实施,在实施过程中是否还存在不足或问题要进行评估或监督,以保证评审委员会的各项建议得以落实,当地孕产妇的卫生健康状况和安全性逐步得到改善。

7. **法律问题和伦理原则**　法律问题在孕产妇死亡监测和评审中起着至关重要的作用。某些国家的特殊法律、习俗,或是文化背景都会严重影响监测和评审的进行,对信息的获得途径、家庭或卫生保健工作人员的参与以及干预措施的推广等都会产生影响。

全世界各个国家对孕产妇死亡监测和评审提供的法律保护不尽相同。但孕产妇死亡调查中的伦理问题在全球基本一致。

（1）保护调查和评审参与者:法律保护的有无,关系到一些人是否愿意参与孕产妇死亡调查或评审或提供与孕产妇死亡有关的相关信息。在一些国家有很多失职的案例,但由于当事人惧怕诉讼,导致孕产妇死亡调查无法进行。全球很多国家制定了保护孕产妇死亡调查和评审者的法律,免除他们在进行工作过程中的民事和专业责任,同时,禁止公开或在法律诉讼中使用调查中得到的各种信息和评审结果。因此,在进行孕产妇死亡调查和评审前,参与者要充分了解相关法律规定的保护范围,并积极寻求卫生政策的支持,以保证调查和评审的顺利进行。

（2）保护被调查者:在进行孕产妇死亡调查时,如要得到被调查者的积极配合和支持,就应充分考虑到被调查者的权利和利益。死亡孕产妇及其家属和参与医疗救治的医疗工作者有要求保护隐私和自愿参与的权利。对被调查的死亡孕产妇的身份及其家属、参与其医疗保健的卫生工作人员等的情况都应严格保密。在资料收集表格、病例摘要、评审会议、任何结果报告或发布中都不得含有任何可以辨别个人身份的内容。

　　孕产妇死亡评审的目的是为了揭示死因,寻找可以避免死亡发生的环节,以减少类似死亡的发生,拯救更多的生命,而不是为了责备某个个人或组织机构,更不是为了惩罚某个人或团体。为追究责任而进行的调查或评审会障碍被调查者自觉自愿参与的积极性。因此,调查和评审内容永远不会作为法律诉讼、管理制裁或责备的依据。

(熊庆　肖兵)

第六章

生育调节与保健

生育调节(fertility regulation)亦称计划生育(family planning)。生育调节与保健是保障生命全周期健康的重要阶段,在此期间,人们有权自行生育调节,有权获得有利于身心健康,安全、有效的生育期保健。我国多年实施的计划生育政策,延长了育龄人群的避孕节育时期,由此,计划生育技术服务成为是一项科学性、专业性、社会性很强的医疗保健服务,也成为妇女保健的重要组成部分。

第一节 概 述

生育调节是促进社会发展,关乎个人、家庭与社会共同利益的活动。实现安全有效的生育调节与保健服务,需要深刻理解生殖保健、计划生育以及避孕节育等内涵。

基本概念

(一)生育调节

生育调节是生殖健康的重要内容。世界卫生组织在有关生殖健康概念中提出"计划生育"是指育龄夫妇在知情选择的条件下,能自由地、负责任地决定生育数量和间隔。

(二)生殖保健、节育期保健

1. **生殖保健(reproductive health)** 在生命全周期,围绕生殖健康所提供的健康教育咨询、技术服务以及随访关怀等系列服务。

2. **女性节育期** 自月经初潮到绝经期前,除妊娠、分娩、产褥以外的时期为非生育期也称节育期。节育期是一个需要自我调节生育的漫长过程,需要得到保健。

3. **节育期保健** 主要内容包括:

(1)向育龄人群提供以知情选择为基础,安全避孕、节育和生育为核心内容的医学咨询、卫生指导和健康教育的优质服务。

(2)提供妇女保健、避孕节育有关医疗保健技术服务,进行高危节育技术管理及手术并发症的防治和抢救。

(3)开展和推广计划生育技术临床科研及适宜技术。

(4)开展防治妇女病、生殖道肿瘤、乳腺癌系列保健服务。

(5)防治生殖道感染及性传播疾病,开展不孕不育症的诊断与治疗等服务。

(6)提供避孕药具、性健康及相关问题的咨询指导与流产后服务。

(三)生殖保健与计划生育技术服务

1992年在开罗召开的联合国人口发展大会《行动纲领》提出,计划生育技术服务隶属生殖保健范畴,但不能代替全面的生殖保健,只有其作为一项内容广泛、密切关注的生殖保健服务项目时,才能发挥更大的效应。并提出计划生育技术服务的内涵:

（1）使育龄人群在知情选择的条件下能自由、负责任地决定生育数量和间隔。

（2）采用教育措施,加强提供信息服务,扩大计划生育服务。

（3）提供更多的现代的避孕药具,避免不安全流产。

（4）育龄人群能够充分和密切参与计划生育目标方案的实施。

（四）避孕与节育

避孕(contraception)和节育(birth control)属于同一范畴又略有区别的两个概念。

1. **避孕**　即采取药具或手术、或自然方法达到暂时或永久避免受孕的目的。避孕属于预防性措施。

2. **节育**　泛指节制生育,是一个大概念,既包括避免妊娠的各种避孕方法,也包括采用器械或药物人工阻止胚胎或胎儿发育的终止妊娠方法。其中避孕是预防措施,而终止妊娠则属于补救措施。

第二节　常用避孕节育方法

人类不断地研制开发避孕药具,至今因避孕方法的不同作用特点、使用者的个体差异,尚没有任何一种方法能适用于所有人,需要让人们在获知多种避孕信息基础上,知情选择适宜自身的避孕方法。根据避孕方法的不同特点分为传统避孕方法与现代避孕方法。传统避孕是指利用人类自身的生理规律,采用禁欲等措施,达到避孕目的;现代避孕是指借助药具、手术等技术手段达到避孕目的。现代避孕方法避孕有效率远高于传统避孕方法。

一、甾体激素避孕

甾体激素避孕(combined hormonal contraceptives,CHCs)是指应用甾体激素为主要成分的一组避孕方法,其中以女用避孕药(female contraceptives)最具代表性。由于采用激素的化学结构属甾体类,故又叫甾体激素。甾体激素避孕是现代避孕方法中最成熟,使用广泛、避孕率最高的方法,避孕率可达99.6%。

（一）种类

目前国内外应用的甾体激素避孕药物品种甚多,有口服避孕药、避孕针和甾体激素缓释系统。其中口服避孕药又分复方口服避孕药、速效避孕药以及长效口服避孕药。速效避孕药以及长效口服避孕药需要一次性服用较大剂量激素,副作用较大,目前较少人使用。

（二）避孕原理

1. **抗排卵**　药物间接或直接作用于卵巢等靶器官,以抑制排卵。

2. **改变宫颈黏液性质**　由弱碱性变为酸性、变稀薄为黏稠,从而阻碍精子通过宫颈。

3. **抗着床**　通过改变输卵管蠕动频率,干扰输卵管与卵子的同步变化,阻止受精卵植入子宫内膜。

4. 改变子宫内环境,使之不利于受精卵的着床和发育。

（三）适应证及禁忌证

不论短效口服药还是长效避孕针,其适应证及禁忌证都有共同之处。

1. **适应证**　凡要求使用激素避孕的妇女,排除禁忌证后均可使用。

2. **禁忌证**

（1）怀孕或可疑怀孕。

（2）急、慢性肝炎、胆囊炎及肾病。

（3）内分泌疾病如糖尿病、肾上腺疾病及甲状腺功能亢进等。

（4）严重高血压及心血管疾病。

（5）严重肿瘤或可疑癌者。

（6）血栓、血管栓塞性疾病。

（7）长期胃肠吸收不良,呕吐或腹泻而影响药物吸收者。

（8）月经稀发,量少,常有闭经者。

（9）服用与避孕药有相互影响的药物（详见后述）。

（10）年龄40岁以上;35岁以上吸烟者或肥胖者慎用。

（11）用药过程中出现:视力障碍、复视、视神经盘水肿、视网膜血管病变、原因不明的头痛、偏头痛或脑血管疾病应该立即停药。

（四）复方口服避孕药

复方口服避孕药(combined oral contraceptive,COCs)是我国最早开发,应用较多的一种避孕药。以其成分的不同又分为,单纯雌激素、雌孕激素复合及单纯孕激素三类。目前单纯雌激素类药已不生产使用,而单纯孕激素口服避孕药国内尚没有,故现今广泛使用的是含低剂量雌孕激素的复方口服避孕药,因其在体内半衰期较短,需要每天服用,故以往也称短效口服避孕药(short-acting oral contraceptives)。

1. **种类**　国内短效口服避孕药种类较多（表6-1）,其中,复方去氧孕烯片、复方孕二烯酮片等,因含孕激素剂量极低,副作用小,使更多育龄妇女接受。

表6-1　国内常用复方口服避孕药

名　　称	剂　　量		颜色	用　　法
	雌激素含量（mg）	孕激素含量（mg）		
复方炔诺酮片	炔雌醇 0.035	炔诺酮 0.625	白色	月经来潮第五天开始服用,每晚睡前服1片,连服22天,避孕一个月停药后2～3天来月经,从月经第五天再开始同样方法服药。（详阅服用说明）
复方短效甲地孕酮片	炔雌醇 0.035	甲地孕酮 1.0	黄色	
复方短效18-甲基左炔诺孕酮片	炔雌醇 0.03	18-甲基左炔诺孕酮 0.3	蓝色	
左炔诺孕酮三相片 第一相（1～6片） 第二相（7～11片） 第三相（12～21片）	炔雌醇 0.03 炔雌醇 0.04 炔雌醇 0.03	左炔诺孕酮 0.05 左炔诺孕酮 0.075 左炔诺孕酮 0.125	黄色 白色 棕色	经后第五天开始 1～6天服第一相 7～11天服第二相 12～21天服第三相
复方去氧孕烯片	炔雌醇 0.030	去氧孕烯(地索高诺酮)0.15	白色	月经来潮第一天开始服用,共21粒,停药8天后再开始服用第二周期的药,不管月经是否来潮

续表

名　称	剂　量		剂　型	颜色	用　法
	雌激素含量（mg）	孕激素含量（mg）			
复方孕二烯酮片	炔雌醇 0.030	孕二烯酮 0.075	双色：白色（1~21 片）红色（7 片）	月经来潮的第一天开始服用，服完白色片 21 天，接服红色片（无活性）7 天，无论月经是否来潮，于第二天再开始下一周期
复方环丙酸孕酮	炔雌醇 0.035	环丙酸孕酮 2.0	白色	同上
屈螺酮炔雌醇片	炔雌醇 0.03	屈螺酮 3.0	白色	月经来潮第一天开始服用，每天 1 片，连服 21 天。停药 7 天后开始服用下一盒药

2. 优缺点

（1）优点：避孕率高；不影响性生活；停药后即可怀孕，不影响生育率；可使月经周期规律，经期缩短，经量减少，减轻痛经；防止宫外孕的发生；减轻或治疗痤疮；还对子宫和卵巢恶性肿瘤的发生有保护作用。

（2）缺点：需每天用药，易漏服；服药初期有类早孕反应、月经改变（月经间期点滴出血或闭经）等现象；长期服用增加静脉血栓危险。

3. 保健指导

（1）避孕效果取决于每天能规律服药，每天于同一时间服药，为避免副作用，建议每晚睡前服用。若坚持连续每天服药或漏服，可引发突破性出血。如果一方短期外出，仍需服完当月所有药片，中途停药易造成避孕失败或干扰月经周期。

（2）漏服是避孕失败的主要原因之一。使用者要掌握漏服后的补救方法：①如果漏服 1 或 2 片，或延迟服用 1~2 天，应该立即补服 1 片，然后继续按常规服用；②如果在第 1 周漏服 3 片或更多，或开始服药时间延迟 3 天或更长，应尽快服用 1 片，在随后的 7 天内禁欲或加用避孕套，如果在过去的 5 天内有性交，应该服用紧急避孕药物；③如果是在第 3 周内漏服 3 片或更多，应尽快补服 1 片，补服药物后的 7 天内禁欲或加用避孕套，继续服完活性片，并丢弃非活性片（或跳过未服用激素周）立即开始服用下一包装药，如果在过去的 5 天内有性交，应该服用紧急避孕药物；④如果漏服了任何 1 片非活性片（即为 28 片包装中的最后 7 片），应丢弃漏服的非活性片，继续开始服用新一周期的活性片。

（3）避孕药属肠溶片，肠衣表面含有避孕药，故需要妥善保管，服用时应吞服，不得嚼碎。若药片受潮、变形、破损不可服用。

（4）用药后可出现不同程度的副作用，如服药初期 3~6 个月，会出现类早孕反应、不规则出血、月经量减少或闭经等，一般不会对健康造成影响，故多不用特殊处理。针对可能与漏服、服药时间不规定、服用有拮抗性的药物等因素，可以针对性处理。若一段时间后，副作用仍持续不消失，应查明原因，或改用其他避孕方法。

（5）初次服用避孕药及服药 2 年以上者，建议到医院进行相关检查。有相对禁忌证的妇女，应定期检查血压、妇科及乳腺检查、宫颈细胞涂片、肝功、血脂、B 超等。停服 7 天后未来月经应检查,排除是否妊娠。

（6）吸烟妇女,特别是35岁以上的吸烟者,应劝告戒烟后,再服用口服避孕药。

（7）影响避孕药效果的药物较多,如患有其他疾病需同时服用抗生素、磺胺药、抗结核药、抗真菌药、解热镇痛药、镇痛催眠药、抗癫痫药等,需及时咨询医师是否停药改用其他避孕措施。

（五）速效避孕药

速效避孕药(fast-acting contraceptives),也称探亲避孕药,是我国研制的一类适用于短期或探亲时服用的避孕药。主要品种有:醋酸甲地孕酮片、左炔诺酮片、双炔失碳酯片。速效避孕药可在服药后几个小时内发挥避孕作用,开始使用时间不受月经周期的限制,可在性交当天开始服用,连续服完14天,即可达到避孕效果。因每片药物内含较大剂量孕激素,服用后副作用较大,目前较少使用。不能作为常规避孕药。

1. **服用方法** 新婚或探亲当天中午服1片,晚上加服1片。以后每天1片,共服14片。若探亲未满14天,也应坚持服完14片。如超过14天接服短效避孕药7天,待月经来潮。探亲超过一个月,于下月月经第五天服用短效口服避孕药。

2. **保健指导**

（1）只能在探亲或短期应用,不能经常服用,超过14天可接服短效避孕药。

（2）每次探亲或短期服药应连续服完14片,不可停药或减量,否则可能导致避孕失败或子宫出血。

（3）双炔失碳酯片为肠溶片,应吞服不能嚼碎,且由于具有雌激素活性,不适用于哺乳期妇女。

（六）长效避孕药

长效口服避孕药(long-acting oral contraceptives)是一种需要每月服用1~2片即可避孕的避孕药,有效率98%以上。我国于1969年和1975年相继开始研制,品种有:复方炔雌醚-18-甲基炔诺酮片、复方炔雌醚-氯地孕酮月服片。由于一次性口服大剂量雌孕激素,对人体的生理代谢可能造成不利影响,安全性不如短效口服药,目前一般不推荐使用。

1. **使用方法** 复方炔雌醚-18-甲基炔诺酮片,初次服用在月经来潮第5天,第25天各服1片,以后每月按第一次服药日期固定服药1片,每月2片,可避孕一个月。

复方炔雌醚-氯地孕酮月服片,第一次服法同复方炔雌醚-18-甲基炔诺酮片,以后每隔28天服一片。

2. **保健指导**

（1）服用长效口服避孕药不可突然停药,避免因使体内雌激素水平迅速下降,引起大出血。

（2）若改用或停用,必须继续服短效避孕药1~2个周期。

（3）停用后需要半年后再怀孕。

（七）长效避孕针

长效避孕针(combined injectable contraceptives)我国自1964年开始使用,适宜需要长期避孕并愿意采取注射方式、不能耐受或不能坚持服用口服避孕药、放置宫内节育器易脱落以及患不宜妊娠的慢性病者选用。长效避孕针以含有的激素成分不同,分为单纯孕激素与复方雌孕激素两类,其中单纯孕激素避孕针具有高效、安全、简便的优点,不含雌激素故不影响乳汁分泌,特别适用于产后避孕,还适用于有轻度子宫内膜异位或轻度高血压者以及年龄在

35 岁以上的吸烟者。

1. **种类**　目前国内有单纯孕激素与复方雌孕激素两类注射液（表6-2）。

表6-2　常用长效避孕针剂

名　称	剂型、剂量		用　法
	雌激素	孕激素	
复方己酸孕酮避孕针	戊酸雌二醇 5mg	己酸孕酮 250mg　油剂	月经来潮第 5 天和第 12 天各注射 1 支,以后每次月经周期第 10 ~ 12 天肌注一支,一般于注射 12 ~ 16 天来月经
复方甲地孕酮避孕针	雌二醇 3.5mg	甲地孕酮 25mg　混悬液	
复方庚酸炔诺酮避孕针 1 号	戊酸雌二醇 5mg	庚酸炔诺酮 50mg　油剂	首次在月经第五天注射,以后每月一次
单纯孕激素避孕针		醋酸甲羟孕酮 150mg　混悬液	一针可安全避孕三个月,一年只需注射 4 针

2. **优缺点**

（1）优点:①避孕针注射一次,可以避孕 1 ~ 3 个月,避孕率可达99%;②免去口服避孕药每天服药的负担;③可在自然流产或人流后一周、产后立即或产后 4 周内均可开始注射。

（2）缺点:①副作用较短效口服避孕药重,有月经量减少或闭经现象,故有些妇女不能坚持使用;②复方避孕针停用后生育力恢复慢,需要半年后再怀孕。

3. **保健指导**

（1）首次注射后观察 15 分钟以上,预防过敏反应。注射前应充分摇匀药液,也可置热水中溶解后使用,抽吸药液要吸净,避免注射药液不足,影响避孕效果。

（2）注射复方避孕针后,一般于 12 ~ 16 天来月经,若超过 7 天以上,月经未来,可服用短效口服避孕药,每天一片,至该周期应注射避孕针日期终止;若出现月经过多,药物治疗无效情况,可考虑诊断性刮宫。

（3）严格按照第 1 针注射后的间隔时间注射下一针,否则可造成避孕失败。

（4）单纯孕激素避孕针的不良反应可有月经紊乱和不规则出血,月经紊乱可表现为长期少量出血或出血增多或闭经,不规则出血常在开始用药半年内发生,随用药时间延长可有月经稀少或闭经,应注意随访检查。

（5）应用避孕针期间,出血严重头痛或偏头痛、复视、视力异常等症状,应停止注射,立即就诊检查。

（八）甾体激素缓释系统

甾体激素缓释系统(steroid hormone sustainable released system)是将甾体激素类避孕药物装在用高分子化合物材料制成的装载物中再置入人体,药物定期定量缓慢释放,发挥避孕作用。通常使用一剂缓释药物,可避孕数年。

1. **皮下埋植剂**　皮下埋植剂(implant)是将含左炔诺孕酮成分的避孕药装入高分子化合物制成棒状胶囊,将胶囊埋植于皮下,故称皮下埋植剂。置于皮下的避孕药以恒定、缓慢、稳定的速度释放,一次埋植可以避孕 5 ~ 7 年不等。我国 20 世纪 80 年代由国外引进皮下埋植剂称 Norplant 避孕,根据硅胶棒根数分为 Norplant Ⅰ 型(6 根)和 Ⅱ 型(2 根)。目前临床应用的埋植剂均由国内生产。皮下埋植剂特别适用于:<40 岁需要长期避孕;哺乳期:应用宫内节育器反复脱落或带器妊娠者;生殖道畸形不宜放置宫内节育器;不宜服用含雌激素避孕药或难以坚持者;已生育子女,需要长期避孕而不适宜绝育术有顾虑者使用。

(1) 种类:①左炔诺孕酮硅胶棒(6 根型,埋植剂Ⅰ型):由 6 支长 3.4cm,直径为 0.2cm 的硅橡胶囊组成。每支囊内装有左炔诺孕酮(LNG)36mg,共计 216mg。②左炔诺孕酮硅胶棒(2 根型,埋植剂Ⅱ型):由 2 支长 4.4cm,直径 0.24cm 的硅橡胶与 LNG 均匀混合的棒状物组成。每支含 LNG 75mg,共计 150mg。每天释放药物约 0.03mg,有效期均可达到 5 年,现在主要使用Ⅱ型。

(2) 优缺点:①优点:皮下埋植剂的避孕失败率仅 0.5/100 妇女年,其高效、长效已接近绝育方法;简便、可逆的优点,取出后即可恢复生育力。②缺点:需到医疗机构放置或取出;放置后多数人可出现副作用。

(3) 置取方法:参见中华医学会编著的《临床技术操作规程-计划生育分册》要求。

(4) 保健指导:皮下埋植术需要到有资质的医疗机构,由受过专门培训的医务人员实施。①术前给予详尽的咨询,说明该方法的优缺点,介绍可能发生不规则出血、闭经等副作用,以及可能出现的体重增加、色素沉着等情况;②进行必要的检查以排除禁忌证。受术者知情并签署同意书后方可放置;③告知放置的最佳时间为月经来潮 7 天内,埋植 24 小时后发挥避孕作用;④针对常见副作用,如月经紊乱、点滴出血进行对症行处理,同口服避孕药;⑤放置后要定期随访,重点观察肝、肾功能、内分泌变化、血栓、血管栓塞性疾病等。

2. 阴道避孕环 阴道避孕环(combined vaginal ring)放入阴道深处,环内的避孕药物缓慢、低剂量的释放,经阴道黏膜吸收进入血液中,达到避孕目的。一枚避孕环每月反复使用,可持续避孕 1 年。

(1) 种类:按照放入环内的药物成分不同,避孕环可分为:单纯孕激素与复方雌孕激素两类。目前已有国产单纯孕激素阴道环,置入的药物为甲地孕酮或左旋诺酮。其中释放甲地孕酮阴道环也称甲硅环,药芯外层为硅橡胶,外径 4cm,断面直径为 4mm。于月经净后放入阴道后穹隆(最好套在宫颈上),放入 22 天(3 周)后取出,洗净备用,于月经净后(7 天后)再次放入。每个环可以连续使用一年。

(2) 优缺点:①优点:不影响性生活;减少每天口服药物程序;甲地孕酮阴道环为单纯孕激素避孕环,特别适用于哺乳期妇女。②缺点:需要在医师的指导下,自行放置阴道环。

(3) 保健指导:①不可随意取出,如露出阴道口或脱落,应清洗后重新放入阴道深部;②患阴道炎、宫颈炎、子宫脱垂者不宜使用;③阴道环有刺激作用使阴道分泌物增加,在腹压增加时可能脱落;④阴道环的副作用与避孕药相同,主要是点滴出血和闭经,处理原则同避孕药。

3. 避孕贴剂 避孕贴剂(combined patch)含人工合成雌激素和孕激素储存区,药膜每天释放一定量及比例的避孕药,效果同口服避孕药。近期由美国研制已经在国外上市,我国尚未生产。一组避孕贴剂包括 3 贴,每贴有效作用为一周。需要每周固定时间更换贴剂,连续使用 3 周后停药 1 周,然后再使用下一组药物。贴剂可贴服在上臂外侧、后背、腹部等部位。因不影响活动,可接受性比口服避孕药大得多。

二、屏障避孕

屏障避孕法(barrier methods)是以往外用避孕工具和外用杀精剂的统称。是通过物理作用(机械阻挡)阻隔精子卵子相遇,或使用化学制剂在阴道内灭活精子(化学屏障)使精子在阴道内丧失活力,或者两者结合,以阻断精子和卵子相遇而达到避孕目的。屏障避孕各种方法既可单独应用也可合并使用。由于这类方法仅在局部起到物理或化学作用,对全身几无影响,很少发生副作用,使应用屏障避孕的人群不断增加。屏障避孕方法需要坚持使用并需要掌握一定技巧,尽管避孕效果不如宫内节育器或激素避孕,但若能正确使用,可以取得较满意避孕效果。

(一)男用避孕套

男用避孕套(male condom)亦称阴茎套、安全套。系采用优质天然乳胶制成的薄膜套状物。性交时将避孕套套在阴茎上,收集射出的精子,以物理屏障方法阻止精子、卵子相遇,从而达到避孕的目的。若坚持正确使用,有效率可达到90%以上,如使用不当,失败率可高达20%。

1. **使用方法** 正确使用避孕套是提高避孕效果的关键。

避孕套的使用步骤为:①每次使用均选择一个新的、型号合适的避孕套;②坚持每次性交开始,阴茎勃起时即戴上避孕套;③戴套前捏瘪避孕套前方小囊,排除空气,贴紧阴茎头;④将已经卷好的男用避孕套,由龟头向阴茎根部缓缓滚动、展开直至阴茎根部;⑤射精后在阴茎未软缩前,按住套口边缘和阴茎一起退出;⑥检查避孕套小囊内是否有精液,察看避孕套有无破损;⑦用卫生纸包裹避孕套丢弃到废弃物容器中,操作时手尽量避免接触精液或分泌物;⑧若避孕套滑脱或破损,应立即采取紧急避孕。

2. **优缺点**

(1)优点:①安全、简便、无副作用、价廉、易得;②作为其他避孕方法的补充,替代或临时措施,尤其适用于心、肝、肾疾病不宜采用其他避孕方法者;③有助于预防乙型肝炎、艾滋病等性传播疾病传播;④能防止包皮垢与宫颈接触,预防宫颈癌;⑤有治疗早泄的作用,克服过分敏感的感觉,阻止阴茎内血液回流,推迟男方性高潮;⑥使用表面有颗粒的男用避孕套可以提高性生活质量;⑦降低女方体内抗精子抗体滴度,减少对精液的过敏反应,有利受孕;⑧有助于男性参与,增加男性责任感。

(2)缺点:①需要正确使用,坚持每次使用,否则失败率较高;②需双方配合,不适用于阴茎不能勃起状态及男方不合作者。

3. **保健指导**

(1)每次使用一个新避孕套,选择适合的型号,坚持正确的使用方法。

(2)最好准备紧急避孕药,以备避孕套滑脱或破裂时紧急使用。

(3)注意保存,阴凉处贮存,勿受热、受潮、避免接触油脂及樟脑。不要使用过期,变脆,粘连或破损的男用避孕套。

(4)使用男用避孕套后,个别人出现阴茎胀痛,可能是乳胶过敏所致,可用温水清洗后涂醋酸氟轻松软膏,服用马来酸氯苯那敏(扑尔敏),需要改用其他避孕方法。

(5)若射精前男用避孕套滑落掉入阴道内,应停止性交,以手指伸入阴道将套取出后,换一个套继续性交,如射精后避孕套滑落于阴道内,应立即取出后,采取紧急避孕措施。

(二)女用避孕套

女用避孕套(female condom)是一种全新的屏障避孕工具,由比乳胶更强韧的聚氨酯制成,其长度似男性避孕套但较粗。女性避孕套两端各有一灵活可屈折的聚氨酯弹性环,大小不一,小环端为封闭状,大环端开放。性交后精液留于套内,从而阻止精子进入女性生殖道而避孕。目前我国已有国产女用避孕套,但尚未广泛使用。

1. 优缺点

(1) 优点:突出了女性主动权;使用安全,对身体无生理影响;性交时不易破裂,滑动或脱落;不干扰月经和哺乳;较大面积覆盖外生殖器,可以避免直接接触,造成的性传播疾病/艾滋病感染。

(2) 缺点:每个女性避孕套只能使用一次;价格昂贵;放置方法较为复杂;内环可能引起女方不适等,故尚未广泛应用。

2. 使用及保健指导

(1) 每次性交时均使用一个新的避孕套。检查包装,放置前洗手。

(2) 在任何身体接触前,将避孕套放入阴道。可以在准备性交的 8 小时前放入;选择舒适体位,如蹲位、仰卧位;手持封闭端的环,捏成长条型,置于阴道深处,留 2~3cm 及大环在阴道外面,并覆盖阴唇。

(3) 性交时确保阴茎进入避孕套并保持在其中。如果性交过程中避孕套被意外地拉出或全部推入阴道,应将其重新放置到位。

(4) 在站立前取出避孕套。在性交结束,阴茎撤出阴道后,握住避孕套的外环并扭转(封闭精液),而后轻柔地将避孕套拉出阴道。如果再次性交,要使用新的避孕套。

(5) 安全地丢弃避孕套。用卫生纸包裹后扔进垃圾桶。

(三) 杀精剂

杀精剂(spermicides)是一组以壬苯醇醚为主要成分的避孕药。杀精剂一般有两部分组成:活性成分和惰性基质。活性成分:目前国内外生产的外用杀精剂大部分以壬苯醇醚、辛苯醇醚、苯醇醚等化合物为活性成分,有强烈的杀精作用,且不影响阴道正常菌群。惰性基质:主要起支持杀精剂的作用,使之成型,也起稀释、分散药物等效应,同时也有消耗精子能量或阻止精子进入子宫的物理屏障作用和润滑作用。正确使用杀精剂有可靠的避孕效果,但总体而言,避孕效果不十分理想,实际情况是每年一百名使用杀精剂避孕的女性约有 20 人意外怀孕。使用杀精剂时若与其他屏障避孕方法(如避孕套)同时使用,可以提高避孕效果。

1. 种类

杀精剂种类较多,按照剂型分类就有片剂、薄膜、栓剂、凝胶、胶冻等,分别称为避孕药片、避孕药膜、避孕药栓、避孕药膏及避孕胶冻等。

2. 优缺点

(1) 优点:使用简便、安全、无全身副作用、不影响月经、不干扰内分泌,不会抑制乳汁的分泌;适用于慢性肝、肾疾病患者、不能服用口服避孕药或放置 IUD 避孕及哺乳期妇女;有研究证明可杀死微生物,预防某些性传播疾病感染;若与避孕套合用,既起到滑润作用又可增强避孕效果。

(2) 缺点:溶解的杀精剂容易弄污阴道;放置时感到不方便;少数女性可能对杀精剂过敏;如不能正确使用,失败率高。

3. 保健指导

(1) 各种杀精剂的使用方法略有不同,应仔细阅读使用说明,正确应用。

(2) 避孕药膜:包装为 10 张一本,每张薄膜之间有一张吸潮纸隔开。注意不要将药膜与隔离纸错用或混用;药膜为水溶性,易受潮,手指潮湿或阴道液体易黏在手指上而影响药膜剂量;药膜溶解性能影响避孕效果,切勿将药膜揉成紧团、折叠太紧、放入太多或与避孕药膏合用。

（3）避孕药栓：栓剂内有油脂基质，易损坏橡胶，因此不宜与男用避孕套同用；药栓是脂溶性栓剂，靠体温溶化，故需要在放入后等待 10 分钟，即药物融化后再性交；夏季或温度过高会使避孕栓变软、变形，若不变色仍可使用。

（4）避孕药片：应在性交前放入阴道深部，放入后形成泡沫，很快扩散，所以应尽量保持仰卧位，以防掉出或流出；置入后超过 30 分钟未性交，应再放一枚，性交后需等待 6 小时后再清洗阴部。

（5）少数人对表面活性剂比较敏感，偶有局部刺激症状，停用后可消除。

（6）使用杀精剂避孕失败应采取紧急避孕。若导致意外妊娠，建议及早终止。

（7）更年期、哺乳期、阴道分泌液少，药膜、药片不易完全溶解会影响效果。

（四）阴道隔膜

阴道隔膜（diaphragm）是一柔软的乳胶杯，其周边有一坚韧、可变形的圈弹簧，性交时放置在阴道适当位置，阻隔精子和宫颈接触，起到屏障作用。阴道隔膜也可与杀精剂合用，以增强避孕效果。是一种安全有效、简便易行、无副作用的避孕方法，隔膜能重复使用、价格便宜，更容易被妇女接受。但是需要有医师帮助配置；若型号不适合可引发泌尿系感染；每次生活时需要放置、取出、保存，某些人感到麻烦；对橡胶过敏者不宜使用。

（五）子宫帽

子宫帽为紧箍在宫颈上的柔软的，较深的乳胶杯或塑料杯。利用其质硬而又柔韧的周边和宫颈间所产生的吸力，将宫颈周围紧箍，阻隔精子和宫颈接触，起到屏障作用。宫颈帽内也可放入杀精剂，以增强避孕效果。与阴道隔膜相同，使用前需要做妇科检查以配置合适型号的子宫帽；可在性交前 42 小时内的任意时间，将子宫帽放置如阴道内；用后妥善保存，可以重复使用。

三、自然避孕

自然避孕（natural contraception）属于传统避孕方法，包括易受孕期知晓法（fertility awareness-based method）及哺乳闭经避孕（lactational amenorrhea method，LAM）。自然避孕方法的避孕原理是遵循人类生理变化的自然规律、不影响内分泌、无副作用，故尽管是传统避孕方法，仍有众多使用者，特别是哺乳闭经避孕深受广大产后妇女欢迎。

（一）易受孕期知晓法

易受孕期知晓法，是指妇女能够通过识别月经周期中排卵前后出现的生理体征和症状，确定排卵期，估算出易受孕期的开始和终止日期，在此期禁欲或使用其他避孕方法而实现避孕。因是避开易受孕期性交，故也称安全期避孕（safe period contraception）或周期性禁欲或自然计划生育。易受孕期知晓法具有不干扰生理功能，无副作用，不需要使用器具、服用激素或手术；适合使用其他避孕方法有禁忌证或副作用者；安全经济，费用最低，只需图表、日历和体温计等优点。然而，若不能正确掌握方法，失败率较高。推算易受孕期有多种，可以单独使用也可以多种方法合用。

1. **日历法** 通过持续地记录月经周期的日期，以确定易受孕期的开始和结束。包括标准日历法和日历节律法。日历法主要使用于月经周期基本规则、无特殊情况的女性。尽管如此，因为多种原因会影响女性的正常排卵，故单纯依赖推算法往往不可靠，安全期避孕的失败率约20%。

（1）使用方法：通常将排卵前后 3 天，甚至在排卵后 5 天内称为易受孕期（生育期），应禁欲或采用避孕措施。而从高峰日第 4 天起,至下次月经来潮之日止则为安全期。安全期又可再分为排卵前安全期和排卵后安全期。从月经干净那天到排卵期开始前的那段时间为排卵前安全期;从排卵期结束后到下次月经来潮为排卵后安全期。排卵后安全期比排卵前更安全。

（2）保健指导:选用易受孕知晓法避孕需要符合的条件:①能准确掌握排卵期计算方法及排卵规律,能识别自己的排卵期症状及体征者,双方能配合默契;②有稳定的生活、工作环境,月经规律;③会使用一种临时避孕方法。

正确掌握计算方法:①根据以往 6 ~ 12 个月的月经周期,确定平均周期天数,并预算下次月经来潮日;②预计下次月经来潮日减 14 天,为假定排卵日;③在假定排卵日的前 5 天和后 4 天(总共 10 天)为危险期,其余日子为安全期。

月经周期不规则或处于特殊阶段的女性(产后、哺乳期、流产后、初潮后不久和近绝经期等),难以推算可能的排卵期,不宜单纯依赖本法避孕。

疾病、情绪紧张、环境变化、药物等因素引起的月经周期变化,可影响本方法的避孕效果。

夫妇双方至少有一方能掌握测定排卵期的方法,如不能掌握这种方法就不能采用日历法避孕。

2. 基础体温测定法　基础体温(basal body temperature)是指人体在较长时间(通常需 5 ~ 6 个小时)的睡眠后醒来,尚未进行任何活动之前所测量到的体温。正常育龄妇女的基础体温在月经周期中呈规律变化,即排卵前基础体温较低,排卵后升高约 0.3 ~ 0.5℃ 。基础体温测定法避孕就是通过观察月经周期排卵前后基础体温变化,推算排卵期,及时采取禁欲或避孕方法。

（1）测量法:将每天测量到的基础体温记录在一张体温记录单上,可以出现月经前半期体温较低,后半期体温上升的现象,这种前低后高的体温曲线称为双相型体温曲线,表示卵巢有排卵。排卵期一般发生在体温上升前一天或由低向高上升的过程中。在基础体温升高第 4 天起直到下次月经来潮前即为"排卵后安全期",除此,其他时间均为不安全期,性交时要采取避孕措施。

（2）保健指导:测量基础体温的方法虽然简单,但要求严格,还需要长期坚持。一般需要连续测量 3 个以上月经周期才能确定规律。故不能坚持测量基础体温者不建议使用。

任何影响体温的疾患发病期间不宜使用;处于特殊阶段的妇女,如产后、流产后、哺乳期、停用其他避孕措施后、初潮后不久以及近绝经期等,因排卵不稳定,也不宜使用。

3. 宫颈黏液观察法　20 世纪 60 年代澳大利亚的比林斯(Billings)夫妇,研究通过观察与卵泡的生长、发育、成熟、排卵等过程相一致的宫颈黏液周期性变化,捕捉排卵时间,自我监测排卵,随后将其运用于避孕,作为日历法的补充。

（1）观察方法:观察一个月经周期中宫颈黏液的变化规律,通常为 4 个阶段:①月经期:一般为 2 ~ 7 天,每个妇女有相对稳定的经期;②干燥期:经期结束至黏液开始分泌;③湿润期(易受孕期):外阴潮湿感过渡到湿润感,提示卵泡接近成熟,分泌功能旺盛,以致外阴部湿润感明显;④排卵期:宫颈分泌达高峰之时,黏液变得清亮,滑润而富弹性,清澈如蛋清状,拉丝度增高,黏液出现的最后一天(高峰日)的前后 48 小时之间是排卵日,即为"易孕日"。

（2）保健指导:在月经期、流血期不宜性交;早期干燥期内(排卵期前)夫妇可隔日晚上性交(精液与黏液混合有时影响辨认);一旦感觉潮湿应禁欲,直至感觉干燥的第 4 天夜里才能性交。

（二）哺乳闭经避孕

哺乳闭经避孕法是利用哺乳期和产妇闭经状态而起到避孕作用的一类方法。是目前世界卫生组织推荐的避孕方法之一，特别是在发展中国家或欠发达地区。其避孕原理为，哺乳吮吸刺激抑制下丘脑垂体促性腺激素释放激素，导致卵巢滤泡发育不良，无排卵或黄体不健，达到在持续的哺乳过程中实现避孕的目的。世界卫生组织 1988 年 13 项临床和内分泌学的前瞻性研究资料综合分析认为：使用纯母乳喂养或接近纯母乳喂养且伴闭经的妇女，产后 6 个月内，可能的妊娠风险低于 2%。未坚持纯母乳喂养者，在哺乳期首次月经来潮前已有 33% 的人排卵，即产后虽然尚未转经，就可能会受孕。据此，"哺乳闭经避孕法"在一些国际组织倡导下形成。

1. 方法 1995 年 WHO 发表了哺乳期避孕指南，即采用哺乳闭经避孕法必须完全符合以下三个条件：

（1）闭经，即产后月经尚未恢复。

（2）完全或接近全母乳喂养，即无论白天还是黑夜，随时用母乳喂养婴儿，每天哺乳 6 ~ 8 次，不添加任何辅食（包括水）。

（3）产后 4 ~ 6 个月以内。

如果以上三个条件中任何一项发生了变化，应该选用其他避孕方法。

2. 保健指导

（1）在使用过程中，如果出现月经恢复、已添加辅食、哺乳超过六个月的情况时，必须采用其他避孕方法，否则很容易意外妊娠。

（2）某些影响哺乳的情况，不宜选择这种方法：①感染，如母体活动性病毒性肝炎、乳房开放性梅毒性损伤和 HIV 感染等；②母体某些药物影响，如利舍平、麦角胺、抗代谢药、环孢素、类固醇激素、溴隐亭、放射性药物、锂、抗凝药和改变情绪的药物等；③新生儿不宜哺乳的情况，如需特殊护理的早产儿和低体重儿、新生儿代谢紊乱、先天性腭裂等。

四、宫内节育器

宫内节育器（intrauterine devices，IUDs），俗称避孕环，是一种安全、长效、经济、简便的避孕工具。将宫内节育器放置在子宫内，能够避孕数年，取出后可以很快恢复生育力，是我国育龄妇女选用最多的一种避孕方法。放置宫内节育器后，可以改变子宫内环境，阻止受精卵着床，含铜 IUD 的铜离子还具有杀伤精子或受精卵的作用。

（一）适应证及禁忌证

1. 适应证 适合于所有自愿要求，且无禁忌证的育龄妇女。

2. 禁忌证

（1）妊娠或妊娠可疑者。

（2）生殖器官炎症，未经治疗及未治愈者。

（3）3 个月以内有月经频发、月经过多或不规则阴道出血者。

（4）子宫脱垂、子宫颈内口过松、重度撕裂（铜固定式 IUD 除外）及重度狭窄者。

（5）生殖器官畸形，子宫腔 $<5.5cm$、$>9cm$ 者。

（6）有各种较严重的全身急、慢性疾患。

（7）有铜过敏史者，不能放置含铜节育器。

（二）种类

1. **分类**　按照不同材料或形状不同区分,可以有多种宫内节育器。

（1）惰性宫内节育器:以惰性材料制成的,如不锈钢、塑料、硅橡胶等。其具有化学性质稳定,不易老化,可长期留置体内的特点,但因脱落率、带器妊娠率较高的不足,20世纪90年代已被逐步淘汰。

（2）活性宫内节育器:指在节育器内加入具有生物活性的金属或药物（如铜离子,吲哚美辛及孕酮等药物）使避孕效果明显增强。多种活性IUD可以更好地满足不同使用者的需求。

（3）按照形状分为封闭和开放两种:封闭形主要有圆形、宫形等,开放形主要是T形、V形。

2. **品种**　IUD品种有多种,我国目前常用的宫内节育器,按照所含成分不同基本可以分为:

（1）含铜IUD:品种有TCu220C、TCu380A、MLCu-375、VCu200、带铜宫型IUD、无支架IUD等。

（2）释放药物IUD,包括释放左炔诺孕酮或吲哚美辛（消炎痛）节育器:如药铜环165及活性γCu300等。

3. **各类IUD使用年限不同（表6-3）**

表6-3　常用宫内节育器使用年限

IUD 种类	建议使用年限
带铜宫型 IUD	20 年左右
TCu380A、TCu220C	10 年以上
VCu200	5~8 年
无支架 IUD	5~8 年
药铜环 165	10~15 年
活性 γCu300	8 年

（三）优缺点

1. **优点**

（1）一次放置能长期避孕,不同IUD避孕年限不一,某些放置时间可达10年之久。

（2）不影响性交,取出后可以很快恢复生育力。

（3）种类多,可供不同人群选用,花费少。

（4）一旦放置,无需使用其他避孕方法。

2. **缺点**

（1）可出现不良反应,主要是不规律出血:经期延长、月经过多、经期子宫痉挛和腹痛。

（2）放置前已经有贫血症状者,可能加重。

（3）已经患有盆腔感染者,可能加重。

（四）使用方法

1. **放置IUD时机**

（1）月经期第3天起至月经干净后7天内均可放置,以月经干净后3~7天为最佳。

（2）月经延期或哺乳期闭经者,可在排除妊娠后放置。

（3）人工流产负压吸宫术和钳刮术后、中期妊娠引产流产后 24 小时内清宫术后可即时放置。

（4）自然流产正常转经后、药物流产两次正常月经后放置。

（5）产后 42 天恶露已净,会阴伤口已愈合,子宫恢复正常者。

（6）剖宫产半年后放置,阴道正常分娩胎盘娩出后即时放置。

（7）用于紧急避孕,在无保护性性交后 5 天内放置。

2. 取出 IUD 的情况

（1）出现副作用或并发症者。

（2）带器妊娠者（包括宫内妊娠或异位妊娠）。

（3）要求改用其他避孕方法或绝育者。

（4）围绝经期月经紊乱、闭经半年以上者。

（5）到期根据实情需要更换者。

（6）计划妊娠或不需继续避孕者。

3. 放置及取出 IUD 方法:参见中华医学会编著的《临床技术操作规范·计划生育分册》。

（五）保健指导

1. 依对象不同选择适合宫内节育器

（1）年轻经产或曾带器妊娠者妇女,因生育力强、怀孕率高,宜选用高铜表面积 IUD,如带铜宫型 IUD、TCu380A、TCu220C、MLCu-375 等。

（2）多次脱落者或足月分娩产后,可放置无支架 IUD,将 IUD 固定于子宫底部。

（3）月经量较多者,可以选择含药的 IUD,如药铜环 165 及活性 $\gamma Cu300$。

2. 放置和取出宫内节育器均需专业人员手术操作,持证上岗。

3. 放置后注意事项,包括:

（1）休息两天,避免过度劳累。

（2）一周内禁止搬运重物,提取重物,蹲位时间过长或过量的体育活动,以免造成宫内节育器脱落或出血。

（3）每天清洗外阴,换内裤,避免盆浴。

（4）两周内禁止性交,以免引起感染。

（5）术后 3 个月,尤其是第一次月经或排便后,应注意是否有宫内节育器脱落。

4. 放置宫内节育器后出现少量出血及腹部不适无需处理,数日即可恢复。若发现月经过多（比平时增加一倍以上）、经期延长（经期超过 10 天）、周期缩短（月经周期短于 21 天）或不规则阴道出血、闭经等情况应到医院检查。

5. 术后少数人有白带增多现象,大多可以慢慢恢复,若出现脓性白带情况,应及时到医院检查。

6. 根据节育器的类型,掌握放置宫内节育器的年限,到期要及时更换。

7. 术后随访　放置宫内节育器后副作用或脱落失败,多发生于放置后一年内,尤其是前三个月内最多,故应于术后 1、3、6、12 个月各随访一次,以后每年随访一次。若发现以下情况应随时随访:①月经延迟有妊娠可能（包括异位妊娠）;②持续少量出血,严重出血或月经异常;③急性腹痛、发热或其他盆腔感染症状;④尾丝变长,变短或尾丝脱出。

五、输卵管绝育术

输卵管绝育术(female surgical sterilization)是指以手术方法切断、结扎、电凝、环夹输卵管或采用药物堵塞输卵管,避免精子与卵子相遇而达到避孕的一组技术。其中以经腹输卵管结扎术使用最广泛。

(一)适应证及禁忌证

1. 适应证

(1)已婚妇女自愿要求输卵管结扎术者。

(2)因某种疾病如心脏病、肾脏病、严重遗传病等不宜妊娠且无禁忌证者。

2. 禁忌证

(1)患感染性疾病,如腹部皮肤感染、产时产后感染、盆腔炎等。

(2)全身情况虚弱,不能经受手术者,如产后出血、贫血、休克、心力衰竭和其他疾患的急性阶段。

(3)严重的神经官能症者。

(4)术前24小时内测量体温两次,并间隔4小时,均在37.5℃以上者,应暂缓手术。

(二)优缺点

1. 优点 避孕效率高,不影响性交;用腹腔镜做绝育,创伤小,恢复快;适用于患有严重疾病不宜生育或不适于其他避孕方法者或需要永久避孕者。

2. 缺点 恢复生育力较困难,面临进行手术操作带来的风险。

(三)手术方法

1. 手术时机

(1)以月经干净后3～7天为宜,应尽量避免在排卵后或月经期进行。

(2)分娩后、中期妊娠引产流产后、人流后(不适用银夹法)。

(3)自然流产正常转经后、药物流产两次正常月经后。

(4)哺乳期闭经排除妊娠后。

(5)取出宫内节育器后。

(6)剖宫产、小剖宫产或其他开腹手术(有感染可能的手术除外)同时。

(7)妊娠或带节育器者要求绝育,必须先终止妊娠或取出节育器,然后进行输卵管结扎。

2. 手术方法 依照中华医学会编著的《临床技术操作规范·计划生育分册》中要求实施。

(四)保健指导

(1)属于永久性避孕措施,通常情况下不可逆,故术前要给予充分咨询指导,征得手术者知情同意,非常重要。特别是对没有或仅有很少孩子、没有征得丈夫同意、年轻等服务对象,更要特别细致的咨询。

(2)术后要加强随访,消除对象因手术而产生的顾虑或心身不适。

六、输精管绝育术

输精管绝育术(male surgical sterilization)是指通过对输精管进行切断、结扎、电凝等手术方法,阻止精子进入精液的避孕方法,也称男性手术避孕。在各种方法中以输精管结扎术使用最广泛。男性绝育术是一种安全、简易的外科手术,结扎后仍可射精,不影响性功能。结扎术属于永久性避孕措施,通常不可逆。

1. 适应证与禁忌证

(1) 适应证:几乎所有男性都可以手术。

(2) 禁忌证:①阴囊有外伤史;②阴茎、睾丸或局部皮肤有感染;③严重的神经官能症者;④性功能障碍。

2. 优缺点

(1) 优点:安全、永久性避孕和方便;不良反应和并发症少;男性承担;增加性交的乐趣和频率。

(2) 缺点:一般不能逆转,生育力无法恢复;需要实施手术,可能面临手术风险。

3. 手术方法　依照中华医学会编著的《临床技术操作规范·计划生育分册》中要求实施。

4. 保健指导

(1) 是一项永久性的手术,可逆的效果还不令人满意,所以术前要向对象详细地介绍手术,以达到真正的知情同意。

(2) 对没有或仅有很少孩子、没有征得妻子同意、年轻、存在感染 HIV 或其他性传播疾病者,更要进行细致的咨询。

(3) 因避孕作用延迟起效,术后三个月内,需要持续使用避孕套或其他方法避孕,直至复查精液,确定无精子后,方能进行无保护性交。

(4) 术后要加强随访,告知接受术者,术后不影响性交,消除对象因手术而产生的顾虑或心身的不适感。

七、紧急避孕

紧急避孕(emergency contraception)是指未采取避孕措施性交或避孕失败,为防止发生意外妊娠立即采用的补救措施。紧急避孕不是常规避孕方法,紧急避孕失败率可达 2% ,故使用后应采取可靠的常规避孕措施,不宜反复使用。如紧急避孕失败妊娠,建议终止。目前常用的紧急避孕方法包括:激素类药物和含铜的宫内节育器。需要根据发生无保护性交后的时间,确定采用何种紧急避孕方法,并排除避孕方法的禁忌证。

(一) 适应证及禁忌证

1. 适应证

(1) 身体健康、月经周期规则的妇女。

(2) 在为避孕性生活后 72 小时内。

(3) 各种避孕措施失败或可能失败情况,如避孕套破裂滑脱、漏服避孕药 2 片以上、安全期推算错误、宫内节育器移位等。

(4) 无可靠避孕方法的妇女遭受性暴力伤害。

2. 禁忌证

(1) 已确诊为妊娠或月经已经延期可疑妊娠的妇女。

(2) 一个月经周期中有多次性生活未避孕或避孕失败,使用紧急避孕药有效的避孕作用将大大降低,相应的失败率就会升高。

(3) 有血栓性疾病、严重偏头痛、异位妊娠等病史的妇女慎用雌—孕激素复合物

（Yuzpe 法）紧急避孕。

（4）肾上腺皮质功能低下的妇女,不宜服用米非司酮紧急避孕。

（5）带铜宫内节育器的禁忌证。

（二）方法

1. **激素类紧急避孕药物**　避孕原理是延迟或抑制排卵、干扰输卵管蠕动受精,或使子宫内膜不适于受精卵植入。

（1）米非司酮:在性生活后 120 小时(5 天)内口服 25mg 或 10mg。如果正确使用,米非司酮的失败率约为 1%。

（2）左炔诺孕酮(LNG):性生活后 72 小时(3 天)内口服左炔诺孕酮 1 片(0.75mg),12 小时后重复一次;或者一次口服 2 片(1.5mg)。左炔诺孕酮的失败率约为 2%。

（3）雌孕激素复合物(Yuzpe 法):即性生活后 72 小时(3 天)内口服炔雌醇(EE)0.1mg 和左炔诺孕酮(LNG)0.5mg,12 小时后重复一次;雌-孕激素复合物(Yuzpe 法)的失败率约为 3%。国内目前没有现成的雌-孕激素复合紧急避孕药物,可以用短效口服避孕药——复方左炔诺孕酮片来代替,性生活后 72 小时(3 天)内口服 4 片,12 小时后重复一次。

2. **放置含铜宫内节育器**　避孕原理为阻止受精卵着床或杀伤精子。使用方法为:无保护性交后 7 天内均可放置,失败率低约 0.01%。注意使用前要排除 IUD 禁忌证。

（三）保健指导

1. 需要在医师指导下确定紧急避孕方法。根据不同需求选择方法:

（1）未育或未婚妇女首选紧急避孕药,尽量不放置 IUD,若需要,可短期放置。

（2）经产妇若无禁忌证,建议直接放置 IUD,并长期使用。

（3）若无检查或放置 IUD 条件应及时转诊。

（4）IUD 紧急避孕的有效时间可延长 2 天或 2 天以上,有报道称性交后 8~12 天放置也有效。

2. 做好紧急避孕前的咨询,特别要询问无性交原因、日期、时间、本周期未保护性交的次数及日期等,咨询中要注意保护隐私(特别是对未婚或被强暴的青少年)。

3. 一个月经周期中只能用 1 次紧急避孕药,再次服用不增加避孕效果,反而增加药物不良反应。

4. 紧急避孕药发生不良反应的比例较高,常见反应有:

（1）恶心、呕吐,建议睡前服药可减少恶心、呕吐的发生,如服药后 1 小时内发生呕吐,应补服一次。

（2）用药后可出现不规则阴道出血,一般无需处理。但在用药前要告知,不要把这种出血当成是月经来潮。

（3）月经周期改变,多见延迟。如果月经延迟 1 周,应作尿(或血)妊娠试验,以明确是否为妊娠所致。

（4）其他不良反应:乳房胀痛、头痛、头晕、乏力等。这些症状一般不超过 24 小时。乳房胀痛或头痛严重者,可以用阿司匹林或其他止痛药对症处理。

5. 紧急避孕不是常规避孕方法,事后需要及时采用其他常用避孕方法。

第三节 避孕方法知情选择

WHO一贯倡导"所有的人都有权利获得和选择避孕方法,并从对避孕方法选择的科学进步中获益。通常对避孕方法的误区、社会偏见、服务提供不畅等因素可能成为获得及利用避孕方法的障碍,因此,服务提供者应该在充分尊重服务对象意愿基础上,帮助他们选择满意的避孕方法。

一、避孕方法选择原则

（一）基本原则

选择避孕方法应遵循可获得、有效、可接受、可负担得起和安全的五项原则。

1. **可获得性** 是高质量计划生育服务的首位,包括:男女均有知情和享受避孕的权利;推广综合避孕方法,满足人们做出最适宜的选择;保证避孕咨询提供的服务是循证和标准的;经常性的管理和评估计划生育服务,确保服务是可及的。

2. **有效性** 在一定程度上依赖于避孕方法自身的优缺点和效果,还在于服务对象使用前是否对该方法有完整准确的认识,使用过程中是否持续及正确的使用。影响持续性和正确性有很多因素,如年龄、收入、文化程度及妊娠和避孕的意愿。

3. **可接受** 是指男女双方对避孕方法的一致认可,并愿意实践。服务对象对选择的避孕方法,在一定条件下是可变的,服务提供者应该充分理解和允许。可负担性是指提供避孕方法时,一定指导服务对象权衡不同避孕方法的优缺点,结合经济承受能力、双方的接受程度作出选择。

4. **可负担性** 服务机构提供避孕方法时一定要考虑服务对象的经济承受能力,指导服务对象权衡不同避孕方法的优缺点,针对个人情况,双方的接受程度、各自持有的观念、看法,从生活角度作出避孕决定。

5. **安全性** 包括在接受计划生育服务的各个环节,如医学检查、手术操作、无菌消毒技术以及使用避孕药具后对身心影响。随着避孕节育科学研究发展,现有避孕方法的安全性及有效性也更加提高。

（二）各种避孕方法的效果比较

摘自WHO《避孕方法选用的医学标准》(表6-4)。

表6-4 各种避孕方法的效果

效 果	避 孕 方 法	使用第一年意外妊娠妇女的百分率	
		一般性使用	正确并持续使用
总是很有效	皮下埋植剂	0.05	0.05
	输精管结扎	0.15	0.1
	复方避孕针注射	3	0.5
	单纯孕激素避孕针注射	3	0.3
	输卵管结扎	0.5	0.5
	T铜380A IUD	0.8	0.6
	孕激素口服避孕药(哺乳)	1	0.5

续表

效　　果	避孕方法		使用第一年意外妊娠妇女的百分率	
			一般性使用	正确并持续使用
一般性使用有效,正确使用则很有效	哺乳期闭经		2	
	复方口服避孕药		6~8	
一般性使用有一些效果,正确及持续使用有效	男性避孕套		15	2
	体外排精		27	4
	杀精剂		29	18
	易受孕期知晓法		25	3
	女性避孕套		21	5
	宫颈帽	经产妇	32	26
		未产妇	16	9

注:0~1 很有效;2~9 有效;10~30 有一些效果

二、不同人群避孕方法选择

避孕愿望、个人的生殖权利及避孕方法的类型是服务对象选择的先决条件,选择的避孕方法应在充分知情基础上作出。

(一)不同人群与避孕

1. **青少年**　可以使用任何避孕方法,并应获得多种方法的选择,年龄不应成为禁止青少年使用避孕方法的医学原因。但在选择避孕方法时需要考年轻人的生理特征、个人的耐受能力、经济能力、性行为发生的频率以及对生育的意愿。青少年选择方法建议:

(1)未婚、性活跃青少年可以口服短效口服避孕药或使用避孕套。

(2)已婚想推迟生育或加大生育间隔的青年可以采用长效避孕针。

(3)若短期内准备生育,则不宜使用长效避孕针。

(4)青年人易发生性冲动,选用自然避孕方法可能会失败。

(5)青少年对避孕药等方法的副作用耐受性低,停用率较高,应加强咨询指导。

2. **新婚夫妇**　避孕的原则应是:高效、简便、不影响性生活、停用后短期内可恢复生育、不影响后代健康。选择时可以分阶段考虑:

(1)新婚之夜可首选口服短效口服避孕药,待双方适应后再改用其他方法。

(2)根据选择避孕药的要求,在新婚当月月经来潮后第一天或第五天开始服用。

(3)新婚期不宜使用宫内节育器、长效避孕药,但对推迟生育时期较长者可选用宫内节育器。

(4)因新婚期不易掌握排卵情况,使用安全期避孕易失败。

3. **产后妇女**　产后避孕需要根据喂养方式,区分纯母乳喂养和未纯母乳喂养等情况进行选择。

(1)纯母乳喂养产妇:①可以采用哺乳期闭经避孕,或注射单纯孕激素避孕针;②不宜口服雌孕激素配伍的避孕药,因避孕药中的雌激素会影响乳汁的分泌;③一旦月经恢复或为孩子添加配方奶或辅食,就应该开始选择屏障避孕或放置宫内节育器等效果可靠的避孕方法。

（2）未纯母乳喂养产妇：①不论是否喂奶，月经是否恢复，都要坚持避孕，以放置宫内节育器为最佳选择；②宫内节育器在产后 42 天、顺产后 3 个月、剖宫产后 6 个月都可以放置；③不宜采用安全期避孕，是由于产后哺乳期卵巢功能尚在恢复中，基础体温变化无规律，易受孕期特征不出现或难于发现。

4. **中年以后妇女**　妇女 40 岁以后，卵巢功能开始逐渐衰退，但仍有可能排卵，需要继续避孕。此期应选择不影响内分泌功能的避孕措施。

（1）以屏障避孕为主，可以同时应用避孕药膏或避孕栓增加滑润度。

（2）短效口服避孕药尽管不属于禁忌，但在使用前应进行筛查，45 岁以上妇女，每天吸烟在 15 支以上者不宜使用避孕药。

（3）若已放置宫内节育器尚未到期，且没有明显的月经紊乱或其他不适症状可以继续放置，到闭经半年后再取出。

5. **希望长期避孕夫妇**　可选用长效、高效的避孕方法如皮下埋植、宫内节育器，若决定永久不再生育的夫妇可选择女性或男性绝育术。

（二）患病期间的避孕

1. **肺结核**　疾病处于活动期不宜怀孕，应选择可靠的避孕方法。正在进行抗结核药物治疗者，因利福平、异烟肼等抗结核药物会减弱避孕药的药效，故不宜使用避孕药或避孕针。可以使用避孕套、避孕药栓等屏障避孕方法，也可放置宫内节育器。

2. **心脏病**　已有孩子或希望终生不怀孕的患者，可以选择绝育术（男女均可，最好是男性结扎）。还可以选择屏障避孕。不宜服用避孕药，因为避孕药所含雌激素，会促使体内钠离子和水分排出减少，加重心脏负担，同时使血液黏性增加易发生血栓。不宜放置宫内节育器，特别像风心病者，因为节育器有可能引起感染，发生细菌性心内膜炎。

3. **高血脂**　不宜选用口服避孕药，因激素类的避孕药可能对脂代谢产生影响，进而增加血栓形成的危险性。可以放置宫内节育器或使用屏障避孕、自然避孕。

4. **肝肾疾病**　宜使用避孕套、阴道隔膜、杀精剂或自然避孕。不宜使用避孕药，因避孕药的代谢不仅加重肝脏负担，还会增加由于肝脏功能不良所致出血现象。放置宫内节育器应慎重，因 IUD 可能引起月经过多情况。对于严重肝肾功能不良者，不宜绝育手术以避免麻醉可能对肝肾功能的影响。

5. **糖尿病**　以使用屏障避孕或自然避孕为宜。有糖尿病家族史，潜在糖尿病或糖尿病影响到心血管者，由于避孕药影响葡萄糖的耐受性，故不宜使用避孕药。糖尿病易并发感染，故也应慎用宫内节育器。

6. **生殖道感染/性传播疾病**　不宜放置宫内节育器和使用避孕药栓、避孕药膜等杀精剂。患梅毒、淋病、艾滋病等性传播疾病者，建议使用避孕套并增加另一种避孕方法，达到既可避孕又有预防感染双重保护作用。

7. **精神性疾病**　发病期不宜生育。病情稳定后若无禁忌证可选择宫内节育器、皮下埋植剂、长效避孕针或绝育术等长效避孕方法。不宜使用短效口服避孕药，因可能不能坚持服药，另患者服用的镇静药，如苯妥英钠、卡马西平（酰胺咪嗪）、巴比妥酸盐及扑米酮等可降低避孕药效果。不宜使用杀精剂及自然避孕等方法，因患者不能掌握正确使用的方法。

8. **过敏体质**　选择避孕方法会受到一定限制,特别是避孕套、杀精剂、阴道隔膜等,易引起阴道黏膜过敏,阴道分泌物增加甚至引起感染。可以使用口服避孕药、宫内节育器,还可根据病情及生育需求采用自然避孕法或绝育手术。需要注意含铜 IUD 也有引起过敏的病例。

9. **艾滋病感染**　选择避孕方法时既要考虑避孕,还要达到预防感染对方或加重感染状况的目的。

（1）建议采用包括避孕套在内的两种避孕方法,亦称双重避孕,另一种方法可以选择口服避孕药或放置宫内节育器。

（2）有少量研究结果显示,抗反转录病毒药物存在降低或增加甾体激素激活生物活性的潜能,可能影响激素避孕药物的避孕效果,因此,建议正在服用抗反转录病毒药物的妇女,在服用激素避孕药物的同时,一定坚持使用避孕套,可以保障避孕效果。

（3）放置 IUD 可能造成子宫内膜的创面,进而增加传播或重复感染机会,故病情较重者,应该慎用。

（4）不宜使用杀精剂,因为反复使用杀精剂可能增加阴道黏膜的损伤,导致 HIV 传播或重复感染。

（5）对于已经有感染症状者,可能无法准确判断排卵期,不宜使用易受孕知晓法。

（6）为避免母婴传播,不建议 HIV 感染产妇采用哺乳闭经避孕。

（三）特殊情况时的避孕

1. **月经不规律**　月经不规律分为月经过多或过少。若月经过多,可以服用口服避孕药。避孕药既可避孕又可调整月经周期,减少月经量。也可放置含孕激素的宫内节育器。月经过少或闭经者,可以放置宫内节育器或使用其他杀精剂,不宜使用甾体激素避孕药物。月经不规律者因不易掌握排卵期,不宜使用易受孕期知晓法。

2. **人工流产术后**　术后应及时采用避孕措施。若出血不多,子宫收缩好,没有感染征象,可在手术同时放置宫内节育器或即开始服用避孕药,也可以使用避孕套。药物流产后出血时间长,则流产后近期不宜放置宫内节育器,经过两次正常月经后可放置。

3. **被强暴后**　强奸是一种违背妇女意愿的性行为,导致女方心理损害并可能受孕,事件发生后,应当采用紧急措施,防止意外妊娠,具体方法见紧急避孕。

4. **不良生育史**　既往有患葡萄胎、习惯性流产、严重妊娠高血压疾病、产后出血病史,以及剖宫产术后,根据病情采用可靠避孕方法,若使用避孕套,应该坚持正确使用,保证避孕效果。

三、避孕咨询技巧

促进服务对象知情选择避孕方法并持续使用,需要为服务提供者提供良好、有效的咨询,即在坚持尊重、平等（不歧视）、不评判、保密的原则基础上,运用现代科学知识和人际交流技巧,帮助服务对象在了解多种避孕方法的信息后,知情选择适宜方法,并持续使用。

（一）常用避孕咨询技巧

咨询（counseling）是指服务提供者与服务对象间交流,咨询是建立在双向知情基础之上。需要服务提供者运用良好的人际交流技巧,与服务对象建立良好的关系,进行信息交流,帮助服务对象接受、采纳和强化避孕方法。常用的咨询技巧包括:语言交流技巧、非语言交流技巧、提问技巧、反馈技巧以及帮助对象做决定等技巧(详见婚前保健章)。

(二)避孕咨询步骤

达到良好的避孕咨询效果,需要通过六个基本咨询步骤。这六个步骤是一个连续的过程,相互结合与衔接,具有各自重点,需要运用不同的交流技巧。

第一步:问候——建立良好关系,运用语言、非语言技巧。

第二步:确定需求——至少应该询问年龄、健康状况、月经史、婚育史、避孕史等以及求询者的需求,尽快确定问题。

第三步:提供信息——全面介绍避孕方法,充分提供多种信息,包括避孕方法的适应证、禁忌证和副作用等。

第四步:确定避孕方法——帮助知情选择;解答所有问题,确定其希望的避孕方法,针对情况提出建议,最终由自我知情选择。

第五步:进一步提供信息——详细讲解其所选避孕方法的信息,复述使用方法,强调坚持使用的重要性。

第六步:随访——需要说明随访目的,预约随访日期,必要时提出转诊建议。

在咨询时还要告知求询者在何时、何地能得到所选的避孕方法;出现可能的并发症或危险指征时在哪里可得到服务等重要信息。

(三)避孕咨询的评价

美国人口理事会项目部高级副研究员朱迪思-布鲁斯在1990年针对避孕咨询提出优质服务六要素,成为评价避孕咨询的标准。这些要素也广泛用于计划生育技术服务各个环节,成为改进服务质量的重要工具。优质服务六要素按其重要性和逻辑性进行排列。

1. **提供足够选择的避孕方法** 是优质服务第一要素。包括:①满足不同服务对象的不同需求,即所有对避孕有需求的人,不仅仅是育龄男女,还包括青少年、年龄较大、处于性传播疾病/艾滋病感染高度危险者;②了解服务对象选择避孕方法的心态,结合各种避孕方法的特点,帮助服务对象分析存在的困境。

2. **提供选择避孕方法的信息和服务** 帮助服务对象在需求与方法的适宜性之间进行比较权衡,尊重她(他)们的选择。提供已选避孕方法的详尽信息,包括方法的优缺点,使用方法,使用中的注意事项,可能的副作用等。告知服务对象获得服务的时间、地点。鼓励他们提出问题,并提供有关宣传资料。

3. **提高服务提供者的技术能力** 服务提供者必须具有能胜任服务的资历和技术能力,在服务时不仅是提供避孕方法,还能准确地宣传避孕节育知识,提供有关生殖保健的基本服务和医学随访。需要掌握大量的信息,不断的学习和探索,以适应避孕咨询的需要。

4. **建立良好的人际关系** 是服务对象满意和持续避孕的基础。良好关系可以弥补技术或后勤服务带来的不足;另外还包括提供良好的服务环境和足够的服务时间。

5. **提供适当的综合服务** 提供服务的机构和人员要根据自身的服务能力,针对服务对象的需求,确定适宜的其他生殖健康服务。将计划生育与孕产期保健、防治生殖道感染等服务密切结合。

6. **确保服务的连续性** 服务的连续性可以提高服务对象对避孕方法的满意度和续用

率。连续性包括转诊及医疗随访。

第四节　意外妊娠后的补救措施

妇女在避孕失败或无保护性交后可能导致意外妊娠,由此带来的身心影响,使她们急需获得终止妊娠手术服务;得到坚持避孕,以及反复终止妊娠手术对健康和今后生育力影响的咨询和指导。医务人员应该为她们提供安全、有效的术后和后续的保健指导。

一、人工终止早期妊娠

孕早期终止妊娠方法,可以分为妊娠 10 周内负压吸引术(vacuum aspiration)、孕 10～14 周钳刮术(curretage),还有孕 49 天内药物流产(medical abortion)。

(一)负压吸引术及钳刮术

负压吸引术是借助电动或手动形成的负压作用,将胚胎吸出宫腔,从而终止胚胎继续发育。因技术成熟、手术时间短、出血少在临床最广泛使用,为众多手术者接受。钳刮术是应用器械刮除宫内胚胎组织。钳刮术因刮除的胚胎组织较大,需要一定操作时间,疼痛感较强,自从药物流产方法开展以来,钳刮术已逐渐减少。

1. **适应证及禁忌证**

(1)适应证:①自愿要求终止妊娠而无禁忌证者;②因某种疾病(包括遗传性疾病)不宜继续妊娠者。

(2)禁忌证:①各种疾病的急性阶段,特别是生殖道感染以及淋病、梅毒等性传播疾病未经治疗者;②全身健康状况不良不能耐受手术者;③术前两次体温在 37.5℃以上者暂缓手术。

2. **手术操作**

(1)严格依照《临床技术操作规范·计划生育分册》等技术规范施术。

(2)提供术前咨询指导,包括介绍手术方法及过程,告知手术可能出现的异常情况,解除受术者思想顾虑,术前需要取得受术者及其家属签署的知情同意书。

(3)进行必要的检查,包括询问病史及避孕史;进行全身及妇科检查,检测阴道分泌物及血常规以及时发现高危情况;必要时做 B 超检查,确定孕周并排除宫外孕。钳刮术前还需进行凝血时间、血型检查,必要时作肝功能及心电图检查等。

(4)术中严格执行"无碰触"无菌操作。若在静脉麻醉下实施负压吸引人工流产术,即无痛人流,术前应充分告知麻醉药物对心血管以及呼吸抑制的危险,需要获得知情同意。术后需要观察 30 分钟到 1 小时,无异常方可离开手术区域。

3. **保健指导**

(1)人工终止妊娠手术要在有资质的医疗机构实施,避免不安全流产。

(2)告知注意事项:①两周内禁止坐浴,术后一个月内或转经前避免性交;②保持外阴清洁,及时更换卫生巾,不要使用卫生棉条;③一般阴道流血(恶露)在术后 1～2 周应当干净,术后两周阴道流血未净应该继续就医;④如出现外阴有异味、恶露颜色或性状异样、明显下腹疼痛等情况,也应及时复诊。

（3）进行反复人工流产可至感染、不孕等严重后遗症的健康教育。

（4）针对性手术者要求提供术后避孕指导,对希望继续采用以往的避孕方法者,要强调坚持并正确使用;对希望更换其他方法者,则提供相应避孕方法的咨询和指导,有条件可直接提供避孕药具。

（二）药物流产

药物流产是指经过口服、注射或经阴道等途径用药,达到终止妊娠的方法,可以减轻负压吸引手术带来的疼痛或恐慌。目前最常用的药物是米非司酮（Ru 486）配伍前列腺素类药（米索前列醇）。前者使子宫蜕膜变性坏死、宫颈软化,后者使子宫收缩,促使胚胎（embryo）排出。我国于1992年底国产米非司酮获准上市,药物终止早期妊娠方法广泛用于临床。为保证流产安全,实施药物流产的机构要具备急诊刮宫、给氧、输液、输血等抢救条件,医务人员必须依法获得专项执业许可。

1. 优缺点

（1）优点:①减轻了手术流产的疼痛,达到有孕止孕、无孕催经的目的;②应用方便、服药简便,效果基本可靠;③避免了子宫（uterus）穿孔、人流综合征等手术并发症;④尤其适用于瘢痕子宫、哺乳期怀孕子宫、子宫畸形或剖腹产1年内,人流半年内或有过多次人流史者。

（2）缺点:①可能发生10%的不完全流产或失败,需要再次清宫,反而增加手术负担;②服药后流血时间较手术流产长增加感染机会;③有一定的药物副作用,会出现恶心、腹痛情况;④服药后需要在院内观察6个小时;⑤因个体对药物的反应性不同,在院内观察期间仅60%~70%左右的妇女排出胎囊,部分的妇女需要回家后自行观察胎囊排除;⑥需要再次到服药机构,接受流产效果评价。

2. 适应证与禁忌证

（1）适应证:①确诊为正常宫内妊娠,停经天数（从末次月经第1天算起）不超过49天;②40岁以下自愿要求;③不宜手术流产者,如生殖道畸形（残角子宫例外）、严重骨盆畸形、子宫极度倾屈、宫颈发育不全或坚韧、疤痕子宫、产后哺乳期妊娠、多次人工流产;④对手术流产有顾虑或恐惧心理者。

（2）禁忌证

米非司酮禁忌证:①肾上腺疾患、糖尿病等内分泌疾患;②肝肾功能异常;③妊娠期皮肤瘙痒史;④血液疾患和血管栓塞病史;⑤与甾体激素有关的肿瘤。

前列腺素禁忌证:①心血管系统疾病、高血压、低血压、青光眼、胃肠功能紊乱、哮喘、癫痫等;②过敏体质;③带器妊娠;④异位妊娠或可疑异位妊娠;⑤贫血（血红蛋白低于95g/L）;⑥妊娠剧吐;⑦长期服用:利福平、异烟肼、抗癫痫药、抗抑郁药、西咪替丁、前列腺素生物合成抑制药（阿司匹林、吲哚美辛等）、巴比妥类药物;⑧吸烟超过10支/天或酗酒;⑨居住地远离服务机构而不能及时随访者。

3. 方法及程序

（1）服药前准备:①向服务对象讲清用药方法、流产效果（完全流产率约90%）和可能出现的副作用,签署知情同意书后方可用药;②询问病史,进行体格检查和妇科检查,确诊是否为宫内妊娠,注意子宫大小与停经天数是否相符,若胚囊平均直径>25mm,并有胚芽伴有胎心者则不宜药物流产;③实验室检查阴道分泌物、血常规、尿妊娠试验,必要时进行血 hCG

测定;④经检查合格者,应予填写记录表,确定服药日期、随访日期,告之注意事项,发给月经卡,嘱对象记录阴道出血情况及不良反应。

（2）临床用药:分次给予米非司酮和米索前列醇。

1）米非司酮:①顿服法:用药第 1 天顿服米非司酮 200mg;②分次服法:用药第 1 天和第 2 天上午服米非司酮 50mg（2 片,每片 25mg）,12 小时后服 25mg（1 片）;③每次服药前后各禁食 1 小时,温水送药。

2）前列腺素:第 3 天上午,在原就诊医疗机构,口服米索前列醇 600μg（3 片）,留院观察 6 小时。

（3）用药后观察:分为自行用药后观察以及在院期间观察。

服用米非司酮后:①注意阴道开始出血时间、出血量;②如出血量多或有组织物排出,应及时来院就诊。

服用米索后（留院期间）:①观察生命体征,体温、血压、脉搏变化;②注意用药后可能出现恶心、呕吐、腹泻、头晕、腹痛、手心瘙痒等过敏反应,警惕过敏性休克及喉头水肿等严重不良反应;③观察出血和胚囊排出:如有活动性出血,应即刻阴道检查处理,若有组织物嵌顿予以钳出;如出血 200ml 及时清宫;④胚囊排出后需再观察 1 小时,出血不多方可离院;⑤观察6 小时后胚囊未排出者,如出血不多也可离院,并提醒回家后收集阴道出血,观察胎囊排出情况,若胎囊排出或出血量大等情况要及时就医;⑥告知所有对象于流产后两周来院随访。

（4）详细填写药物流产记录表。

（5）流产效果评定

1）完全流产:用药后胚囊自行完整排出,或未见胚囊完整排出,但经超声检查宫内无妊娠物,未经刮宫,出血自行停止,尿 hCG 转为阴性,子宫恢复正常大小。

2）不全流产:用药后胚囊自然排出,在随诊过程中因出血过多或时间过长而施行刮宫术者。刮出物经病理检查证实为绒毛组织或妊娠蜕膜组织。

3）流产失败:至用药第 8 天未见胚囊排出,经 B 超证实胚胎继续发育或停止发育。

4. 保健指导

（1）提醒自行服用米非司酮者:必须按时服用不能漏服。服药期间一旦出现阴道流血,应使用专用便器,观察有无组织物排出;若突然发生大量活动性阴道出血、持续腹痛或发热,需及时就诊;用药期内不可同时服用吲哚美辛、水杨酸、镇静剂、广谱抗菌素。

（2）告知需要回家自行观察胎囊排出者,一旦开始阴道出血,大小便时要使用专用便器或用一次性杯置于阴道口,观察有无组织物排出。如有组织物排出,应及时送至原就诊单位检查。

（3）药物流产后转经前应禁止性交,转经后应及时落实避孕措施。

（4）对所有流产者进行定期随访,不同时期随访重点包括:

1）用药后 1 周:了解胚囊未排出者离院后阴道出血和胚囊排出情况;若胚囊已排出且出血不多者,预约用药后 2 周来诊;胚囊仍未排出者应进一步做超声检查,以确诊继续妊娠或胚胎停止发育,并进行人工流产手术。

2）用药后 2 周:如胚囊已排出后,但至来诊时尚未止血,出血如月经量者,应作超声检查或 hCG 测定,诊断为不全流产者,应行清宫处理,刮宫组织物送病理检查;若出血不多,根据临床情况,可继续观察,观察期间有活动性出血或持续性出血,需随时积极处理。

用药后 6 周:进行流产效果评定和了解月经恢复情况,期间如突然发生大量活动性阴道出血、持续腹痛或发热,均需及时就诊。

二、人工终止中期妊娠

孕中期引产(second trimester induced abortion)是指孕 14～27 周的终止妊娠。常用方法包括:依沙吖啶(Rivanol,利凡诺)羊膜腔内注射引产和水囊引产。引产需要在服务对象及其家属知情同意后进行。实施引产的医疗机构必须取得相应的资质,并具备输血、危重症救治的能力。

(一)依沙吖啶羊膜腔内注射中期妊娠引产

依沙吖啶也称利凡诺,是一种强力杀菌剂,具有子宫收缩作用。通过向羊膜腔内注入 0.5%～1% 的利凡诺 10ml(含利凡诺 50～100mg),引起子宫收缩,促使胎儿和胎盘排出,临床引产效果可达 90%～99%。

1. 优缺点

(1) 优点:成功率高、引产时间短、流产过程较安全、感染发生率低、操作简便、经济实用等。

(2) 缺点:因胎盘和胎膜残留、出血较多常需清宫;孕周大或宫缩强时易造成软产道撕裂。

2. 适应证与禁忌证

(1) 适应证:①凡妊娠 14～27 周内要求终止妊娠而无禁忌;②因某种疾病(包括遗传性疾病)不宜继续妊娠及产前诊断发现胎儿畸形者。

(2) 禁忌证:①全身健康状况不良不能耐受手术。②各种疾病的急性阶段;有急性生殖道炎症或穿刺部位皮肤有感染者。③中央性前置胎盘。④利凡诺过敏。⑤宫体上有手术疤痕、宫颈有陈旧性裂伤、子宫颈因慢性炎症而电灼术后、子宫发育不良者。⑥术前 24 小时内两次测量(间隔 4 小时)体温在 37.5℃ 以上者应慎重考虑。

3. 手术操作方法 需要严格依照《临床技术操作规范 . 计划生育分册》等技术规范施术。

4. 保健指导

(1) 必须住院引产:医务人员要提供术前咨询,说明可能发生的并发症。夫妻双方知情,签署同意书。

(2) 做好术前准备:①详细询问病史,进行全身及妇科检查;②辅助检查除血、尿常规外还需要进行出、凝血时间,血型以及胸片、心电图、肝、肾功能的测定、乙型、梅毒以及 HIV 等传染病检查;③B 超检查,定位胎盘和穿刺点;④利凡诺过敏试验:一侧鼻孔滴入三滴 0.5% 的利凡诺,观察 15～20 分钟,若出现明显头痛、鼻堵塞伴分泌物为阳性不宜使用利凡诺。

(3) 利凡诺引产容易产生胎盘残留,造成出血。在出现胎盘未娩出或胎盘娩出后怀疑有胎膜残留,有子宫活动性出血情况时,应立即进行清理宫腔术,若为宫缩乏力出血可肌肉注射缩宫素。

（4）流产后要指导妇女注意休息,观察子宫出血及有无感染情况。指导服用回奶药,提供避孕方法。

（二）水囊引产

水囊引产是一种较为传统的引产方法。引产机制是将无菌水囊放置在子宫壁与胎膜之间,囊内注入适量液体,机械性刺激宫颈管神经感受器,通过神经传导到垂体后叶,促使内源性催产素分泌增加,引起宫缩,迫使胎儿及附属物排出。

1. 优缺点

（1）优点:方法较简单、经济、没有药物的副作用;对有药物过敏史的妇女尤为适宜。

（2）缺点:潜在感染风险,若感染易发展为 DIC,是造成孕产妇死亡的重要原因。

2. 适应证与禁忌证

（1）适应证:同利凡诺引产。

（2）禁忌证:患生殖道感染、前置胎盘、疤痕子宫、严重高血压、心脏病等病症,手术当日连续两次(间隔 4 小时)体温在 37.5℃以上者,均不宜水囊引产。

3. 操作方法　依照《临床技术操作规范·计划生育分册》等技术规范中水囊引产的步骤施术。

4. 保健指导

（1）术前准备同利凡诺引产,为预防感染,需要擦洗阴道 2～3 遍,有条件可做宫颈分泌物细菌培养及药物敏感试验。

（2）术中严格遵守无菌操作规程,放水囊时绝对避免碰触阴道壁。

（3）按孕周严格控制注入水囊中的生理盐水量。

（4）受术者放水囊后,不宜活动过多,防止水囊脱落,如有发热寒战等症状,查明原因,及时处理,必要时提早取出水囊。

（5）加用缩宫素静脉点滴时,必须专人严密观察和监护孕妇状态,宫缩过强时,可在严格消毒下进行阴道检查,如宫口未开,则应停用或调整催产素用量和滴速,并考虑应用镇静剂或子宫肌松弛剂,以缓解宫缩,以防子宫破裂。

（6）胎儿、胎盘娩出后,应检查胎盘是否完整。严密观察 2 小时,注意阴道流血、子宫收缩状态,并测量和记录血压、脉搏、体温,如发现异常情况,及时处理。应用抗生素控制感染。

（7）流产后要注意休息,观察子宫出血及有无感染情况。指导服用回奶药,提供避孕方法。

（三）剖宫取胎术

亦称"小剖宫",一般在其他引产方法或药物不适宜应用时使用。手术操作同剖宫产。因其他引产方法效果好、操作简便,现较少采用此法。手术时,若受术者同意,可同时进行输卵管结扎手术。

第五节　节育手术并发症防治

节育手术并发症系指在置取宫内节育器、人工流产、中期引产、男女绝育等手术操作过程中,因未能正确掌握适应证、禁忌证、处理方法,或操作不规范,或某些不可避免因素引起的一系列临床病征。轻者影响健康,严重可危及受术者的生命。

一、常见并发症分类

按照节育手术并发症发生的时机,可以分为手术时、术后近期以及术后远期并发症。各时机发生的不同类别并发症,对健康的影响也不同。

1. **术时并发症**　手术操作过程中出现出血、心脑综合征、脏器损伤、人流综合征、羊水栓塞等与手术有关的病症。

2. **术后近期并发症**　术后1~2周内出现的与手术有关的病症,包括感染、人流不全、腹壁血肿、阔韧带血肿及腹膜后血肿、漏吸、异物腹腔内遗留。这些并发症将带来不同程度的后遗症。

3. **术后远期并发症**　术后较长期出现的与手术有关的病症,如 IUD 异位、断裂变形、慢性盆腔感染、盆腔静脉淤血症、宫颈管或宫腔粘连、肠粘连、大网膜粘连综合征、严重神经官能症。严重者可以影响生育力。

二、常见并发症处理

要及时发现、及时处理节育手术并发症,避免对流产者身心健康,特别是对生育力的长远影响。

(一)术时并发症

1. **出血**　系指不同节育手术过程中出现的大出血情况。还有可以发生的是内出血及腹壁血肿、阔韧带血肿和腹膜后血肿,这种出血往往可能造成出血性休克。

(1) 病因:因操作不规范、不熟练,或宫腔内有残留物而引起子宫收缩不良,或损伤子宫及宫颈所致。

(2) 临床症状及诊断:节育手术过程中较大量出血,出血量判断标准:置取 IUD 术出血量≥100ml;10周内负压吸引术出血量≥100ml;钳刮术出血量≥200ml;中期妊娠引产出血量≥300ml。

(3) 处理原则:①手术当时出血者:首先用止血药及宫缩药物,出血多者,需补足血容量;疑有损伤时,严密观察,不可行诊断性刮宫,必要时施行腹腔镜检查协助诊断;损伤严重,出血不止者,需手术修补或子宫切除术。②数天后出血者,首先给予止血、抗感染等治疗。无效者应及时取出 IUD,或同时行诊断性刮宫,并用宫缩剂止血。刮出物送病理检查。术后加强抗生素应用。

2. **脏器损伤**　是指手术器械穿透子宫,造成子宫或腹腔器官或组织损伤,是节育手术较为严重的并发症。国内发生率0.05%~0.88%,国外发生率0.09%~0.2%。严重的脏器损伤若诊断不及时或处理不当可危及生命。

(1) 分类:根据子宫损伤的程度,可分为:①不完全性子宫穿孔,即全部或部分子宫肌层损伤,但浆膜层完整;②完全性子宫穿孔(子宫破裂),即子宫肌层及浆膜层全部损伤。根据子宫损伤与邻近脏器的关系,可分为:①单纯性子宫穿孔:指仅损伤子宫本身;②复杂性子宫穿孔:指损伤子宫同时累及邻近脏器,如肠管、大网膜。

(2) 病因:①子宫本身存在高危因素:如哺乳期、绝经后子宫,子宫过度倾屈,伴有子宫肌瘤,子宫手术史,未诊断的子宫畸形,多次人流史或近期人流史等;②手术者技术不熟练,术前未查清子宫位置和大小;③术者责任性不强,不按规范操作或操作粗暴,人为造成损伤。

（3）临床症状及诊断:①疼痛:多数在手术过程中受术者突然感到剧痛、撕裂样疼痛,但也有少数疼痛不剧,偶见无痛感者,腹部检查可有肌紧张、压痛、反跳痛;②出血:可表现为内出血或外出血,若损伤大血管,可出现休克,内出血量超过 500ml 时,可出现移动性浊音;③器械落空感,或进入宫腔器械超过原探查的深度;④内脏损伤时,可钩出或吸出肠管、大网膜组织等;⑤子宫破裂时,伴痉挛性腹痛宫体有压痛,为子宫先兆破裂症状,继之腹痛突然缓解,宫缩消失,出现内出血腹膜刺激症,伴休克,而休克程度与阴道外出血量不相符合;腹部或妇科检查子宫缩小,而子宫外可清楚地扪及胎体;有时并发羊水栓塞和 DIC。

（4）处理原则:①一旦发现或疑有子宫穿孔或破裂,须立即停止操作,严密观察,应用抗生素。②单纯性子宫穿孔:无出血症状及腹膜刺激症状,患者一般情况良好的,可在抗生素预防感染和宫缩剂应用的情况下,严密观察血压、脉搏、体温、腹部情况及阴道流血多少。③内脏损伤:无腹腔镜条件或穿孔较大,合并脏器损伤,症状严重者,应及时行剖腹探查、修补术。子宫损伤严重或有严重感染,应行子宫切除术。节育器进入腹腔,应立即剖腹探查,修补子宫、取出节育器,修补损伤脏器。④子宫破裂:确诊后应立即剖腹探查,根据子宫损伤程度决定是否行子宫切除术;并发羊水栓塞或 DIC 应积极抢救;给予抗生素预防感染。

3. **心脑综合反应**

心脑综合反应又称人流综合征。因手术操作刺激了子宫或宫颈局部,引反射性迷走神经兴奋,释放大量乙酰胆碱,引起冠状动脉痉挛,房室传导障碍,血压下降,心脑供血不足的综合症状。发生率 0.06% ~ 12.5%。本病发病急,处理及时预后好,若病情重或处理不及时,曾有心脏骤停的报道。

（1）病因:多发生人工流产过程中,与手术刺激或宫颈扩张困难或强烈子宫收缩有关,也可因孕妇情绪高度紧张引起。

（2）临床症状及诊断:①受术者出现心动过缓、心律失常、头晕、胸闷、恶心、呕吐、面色苍白、大汗淋漓,严重者发生一过性意识丧失、晕厥、抽搐等心脑综合症状;②血压下降,血压下降到 12/8kPa(90/60mmHg)以下,或收缩压比术前下降 4kPa(30mmHg)、舒张压下降 2kPa(15mmHg),心率减少到 60 次/分以下。

（3）处理原则:①对于精神比较紧张的受术对象,在术前应该做好充分的咨询,消除其紧张心态,必要时术前可口服巴比妥类制剂,或肌肉注射阿托品 0.3mg,有预防及治疗作用;术时辅以心语疏通,避免粗暴操作和强行操作。②一旦发生立即暂停手术,给予吸氧、取平卧位、严密观察血压、脉搏变化等紧急措施。③皮下注射阿托品 0.5 ~ 1.0mg,必要时给予50% 葡萄糖 60 ~ 100ml 静脉注射,也可开放静脉给予补液。④病情重或经上述处理仍不减轻者应在心电图监测下进行急救处理。

4. **羊水栓塞** 羊水栓塞系指节育手术中,因多种原因导致羊水中有形物质,如胎脂、毳毛、胎粪、上皮等,突然大量进入母体血液循环,引起肺部栓塞、过敏性休克、凝血机制障碍、急性循环呼吸功能衰竭、急性肾功能衰竭等一系列危重征象。羊水栓塞是中期引产手术严重并发症,资料统计中期引产并发羊水栓塞的发病率高于足月妊娠。孕周越大,危险性越大。

（1）病因：尚不清楚，但常与胎膜早破、过强宫缩、宫壁或宫颈内膜有破裂血管有关。

（2）临床症状及诊断：①在手术过程中或引产胎儿娩出过程中受术者突然出现寒战、胸闷气憋、面色青紫、粉色泡沫痰等肺动脉高压症。②不明原因的休克。③实验室指标改变：凝血时间在 1～3 分钟内，继而出现血不凝；血小板 ≤100×10^9/L；凝血酶原时间 ≥16 秒；纤维蛋白原 ≤1.6g/L；3P 试验阳性、凝血酶时间延长（≥25 秒）、凝血活酶时间延长（≥45 秒）、优球蛋白溶解时间缩短（≤90 分）。④心电图改变：提示右心房、右心室扩大，ST 段下降，T 波倒置；⑤继发心、肺、肾等多脏器功能衰竭。

（3）处理原则：①产程中避免宫缩过强造成羊水进入母体血液循环。②一旦发生立即加压给氧；抗过敏治疗。③给予扩张血管药物；防止心衰。④纠正酸中毒；DIC 处理；防肾衰。⑤给予抗生素。⑥妊娠的处理。⑦当呼吸、循环和凝血机能基本纠正后，应及早清除宫腔内容物。

（二）术后近、远期并发症

术后近期并发症主要包括：感染、人流不全。远期并发症包括：节育期异位、宫颈管粘连、盆腔炎等。

1. 感染　是指术前无全身或局部感染征象，术后近期（两周内）或远期发生的子宫内膜炎、子宫肌炎、附件炎、盆腔炎、腹壁切口感染、腹膜炎或败血症者。严重者可发生感染中毒性休克和弥漫性血管内凝血。

（1）病因：①受术者原患有下生殖道感染，术前未发现或未治愈；②手术者手、手术器械、物品等消毒、灭菌不严格；③手术时合并子宫穿孔、肠管损伤等；④人工流产术后即时放置 IUD 合并人流不全；⑤术后过早恢复性交或外阴皮肤不清洁等。

（2）临床症状及诊断：①术后发热，体温 ≥38℃；下腹有压痛、反跳痛，甚至可有肌紧张；②阴道持续性出血或有脓性分泌物排出，有臭味；③子宫体稍大、稍软，宫颈举痛，宫体或宫旁组织有压痛，有的出现附件增厚或盆腔包块，伤口周围有红、肿，并可扪及浸润块，甚至有波动感，伤口流脓；白细胞计数增高；④继发败血症、感染中毒性休克、弥漫性血管内凝血。

（3）处理原则：①积极控制感染，联合应用广谱抗生素，可配合中药治疗；②如流产不全继发感染，可在控制感染同时行刮宫术；③因放置 IUD 引起，若治疗无效应取出节育器；④严重子宫感染，需行子宫切除术；⑤感染中毒性休克、弥漫性血管内凝血抢救需请内科、麻醉科协同诊治；⑥腹壁伤口感染应局部清创、引流。

2. 节育器移位　根据 IUD 移动的位置，可以分为部分或完全嵌入肌层，或异位于腹腔、阔韧带。一般无症状，多数在随访或取器时或带器妊娠时才发现。部分患者可有腰骶部酸痛、下腹坠胀不适或有不规则阴道流血病征，如果异位于腹腔，可伤及肠管、膀胱等组织并造成粘连。

（1）病因：①多因术时发生子宫穿孔；哺乳期、子宫有疤痕史者；②节育器型号过大；③支架式 IUD，放置不当；④子宫畸形、宫颈过紧和绝经后子宫萎缩可致 IUD 变形，容易损伤或嵌入宫壁等。

（2）临床症状及诊断：①通过详细询问放器时间、IUD 类型和大小、放置顺利程度、放置时有无腹痛、置器后有无取器困难等病史；②进行妇科检查，检查盆腔有无包块，子宫直肠陷凹、前后穹隆处有无压痛及异物感等，如有尾丝的 IUD，宫颈口未查见尾丝，需考虑 IUD 异位;③辅助检查,B型超声检查较好定位IUD与子宫的关系,X线直接透视或摄片,可显示IUD形态,如IUD远离中心提示为子宫外异位;宫腔镜检查能直接观察宫腔内IUD情况;腹腔镜检查能直接观察部分或完全异位于子宫外的IUD。

（3）处理原则:①无论有否症状,均应及早取出;②根据异位的部位不同确定取器方法,嵌入肌层较浅可经阴道取出;③异位于子宫直肠凹时,可切开后穹窿取出;④异位于腹腔内,并估计无粘连或轻度粘连,可在腹腔镜直视下取出;⑤大部分或全部嵌入肌层,按上述方法取出困难者,应剖腹取器。

3. 其他节育器异常情况

（1）节育器变形、断裂及脱结:多因IUD不适于宫腔形态时出现,常无症状,多数在随访时通过X线透视发现。一旦发现以上情况,宜及时取出。

（2）节育器下移:IUD下移易发生带器妊娠。放置带尾丝IUD,当发现尾丝明显增长时应考虑IUD下移,应及时取出。环型IUD下移,可按放置步骤,用环叉上推IUD下缘,使IUD回到正常位置。

（3）铜过敏:放置带有铜丝或铜套的IUD,可以在宫腔、宫颈、输卵管液中有较高铜离子浓度。若后出现皮疹、全身瘙痒,个别出现心慌、腹痛等与其他致敏相似症状时,应该考虑可能铜过敏,此时应及时取出IUD,并抗过敏治疗,以后不能使用带铜IUD。

4. 人流不全　发生在负压吸引术、钳刮术后的一种较常见的并发症。可出现阴道流血、感染等临床病症。

（1）病因:多因手术操作不规范,致使部分胚胎、绒毛或胎盘组织（不包括蜕膜残留）残留在宫腔内。

（2）临床症状及诊断:①人流术后持续性阴道出血,量或多或少;②可伴有小腹痛及腰痛;③妇科检查发现子宫体增大、稍软或宫颈口松弛并堵有组织块;④人流两周后,尿妊娠试验仍阳性;⑤B超提示宫腔内有异常强回声;⑥清宫后刮出物,病理检查有绒毛组织。

（3）处理原则:①阴道出血不多,估计宫腔残存组织物较少,可给予消炎、止血药及活血化瘀中药;②保守治疗无效或出血量多应及时刮宫;③刮宫后给予抗感染治疗。

5. 宫颈管或宫腔粘连　因节育手术发生的宫颈管或宫腔狭窄、闭锁。

（1）病因:①手术中宫颈管扩张不够充分;②吸管及刮匙强行通过颈管;③吸引负压过高、吸引幅度大;④吸管带负压进出宫腔等不规范操作;⑤宫颈病变或术后继发子宫内膜感染引起。

（2）临床症状及诊断:①人流术后出血量少或术后无出血;②继发闭经;③周期性下腹痛（腹痛发作周期与月经周期相同,持续天数与经期天数相同,腹痛数日后自行缓解）;④常伴有肛门下坠、排气、排便困难;⑤妇科检查宫颈举痛和后穹窿触痛;子宫正常或稍大,子宫及附件有压痛;⑥B超检查宫腔有分离,宫腔有积液;⑦用探针按宫腔方向稍用力可分离粘连,并随即有陈旧血液流出,受术者腹痛随之减轻,诊断也可明确。

（3）处理原则:①用扩张器扩张宫颈,用探针横扫宫腔,防再次粘连;②术后给予抗生素及活血化瘀药。

6. 输卵管结扎术后综合征

（1）定义:发生于输卵管结扎术后,受术者有多种主诉不适,而临床体症不明显,需开腹探查后才得以确诊。综合征包括有盆腔静脉淤血症、大网膜综合征、慢性盆腔炎及盆腔粘连等。

（2）临床症状及诊断：①术后腹痛、腰痛、性交痛；月经或增多或减少甚至闭经；阴道分泌物正常或增多；②出现植物神经系统症状，如心悸、气短、头痛、头晕、四肢麻木、恶心、呕吐、腹胀、甚至出现神经性厌食，丧失劳动力；③体格检查及妇科检查无器质性病变；腹腔镜或开腹探查可确诊。

（3）处理原则：①盆腔静脉淤血症可行中医活血保守治疗，无效可开腹行双输卵管、部分系膜或子宫切除术，保留双侧或单侧卵巢；②大网膜综合征可保守治疗，无效可腹腔镜或开腹探查，行粘连松解术；③慢性盆腔炎及盆腔粘连可保守治疗。

第六节　计划生育技术管理

对计划生育技术进行有效管理，不断提高服务质量，是为广大的育龄男女提供高质量的计划生育技术服务，落实计划生育国策的重要措施。

一、管理依据

我国政府为保证计划生育手术的安全，早在20世纪70～80年代原国家卫生部制定了《节育手术常规》、《节育并发症管理办法》以及《女性节育手术并发症诊断标准》、《男性节育手术并发症诊断标准》等一系列技术规范，明确界定各类手术并发症以及防治措施。90年代初期，国务院颁布了《计划生育技术服务管理条例》，将计划生育技术服务提升为依法行为。2002年原国家卫生部和国家人口与计划生育委员会共同出台了《常用计划生育技术常规》，2004年后中华医学会专家编著并出版了《临床技术操作规范·计划生育学分册》以及《临床诊疗指南·计划生育分册》，这些技术文件成为计划生育技术服务机构和医务人员，在服务过程中遵循的标准，也成为监督管理计划生育技术服务质量的重要依据。

世界卫生组织自1997年始，推荐使用《避孕方法选用的医学标准》、《避孕方法使用的选择性实用建议》，并进行了多次改版，及时传递新的技术信息。同时，还出版《计划生育服务对象和服务提供者做决定工具》及《计划生育服务提供者手册》以供广大医务人员使用。新的计划生育服务理念和服务技术的引进，为我国开展避孕方法知情选择、提供相关医学服务提供了确凿的科学依据，使广大育龄人群能够在更大范围、更为明智地选择避孕方法，获得更为优质服务。

二、优质服务

提供优质的计划生育技术服务，应该是服务提供者与服务对象共同的愿望与目标。

（一）理念

1. **以人为本**　指在计划生育服务过程中要以保障服务对象的基本人权和生殖权利为中心，包括他们的需求、意愿、参与和选择；强调和尊重个人选择和感受并得到保密的服务。

2. **双向知情**　是指医务人员要基于服务对象需求、心态、理解程度之上，提供信息；服务对象能够理解医务人员所介绍的避孕方法信息。只有双方知情才能够正确、自主的做出决定。

（二）内涵

1. 高质量的服务技术

（1）提供规范、可接受、安全的服务,保证计划生育服务的可持续性、可及性。

（2）随着医学的发展和进步,不断应用先进、循证的技术改进现有的技术服务。

（3）利用不同等级医疗机构的人力资源和设备,为服务对象提供转诊服务,并确保质量。

（4）建立有关服务对象的信息管理系统,并定期分析研究,使之成为提高技术水平、改善服务质量、制定适宜卫生服务政策有重要的参考价值。

2. 良好、安全的服务环境

（1）人力资源:服务机构应该配备与服务对象的需求相适应、接受过培训(包括专业技术和人际交流技巧)的专业人员。

（2）物力资源:足够的服务场所面积、设备、药品、交通,这些资源不仅仅是满足就诊时需要,还包括候诊和所有的后勤服务时需要,以确保服务对象在接受服务时,能够处于舒适、私密、没有医源性感染危险的医疗环境中。

三、服务机构与人员管理

为了保障公民生殖健康权利,保护受术者安全,2001 年国务院颁布《计划生育技术服务管理条例》以及后续的一系列规章,从法律的角度对计划生育技术服务提出了要求,以确保优质、安全的计划生育技术服务。

（一）服务机构

计划生育技术服务机构均隶属于卫生与计划生育行政部门管理,各级医疗保健机构以及相关服务机构共同构成了计划生育技术服务网络。

1. 机构资质　按照《计划生育服务技术管理条例》要求,开展计划生育技术服务的医疗保健单位,必须得到卫生计生行政部门认可、备案。个体医疗机构不得从事计划生育手术服务。获得服务资质的各级医疗保健机构,需要提供安全的技术服务,提供与服务项目相适应的设施、场所、人员以及后勤保障。建立各类相关登记、记录,及时收集相关信息。

2. 服务范围　根据有关规定,各级服务机构应该按照等机构的级别、服务条件以及技术能力,提供相应的服务项目。

（1）县级以上机构:施行避孕指导、节育手术和输卵(精)管的复通手术;提供与避孕与节育手术相关的医学检查;对节育手术并发症及避孕药具不良反应进行诊断及处理;围绕生育、节育、不育开展其他生殖保健服务。

（2）乡级机构:开展置、取宫内节育器术、孕 10 周内的人工流产术;有条件的可开展孕 7 周内的药物流产、紧急避孕、绝育技术服务;提供避孕知情选择及健康教育服务;负责计划生育技术服务数据及质量的登记、汇总、上报。

（3）村级:提供避孕知情选择及健康教育服务;宣传、动员群众到医疗保健机构接受节育技术服务。

（二）服务人员

1. 从事节育技术的机构以及人员需要取得国家认可的执业医师(含助理)、执业护士、乡村医师资格,并在有资质认证的机构从业。

2. 按照批准的服务范围、服务项目、手术术种从事计划生育技术服务。

3. 接受培训,应该掌握有关节育技术的相关政策、标准、制度;各种节育技术的适应证、禁忌证、使用方法、副作用处理;计划生育手术操作规范及预防医源性感染规程;咨询、人际交流技巧等。

4. 遵守与职业有关的法律、法规、规章、技术常规、职业道德规范和管理制度。

四、服务环境

计划生育技术服务机构要为群众营造一个安全、舒适的环境,要充分考虑服务对象的需要,注意保护隐私、方便就医和预防医源性感染等。

（一）计划生育门诊

1. 应便于服务对象就诊,符合功能流程。

2. 检查区设置遮挡,注意保护服务对象的隐私。

3. 配备必要的、功能齐备的检查设备。

4. 检查以及操作要符合预防医源性感染的要求。

（二）计划生育手术室

1. **环境要求**　应置于清洁、安静的区域,远离污染源;设计与布局要符合功能流程及清洁与污染的区分要求;设置工作人员通道、手术对象通道和污物运送通道;面积要与其任务相适宜。

2. **设置**

（1）入口处设隔离线,以区分清洁区和污染区。出入换鞋,外出用鞋与手术室内用鞋应分别摆放。需要更换手术衣裤。

（2）室内依次划分缓冲间、手术间、观察室和污物间。按照各部分功能设置物品。标记清洁区、半清洁区、污染区。

缓冲间(缓冲区):作更衣、刷手及准备敷料、器械场所。

手术间:必要的手术设备,如清洁手术床、负压吸引器、无菌器械柜及手术包,抢救药品、环境消毒及调温设备。观察间(休息区):观察床(与工作量匹配)、健康教育资料、各类登记本、册。

污物间:放置医用废弃物。

（三）避孕咨询门诊

1. 环境布置应温馨、优雅,桌、椅舒适,便于交流。

2. 尊重求询者的隐私,有隔音、遮挡设备,注意保密。

3. 有性卫生、避孕方法介绍、性传播疾病预防等方面的宣传画、宣传折页、模型。

五、服务质量

1. **建立规范、标准及管理制度**

（1）建立各种诊疗常规、危重、急诊抢救制度、手术常规、消毒隔离制度、预防交叉感染措施等。

（2）质量管理制度：病历质量检查制度、特殊病例随访制度、高危手术管理制度、并发症及药具不良反应管理制度、危重并发症转诊制度、急救预案（包括麻醉意外抢救的应急预案等）、病案管理制度等。

2. 收集信息

（1）建立各类登记，如高危登记、随访记录、并发症登记等。

（2）病案记录：完整、系统、准确地记录患者就诊情况，包括：有关病史，妇科检查、辅助检查、手术过程以及出现的情况、术后指导、预约随访等。

（3）并发症信息，定期讨论、分析评估，有条件的地区应定期对严重并发症进行评审，以总结经验。

3. 建立转会诊工作流程，发生紧急情况要及时转诊。

六、高危节育手术管理

高危节育手术系指在节育手术全过程，可能存在或发生的影响健康的危险情况。需要医务人员保持高度警惕，采取正确措施，保障手术者安全。受术者有如下情况可列为高危：

1. 高危手术范围

（1）年龄≤20岁或≥50岁。

（2）半年内有终止妊娠或1年内有2次人工流产史或总计有3次以上人工流产史。

（3）剖宫产术后半年内、足月产3月内，绝经1年以上，哺乳期或长期服用甾体避孕药及带节育器妊娠。

（4）生殖道畸形或合并盆腔肿物。

（5）子宫位置高度倾屈或宫颈暴露困难。

（6）既往妊娠有胎盘粘连出血史、子宫穿孔史或阴道宫颈穿破史。

（7）宫角妊娠、宫颈妊娠、子宫峡部妊娠、胚胎着床于剖宫产瘢痕处。

（8）脊柱、下肢、骨盆病变截石位困难。

（9）并发内科严重器质疾病或出血性疾病。

（10）IUD嵌顿、断裂、变形、异位。

（11）稽留流产、可疑异位妊娠、可疑滋养细胞疾病。

2. 高危手术处理及管理

（1）门诊进行高危筛查，在病史上作高危标记，填写高危因素。

（2）术前应向患者及家属说明手术难度及可能产生的并发症，签知情同意书。

（3）作为重点手术，安排充分手术时间。

（4）疑难高危手术应在县区以上医疗保健机构进行，必要时住院手术。

（5）疑难高危手术必要时进行手术前会诊讨论，采取预防措施，由有经验的医师施术。

（6）术后观察2小时，经检查无异常后方可离院。

（7）术后落实避孕措施。

七、服务评价

定期评价服务情况，可以不断提高服务质量。评价至少要包括以下方面：服务对象对服务的感受,即满意程度;医疗机构提供服务的能力、医疗服务环境以及服务管理。

（一）服务对象感受

1. 能与服务提供者建立并保持良好的关系,能够进行充分的交流。

2. 就诊时有足够的咨询时间,所提及的问题能得到满意的解答。

3. 无论受教育程度、社会层次、职业和年龄如何,均享受到同样标准的服务,受到了真诚、友善和理解的对待。

4. 无论是在咨询、体格检查、手术过程中,均受到尊重和个人隐私的保护。

5. 在就医过程中获得充足的信息,明确所要检查项目的目的、治疗过程和可能的结果,能够参与到处理和治疗过程中,做好了充分地准备来接受治疗,并得到满意的结局。

6. 能及时得到转诊、随访及急救服务。

（二）服务机构能力

1. **服务技术** 充分考虑服务对象的利益和需求;服务对象可负担得起、可接受的,不以市场赢利为目的;让服务对象知情,如手术操作,应让对象知情同意;有服务标准和操作规范,并有严格有效的监督制度。

2. **服务设备** 具备可利用的各种避孕药具和医疗药品,并能得到很好的储备;有独立的装备完善的妇科检查室和计划生育手术室,具备开展计划生育技术服务所需的基础设施（包括洗手池、器械柜、照明、温度调节、消毒、窗帘或屏风等）;有单独的、私密的咨询室;必须注意维护仪器,确保处于功能状态。

（三）服务环境（后勤）

1. 所有服务场所具有统一、整齐、显著的标示,包括机构内各个部门以及周边环境都有明显标示系统。

2. 具有预防医源性感染的条件和规章制度及流程,能遵循国家制定的医疗指南,控制医源性感染的各个环节。

3. 服务场所的设置要考虑到保护隐私和方便服务对象就诊;服务场所应该是安静、舒适,有适宜服务数量的候诊的场所。

4. 所有后勤维修应该是及时的,尽可能减少对服务的影响。

（四）服务管理

1. 快捷的服务流程,就医等待时间令服务对象可以接受。

2. 具有可行有效的服务制度、规范、标准和流程。

3. 具有各种运作机制,能在获得服务对象反馈后及时对所提供的服务进行调整。

4. 定期自行评估和获得上级专业指导机构的监督指导。

第七节 不孕症与人类辅助生殖技术

运用科学手段帮助育龄男女恢复生育能力,实现获得健康后代的愿望,体现了对人类生殖权利的尊重。保障人们的生殖能力和生殖系统的健全,成为医学界重点关注和研发的领域。

一、不孕症

正常情况下,生育能力正常的夫妇,每个月经周期的自然受孕率大约是 20% ~25%;婚后 1 年内初孕率为 90% 左右,婚后 2 年内初孕率可达 95% 。若育龄男女未避孕,有正常性生活,同居 2 年而未曾受孕者称不孕症(infertility),我国不孕症发病率为 7% ~ 10% 。不孕症分为:婚后未避孕从未怀孕者称原发不孕;曾有过妊娠而后未避孕连续 2 年未孕者称继发不孕。

（一）发生原因

不孕症原因有多种,包括男、女以及双方共有的原因。据调查,属于女方因素占 40% ,男方因素约占 30% ~ 40% ,男女双方共同因素约占 20% ,不明原因约占 5% ~ 10% 。

1. **女方因素**　多见排卵障碍和输卵管因素,还有子宫因素、宫颈因素。

2. **男方因素**　主要是生精障碍和输精障碍,具体包括精液异常、性功能异常、免疫因素。

3. **双方共同因素**　多为不能正常性交、免疫因素(同种免疫和自身免疫)。

（二）检查与诊断要点

1. **男方检查**

（1）了解既往影响生育的疾病史:①有无慢性疾病,如结核、腮腺炎、生殖器肿瘤、生殖器发育障碍等病史;②了解性交情况,有无性交困难;③在 3 个月内是否有精液分泌异常或全身疾病史;④服用药物史与工作环境、吸烟史;⑤家族遗传病史等。

（2）体格检查:注意第二性征发育情况,检查外生殖器有无畸形、发育不良、感染和病变。

（3）精液常规检查:正常精液量为 2 ~ 6ml,平均 3ml;pH 7.0 ~ 7.8;在室温中放置 30 分钟内液化;精子密度 $(20 ~ 200) \times 10^9/L$;精子存活率 >50% ;正常形态精子占 66% ~ 88% 。

（4）必要时进行其他内分泌、激素、遗传学检查。

2. **女方检查**

（1）了解与不孕有关的病史:①月经情况;②了解性生活情况,有无性交困难;③结核、生殖道感染及性传播疾病、内分泌疾病;④遗传性疾病等。

（2）体格检查,注意检查第二性征及内外生殖器发育情况,有无畸形、炎症、包块、触痛及泌乳等。

（3）特殊检查:①卵巢功能检查(基础体温测定、宫颈黏液检查、阴道细胞学检查、B 超监测卵泡发育及排卵、诊断性刮宫或子宫内膜活组织检查、女性激素等);②输卵管通畅试验;③宫腔镜检查、腹腔镜检查等。

（4）免疫学检查,主要包括:①性交后试验;②宫颈黏液、精液相合试验;③测定血液中抗精子抗体。

（三）预防与治疗原则

1. **预防措施**

（1）增强体质和增进健康,纠正营养不良和贫血。

（2）改掉不良生活方式,戒烟、戒毒、不酗酒。

（3）积极治疗影响生育力的疾病。

（4）掌握性知识,学会预测排卵期性交,性交频率适中,以增加受孕机会。

2. **治疗原则**

（1）女性不孕:尽量采取自然、安全、科学有效的方案进行治疗,包括治疗生殖道器质性病变、诱发排卵、免疫性不孕的治疗、采取辅助生殖技术等。

（2）男性不育：对病因诊断明确，针对病因进行治疗；对病因未明者，可选择经验性治疗。

（3）在选择治疗策略时，首先应选择损伤小的技术，如宫腔内人工授精或常规 IVF，其次再选择较复杂、昂贵、损伤性方法（如 ICSI 和睾丸活检等）。

二、人类辅助生殖技术

人类辅助生殖技术（assisted reproductive technology，ART）是指运用医学技术和方法对配子（精子和卵子）、合子（受精卵）、胚胎进行人工操作，以达到受孕目的的技术。分为人工授精（artificial insemination，AI）技术及体外受精-胚胎移植（in vitro fertilization and embryo transfer，IVF-ET）技术。人类辅助生殖技术是治疗不孕不育症的医疗手段。因涉及一系列复杂伦理、道德、法律等问题，必须进行规范性管理，以达到切实贯彻国家人口和计划生育政策，维护人的生命伦理尊严，把开展人类辅助生殖技术给社会、伦理、道德、法律、乃至子孙后代，可能带来的负面影响和危害降到最低程度的目的。

（一）人工授精技术

人工授精是指用人工方式将精液注入女性体内，以取代性交途径使其妊娠的一种技术。根据精液（semen）来源不同，分为夫精人工授精（artificial insemination by husband，AIH）和供精（非配偶）人工授精（AID）。

1. 夫精人工授精技术　将丈夫精液处理后，注入女性生殖道内。主要适用于：

（1）性交障碍，如生殖道畸形。

（2）精子在女性生殖道内运行障碍，如宫颈黏液异常。

（3）少、弱精症。

（4）排卵障碍、不明原因不孕、免疫不孕等情况。

2. 供精人工授精技术　将供精者精液处理后，注入女性生殖道内。主要适用于：

（1）无精症（azoospermia）、严重的少精症和弱精症、逆行射精、阻塞性无精症。

（2）男方有遗传疾病。

（3）夫妻间特殊性血型或免疫不相容。

值得注意的是为确保供精技术的安全、成功，供精者必须具备一定条件：①身体健康，智力发育好，无遗传病家族史的青壮年；②排除染色体变异，无乙肝、丙肝、淋病（gonorrhoea）、梅毒，尤其是艾滋病（HIV）感染；③血型要与受精者丈夫相同；④供精精子应冷冻 6 个月，复查 HIV 阴性方可使用。授精时间为术前对女方的排卵时间进行监测，确定排卵期，再选择排卵（ovulation）前 48 小时至排卵后 12 小时之间进行授精。授精部位宫颈，常用的方法是将精子注入宫颈，或在严格无菌措施下直接注入宫腔内。

（二）体外受精与胚胎移植及其衍生技术

是指从女性体内取出卵子，在器皿内培养后，加入经技术处理的精子（sperm），待卵子受精后，继续培养，到形成早期胚胎时，再转移到子宫内着床，发育成胎儿直至分娩的技术。主要包括：体外受精与胚胎移植、配子或合子输卵管内移植、卵细胞浆内单精子注射、植入前胚胎学遗传学诊断，还包括人类配子和胚胎的冷冻和复苏技术等。

1. 体外受精与胚胎移植　将不孕症患者夫妇的卵子与精子取出体外，在体外培养系统中受精并发育成胚胎,人工将优质胚胎移植入女方子宫腔内,让其植入以实现妊娠的技术。体外受精与胚胎移植主要适用于:女方输卵管性不孕症、原因不明的不孕症、子宫内膜异位症、排卵障碍、宫颈因素等情况;男方少、弱、畸精子症。这一技术通常被称为"试管婴儿"。1978 年 7 月 25 日英国学者 Steptoe 和 Edwards 采用该技术诞生世界第一例"试管婴儿。我国大陆第一个试管婴儿也于 1988 年诞生。

2. **卵细胞浆内单精子注射**　卵细胞浆内单精子注射(ICSI)是将单个精子,通过显微注射的方法注入卵母细胞浆内,使精子和卵母细胞被动结合受精,形成受精卵并进行胚胎移植,达到妊娠的目的。目前主要用于治疗重度少、弱、畸形精子症的男性不育患者,IVF-ET周期受精失败也是 ICSI 的适应证。1992 年 Palermo 等成功研究了此技术,诞生人类首例单精子卵细胞浆内注射技术的"试管婴儿"。该技术诞生后在全世界得到迅速普及。

3. **胚胎植入前遗传学诊断**　胚胎植入前遗传学诊断(PGD)指在体外对配子或胚胎进行遗传学诊断,避免遗传病患儿出生的技术。该技术是从体外受精第 3 天的胚胎或第 5 天的囊胚中,取 1~2 个卵裂球或部分细胞,进行细胞和分子遗传学检测,检出带致病基因和异常核型胚胎,将正常基因和核型胚胎进行移植。1990 年该技术首先应用于 X-性连锁疾病的胚胎性别选择。至今,许多类型的单基因疾病(包括性连锁遗传病以及可进行基因诊断的单基因患者或携带者)和染色体异常核型,均能在胚胎植入前得到诊断,阻断了部分严重遗传疾病在子代的延续。

以 IVF-ET 为代表的辅助生育技术经历 20 余年的发展,对不孕症治疗范围和人类优生学应用已有长足进步。通常将 1978 年诞生的 INF-ET 技术称第一代试管婴儿技术;1992 年发展的卵母细胞单精子显微注射称第二代试管婴儿技术;种植前遗传学诊断称第三代试管婴儿技术。随着临床的需要,人类自我控制的生殖调节将不断往更新一代技术发展。

4. **配子输卵管内移植**　配子输卵管内移植(IGFT)适用于输卵管正常的女性。在开腹或腹腔镜直视下,用导管将培养液中的卵子与经处理的精液一起注入双侧输卵管壶腹部。此法省略实验室培养阶段,方法简单。但该技术有卵子受精和胚胎发育情况不明,及移植配子时需全身麻醉或用腹腔镜等缺点,很少被采用。

5. **宫腔内配子移植**　适用于输卵管异常的女性。将多个成熟卵子与经获能处理的精液和适量培养液用导管送入宫腔深部,即直接将配子移植在宫腔内受精后着床。1992 年我国报道一例成功。

6. **供胚移植**　供胚源于 IVF-ET 中多余的新鲜胚胎或冻存胚胎,受者与供者的月经周期需同步。适用于患卵巢功能不良或严重遗传病女性。

(三)依法管理

我国政府历来高度重视人类辅助生殖技术在国内的实施,为了保证人类辅助生殖技术能安全、有效地实施,切实维护公民的健康权益,自 2001 年始,将该技术纳入法制管理范畴,先后出台了多项政策,指导该项工作健康发展。

2001 年 2 月,原国家卫生部颁发了《人类辅助生殖技术管理办法》和《人类精子库管理办法》,同年又发布了《人类辅助生殖技术规范》、《人类精子库基本标准》、《人类精子库技术规范》和《实施人类辅助生殖技术的伦理原则》,从政策法令的高度,规范了人类辅助生殖技术工作,使从事该类工作的医疗机构以及人员有法可依,有章可循。

　　2003 年再次重新修订、颁布了《人类辅助生殖技术规范》、《人类精子库基本标准和技术规范》、《人类辅助生殖技术和人类精子库伦理原则》。修改后的规范,在原有的基础上提高了应用相关技术的机构设置标准、技术人员的资质要求及技术操作的质量标准和技术规范,并进一步明确和细化了技术实施中的伦理原则。修改稿对控制多胎妊娠、提高减胎技术、严格掌握适应症、严禁供精与供卵商业化和卵胞浆移植技术等方面提出了更高、更规范、更具体的技术和伦理要求。

　　2012 年始,原国家卫生部联合多部门,对开展人类辅助生殖技术的医疗机构进行全面清理整顿。向社会公布《经批准开展人类辅助生殖技术和设置人类精子库机构名单》,主动接受社会监督,引导群众科学就医。治理包括:进而发布《关于开展人类辅助生殖技术管理专项整治行动的通知》针对代孕、非法买卖卵子等违法现象,进行严厉打击,有效保证了人类辅助生殖技术的健康发展。

（苏穗青）

第七章

更年期保健

随着人均寿命的延长,老年人在人口中的比例越来越大。WHO 估计 2000～2050 年,全球 60 岁及以上的人口将增长 3 倍多,从 6 亿人增加到 20 亿。其中大部分增长发生在欠发达国家,这些国家中的老年人人数将从 2000 年的 4 亿增加到 2050 年的 17 亿。截至 2012 年底,我国老年人口数量达到 1.94 亿,比上年增加 891 万,占总人口的 14.3%。这一人口变化对公共卫生具有多重影响。

身体健康是老年人保持独立生活能力并且在家庭和社区生活中发挥重要作用的关键所在。更年期是妇女进入老年期前过渡阶段,是一个生理、心理变化波动较大的时期,医学上属于"多事之秋"。重视更年期保健,使妇女能平稳度过这一生理上功能失调时期,不仅是保护更年期妇女健康的需要,更重要的是延缓老年退化性疾病发生,提高晚年生活质量的关键和基础。晚年的生活质量对维护家庭和谐,减少妇女因患各种疾病带来的生理和心理折磨,对减轻家庭、社会的负担和促进社会和谐发展都有重要的意义。

第一节 概 述

更年期是每一位妇女都会经历的生理过渡时期。在这一时期,由于卵巢功能衰退带来一系列生理和心理变化而引起的不适,大多数妇女通过神经和内分泌系统的自身调节及适宜的保健,都能够很好的适应,并保持良好的健康状况,顺利地度过更年期。但也有大约 10%～20% 的妇女在此期间更年期症状明显,不仅影响了正常的工作和生活,还会给家庭和社会带来一定负担,如果得不到良好的保健和治疗,会增加绝经后骨质疏松、心血管疾病、糖尿病及肿瘤等老年常见病的发病风险。目前更年期妇女的保健已引起学者和社会的关注。

一、定义

更年期(climacteric)一词源于希腊语"klimakterikos",含义为一个梯子的台阶,预示着登上生命的另一个时期。更年期是指卵巢功能开始衰退至完全停止以及从生育状态走向非生育状态的一段时期。难以精确地定义或量化更年期的起止时间,每个妇女经历绝经的过程、时间和症状等方面是不同的。一般将更年期定义为 40～60 岁。更年期也是老年女性慢性疾病如骨质疏松、心血管疾病和老年痴呆的起始阶段。

鉴于更年期一词表达绝经过程的特征不够确切,自 20 世纪 80 年代 WHO 倡导应用"围绝经期"、"绝经过渡期"等术语来表达绝经过程,并于 1994 年提出在科学研究中避免笼统地使用更年期一词的建议,可用"绝经"、"绝经前期"、"围绝经期"、"绝经后期"、"绝经过渡期"等词。但是"更年期"一词形象生动、简练、易于理解,方便医患交流,沿用已百余年,目前实践中仍在广泛使用。

1. **绝经**　绝经(menopause)指女性月经的最后停止。可分自然绝经和人工绝经。

（1）自然绝经(natural menopause)：指由于卵巢内卵泡活动的丧失引起月经永久停止，无明显病理原因。连续 12 个月无月经后才可确定为绝经。由于没有明确的生物学指标可预测最终月经(final menstrual period,FMP)，只能做回顾性地认定。目前,在发展中国家尚缺乏正常人群自然绝经年龄分布的数据,所以临床实践中常以 40 岁或以后自然绝经归为生理性,40 岁以前绝经归为过早绝经或卵巢早衰,视为病理性。

（2）人工绝经(induced menopause)：指手术切除双卵巢或医疗性终止双卵巢功能,如化疗或放疗。

2. **绝经前期**　绝经前期(premenopause)指最后月经前的整个生育阶段。

3. **绝经过渡期**　绝经过渡期(menopausal transition)指从生育期走向绝经的一段过渡时期,从临床表现、内分泌改变开始出现趋于绝经的迹象开始至绝经前的一段时期。从定义来看此期始点模糊,终点明确。在临床实践中,常将月经出现明显改变定位始点。

4. **绝经后期**　绝经后期(postmenopause)最终月经(包括自然绝经和人工绝经)以后的生命阶段。起点为绝经,终点为生命的终结。

5. **围绝经期**　围绝经期(perimenopause)指从接近绝经时出现与绝经有关的内分泌和临床表现时起至绝经后 1 年内的期间。此期包括绝经过渡期及绝经后一年,与绝经后期有约一年的重叠。

绝经相关分期见图 7-1。

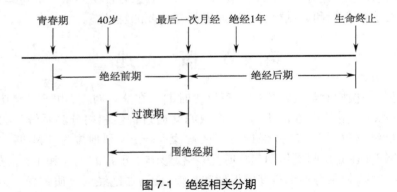

图 7-1　绝经相关分期

6. **老年期**　老年期(old age)人生过程的最后阶段。特点是身体各器官组织出现明显的退行性变化,心理方面也发生相应改变,随着年龄的增长衰老现象逐渐明显。衰老过程存在较大的个体差异,即使在一个人身上,各脏器的衰老进度也不是同步的。衰老与一般健康水平有关,不同时代、不同地区的人,衰老进度也不同。中华医学会老年医学学会曾于 1982年根据中国国情及传统概念,建议规定以 60 岁以上为老年。世界卫生组织将成人分成五个年龄段,即 44 岁以下为青年人;45～59 岁为中年人;60～74 岁为年轻的老年人;75～89 岁为老年人;90 岁以上为长寿老年人。

二、更年期症状的流行病学特点

（一）绝经年龄和影响因素

伴随着卵巢衰老的进程,更年期妇女可能会出现由性激素变化引起的月经紊乱(绝经)、血管舒缩症状、神经心理症状等更年期症状。由于卵巢功能的衰退速度存在一定的个体差异,所以绝经年龄也不尽相同。1988 年全国围绝经期妇女健康调查协作组对 12 个省/直辖市 6176 名 40~60 岁妇女进行了调查,自然绝经平均年龄为 49 岁,其中 95.8% 的妇女在 40~55 岁之间绝经,40 岁前绝经者占 3.1%,55 岁以后绝经者占 1.1%。2008 年中国 14 家医院妇科门诊 1641 例 40~60 岁患者的调查发现自然绝经的平均年龄为 49 岁,20 年间绝经年龄无明显变化。美国自然绝经年龄 20 世纪 80 年代较 60 年代平均增长 1.5 岁,为 50~52 岁。荷兰的资料显示,平均年龄为 50.2 岁,仅 1% 的妇女 40 岁以前绝经。澳大利亚妇女平均绝经年龄为 51 岁;土耳其的报道为 47.8 岁。从流行病学的资料来看,绝经年龄可能与遗传、种族、民族、地理及经济状态等多种因素有关。有调查资料显示初潮年龄早、首次妊娠年龄小、妊娠次数多、营养状态好、肥胖以及长期口服避孕药者绝经年龄较晚,而吸烟、未婚、负性生活事件、居住在高海拔地区的妇女绝经年龄较早,但也有许多研究的结论与此相反,观点颇不一致。需要进一步研究和长期观察。

(二)更年期症状发生情况和影响因素

虽然每一位妇女都要经历更年期,但并不是所有人都出现症状,有些人在不知不觉中度过了更年期,有些人症状很轻,不需特殊治疗即可缓解,但约有 15%~20% 的人症状严重并影响了正常的工作和生活,需要药物治疗。

我国围绝经期妇女健康情况调查协作组曾于 1988 年调查了 6174 名 41~60 岁妇女,报告血管舒缩症状的发生率为 50.9%,其中潮红的发生率 28.6%;神经心理症状的发生率为 75.1%;关节痛和腰背痛的发生率是 48%;皮肤感觉异常的发生率为 13.2%。2008 年中国 14 家医院妇科门诊 1641 例 40~60 岁患者的调查发现 78.43% 的患者在绝经过渡期存在绝经相关症状,以轻、中度为主;最常见的 5 种症状是乏力(71.48%)、易激动(68.68%)、失眠(67.65%)、骨关节和肌肉痛(64.11%)及潮热(57.90%)。加拿大调查了 40~59 岁妇女 2500 名,潮红的发生率是 24.6%;瑞典调查了 1413 名 40~60 岁妇女其潮红的发生率是 31.3%。潮红的发生率在各国之间差异不明显。

目前国内外大多数学者认为卵巢功能减退引起的内分泌紊乱是导致更年期综合征的主要原因。虽然雌激素缺乏是否直接与更年期综合征的发生有关还存在着争议,但有两点可以支持这一观点。一是未绝经妇女因疾病而切除卵巢后,会因为卵巢功能突然消失,雌激素水平急剧下降,出现比较明显的更年期症状;二是对更年期症状较重者服用一定量的雌激素药物后,症状基本可缓解。另外随着内分泌功能紊乱的出现,一些神经介质和神经肽类物质(如多巴胺、5-羟色胺和内啡肽等)浓度也会发生改变,从而会影响到下丘脑对内分泌系统的调节作用。

更年期综合征的发生除了卵巢功能衰退原因外,还与社会、心理因素影响有关。大量国内外调查研究发现,在更年期不同年龄组中,虽然雌激素水平均有下降,但确有一些人没有症状;城市更年期妇女和农村更年期妇女的雌激素水平变化没有统计学差异,但她们更年期症状的发生率却存在着明显的差异,城市妇女明显高于农村妇女。害怕绝经喜欢长期来月经的妇女更年期症状的发生率和严重程度均高于渴望绝经的妇女。

三、更年期保健主要措施

更年期保健服务应为综合性、多学科、全方位的医疗服务,以缓解更年期症状预防老年期慢性疾病如骨质疏松、心血管疾病、糖尿病、癌症及老年痴呆为主要目的。主要内容包括:

开展更年期保健相关内容的健康教育活动,重点是提高更年期妇女的自我保健意识,建立良好的生活方式,平衡膳食,积极运动;动员家庭成员和社区参与促进更年期妇女健康;提供定期、适时、有效的心血管疾病和子宫颈癌、乳腺癌的筛查;建立或完善医疗保健档案,以便监测疾病的发生发展过程。本章将重点介绍更年期妇女常见的健康问题与保健措施。

(赵更力)

第二节　生 理 特 点

更年期的内分泌变化主要是伴随着卵巢的衰老和功能退化,卵巢分泌的雌激素和孕激素的减少,进而会引起垂体分泌的卵泡刺激素(FSH)、黄体生成素(LH)等激素的变化。

一、更年期的内分泌变化

(一)卵巢的衰老

妇女从生殖功能和内分泌功能处于旺盛阶段逐步走向衰退、停止的过渡时期是卵巢开始衰老的标志。正常妇女在生育年龄期有规律的内分泌功能,在生理上表现为每月有多个卵泡发育,其中一个卵泡成熟,成熟卵泡分泌足量的雌激素和孕激素,一定量的雌激素对大脑的垂体产生一个正反馈作用,使脑垂体产生卵泡刺激素(follicle stimulating hormone,FSH)高峰,导致卵巢排卵。排卵后的卵巢形成黄体,分泌大量的孕激素,如果没有受孕,黄体在排卵 9 ~ 10 天后开始退化萎缩。妇女这种规律性的内分泌变化表现在临床上就是每月有规律的月经来潮,如果有排卵的月份能正常受精,就能使妇女受孕。但是自然界的规则是任何器官不能永远功能旺盛,在生育和内分泌功能上也一样。

妇女的内分泌器官卵巢从出生起携带有 200 万卵泡,到青春期第二性征发育时只存有30 万左右的始基卵泡。大多数卵泡在青春发育前已经闭锁。在生育年龄期每月有 10 多个卵泡发育,但一般只有一个优势卵泡可以发育成熟,并排出卵子,其他卵泡在发育过程中通过细胞凋亡的机制自行退化闭锁。

有学者指出妇女一生中只有 400 ~ 500 个卵泡能成熟。按如此推算妇女的生殖内分泌功能只能维持 35 ~ 40 年。所以妇女在 37 ~ 38 岁左右卵巢功能开始明显下降。之后 10 年,剩余的卵泡急速消耗,在 50 岁时妇女卵巢中的原始卵泡所剩无几。即便是留存下来的卵泡其功能也逐渐下降。这些功能欠缺的卵泡所产生的激素不足以使妇女维持正常的生育功能,也就是说 45 岁以上的妇女不容易受孕,即便受孕,也大大降低了受孕成功的概率,孕卵的质量受极大影响,容易发生流产,甚至发生异常的滋养叶细胞疾病。

卵巢功能衰退除了使生育功能下降甚至终止外,更主要的是没有了卵泡发育后,卵泡所产生的主要内分泌激素也随之逐渐减少,从而出现一系列因卵巢分泌的内分泌激素减少引起的症状。

(二)性激素的变化

更年期性激素的变化除了主要体现为雌激素减少外,同时还存在孕激素、雄激素、抑制素和其他内分泌激素变化。更年期孕激素变化因为卵巢无排卵最先表现为产生不足。所以更年期妇女的月经变化最先表现为无排卵性功能失调性子宫出血(功血)。睾酮是妇女体内活性最强的雄激素。随着年龄增长,妇女体内睾酮水平逐渐降低。

此外,随着卵巢卵泡数目的不断减少和分泌功能的下降,使机体内雌孕激素的水平逐渐降低,这种降低使对下丘脑和垂体的抑制作用减弱,从而导致了下丘脑分泌促性腺激素释放激素(Gn-RH)功能增强及垂体对 Gn-RH 的反应性增高。使垂体分泌的卵泡刺激素和黄体生成激素(luteinizing hormone,LH)水平增高。初期,FSH 水平升高,LH 变动不明显。绝经后,性腺轴反馈作用的周期性消失,FSH 和 LH 水平均明显升高,绝经后 3 年达最高水平。FSH 峰值约比正常卵泡期高 15 倍,而 LH 可增高约 3 倍。以后垂体功能随年龄老化而减退,Gn 水平又逐渐降低,但仍将维持在一个较高水平。近年来的研究发现抑制素(INH)的降低可以发生在绝经期 4～5 年,所以有学者认为抑制素结合 FSH 检测对预测绝经有更大意义。但国内对该项检测开展的单位不多,缺乏更多的数据。

除上述生殖内分泌激素外,更年期妇女的甲状腺和肾上腺相关激素也有所变化,表现为游离甲状腺素水平下降,反射性促甲状腺激素(TSH)升高,同时促肾上腺激素分泌也增加。

二、性激素变化对机体的影响

更年期妇女的生理变化实际是卵巢功能衰退引起的内分泌改变和机体自然老化两方面共同作用的结果,但前者影响更大。主要是由于雌激素水平的下降,对全身各系统都会产生影响。雌激素受体存在于人体几乎所有组织器官中,雌激素作用不仅表现在生殖上,同时与多种组织功能的维持有关。更年期雌激素变化减少主要引起的变化包括自主神经功能紊乱、泌尿生殖系统、心血管系统、骨关节等各器官的症状。雌激素生理作用和缺乏的病理变化主要为以下表现:

(一)生殖系统及第二性征

生殖器官及第二性征器官均为雌激素的受体器官,由于雌激素水平下降,生殖系统各器官呈渐进性萎缩,至老年期明显萎缩。

1. 外阴及阴道 大小阴唇、阴阜的皮下脂肪减少,结缔组织中胶原纤维与弹力纤维均减少,阴唇变薄,大阴唇平坦,小阴唇缩小,阴道口弹性和扩张性差,逐渐缩小,阴毛脱落、减少,腺体分泌减少;阴道黏膜上皮变薄、变脆,阴道皱襞减少、伸展性减弱。阴道上皮细胞内糖原含量减少,阴道乳酸杆菌消失,酸度逐渐降低,故极易受损被细菌感染,而发生老年性阴道炎。

2. 子宫 雌激素不足将引起子宫体萎缩,宫颈萎缩,重量减轻,宫口紧闭。子宫肌层渐趋萎缩,内膜变薄、光滑而苍白,腺体及螺旋血管减少,并不再有周期性改变。宫颈黏液分泌减少,鳞状上皮层变得很薄,极易受伤出血。宫口紧闭的后果可导致部分老年妇女有宫腔积液,甚至积液后感染。

3. 盆底组织 绝经较长时间后,雌激素长时期不足可使肛提肌等盆底肌肉张力下降,支托子宫和膀胱的韧带以及主韧带等结缔组织失去弹性与坚韧度,故而盆底组织弹性日趋减弱,支持力下降,可发生阴道前后壁膨出、子宫脱垂及尿失禁等。

4. 第二性征 第二性征逐渐退化,乳房逐渐萎缩下垂。少数妇女声音变低沉或有多毛现象。

(二)泌尿系统

膀胱三角、尿道上皮与阴道远端具有较多的雌激素受体,为雌激素的敏感组织。随着雌激素的减少,膀胱、尿道黏膜萎缩变薄,造成萎缩性膀胱炎、尿道炎,抗炎能力减弱,还可出现尿道黏膜脱垂、尿道膨出。因此,绝经后妇女容易发生排尿不适、尿频、尿急和反复感染、尿失禁等症状。

（三）心血管系统

雌激素参与血浆胆固醇的代谢，具有促进胆固醇下降和排泄的作用，雌激素水平下降，降低血脂的功能随之减弱，从而引起血脂蛋白代谢功能紊乱。使对心血管有保护作用的高密度脂蛋白下降，不利于心血管的低密度脂蛋白及甘油三酯上升，导致动脉硬化，容易发生冠心病和心肌梗死。

（四）自主（植物）神经系统

由于多种内分泌的相互影响，更年期妇女会出现自主（植物）神经系统功能紊乱的现象，致使血管舒缩功能失调，表现为：潮热、出汗、心悸、眩晕、疲乏、注意力不集中、抑郁、紧张、情绪不稳、易激动、头昏、耳鸣及心慌等。这些症状表现程度个体差异较大，多数都会逐渐减退以至完全消失。

（五）骨骼系统

骨是雌激素的受体器官，雌激素可能直接调节骨代谢。近年来已有多项研究证实雌激素通过钙调激素如甲状旁腺素（PTH）、降钙素（CT）等对骨代谢产生影响。绝经后雌激素水平低下，骨吸收和骨消融加速，肠钙吸收减少，骨基质合成减少，钙盐无法沉积，导致骨质疏松。

（六）糖代谢

更年期糖代谢的改变的原因可能与增龄及雌激素减少有关。有研究认为雌激素有刺激胰岛 β 细胞分泌胰岛素的作用，进入更年期后雌激素减少，对胰岛 β 细胞的刺激作用减弱，血浆胰岛素水平下降，从而可影响糖的氧化和利用。可出现口服葡萄糖耐量试验（glucose tolerance test，GTT）异常等，甚至发展为糖尿病。

（七）皮肤

进入更年期后，皮肤变薄，弹性下降，出现皱纹、显得干燥、粗糙、多屑，容易受损。

（八）其他

1. 眼　眼睛是年龄增长后最先出现问题的部位，主要表现为眼球的突度减小，眼睑下垂，眼睑变窄，瞳孔缩小，角膜周围出现半月状或齿轮状实质浑浊，称为老年环，视力减退，视野变窄；由于晶状体硬化失去弹性及睫状肌功能减弱，远近的调节能力降低，导致老视，即老花眼。近年来国外许多文献证明眼睛及其附属物上均有雌激素受体（ER），上述眼的衰老除增龄外，与妇女卵巢功能的衰退，雌激素的减少有关。

2. 耳　40 岁以后，鼓膜逐渐浑浊变厚，甚至有脂肪沉着或钙化，限制了鼓膜的振动，耳蜗的音频、音调感受器逐渐发生萎缩变性，尤以耳蜗底部专管高音的部位为甚，故进入更年期后，逐渐感到进行性的听力减弱，高音听力降低比低音听力降低为早，另有内耳异常、头晕、耳鸣等症状。

3. 口腔　更年期妇女牙齿开始松动，常出现口干、黏膜烧灼感及味觉异常等；上述口腔的生理性改变除与增龄有关外，也与更年期内分泌改变有关。女性激素降低还可能影响牙龈组织的完整性和牙周组织的健康。

（邱丽倩）

第三节　心理特点

更年期妇女常会出现一些精神和心理方面的变化，如容易激动、烦躁不安、焦虑或抑郁、悲观、失眠,甚至出现情绪低落、性格及行为改变等。这些变化的发生与她们的生理变化有关,也与她们的家庭、社会、工作环境及人格特征等有关,其轻重程度个体差异较大,可能受以下因素影响:

一、心理因素

随着雌激素水平的下降,中枢神经系统5-羟色胺酸浓度也呈现出下降,导致5-羟色胺的水平降低,5-羟色胺与抑郁心境的产生有很大关系。雌激素的变化还会影响多巴胺、乙酰胆碱等神经介质的改变。

更年期妇女常出现的心理症状主要包括:能力和精力的减退、注意力不集中、易激动、情绪波动较大、紧张、抑郁、焦虑、自我封闭、固执、有内心受挫感及自责自罪感等,同时常伴有失眠、头痛、头晕及乏力等躯体不适。这些症状是多变的,没有特异性,可见于任何年龄和性别的人。也可见于精神异常者,特别是焦虑型或抑郁型患者。但更年期出现的心理症状往往比精神病患者轻,有波动性,不是持续存在,多由躯体不适或负性生活事件(如离婚、丧偶、亲人病故、被解雇及退休等)引发,而精神病患者起病缓慢,病程较长,症状较重,并意识不到自己有病。

北京大学妇儿保健中心1995年曾调查了415名45～55岁的更年期妇女,发现抑郁症状的发生率为46.1%,其中轻度为69.9%;中度及以上为30.1%。此发生率明显高于我国健康人群22.5%的发生率。同时发现工人组的发生率明显高于干部组和专业技术人员组,经多因素统计分析发现有性欲下降、对丈夫、对经济收入和生活不满意者其抑郁症状的发生率明显高于性欲无变化及满意者。

负性生活事件和个性特征对更年期妇女的心理特别是情绪也有很大影响。更年期妇女在各方面已趋于成熟稳定,不仅子女已长大成人,或完成学业或成家立业,而且自己所从事的事业也已熟练乃至到了取得成就的阶段。但与此同时又将面临子女因成家独立生活而离开自己;父母年迈多病需要照顾,或要承受失去亲人的痛苦;职业妇女还要面临晋升、晋职及退休等新的问题,这一切加上更年期所发生的生理改变,特别是绝经,会使更年期妇女的心理发生不同程度的变化。有些妇女可能会因为月经停止,生育能力的消失,感到自己衰老,或因为性兴趣的减少,性交不适感的增加,出现性生活困扰及痛苦。这些都会使更年期妇女产生不适应或失落感。甚者有忧郁、绝望无助感等。

有些学者认为,在更年期心理变化较大的,大多是那些在生儿育女过程中曾付出很大精力的妇女,如今儿女长大并组成了自己的小家庭,离开了自己,这种变化会使他们产生一种"空巢"感觉。

Benedek在一项研究中发现既往患有的神经官能症,但又没有完全失去适应能力的妇女,进入更年期后往往会有较好的结局,即更年期症状的症状较轻或没有,多能顺利度过。而那些神经官能症较重,已失去或部分失去适应能力的人,则症状较严重,常常影响会正常的工作和生活。

Hallstrom等的一项研究发现某些人格特征与妇女的更年期症状的发生有关。这些人格特征包括了较严重的神经过敏症、自责自罪感和神经质的人。具有这种人格特征的人往往更年期症状的发病率较高。

北京大学妇儿保健中心的一项调查发现个人性格特征与潮热出汗无关,但具有情绪不稳定型的人,其头晕、乏力、心慌、注意力不集中等其他症状的发生率明显高于情绪稳定型的人。更年期妇女的精神和心理问题,尤其是有严重抑郁症状的患者,在现实生活中可能会有不同程度的"轻生"(自杀)念头,所以要特别引起关注。

二、社会文化因素

大量国内外调查研究发现,在更年期不同年龄组中,虽然雌激素水平均有下降,但确有一些人没有症状,这提示其更年期综合征的发生除了与卵巢功能衰退有关外,还与社会心理因素影响有关。北京大学妇儿保健中心的调查发现城市更年期妇女和农村更年期妇女的雌激素水平变化没有统计学差异,但她们更年期症状的发生率却存在着明显的差异,城市妇女明显高于农村妇女。城市妇女比农村妇女更害怕绝经,而喜欢长期来月经的妇女更年期症状的发生率和严重程度均高于渴望绝经的妇女。城市妇女多认为绝经意味着衰老,害怕衰老。因为衰老将面临退休,回归家庭,脱离社会。而农村妇女多渴望绝经,认为月经血不干净,步入老年将会受到更多的尊敬并减轻劳动强度。

(赵更力)

第四节　主要健康问题与保健措施

妇女进入更年期后,随着卵巢功能的衰退,体内雌激素水平逐渐降低,直至绝经,同时伴随着心理、社会各方面的变化。尤其进入绝经后期后,全身各器官系统生理功能进一步衰退,防御和代谢功能普遍降低,妇女将逐渐面临一系列健康问题,严重地困扰着她们的身心健康。本节重点介绍更年期妇女的主要健康问题和保健措施。

一、更年期综合征

更年期综合征是指妇女绝经前后出现一系列躯体和心理不适,主要表现为血管舒缩症状、神经精神症状。平均持续 3~5 年。更年期妇女一般都会经历这些不适,但症状的严重程度可以不同,时间长短不一。

（一）症状

1. 血管舒缩症状

（1）主要表现为潮热和出汗,这是更年期最典型的症状,临床上表现为反复阵发性的面部和颈部的潮红,继而出汗,持续时间约 1~3 分钟,晚上或情绪激动时更易发生,刚绝经时此症状发生频繁,一天可以发生 10 多次,影响正常的生活,患者往往因此症状就诊。潮热和出汗症状一般在月经刚停止的半年内表现最明显,绝经 1~2 年后自然缓解,但也有些患者可以持续更长一些时间至 5~10 年。妇女更年期出现的血管舒缩障碍症状是绝经后妇女使用激素替代治疗最常见的适应证,也是治疗效果最好的方法之一。

（2）血压波动:更年期高血压特点是以收缩压升高为主,且具有明显的波动性,波动时常伴有潮热发作。

（3）假性心绞痛:自觉心慌、心前区闷压感等而心电图显示正常。发生与体力活动无关,服用硝酸甘油不能缓解,但用雌激素补充疗法治疗 24 小时后,症状可缓解。

2. 神经精神症状　更年期妇女因激素变化和环境因素的变化很容易出现情绪变化,常常表现为激动、焦虑、抑郁、猜疑、哭泣等情绪不稳定症状,另外在记忆力方面出现注意力不集中,短期记忆力减退,严重者可以逐渐演变发生阿尔茨海默病(Alzheimer's disease,AD)。

3. 一般症状

（1）肌肉、关节疼痛：常感肩、颈、腰背部的肌肉和肌腱疼痛，肩、膝关节、腰骶关节和手指关节等部位疼痛。

（2）泌尿生殖系统症状：主要表现为尿频、尿急、尿痛、排尿困难、夜尿增多、张力性尿失禁；阴道干燥及烧灼感、性交疼痛及困难。

（3）新陈代谢障碍症状：单纯性肥胖、面部及双下肢水肿、尿糖、血糖升高、血脂紊乱等。

Kupperman 将常见的 12 种症状按其严重程度制定评分标准来衡量病情的严重程度。临床上常用改良式 Kupperman 评分标准（表 7-1）。

表 7-1 改良式 Kupperman 评分标准

症状	基本分	程 度 评 分			
		0	1	2	3
潮热出汗	4	无	<3 次/天	3~9 次/天	≥10 次/天
感觉异常	2	无	有时	经常有刺痛、麻木、耳鸣等	经常而且严重
失眠	2	无	有时	经常	经常且严重、需服安定类药
焦躁	2	无	有时	经常	经常不能自控
忧郁	1	无	有时	经常,能自控	失去生活信心
头晕	1	无	有时	经常,不影响生活	影响生活与工作
疲倦乏力	1	无	有时	经常	日常生活受限
肌肉骨关节痛	1	无	有时	经常,不影响功能	功能障碍
头痛	1	无	有时	经常,能忍受	需服药
心悸	1	无	有时	经常,不影响工作	需治疗
皮肤蚁走感	1	无	有时	经常,能忍受	需治疗
性生活	2	正常	性欲低下	性生活困难	性欲丧失
泌尿道反复感染	2	无	偶尔	>3 次/年,能自愈	>3 次/年,需服药

注:症状评分=基本分×程度评分,各分数相加之和为总评分,总评分高于 30 分表示病情严重。

（二）诊断

更年期综合征的诊断一般可以通过临床表现和辅助检查来确立。少部分妇女可以通过试验性用药来判断。

1. **临床症状** 围绝经期妇女（一般 48~52 岁）主诉为月经紊乱,经常有潮热出汗,容易急躁,忧虑,性冷淡,经常尿频尿痛等症状,而过去无其他器质性疾病病史,基本上能确诊为更年期综合征。体格检查可以发现阴道可能有萎缩性变化,阴道黏膜皱褶变薄,阴道有点状充血,子宫可以比生育年龄时期缩小。

2. **辅助检查** 血清的内分泌检查发现血液中雌二醇的水平降低,FSH 的水平增高。

（三）保健措施

1. **广泛开展更年期妇女健康教育和咨询服务** 让妇女了解更年期的卫生保健知识,以

265

积极乐观的态度对待年龄变化,消除无谓的恐惧和忧虑,以防止发生本症,一旦发生也可减轻症状和易于治疗。也要向家属及社会宣传普及更年期保健知识,使家庭和社会都能给予更年期妇女更多地关心、安慰、理解、支持和鼓励,使她们能顺利地度过这个阶段。

2. **帮助更年期妇女建立良好的生活习惯**　更年期妇女调整好日常生活,建立规律的生活方式对改善更年期症状,降低血脂,防止糖尿病,心血管疾病和骨质疏松都起到积极作用。具体可以包括:

(1) 合理饮食:按中国营养协会的建议按时定量用餐,避免暴饮暴食。控制能量的摄入,控制体重增加。饮食结构中注意优质蛋白的比例,多吃新鲜蔬菜和水果,少吃油脂高的食物。定期补充微量元素和维生素。

(2) 定期体育锻炼:坚持每周3次,每次超过30分钟的体育锻炼,锻炼的强度以锻炼完成后有微微出汗,心率略增加,约在原来心率基础上增加10%左右。

(3) 保持乐观的心态:善于自我调节,保持乐观心态,积极培养各种文体活动兴趣。遇事豁达,待人和睦。

(4) 建立良好的生活方式:不抽烟,不酗酒,定期检查身体。

(5) 适度的性生活:更年期妇女因为性激素水平下降,阴道干涩,性生活有疼痛不适。妇女往往认为绝经意味绝欲。但目前认为更年期甚至老年期妇女适度的性生活对心血管功能健康,维护家庭幸福,消除孤独感,保持生命活力有一定好处。对因阴道干涩疼痛性生活有困难的妇女可以通过局部和口服药物来缓解。

3. **避免医源性疾病的发生**　卵巢对于年轻妇女来说关系到生育和内分泌两方面的功能;而对于更年期妇女,虽无生育要求,但对整个内分泌系统仍有十分重要的作用。因此,40岁以前不可轻易切除卵巢;50岁以下,未绝经者因病需要行子宫切除术时,也不可为避免卵巢良、恶性肿瘤的发生而"顺便"切除卵巢,应尽量保留卵巢;在绝经前,若因疾病需要切除双侧卵巢者,应适时根据本人情况考虑是否适合补充雌激素,以防本症的发生。

4. **性激素治疗**　性激素治疗(hormone therapy,HT)缓解症状的作用非常明显。具体用法见本章性激素治疗部分。

5. **严重神经精神症状的治疗**　对于神经精神症状严重的妇女,应进一步行抑郁症或焦虑症的诊断,根据诊断结果可给予抗抑郁或抗焦虑的药物治疗,必要时请精神科医师进行鉴别诊断。

6. **中医中药治疗**　常用附子理中汤、六味地黄丸、女宝及坤宝丸等亦有一定疗效。

(邱丽倩)

二、功能失调性子宫出血

月经紊乱是40岁以上妇女较早出现的绝经过渡期常见症状。更年期妇女的月经紊乱主要原因是出现排卵障碍,并非是因为生殖器官的器质性疾病或因全身性疾病引起的月经变化,所以这个时期的功血一般归类为无排卵性功能失调性子宫出血。

(一)临床症状

更年期功血表现可以多样化。临床可表现为月经周期不规则,周期可以提前也可以延长或者更甚没有周期性,表现为出血不止或淋漓不净。经期的长度可以延长超过7天,也可以缩短<3天。经量可以过多(超过80ml),也可以过少(少于20ml)。妇科检查,如果没有其他器质性疾病,盆腔检查应该属正常。

（二）诊断

妇女 40 岁以上,月经失去了原有的规律,需要考虑更年期功血,其他辅助检查可有:

1. **基础体温为单相**　因为无排卵性,月经周期中缺乏孕激素的支持,如果妇女做基础体温检查时可以发现没有月经中期的体温上升峰。

2. **实验室检查**

（1）血常规:如果妇女月经过多,可以表现为贫血。另外通过血常规检查,排除是否有血小板,出凝血时间的变化。

（2）内分泌检查提示外周血的孕激素水平低。雌二醇水平和 FSH 水平可以有多重性变化,可以正常,也可以偏高或偏低。

3. **盆腔超声检查**　可以通过测量子宫内膜厚度及回声,了解是否存在子宫内膜增生过长,同时排除可能存在的器质性病变如子宫肌瘤、宫腔息肉等。

4. **诊断性刮宫**　一般更年期功血的诊断是一个排除法诊断,临床上往往是排除生殖器官器质性疾病和其他全身疾病引起的子宫出血,或排除医源性用药后的撤退性子宫出血后来诊断为更年期功血。因为在绝经过渡时期也是各种肿瘤和其他疾病发病率增高的时期。如果反复发生月经不净需要和子宫内膜癌进行鉴别,必要时需进行诊断性刮宫。

（三）治疗和保健措施

更年期的功血治疗原则以止血,纠正贫血,对症治疗以防复发为主。

1. **止血,纠正贫血**　更年期功血主要为无排卵性出血,如果出血不多,可以用孕激素使单纯性增生期子宫内膜转化为分泌期而使子宫内膜脱落,俗称"药物性刮宫"。如果出血多,可以考虑刮宫术,一方面起到止血作用,另一方面可进行病理检查排除子宫内膜的器质性病变。

2. **调整周期**　为预防止血或刮宫治疗后再次发生大出血,可采用雌孕激素周期序贯疗法来调整月经周期。激素的序贯疗法可预防再次发生无排卵性子宫出血,同时可以用于治疗和预防绝经相关疾病,缓解更年期症状。

3. **及时进行健康宣教,预防贫血**　在诊治更年期功血过程中或利用各种集中和个体化咨询场合普及预防和诊治更年期功血知识,既要告知妇女在绝经前可以发生各种月经紊乱的情况,这是生理过程,同时普及宣传更年期年龄阶段妇女容易发生月经紊乱,同时又是各种恶性疾病高发年龄,所以需要进行定期妇科检查,排除不良病变。

4. **加强自我保健**　包括更年期妇女应认真记录月经卡,发现月经失调,及早进行医学咨询。避免精神过度紧张及过度劳累。注意营养,预防贫血。

（邱丽倩）

三、性问题

"性"是人的本性和健康生活的一部分。性健康指与性活动有关的躯体、心理、社会文化的持续良好状态。急剧的性激素下降以及更年期这一年龄阶段的特殊社会心理问题,都会对更年期女性的性功能带来不良影响,造成其可能会出现性功能异常。

（一）性反应与性功能异常

1. 性反应是一种复杂的反应,包括生理、情绪、经历、信仰、生活方式及它们之间的相互关系。人类性反应周期是一个连续变化的过程,可人为地划分为五个时期:

（1）性欲期:进入祈求与伴侣完成身心完全结合的阶段。

（2）兴奋期：即求偶或爱抚阶段,在性欲驱使下,逐步进入性紧张,表现出激动不已、心率加快、呼吸急促、血压升高及肌肉紧张等生理反应。女性的标志性反应为阴道润滑和乳头变硬。

（3）平台期：是兴奋期的继续和进一步发展,即性交抽动阶段。

（4）高潮期：是性反应的顶峰,它把先前形成的高度肌紧张通过肌肉突然的痉挛收缩而释放。女性的标志性反应为阴道节律性收缩、不随意呻吟或角弓反张。

（5）消退期：身体的肌紧张逐步得到松弛、充血逐步消散、神经兴奋逐步平静的过程。

2. 性功能异常　性功能异常通常分为 4 种。

（1）性欲低下：指缺乏或减少对性生活的主观愿望,包括性梦和性幻想。性欲低、缺乏性动力,是最常见的一种异常。

（2）性唤起障碍：是指女性持续性反复不能达到或者维持足够的性兴奋,影响阴蒂充血膨胀和阴道分泌减少,并因此造成极大的痛苦和人际关系的困难。

（3）性高潮障碍：又称无性高潮。指在性生活过程中,在足够的性唤起和持续的性刺激下,但却持续或反复地出现难以达到性高潮、延迟达到性高潮、不能达到性高潮或缺乏欣快感的一种情形和状态。

（4）性交痛：性刺激或接触阴道时有疼痛。

（二）更年期妇女性行为特点

性行为有其独特的发展过程,由生理和心理的逐步成熟,引发身体和行为的一系列活动,达到生育和其他调节功能的成熟,然后逐渐消退。在这一过程中,与其他生理功能不同,它更多地受到外界环境、社会文化、教育、风俗、宗教信仰和心理等因素的影响,形成身心的复杂本能,所以人类性行为存在极大的个体差异。性行为影响着个人心灵、身体健康和欲望的满足,也关系到家庭的和谐稳定。妇女的性生理与卵巢分泌的雌激素密切相连,更年期妇女随着雌激素逐渐减少,性能力有一个逐渐衰退的过程,但是在夫妻生活中养成的性爱需求,相互依存的意识会长时间继续。

国外一些报道,如美、日、法等国,60 岁的妇女仍有 50% 过性生活,10% ~20% 坚持到 80 岁。Halstron 等调查绝经后 45% ~68% 妇女性兴趣下降,其中性交困难占 39% ~50%,高潮障碍 22% ~29%,也有因配偶方面原因受影响,少数人则保持满意的性生活直至晚年。我国更年期妇女存在的性健康问题比较多,北京大学妇儿保健中心调查,我国妇女 40 岁后开始有性兴趣下降,并随年龄增加,绝经后无性生活者达 80%。最近公布的 1 项对包括中国在内的共 12 个欧亚国家和地区 5000 多名 45 ~60 岁的更年期女性健康调查结果,在中国,有 48% 的更年期妇女仅有一半或不足一半的时间有性生活快乐,超过半数的妇女都面临性功能和性欲下降的烦恼,生活质量明显下降。当她们面临更年期性困扰时,90% 的妇女认为性功能降低是衰老的自然结果,绝大多数人会选择默默忍受,只有 17% 的妇女会主动寻求治疗。

做好更年期妇女性心理的医疗保健工作十分必要。对一位健康妇女,衰老并不意味着性欲的必然减退和获得性高潮能力的丧失。不少人在心理和精神方面可以从性生活中得到满足,获得身心和谐,促进健康。

（三）更年期影响性功能的特殊因素

引起女性性功能异常的因素包括主要生物、心理等方面,且这两方面可以相互影响。生物学因素通常包括激素不平衡(如产后或绝经后激素变化)、特殊时期(妊娠期、月经期)、感染(如真菌感染、盆腔炎)、疾病(如糖尿病或多发性硬化)、手术(盆腔手术)、创伤及疲劳等。心理因素包括社会地位、生活方式、人际关系、传统性观念以及妇女如何看待她的性生活等。对工作的恐惧、抑郁和经济拮据等都会影响对性的感觉。

更年期女性由于其特殊的生理、心理变化,以及该阶段可能伴随的退休、子女离家等特殊社会情况,也会影响其性功能状况。主要原因有:

1. **生物学因素**

(1) 雌激素下降对内、外生殖器官的直接影响:性激素下降可以造成盆腔血供减少,阴毛减少、阴阜脂肪垫萎缩、大小阴唇和阴蒂缩小,阴道黏膜变薄变脆,阴道干燥和弹性下降。生殖器血供减少会影响血管充血,性唤起会延迟或改变。阴道干涩会影响性享受和性欲,性交痛会影响性交的频率。老年妇女由于神经脉冲传导的减慢,导致性反应也需要更长的时间。

(2) 雌激素下降可以造成的间接结果:衰老导致的体形变化,造成缺乏性吸引和魅力,自我形象不佳,许多妇女缺乏自信心,最终导致性欲低下。

(3) 雄激素下降对女性的影响:低水平睾酮和性唤起、性欲、性反应、生殖道的感觉及性高潮降低相关。

2. **心理和社会文化因素**

(1) 社会的态度、文化的角色和理论的信念会影响绝经妇女的性经历和自我价值,按照传统观念将老年视为无欲、对性无兴趣、性无用状态的妇女,常常会有性生活方面的问题。

(2) 夫妻关系会对性生活产生重要的影响。缺乏一个健康和"性"趣盎然的伴侣,也会造成更年期妇女的性生活水平下降。

(3) 更年期妇女的焦虑和抑郁情绪也会对性欲产生影响。

3. **其他临床问题**　临床有很多问题都会影响更老年妇女的性功能状态,如盆腔损伤、药物、手术、子宫切除和疾病等。

(四)保健措施

更年期女性性功能障碍是个多因素的医学问题,应该由妇产科医师、心理医师及内科医师来共同协作评估其状态,开展治疗。

1. 首先需要有效的评估性相关系列问题,包括:目前是否有性关系;是否有性方面的问题或担心有问题;性问题是经常发生还是在特定情况下发生;病因是心理性、器质性、混合型还是特发性等。

2. 其次,每位主诉性功能障碍的患者均应做一个全面的体检及妇科检查。

(1) 妇科检查:外阴及阴毛的分布可以评估外阴萎缩、外阴营养不良等情况。阴道窥器检查可用于评价阴道分泌物性状。女性阴道 pH 值是测量阴道润滑性的间接指标。双合诊检查包括子宫和附件触诊。触诊包括直肠阴道的表面、肛提肌及膀胱尿道触诊,以确定有无直肠疾病、肛提肌肌痛、阴道痉挛、尿道炎、膀胱炎或泌尿系感染等。

(2) 全身检查:包括血脂、血糖和血管多普勒超声检查等。如多普勒超声检查提示末端肢体动脉搏动弱,有杂音、血压升高和温度低提示有血管疾病,可能同时是造成性功能障碍的器质性原因。

(3) 性激素水平检查:包括卵泡刺激素(FSH)、黄体生成素(LH)、总睾酮和游离睾酮水平、性激素结合球蛋白(SHBG)、雌二醇和催乳素水平。FSH、LH 水平升高提示卵巢功能低下,低或正常提示有下丘脑或垂体疾病。雌激素和雄激素水平下降和性欲降低、阴道干涩、性交痛和性唤起障碍有关。

（4）其他内分泌功能检查：包括甲状腺功能及肾上腺功能检查。

（5）神经系统评估：可发现感觉神经或运动神经损伤。

3. 预防与治疗　针对造成性功能障碍的不同原因,分别采取不同的预防治疗措施,主要方法有:

（1）加强性保健教育：对更年期妇女进行有关性知识的教育是预防性功能衰退的一项有意义和重要的工作。使她们认识到更年期的性行为并不随着绝经而停止,而是和机体的其他系统一样,是逐渐衰退过程。更年期过性生活、有性要求是一种正常的生理现象。绝经后妇女继续保持性要求,维持适当的性生活,可以延缓生殖器官萎缩、有助于防止机体的老化。如已出现问题,应当尽早咨询专科医师,寻求适宜的处理方法。

（2）提供有效的咨询治疗：对于已出现性健康问题的更年期妇女,要根据她们的病史、既往性生活史和体格检查,特别是盆腔检查来明确诊断,给予有效的咨询与治疗。对夫妻双方共同进行咨询指导和有关性知识的教育,能取得更好的效果。

（3）慎重处理妇科手术中的生殖器官去留问题：医务人员在决定为妇女施行生殖器官手术前,不仅要考虑对疾病本身的治疗效果,还要考虑尽量减少术后可能给性生活带来的影响,应尽可能多地保留生殖器官,如卵巢、阴道、外阴等。术中应尽量减少副损伤。同时还应当对夫妻讲明单纯切除子宫并不影响性生活的道理。

（4）预防泌尿生殖道感染：由于绝经后阴道酸度降低,抵御细菌能力下降,阴道内细菌容易滋生繁殖,故更年期夫妇性生活前后一定要清洗外阴,保持外阴清洁,防止泌尿生殖道感染。

（5）锻炼耻骨尾骨肌：锻炼耻骨尾骨肌可增强女性性反应能力。方法是：每天做约 10 分钟的收缩（憋尿动作）练习。从开始收缩 3 秒、放松 3 秒,逐渐延长到收缩 10 秒、放松 10 秒,再练习快速、短促地抽动耻骨尾骨肌,持续数分钟。

（6）停止或者更换可能影响性功能的药物。

（7）对于心理因素造成的性功能障碍,进行适当的心理治疗。对于患有焦虑和（或）抑郁的更年期妇女,进行对症治疗。

（8）药物治疗。

1）性激素治疗：①雌激素：女性性功能障碍的治疗主要采用激素疗法,雌激素和雄激素可以单独应用也可联合应用。绝经后妇女,雌激素补充治疗可以提高阴蒂和阴道敏感性、增加性欲、恢复阴道收缩和压力阈值,减轻阴道干涩和性交痛的症状。雌激素剂型可以有口服片剂、皮贴、乳膏等。②雄激素：对于雄激素明显降低而引起的性欲低下具有较好疗效,研究证实睾酮与雌二醇治疗能够提高性渴望、性幻想、性唤起和性高潮。睾酮可以提高性欲,增加阴道和阴蒂敏感性,增加阴道润滑和性唤起,其剂型包括胶丸、舌下含服剂、皮贴和霜剂等。③替勃龙：其雄激素作用可以恢复阴蒂及阴道的功能特性,缓解阴道萎缩症状,改善阴道、阴蒂和尿道的动脉供血,增加阴道润滑性,减少性交痛并有利于性高潮的产生。替勃龙改善绝经后女性性欲优于传统的性激素治疗。

2）润滑剂的应用：除雌激素治疗外,阴道润滑剂的应用亦能有效地缓解阴道干燥、性交疼痛等症状,提高夫妻双方对性生活的满意度。对于不适合应用雌激素的妇女更是安全有效的方法。常用的阴道润滑剂有石蜡油、维生素 A、维生素 E 油膏以及雌激素油膏等。

（郑睿敏）

四、绝经后骨质疏松

骨质疏松症是骨强度下降导致骨折危险性升高的一种骨骼疾病。骨强度主要由骨密度和骨质量来体现。绝经后的骨质疏松是以骨密度下降为主的一种骨质疏松症。绝经后妇女由于卵巢功能衰退,雌激素下降,骨矿物质迅速丢失导致骨吸收大于骨形成。骨质疏松的特点是以骨量减少,骨的微观结构退化,骨的脆性增加,容易发生骨折为特征,是一种骨代谢异常引起的全身性骨骼疾病。随着我国人口老化进程加快,人的平均寿命延长,绝经后的骨质疏松成为危害中老年妇女健康的和影响生活质量的重大疾病。

（一）病因及病理变化

雌激素对骨代谢的作用机制还不非常清楚。可能的机制是多种途径直接和间接作用于骨细胞和破骨细胞活动,主要抑制破骨细胞分化和活性,改变以骨吸收为主的高转换状态,从而升高骨密度。雌激素减少后整个骨代谢变成以骨吸收为主导的高转化状态。表现为骨质量下降,骨强度下降,骨脆性增加(图7-2)。身体中松质骨比较丰富的部位主要在脊柱、髋骨、腕骨。骨质疏松最早发生在这些部位。常见的骨折发生在脊柱的占46%,髋部骨折占19%,腕部占16%。

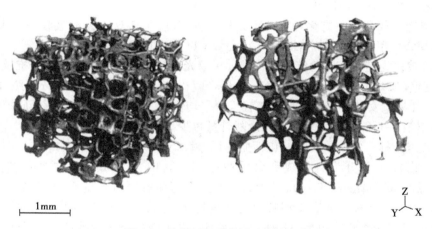

1mm

图7-2　绝经后骨质疏松骨小梁变化

（二）绝经后骨质疏松症的流行病学特点

1. **妇女发生骨质疏松症及其相关的骨折显著高于男性**　美国白人妇女一生中患髋骨骨折的危险性是17%,男性是6%。澳大利亚60岁以上妇女发生骨质疏松症的危险性为58%,男性为28%;英国45岁以上发生骨折者,女性占85%,而且不包括脊柱骨折。我国学者曾调查了上海地区10 457名60岁以上的城乡居民,骨折发生率女性为12.7%,男性为5.5%。女性发病率高的主要原因是骨峰值低于男性,同时又有绝经后骨丢失加速的影响。妇女的骨密度(BMD)值在30岁左右达高峰,骨松质从35岁、骨密质从50岁开始丢失,一生中约有35%骨密质和50%的骨松质丢失掉。在绝经后5～10年内每年骨丢失率为5%(2%～10%),而男性平均为1%。此外,男性的骨丢失是骨小梁变细,不是断裂,因此女性的骨脆性较男性高,更易发生骨折。

2. **骨丢失的速度与血中雌激素的水平、发病年龄和持续时间有关**　从进入更年期开始,每年骨丢失速度为0.3%,近绝经时为每年5.4%,绝经3年内下降速度最快,每年为

6.7%。人工绝经者可高达9%。

3. 髋骨骨折是骨质疏松症的最严重并发症　据报道,12% ~20% 的患者将在髋骨骨折发生后1年内死亡,存活者约半数生活不能自理,增加人力和财力负担。北京协和医院1996年报告调查北京城区59岁以上妇女髋骨骨折发生率为88/10万。

4. 种族因素是骨质疏松症的影响因素　黑人的骨密度较白人高,骨质疏松症发生率显著低于白人,亚洲人与白种人相近。

（三）临床表现

骨质疏松被认为是一种无声无息的疾病。在早期通常没有明显症状。较严重的患者可有如下症状:

1. **疼痛**　患者的主诉主要为腰背酸痛或周身酸痛。

2. **脊柱变形**　老年妇女大多数可以发生身高缩短和驼背或胸廓变形等变化。

3. **骨折**　患者往往轻微外伤或日常活动中没有明显外伤史而发生脊柱压缩骨折、髋腕部骨折。

（四）诊断

1. 绝经后骨质疏松的诊断可以通过病史,体格检查大致诊断。进一步可以通过骨密度和血液生化学检查进一步诊断。

2. **骨密度**　仪器检查有多种方法可以检测骨密度,包括双能 X 线吸收法(DXA)、单光子吸收法(SPA)、单能 X 线吸收法(SXA)、定量 CT(QCT)及定量超声(QUS)等。双能 X 线检查(DXA)被认为是骨密度检查的金标准。用双光子骨密度仪检测患者的脊椎及髋骨。得到的骨密度值(BMD)与同性别的年轻人群峰值比较,得到的标准差进行对照,以 T 值为诊断参考。如果妇女的骨密度值低于年轻人群平均值,T 值>2.5,即可诊断骨质疏松症。如果 T 值的比较在-1.0 ~ -2.5 之间可以诊断骨量减少。

3. **实验室指标**　常用检测指标包括血清钙、磷,25-(OH)维生素 D_3,1,25-(OH)$_2$维生素 D_3。骨转换指标主要分为骨生成和骨吸收指标。其中骨生成指标主要有碱性磷酸酶(ALP)、骨源性碱性磷酸酶(BAP),骨钙素(OC),Ⅰ型前胶原氨基端前肽,Ⅰ型前胶原羧基端前肽等。骨吸收指标主要有Ⅰ型胶原交联氨基末端肽(NTX),Ⅰ型胶原交联羧基末端肽(CTX),血抗酒石酸酸性磷酸酶(TRAP),尿钙等。更年期妇女的骨代谢是一个高转化的表现,骨形成指标值会降低,骨吸收指标会增高。

（五）治疗和预防措施

绝经后的骨质疏松是全身骨代谢障碍的综合性疾病。疾病的发生和严重程度是受多方面因素影响的。包括:年龄、遗传因素、营养方式、生活方式、激素水平、环境因素、疾病因素及药物因素等。所以在预防和治疗上也需兼顾各个方面。

1. **重视饮食营养及补充钙剂**　饮食营养在骨量增加的青少年时期和绝经后都是十分重要的,特别是含钙丰富的饮食,如牛奶、豆制品、干果;蔬菜如花菜、萝卜、白菜等。与钙代谢相关的营养物的不足会造成骨的形成障碍。如长期低钙饮食,机体为了维持血清钙的水平,就要将骨中的钙释放到血中,由此骨中钙量逐渐减少,易引起骨质疏松。为预防骨质疏松,绝经后妇女若未行激素补充治疗每天摄钙量应为 1000 ~1500mg。如食物中的钙含量低于1500mg,需补充钙制剂。如维生素 D 缺乏也会造成骨质疏松,如老年人日晒减少、消化功能减退等原因,容易导致体内活性维生素 D 的量不足,对骨的保护作用不够,可发生骨软化病(软骨病)和骨矿化障碍,易发生骨质疏松。

2. **锻炼**　老年妇女骨的坚固情况很大程度上取决于年轻时的骨峰值。通俗地说年轻时对骨峰的储存越多,对老年后的骨丢失的耐受性越强。所以从儿童时期起注重户外锻炼,可以增加骨质厚度,增加肌肉的力量,降低老年后骨丢失骨质疏松后造成骨折的风险性。

3. **日光浴**　日光浴可以促进皮下脂肪内的7-脱氢胆固醇合成维生素 D_3,促进肠道内钙吸收,这是维生素 D 的重要作用。如光照不足可以补充生理量的维生素 D 400IU/d。

4. **生活方式改善**　长期酗酒、吸烟、习惯于咖啡饮料、浓茶等容易使骨丢失的速度加快,患骨质疏松的几率会增加。酗酒造成骨丢失加快是酒精对骨作用的直接后果。吸烟使骨质减少的原因是多方面的,体重微轻、钙的吸收减少、雌激素减少,绝经年龄提前都是可能的原因。所以改善这些生活习惯可以延缓骨质疏松的发生。

5. **激素补充治疗**　HT 是绝经后骨质疏松防治的首选方法。研究表明,雌激素有效预防骨丢失,降低骨折,甚至没有骨量减少的妇女,应用低于标准量的雌激素也可预防骨丢失。孕激素可以协助雌激素增加骨密度。雄激素有促进骨形成或增加骨量的作用。绝经后前 3 年骨吸收最快,因此在绝经早期开始进行性激素治疗预防作用更好。具体用法见本章第五节更年期妇女性激素治疗部分。

6. **其他药物**　除了雌激素补充治疗骨质疏松外,其他可以用于抑制骨吸收,促进骨形成的药物来治疗骨质疏松,如抑制骨吸收的双磷酸盐、选择性雌激素受体调节剂(SERMs)、降钙素等和促进骨形成的甲状旁腺素。中医中药中也有类似的药物可以作为补充治疗。这些药物对那些已有骨质疏松或高危人群而又没有使用雌激素类药物适应证的妇女更适合。

迄今为止,尚未发现安全有效的方法重建已经疏松的骨质,药物治疗只能减慢和终止骨量丢失,不能使已经发生改变的骨质结构恢复正常。因此,骨质疏松症的预防比治疗更重要,低骨量者可以进行预防性治疗。

五、泌尿生殖系统常见问题

在胚胎发育过程中,泌尿生殖道属于胚胎同源性系统。生殖道和泌尿道都存有大量雌激素受体。绝经后泌尿道和生殖道都会发生萎缩性变化。雌激素减少后,阴道黏膜变薄,阴道内乳酸杆菌减少,出现生殖道萎缩,阴道干燥,性生活困难,性欲减退。容易反复发生生殖道炎症和泌尿道的感染症状。同时因为泌尿系统萎缩,尿道缩短,黏膜萎缩,尿道括约肌松弛,绝经后妇女容易发生尿失禁症状。

(一)老年性阴道炎

1. **病因**　因雌激素下降,阴道黏膜变得菲薄,阴道上皮细胞产生的糖原减少,使阴道的 pH 值增高,具有阴道保护作用的乳酸杆菌比例减少,其他菌的比例增加,阴道具有炎性变化。

2. **临床表现**　原来相对干燥的阴道变得分泌物增多,外阴有时有灼热感,瘙痒。分泌物色黄,可呈脓性。性生活后分泌物更多,有疼痛感。妇科检查阴道黏膜充血,因阴道壁菲薄,黏膜可表现为点状充血,甚至有浅表溃疡。

3. **诊断**　根据病史及妇科检查发现一般诊断不困难。辅助检查做阴道分泌物检查发现大量基底层细胞和白细胞。

4. **治疗与预防措施**　老年性阴道炎是老年的退行性变化中较常见的疾病,可以反复发作。治疗以缓解症状抑制细菌生长为主。反复发作者可以增加全身和局部的抵抗力。

(1) 抑制细菌生长:可用替硝唑栓剂塞阴道每 1~2 天一次。症状严重时可另辅以洁尔阴等阴道冲洗液每天冲洗一次。

（2）增加阴道抵抗力：可针对雌激素减少的病因局部应用雌激素的乳剂。对反复发作阴道炎的患者可口服少量雌激素预防反复发作(具体用法参照激素替代治疗)。

（二）泌尿系统感染性疾病

1. **病因**　绝经后的泌尿道感染病因和老年性阴道炎相似是由于雌激素水平下降，泌尿道黏膜萎缩，尿道缩短容易引起细菌感染引起。

2. **临床表现**　和其他年龄段的尿路感染症状相似，可以出现尿频、尿急、尿痛和腰酸等症状。

3. **诊断**　无其他特殊器质性疾病反复发作尿频尿急尿痛等症状，特别是性生活后反复发作。辅助检查可以做尿常规检查，洁尿培养等。尿常规镜检可发现大量白细胞。

4. **治疗及预防保健措施**　以利尿和抗炎为主。反复发作可以加用雌激素替代治疗来增加作用和预防反复发作。

六、心血管疾病

绝经前女性与同年龄组男性相比，冠状动脉粥样硬化性心脏病的发生率与死亡率明显低于男性。而女性在绝经以后，冠心病的发生率迅速上升，60 岁以后接近同年龄组男性水平。在发达国家，绝经后妇女心血管疾病的死亡率已经超过了恶性肿瘤的死亡率，居于各种死亡原因的首位。围绝经期妇女及绝经后妇女常见的心血管系统疾病包括动脉粥样硬化(冠心病、心肌梗死及心绞痛等)、脑卒中、高血压及心律失常等。

（一）心血管疾病的高危因素

动脉粥样硬化和高血压是心血管疾病的两大重要病理基础，很多心血管危险因素都与动脉粥样硬化有关。按照已经证实的危险因素论证强度及干预治疗的影响，高危因素可以分为以下五类：

1. **I 类危险因素**　指已被证实且干预治疗可降低动脉粥样硬化的因素。包括高胆固醇血症、高低密度脂蛋白血症、高血压和吸烟等。

2. **II 类危险因素**　指经干预治疗后很可能会降低动脉粥样硬化的因素，包括糖尿病、体力活动减少、高低密度脂蛋白血症、高甘油三酯血症、肥胖和绝经后妇女等。

3. **III 类危险因素**　如果改变这些因素，可能会降低动脉粥样硬化，包括心理社会因素、脂蛋白 a 和高半胱氨酸血症等。

4. **IV 类危险因素**　不可改变的危险因素，包括年龄、男性、低社会经济地位及家族性早发动脉粥样史。

5. **V 类危险因素**　日益受到重视的危险因素。

更年期妇女由于其特殊的激素变化和衰老等改变，上述高危因素较为多见，如血脂异常、高血压和糖尿病等。应该针对上述因素，采取必要的干预措施，预防更年期妇女心血管疾病的发生。

（二）冠心病危险评估

女性应该从 20 岁起对冠心病的危险因素就开始评估，更年期妇女进入冠心病的高发时期，更应该重视对冠心病危险因素的评估。评估内容可包括每两年测一次血压、脉搏、体重指数(BMI)和腰围，以及至少每 5 年测量一次空腹血脂和血糖。一些量表，如 Framingham Point 评分等可用来计算冠心病的 10 年绝对危险度。

（三）更年期女性心血管疾病的防治措施

1. **注意饮食平衡**　对于更年期妇女来说，摄入碳水化合物的量应较年轻妇女而适当减少。饮食要低热量、低脂肪、低盐、低糖。一般每天摄入谷类食物 250～400g 为宜，蔬菜 300～500g，水果 200～400g，饮水 1200ml，喝奶 300ml。

2. 吸烟可降低高密度脂蛋白水平和甘油三酯水平升高，会损伤血管内皮功能，引发多种心脑血管疾病，增加冠心病、脑卒中风险。因此更年期女性应戒烟并减少二手烟的暴露。

3. 运动可以提高机体脂肪的供能比例，可以改善脂质代谢，对维持正常血压、降低血清胆固醇水平、提高心肺功能都有积极作用，还可以改善人体心理状态，有助于消除焦虑。

（1）更年期妇女在锻炼中应尽量避免肌肉-关节-骨骼系统损伤，锻炼的最佳方式为每周至少 3 次，每次至少 30 分钟，强度达中等。另外，每周增加 2 次额外的肌肉力量锻炼，益处更大。

（2）建议每天进行累积相当于步行 6000 步以上的身体活动。根据运动时的心率来控制运动强度。中等强度的运动心率一般应达到 150-年龄（次/分钟）。

4. **体重管理**　肥胖对身体健康造成显著的影响，在绝经后妇女中，肥胖已成为一个日益严重的问题；体重若减轻 5%～10%，就能有效改善那些与肥胖相关的多种异常状况。

（1）更年期妇女正常的体重指数应保持 18.5～23.9kg/m²。体重指数的计算方法：体重指数（BMI）= 体重（kg）/身高²（m²）。BMI≥24 为超重，BMI≥28 为肥胖，女性腰围≥80cm 为腹部脂肪蓄积的界限。

（2）肥胖者减肥建议：轻度肥胖的成人患者，每月可稳定减肥 0.5～1kg，中度以上成年肥胖患者，每周可减少体重 0.5～1kg。

热量的摄入多于消耗，是肥胖的根本成因。对于热量的控制要循序渐进、逐步降低，且增加其消耗。每天减少热量 125～250kcal，是较长时间内的最低安全水平。

5. **避免精神紧张**　精神紧张是引起高血压的危险因素，使血中儿茶酚胺和游离脂肪酸增高，容易导致血管粥样硬化。

6. **性激素治疗**　性激素治疗（HT）可以通过改善血管内皮功能、血清胆固醇水平、血糖代谢和血压，降低心血管疾病的风险。有证据表明如果在围绝经期开始雌激素治疗（即"时间窗"概念），会对心血管起到保护作用。老年妇女中或是绝经超过 10 年的女性，HT 可能会增加冠脉事件的风险，故不建议 60 岁以上女性单纯为预防冠状动脉疾病实施 HT。HT 无益于已存在的心脏病。

7. 有高度冠心病风险者，如血脂明显异常等表现，应到心内科及时就诊，进行相应的治疗。

七、精神障碍

更老年期妇女的抑郁症是较常见的精神障碍之一。抑郁症状是人们常见的情绪障碍问题。每个人在一生中经常会在某一时期或阶段感到情绪低落。情绪低落是对短暂应激因子、失望或丧失等产生的一种不幸福的感觉。人们在识别原因后可调动自身的应激能力，使这种悲观情绪在短时间内减弱和消失。但是，当发生抑郁症时这种悲伤和忧郁的情绪状态可持续较长时间，并且程度也较重，不仅影响个人也影响家庭幸福生活，而且增加家庭和社会的负担。

中国目前由于抑郁症造成的疾病负担已达第二位，与发达国家相同。抑郁症的危害在于抑郁患者的社会功能下降,不仅增加了家庭和工作单位的负担,而且对社会和谐与发展也有很大影响。如果抑郁合并躯体疾病,其死亡率也增加。例如脑卒中合并抑郁症患者的死亡率增加3.4倍,心脏病合并抑郁症死亡率将增加5倍,抑郁症合并躯体疾病不仅增加了医疗费用,还延长躯体疾病的治疗时间。抑郁症的严重后果是自杀。

（一）抑郁症的发病率

随着人类社会的进步,生活节奏的加快,工作强度的增加以及社会竞争的日益激烈使人们的精神压力越来越大,抑郁障碍的发病率亦在逐年增加。WHO 的估计全球时点抑郁症的患病率大约在5% ~10%;我国综合医院门诊中抑郁症的患病率约3% ~4%;抑郁症人群终生患病率为17%;中国人口中大约有20%的人具有抑郁症状,其中7%患有抑郁症;女性的患病率是男性的2倍;终生患病率男性为10%,女性为26%;抑郁症在女性所有疾病中占首位,好发于青春期、经前期、产后期和围绝经期。

北京协和医院和国家计生委科研所 1993 年报道在北京城区采取统一问卷入户调查的方式调查了 40 ~65 岁女性更年期症状 5650 例,应用改良 Kupperman 评分方法进行症状评分,其中有乏力症状的占32.9%,有失眠症状的占32.4%,有明确抑郁症状的占20.7%。原北京医科大学妇儿保健研究中心 1996 年报道在北京城区 419 例 45 ~55 岁的更年期妇女进行问卷调查和自评抑郁量表的调查,抑郁症状发生率为46.1%,其中轻度为69.9%,中度以上为30.1%。另外发现有躯体疾病的患者抑郁症状的发生率明显高于无躯体疾病的患者。近年来随着人们生活水平的提高,更年期及其相关疾病越来越引起广泛的关注,更年期患者抑郁障碍也越来越受到人们的重视。

（二）抑郁症的诊断标准

抑郁症是悲伤和忧郁的情绪状态持续存在至少两周,并对所有或大多数日常活动丧失兴趣,是最常见的一种情绪障碍。在美国《心理障碍诊断与统计手册》(DSM-Ⅳ)中,其诊断标准还必须同时包括以下症状中的五种,方可诊断为抑郁症:

（1）食欲增多或减少。

（2）体重增加或减轻。

（3）容易激动、焦虑不安或疲倦乏力。

（4）恐慌发作和严重焦虑。

（5）难以入睡、睡眠过多或不足。

（6）感觉无助、没有价值或不恰当的内疚和羞愧。

（7）思维困难、注意力集中困难或做决定困难。

（8）反复出现死亡或自杀想法

（三）抑郁症的识别

1. **观察**　可从患者的步态、表情及反应等判断有无抑郁症的可能。抑郁患者由于情绪低落,兴趣减退,可能出现走路缓慢、愁眉苦脸、痛苦面容、眼神呆滞或面无表情、疏于打扮;语调平淡、反应迟钝、唉声叹气、眼泪汪汪、痛哭流涕、坐立不安及长时间保持一个姿势不变等。

2. **倾听**　要仔细倾听患者的主诉,如主诉较多,或主诉杂乱无章,或按常理无法解释时,要警惕抑郁障碍的可能。聆听时要尽量让患者放松,并让患者感觉到医师在认真倾听,注意不要打断患者的诉说,以免失去对医师的信任。

3. **询问**　这是非常关键的一步,既要问出患者的情绪障碍,又不能引起患者的反感。

因此,询问时要由浅入深、由表及里地不断追问。一般先从日常生活开始问,比如,你睡眠怎么样?有没有早醒?你吃饭怎么样?你觉得累吗?等等。如果以上几个方面都正常,可停止询问,但如果以上回答高度可疑,还要继续追问有关情绪和兴趣方面的问题。如你以前喜欢做的事情现在是否还愿意做?近来情绪怎样?有什么不顺心的事吗?你有没有觉得活着都没意思?如果患者谈到有活着都没意思的想法,就要进一步问患者是否有过自杀的念头以及是否有如何自杀的想法甚至是否有过自杀行为等。

4. **做出诊断**　根据症状和持续的时间诊断有无抑郁障碍。一旦抑郁障碍的诊断成立,应仔细评估患者自杀的危险性。据统计,60%～70%的抑郁患者有自杀的想法,10%～15%的抑郁患者发生自杀行为,自杀成功大约占自杀行为的25%左右。

抑郁障碍的评估工具分为两大类,一类是抑郁自评量表,如:Zung's 抑郁自评量表、贝克抑郁自评量表(BDI21)、抑郁自评量表(SDS)和焦虑抑郁自评量表(HAD)等;另一类是抑郁他评量表,常用的是汉姆登抑郁量表(HAMD)。值得注意的是,抑郁不能靠量表来诊断,量表只是用来衡量病情的严重程度,如果患者除了妇科疾病外合并有抑郁的症状,就应该诊断抑郁障碍,一旦诊断抑郁障碍,应积极予以治疗。

(四)更老年期抑郁障碍的特点与治疗

由于绝经期妇女的年龄决定其正值事业和家庭中的中坚力量,压力较大,又处于雌激素水平波动的人生转折时期,因此成为抑郁障碍的高发人群。绝经期抑郁的特点是伴随有更年期综合征症状,并常常合并焦虑,且应用激素治疗后精神神经症状缓解不明显。老年期的抑郁多与长期患某些慢性疾病有关。

对于绝经期抑郁的治疗目前尚无统一的方法。文献报告更年期难治性抑郁症女性单用高剂量雌二醇治疗后有所改善,但仍然是中度抑郁。有关抗抑郁药治疗绝经期抑郁症的效果研究较少。

在临床实践中要仔细分析患者的症状是属于更年期的症状还是抑郁障碍的症状,再根据症状的严重程度采取相应的治疗措施。如果患者处于绝经过渡期,抑郁症状明显无绝经期症状者则单纯抗抑郁治疗;患者处于围绝经期或绝经期,有明显绝经期症状和轻度抑郁症状则行激素治疗,如经激素治疗后抑郁症状仍不缓解则加用抗抑郁治疗;患者处于围绝经期或绝经后期,既有明显绝经期症状又有明显抑郁症状或已诊断抑郁症则应在激素治疗的同时加用抗抑郁治疗。

作为妇幼保健工作者的主要任务不是治疗抑郁症而是要及时发现更老年期患者中有抑郁障碍的患者。如果发现患者抑郁症状较重并有自杀倾向、躯体疾病已经好转但抑郁恶化者、抑郁患者有自杀和精神病家族史者、复发性抑郁且症状较重者、抑郁伴有妄想和幻觉者以及标准抗抑郁治疗效果较差者均需及时转诊到精神科专科医院进一步诊治,以免延误病情。

八、绝经后出血

绝经后出血(postmenopausal bleeding,PMB)是指绝经后1年以上的阴道出血,老年妇女常见症状之一。随着老年医学的发展,PMB已成为现代围绝经医学的重要研究课题。PMB按疾病性质可分为非器质性病变、良性疾病和恶性肿瘤等,多来源于子宫腔、子宫颈,少数来源于卵巢、输卵管、阴道和外阴等部位。

(一)病因

1. **非器质性病变**　非器质性病变引起的PMB约占1/3～2/5,绝大多数系内分泌因素所致子宫内膜病变,少数属外伤及全身性因素。这类原因出现的绝经后出血,与恶性肿瘤相比,发病年龄较早,绝大多数在绝经 5 年之内。

(1) 内源性激素变化:萎缩性子宫内膜:绝经后由于卵巢功能衰退,雌激素下降,造成子宫内膜萎缩。但是可能由于子宫内膜血管硬化而导致出血,也有学者认为是萎缩的子宫内膜腺管变细,管口堵塞形成囊肿,囊肿破裂而引起出血或菲薄的子宫内膜易受细菌感染,引起局部组织坏死出血造成的。

增生性子宫内膜:绝经后雌激素虽然减少,但仍可继续分泌。低剂量雌激素长期刺激且无孕激素保护内膜可以导致子宫内膜增生,甚至增生过长,达一定程度则不规则脱落而引起出血。

分泌期子宫内膜:较少见。可能是偶发排卵造成,临床和组织学发现绝经数年妇女再次月经来潮而不显示其他任何病变,子宫内膜呈不良分泌反应。此外也可能绝经后垂体分泌促性腺激素增加,使卵巢间质细胞增生黄素化所致。

(2) 外源性雌激素作用:即性激素补充疗法有关的 PMB。国内外一直对激素补充的合适制剂、剂量、用药模式、途径、期限,以及用药个体化及医疗监测进行着广泛探索,相信随着研究的进展,一定能最大限度地减少 PMB。

(3) IUD 绝经后妇女 IUD 久置不取,也可发生 PMB。由于绝经妇女子宫萎缩、宫腔变小,可能会造成原来放置的 IUD 错位、变形、嵌顿,使子宫内膜受损出血;此外,IUD 本身可致非特异性子宫内膜炎,或子宫内膜菲薄致抗菌能力差,导致子宫内膜感染而出血。

2. **良性疾病** 良性疾病以炎症最多见,此外,还有宫颈息肉、子宫肌瘤及子宫内膜息肉等。

3. **恶性肿瘤** 恶性肿瘤原因约占 1/5 ~ 1/3,以子宫内膜癌、子宫颈癌多见,其次为阴道癌、卵巢癌和输卵管癌。研究显示发病年龄越大(>58 岁),绝经年限越长(>10 年),出血距初诊时间越长及子宫增大、宫腔深(>8cm),恶性肿瘤的发生率就越高。

（二）诊断

由于 PMB 病因复杂,首先应诊断病因,重点要警惕生殖器恶性肿瘤的可能。因此应了解详细的病史,并进行全面的妇科检查,合理使用各种诊断技术以正确诊断。目前常用的诊断技术有 B 超、宫腔镜、CT、磁共振成像（MRI）等影像及宫颈脱落细胞学检查、诊断性刮宫等。

（三）预防和治疗措施

1. 应该规范性激素治疗,减少外源性激素引起的绝经后出血。

2. 对于绝经后出血要引起重视,及早到医院就诊,确定病因。

3. 子宫内膜增生或增生过长,可以行刮宫。此外,还有经宫颈子宫内膜电切术,可以去除子宫内膜。此法具有快速、安全、出血量少、术后恢复快等优点,是老年患者最好的一种选择。此外尚有微波、热球破坏子宫内膜,亦有较好效果。

4. 子宫内膜癌及癌前病变者,治疗首先要明确分期,以手术为主,辅以放疗、化疗和激素治疗。

（邱丽倩 郑睿敏 赵更力）

第五节 更年期妇女性激素治疗

更年期性激素治疗（hormone therapy, HT）这一治疗手段已采用半个多世纪。随着医疗和药物对妇女绝经后身体内发生各种变化的原因逐步了解,认为雌激素的缺乏是造成各种器官和组织功能退化的根本原因。雌激素的补充治疗可以延缓这种衰退的发生。但雌激素治疗作为一种医学治疗手段必然要强调其适应证和禁忌证。

一、性激素治疗的益处和副作用

自 2003 年美国的大规模多中心的 WHI 调查以后,全世界的各界别医师都参与到对激素替代治疗利弊关系的大讨论中。随着更多循证医学的证据产出,更深入的科研数据的证实,近 10 多年来人们对激素补充治疗的认识更理性,多学科的讨论逐步形成共识。

目前普遍认为激素补充治疗是治疗卵巢功能衰退后发生更年期综合征及其他各种因雌激素降低而导致的退行性疾病效果最好作用最直接的治疗方法,其他药物都不能替代它的作用。同时雌激素替代治疗对骨质疏松症不仅有治疗作用而且有预防作用。但该疗法对雌激素敏感疾病患者有增加风险的副作用,如血栓性疾病的发生风险增高。所以使用时要严格掌握适应证。

二、性激素治疗的使用原则

激素补充治疗是一种医疗手段,与任何一种临床治疗方法一样该疗法也有严格的适应证和使用的禁忌证。盲目乐观的夸大其使用范围和一味强调其可能存在的小概率的风险都不是科学的态度。权衡利弊该疗法的受益和风险是每个医务人员在临床诊疗过程中始终要牢牢掌握的原则。

目前来自国际绝经协会、北美洲绝经协会、亚太地区绝经协会和中华医学会绝经学组的共识是在更年期适当时机启动,如在卵巢功能开始衰退的"窗口期"就启动该治疗方法,所产生的治疗效果更好。特别是在预防心血管疾病发生,延缓骨质疏松症的进展上体现出的益处更大。除了早期使用个体化的治疗方案,尽可能采用低剂量,推荐使用天然的激素产品及在激素补充治疗过程中定期随访检查都是不可缺少的使用原则。

三、性激素治疗的适应证和禁忌证

1. **适应证**　原则上说任何妇女有更年期症状,无使用雌激素的禁忌证,患者愿意接受都可以是激素替代治疗的适应证。

2. **禁忌证**

(1) 绝对禁忌证:已知或怀疑妊娠,原因不明阴道出血,已知或怀疑有乳腺癌,雌激素依赖性恶性肿瘤,近半年有血栓性疾病,肝肾功能障碍。

(2) 相对禁忌证:妇女患有与雌激素相关的疾病如子宫肌瘤、子宫内膜异位症、子宫内膜不典型增生,未控制的糖尿病和严重的高血压,有血栓形成倾向,系统性红斑狼疮,有直系亲属乳腺癌家族史。

四、性激素的使用方法

(一)用药方案

1. 对已切除子宫的妇女可以单纯应用雌激素。

2. 对未行子宫切除的妇女单纯使用雌激素会造成子宫内膜单纯性增生,子宫内膜的过度增生可能发生子宫内膜的癌前病变,所以对有子宫的妇女进行绝经后激素替代治疗时必须进行雌孕激素联合应用。

3. 对更年期尚未绝经但表现为月经紊乱的妇女,可以单独使用孕激素来调整月经。具体可在每月月经周期的后半段使用黄体酮类药 10 ~ 14 天。

（二）药物组合

根据雌孕激素使用的组合方式分成雌孕激素序贯疗法和雌孕激素联合应用。

1. **序贯用药** 是模仿月经的生理周期在月经的前半周期单纯用雌激素,在后面的 10 ~ 14 天加用孕激素。适用于年龄相对较轻,尚未绝经,或绝经时间短,希望有正常的月经周期的妇女。一般用药 21 ~ 28 天作为一个周期。用完一个周期停药 1 周,使分泌期的内膜撤退,月经来潮,模仿生育年龄正常的月经周期规律。

2. **联合用药** 所谓联合用药是将雌孕激素在整个周期中同时应用。对停经时间相对较长,年龄稍大的妇女,不希望再有月经来潮可采用连续联合的用药组合。连续序贯是在用药的前 14 天使用单一的雌激素,在后 14 天采用联合雌孕激素用药。用完一个周期不停药,继续循环使用第二周期。连续联合是指在整个月的治疗中始终雌孕激素联合用药,每天服用不间断。

不同的激素配伍补充治疗方案见图 7-3。

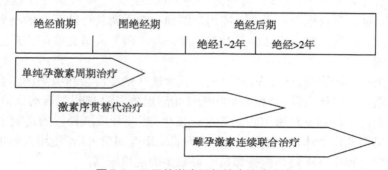

图 7-3 不同的激素配伍补充治疗方案

五、性激素治疗常用药物

目前在临床上常用的性激素类药物从来源上分主要分成天然和人工合成两大类。从用药的途径上来分可归类为口服制剂,经皮吸收制剂和经阴道局部吸收制剂。现以用药途径来分类介绍。

（一）口服雌激素

口服雌激素是临床上最常用的用药方式,其特点是用药方便,因用药后首先通过肝脏代谢,对脂代谢和糖代谢有一定好处,但如肝脏功能本身有问题的患者容易引起药物蓄积。

天然口服雌激素最常用的药物为戊酸雌二醇,一般剂量为每天 1mg,年轻症状较重的患者可以使用 2mg/d。如周期序贯治疗每月使用 21 天,停药 7 天为一个周期。有子宫的妇女在使用戊酸雌二醇的后半月应加用孕激素来对抗单纯雌激素引起的子宫内膜单纯性增生。

合成雌激素主要有己烯雌酚,用法同戊酸雌二醇。因目前市场上有副作用更少的同类药物,在临床上已较少使用。

（二）经皮吸收的雌激素

经皮吸收的雌激素通过末梢血管首先进入体循环,避免肝脏首过效应,所以其生物利用度较高。该制剂使用对有肝脏功能障碍或血栓形成高危因素的患者更适合。

常用的经皮吸收雌激素目前市场上主要为半水合雌二醇皮肤贴剂。每片贴剂含半水合雌二醇 1.5mg,每天恒定释放 50ug,贴后 3 小时血液中浓度达到治疗水平,该浓度可持续 1周。除去贴片后血液中雌二醇的浓度 24 小时内消退。

贴片使用方法:贴于脐部以下皮肤平坦,脂肪组织丰富的部位,每周换一张贴片,每一周期患 4 张。有子宫的妇女在用第 3 张贴片时加用孕激素。

（三）经阴道用雌激素

经阴道用雌激素通过阴道黏膜吸收,避免了肝脏的首过效应。因局部浓度高,适合用于有泌尿生殖道症状而全身症状不明显的患者。使用后可改善阴道干燥、刺痛、尿频、尿急及尿痛等症状。也可用于绝经后需阴道手术围术期使用,有利于术后伤口愈合。目前临床上常用的是雌三醇软膏。用法为每天 0.5g,阴道用药,每隔 1 ~ 2 天使用一次。使用时需注意药物在阴道内均匀涂布,避免因局部药物浓度高引起局部水肿。另外还有普罗雌烯阴道胶囊,每天阴道用药,连续 2 周,以后每周用 2 ~ 3 次。

（四）孕激素

孕激素也同样分成天然孕激素和人工合成孕激素两类。

1. **天然孕激素**　常用的有黄体酮。天然黄体酮给药后吸收快,但代谢也快,半衰期只有 15 分钟,口服活性低。黄体酮油剂注射液注射后吸收快,生物利用度高,但肌肉注射使用不方便,一般不作绝经后的激素补充疗法使用。目前制药业的发展,可将天然黄体酮制作成微粒化的黄体酮口服胶囊,主要产品为微粒化黄体酮软胶囊,主要用于周期序贯治疗,在月经的后半周期每天服用 200mg;连续 10 ~ 14 天。除了口服,还可以阴道用药。另外有微粒化黄体酮胶丸,用法同微粒化黄体酮胶囊。

2. **合成孕激素**　合成的孕激素种类很多,各种孕激素对脂代谢、糖代谢作用不同,同时长期服用对心血管、乳腺疾病风险也不同,使用时需权衡利弊,全面考虑。目前临床上常用的合成孕激素有地屈孕酮,序贯治疗中一般每月使用 10 ~ 12 天,在雌激素使用 12 天左右加用,每次剂量为 10 ~ 20mg。如没有绝经或绝经早期妇女每月停孕激素后一周内可能会再次来月经。另一常用药为屈螺酮,在月经后半周期使用。序贯用药时每天 10mg,连续用药10 ~ 14 天/月。连续联合用药时每天 5mg,持续用药。

醋酸甲羟孕酮是过去临床常用的合成孕激素,因其价格低在农村和偏远地区被广泛使用。在连续序贯治疗中一般用 4 ~ 8mg/d,月经周期后半周期使用,每月 10 ~ 14 天。在连续联合用药中一般用 2 ~ 4mg/d。

六、性激素治疗中的注意事项

（一）用药安全性监测

任何药物长期使用都需要进行安全性随访,对绝经后妇女雌孕激素替代治疗也同样。有关长期使用雌激素是否可能引起乳腺癌、子宫内膜癌发生率增加,从 20 世纪的 50 ~ 60 年代一直有争议,20 世纪末关于是否会增加血栓性疾病的争议也一直颇受关注。但通过几十年的观察,专家的共识在围绝经期开始使用,使用年限一般不超过 10 年,使用期间定期进行乳腺癌、子宫内膜癌的筛查,每年进行常规的体检,用药还是比较安全。

（二）性激素治疗的随访与监测

激素替代治疗应该是一种需要严格管理的治疗方法。开展这项医疗服务的单位必须有经过培训的职业医师进行执业。药物需要进行严格的处方管理。妇女在用药期间需要记录发生的不良事件,定期进行血压、血糖、血脂等的检查。小剂量,个体化的治疗方案可以提高使用的安全性。另外对有肝脏疾病和血栓性疾病高风险的妇女可以使用经皮吸收的雌激素制剂。

（邱丽倩）

第八章

妇女常见病防治

妇女常见病是指发生在女性生殖器官或乳腺的常见疾病,主要包括宫颈疾病、乳腺疾病、生殖道感染及其他生殖系统疾病。定期进行妇女常见疾病的普查普治,能够及早发现和及时治疗妇科常见病和多发病,减少妇科疾病的发病率,并可及时控制某些疾病的进一步发展,降低死亡率,保障妇女健康,提高广大妇女的健康水平。

妇女常见病防治的重点在不同时期有所不同。新中国成立后国家曾先后对性病、滴虫性阴道炎、子宫脱垂及尿瘘、月经病及子宫颈癌进行普查普治,这些集中的、大规模地对严重危害妇女身心健康的常见妇科疾病普查普治,针对明确的目标人群,集中一定人力、物力开展查治,收效显著,在查病治病同时,落实防治措施,因此产生深远影响,有效地降低了相关疾病的发病率。近年来,我国政府在全国范围内组织开展了农村地区"两癌"(宫颈癌、乳腺癌)检查项目,重点针对宫颈癌、乳腺癌、生殖道感染疾病进行防治工作。

第一节　妇女常见病筛查管理

妇女常见病筛查是妇女常见病防治的重要内容,是以筛查宫颈癌、乳腺癌为重点的保障妇女健康的重要公共卫生服务。通过妇女常见病筛查,达到早期发现、早期诊断、早期治疗宫颈癌和乳腺癌,以及防治其他妇女常见病的目的。

（一）筛查对象与筛查时间

在我国,妇女常见病筛查对象为 20～69 岁妇女,重点是 35～65 岁妇女,可根据实际情况确定筛查对象。由于各国使用的筛查方法以及筛查技术水平存在差异,筛查方案也不尽相同。目前国内妇女常见病筛查管理工作中,多数建议宫颈筛查在性生活开始 1 年后进行,每位妇女每 1～3 年进行 1 次妇女常见病筛查,具体筛查间隔如下:

1. **宫颈筛查**

（1）20～34 岁妇女每 2～3 年进行 1 次宫颈细胞学筛查。

（2）35～64 岁妇女每年进行 1 次宫颈细胞学检查。

（3）因子宫良性疾病而行子宫全切者无需再进行宫颈细胞学筛查。

（4）目前不推荐单独使用人乳头瘤病毒(HPV)DNA 检测方法作为宫颈癌初筛方法,建议与细胞学联合使用。

2. **乳腺筛查**

（1）40 岁以下妇女筛查方法以临床触诊和乳腺超声为主,每 1～2 年做 1 次乳腺超声检查。

（2）40 岁及 40 岁以上的妇女以乳腺 X 线（钼靶）为主要筛查手段,每年 1 次乳腺超声检查,每 2 年 1 次乳腺 X 线检查。

（二）筛查内容

1. 筛查形式 妇女常见病筛查形式可分为有组织的群体性筛查以及针对个体的机会性筛查。

（1）群体性筛查:筛查的医疗保健机构与单位或社区进行沟通,有计划地组织适龄妇女进行群体性筛查。

（2）机会性筛查:医疗机构结合门诊常规工作为妇女提供个体化的常见病筛查服务,包括医务人员对符合筛查条件或有需求的妇女提供相关筛查。

2. 筛查疾病 目前我国妇女常见病筛查疾病主要包括以下几种:

（1）宫颈疾病:包括宫颈上皮内瘤变（CIN）、宫颈癌。

（2）乳腺疾病:包括乳腺导管或小叶原位癌、乳腺非典型增生等癌前病变、乳腺癌、乳腺良性疾病。

（3）生殖道感染:外阴、阴道炎症、宫颈感染性疾病、盆腔炎性疾病等。

（4）其他:子宫肌瘤、卵巢肿瘤、子宫脱垂/阴道前后壁膨出等。

3. 筛查项目 可分为基本筛查项目和推荐筛查项目,分别适用于不同经济情况及个人需求的妇女。

（1）基本筛查项目:指为保证妇女常见病筛查的质量,对每一位筛查对象必须提供的检查项目。包括妇科检查、阴道分泌物常规化验、宫颈细胞学涂片检查、醋酸染色肉眼观察及复方碘染色肉眼观察法、乳腺检查（视诊和触诊）、乳腺超声及乳腺钼靶（40 岁以上）等。

（2）推荐筛查项目:推荐筛查项目指根据筛查对象要求或检查需要,可在基本检查项目的基础上增加或替换的项目。包括宫颈液基细胞学检查、人乳头瘤病毒（HPV）DNA 检测、盆腔超声检查、宫颈和（或）阴道分泌物特殊化验等。

（三）筛查工作内容

妇女常见病筛查工作内容包括筛查前准备、医学检查和筛查后管理。工作流程见图 8-1。

1. 筛查前准备 筛查前,医疗保健机构应为所有接受筛查的妇女,提供妇女常见病防治的健康教育,并告知她们妇女常见病筛查的意义、目的、内容及注意事项。

医疗保健机构在妇女常见病筛查工作前,应与组织筛查的单位或社区进行沟通,确定筛查对象和筛查项目,组织筛查队伍,安排相应的人力和物力,根据筛查人数和筛查项目配置必要的检查物品,以及相关登记和表格等,以便收集信息。

2. 医学检查

（1）采集病史:询问与妇女常见病相关的病史。主要包括:月经史、性生活史、避孕史、孕产史、既往病史及家族史等。

（2）妇科检查:包括外阴检查、阴道窥器检查、双合诊检查及三合诊检查（必要时）,此外,可根据需要同时进行以下检查项目:宫颈细胞学的取材、人乳头瘤病毒（HPV）DNA 检测的取材、裸眼醋酸染色检查（VIA）及裸眼复方碘染色检查（VILI）等。

（3）乳腺检查:受检者可采取仰卧姿和坐姿,进行乳房的视诊和触诊检查。检查方法详

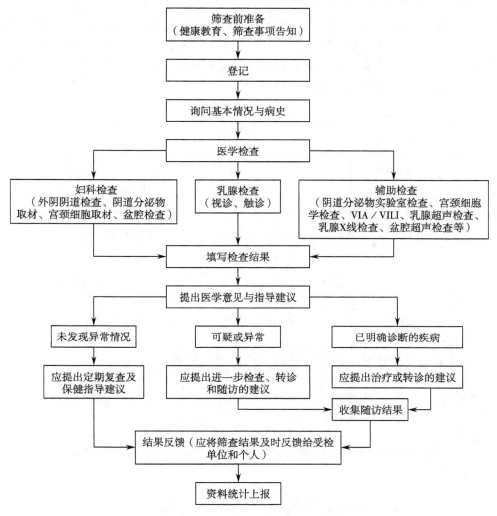

图 8-1 妇女常见病筛查工作流程

见乳腺常见疾病的诊治部分。

（4）专项检查：包括阴道及宫颈分泌物检查、宫颈细胞学检查、乳腺超声。对于不具备宫颈细胞学检查设备及阅片人员的地区，可采用醋酸染色肉眼观察（VIA）及复方碘液染色肉眼观察（VILI）。对于体检中盆腔检查有异常发现的可行盆腔超声检查，以协助诊断。40岁以上女性可以做乳腺 X 线（钼靶）检查。

（四）随访与管理

妇女常见病筛查后的随访工作十分重要，通过随访定期与患者通过各种方式取得联系。对于可疑恶性及癌变治疗后随访，可以观察疗效是否巩固，并可发现早期复发，争取及早治疗。此外，还可以获得各种疾病的发展过程和疗效情况，来进一步提高妇女常见病防治水平。随访的方式主要有门诊随访、信访、电话随访、登门随访等。目前我国妇女常见病筛查随访管理的重点是宫颈癌、乳腺癌两类疾病，其次是常见妇科肿瘤和生殖道感染性疾病。有效的管理可以提高早期诊断和处理的水平，减少失访率、改善预后、减少死亡。

1. **宫颈癌筛查结果异常者的随访和管理**　宫颈筛查结果异常包括：宫颈细胞学结果异常、高危型人乳头瘤病毒（HPV）DNA 结果阳性、裸眼醋酸染色检查（VIA）及裸眼复方碘染色检查（VILI）结果阳性，以及裸眼检查高度怀疑宫颈浸润癌等。对出现异常结果的妇女，应根据不同的筛查结果，进入相应的临床处理流程，必要时做进一步的检查。常见的宫颈筛查异常结果临床处理流程见图 8-2、8-3、8-4、8-5。

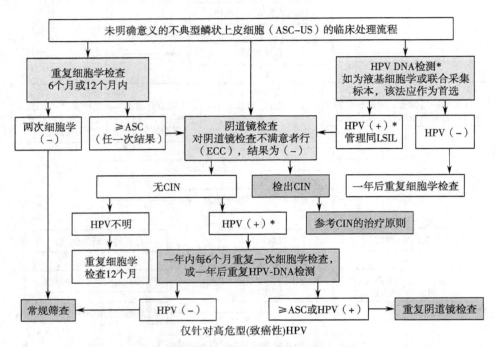

图 8-2　未明确意义的不典型鳞状上皮细胞（ASC-US）的临床处理流程

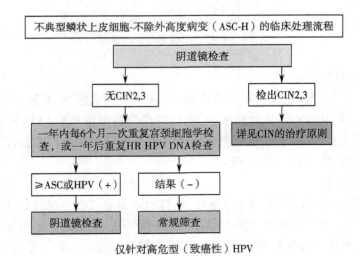

图 8-3　不典型鳞状上皮细胞-不除外高度病变（ASC-H）的临床处理流程

286

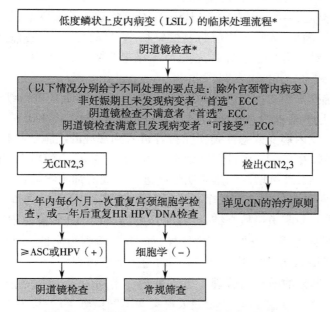

图 8-4　低度鳞状上皮内病变（LSIL）的临床处理流程

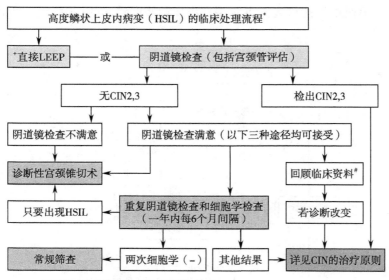

+妊娠期或青春期妇女不允许直接LEEP。
#回顾临床资料包括：细胞学检查、阴道镜检查和全部活检标本。
*妊娠期、绝经期后或青春期妇女，其管理选项可以改变。

图 8-5　高度鳞状上皮内病变（HSIL）的临床处理流程

　　经组织学确诊为 CIN 的治疗原则应根据 CIN 的分级、年龄、生育需求、随诊条件和医疗资源而定。对宫颈细胞学结果≤低度鳞状上皮内病变（LSIL）、阴道镜检查满意的 CIN I：可不做治疗、保守观察,12 个月后重复宫颈细胞学和阴道镜检查;宫颈细胞学结果≤LSIL、阴道镜检查不满意的 CIN Ⅰ：应除外宫颈管内有无 CIN Ⅱ、Ⅲ 或宫颈浸润癌后，再决定后续处理；宫颈细胞学结果≥高度鳞状上皮内病变（HSIL）、经活检确诊为 CIN Ⅱ、Ⅲ 的处理：无论阴道镜检查结果满意或不满意，原则上均应行宫颈锥切术，目的为不遗漏宫颈管内隐匿的病变，特别是宫颈浸润癌；对阴道镜检查结果满意、ECC 结果为阴性、且 CIN 病灶面积较小者，可以选择物理治疗。

CIN Ⅰ 患者可选择每年一次 HPV 检测或者每 6～12 个月重复进行细胞学检查，如 HPV 检测阳性或重复细胞学检查为 ASC-US，推荐采用阴道镜镜检。如 HPV 检测阴性或连续 2 次重复细胞学无"上皮内病变或恶性病变"，推荐进入到常规的细胞学筛查；如选择细胞学和阴道镜相结合的方式，在 6～12 个月重复细胞学为 HSIL 或 AGC-NOS 时，推荐采用诊断性宫颈锥切术。观察 1 年后，连续两次细胞学阴性则进入常规的细胞学筛查。

CIN Ⅱ、Ⅲ 患者可选择间隔 6～12 个月进行 HPV 检测；也可进行每 6 个月为间隔的单独细胞学检查，也可采用与阴道镜检查结合的随访方式。对于 HPV 检测阳性或重复细胞学为≥ASC-US，推荐采用阴道镜检查加颈管内取样；如 HPV 检测为阴性或连续 2 次重复的细胞学检查为阴性，推荐每 12 个月一次至少 20 年的随访常规筛查。

2. 乳腺癌筛查异常的随访与管理　乳腺肿物在不同的年龄阶段恶性疾病的可能性不同，通常以 40 岁为界限。对不同年龄阶段人群采取不同检测手段，以发现更早期乳腺癌，并进行相应的治疗，达到提高乳腺癌无病生存、降低死亡率的目的。

40 岁以前应以 B 型超声为主，当考虑为纤维腺瘤时，年轻患者可观察 1～2 年，部分肿块可消退。原则以手术治疗为主，手术时注意对乳房外观及乳腺组织的保护。40 岁以前无明确理由尽量避免使用 X 线检查。当 B 型超声怀疑恶性时，可用 X 线进一步证实或进行穿刺诊断（图 8-6）。

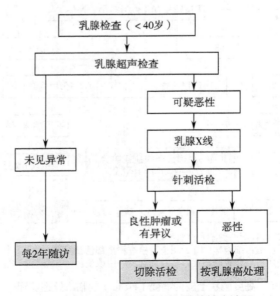

图 8-6　40 岁以下妇女乳腺检查流程

40 岁以后应加强检查力度。建议 2 年一次 X 线检查，并每年进行一次 B 型超声检查。高危人群每年进行一次 X 线检查。发现可疑病变推荐穿刺活检（图 8-7）。

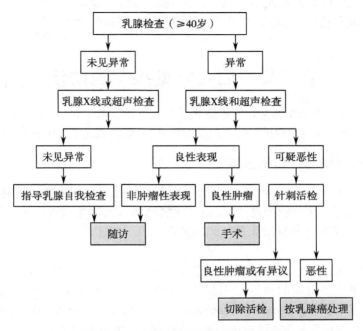

图 8-7　40 岁及以上妇女乳腺检查流程

3. 其他疾病的随访与管理

（1）其他恶性肿瘤：癌症患者治疗后，需定期进行随访，一般情况下治疗后第一年内应分别于 3 个月、6 个月及一年时复查，以后每年检查一次。若随访中发现复发应及时治疗。

（2）子宫脱垂Ⅱ、Ⅲ度及尿瘘　子宫脱垂Ⅱ、Ⅲ度及尿瘘需手术治疗。术后有复发可能，应定期随访，半年一次。

（3）生殖道感染性疾病：确诊后应治疗并随访，具体要求见本章相应内容。

（4）子宫肌瘤：确诊后应治疗并随访，具体要求见本章相应内容。

（五）筛查后管理

1. **整理筛查资料**　每天妇女常见病筛查工作结束时，要及时整理、审阅筛查资料。对发现的异常情况，如妇科恶性肿瘤应填写异常登记，对需要转诊及随访的病例应该填写转诊与随访登记。分类保存所有的记录、登记，以便查找。

2. **筛查结果的分类及指导**　综合临床检查和辅助检查结果，提出初步的医学诊断，主要包括：未见异常、可疑或异常、疾病。将筛查结果及时告知筛查对象，为其提供健康教育服务，并提出诊治、随访、筛查建议，包括：筛查结果未见异常者，提出定期接受妇女常见病筛查及采取预防措施的建议；对筛查发现可疑或异常者，应提出进一步诊治的医学建议，并进行追踪随访或转诊；对筛查发现疾病并已明确诊断者，应提出治疗或转诊建议。

（1）随访与转诊：所有筛查结果为可疑或异常者，均为随访对象。应该将随访对象建册登记相关信息，随访目的是为了了解疾病诊治情况，评估治疗效果，督促筛查对象落实进一步检查、治疗的医学建议。

对于本机构不能完成的妇女常见病筛查项目，或者不能提供进一步检查、诊断及处理的可疑或异常者以及疾病者，应该进行转诊，并填写转诊单，提供相关病情资料，接诊机构在诊断和治疗后应将结果及时反馈至转诊机构。

（2）资料统计：妇女常见病普查时应该做好资料统计，和信息上报工作，以了解疾病在人群中存在的状况和特点，发现健康问题，从而有针对性提出防治措施。

（郑睿敏）

第二节 妇女常见疾病的防治

妇女常见疾病对广大妇女的身心健康造成了极大的困扰和痛苦，是妇女保健工作要积极进行防治的内容。本节主要针对目前有较好的防治措施，且防治意义较大的几类疾病进行阐述。

一、生殖道感染与性传播疾病

生殖道感染（reproductive tract infection，RTI）与性传播疾病对女性生殖道健康状况影响较为普遍，发病率较高，病种较为复杂，很多致病病原体可通过生殖道这一途径（但并非唯一途径）进行传播，造成生殖器官出现各种病症表现。

（一）概述

1. **生殖道感染的定义** RTI 是原本正常存在于生殖道的微生物，或经性接触或医疗操作过程中由外界进入生殖道的微生物引起的。RTI 是个广义的概念，它既包括主要由性行为传播的性传播感染（sex transmitted infection，STI），也包括发生在生殖道的内源性感染（endogenous infection）和医源性感染（iatrogenic infection）。男性和女性均可发生。男性 STI 的感染率高于女性，而女性则以非性传播的 RTI 更普遍。

2. **生殖道感染的分类和传播途径** 目前世界卫生组织根据病原体的来源和主要传播途径，将 RTI 分为内源性感染、性传播感染和医源性感染，它们引起的疾病有所不同，但也有交叉，如外阴阴道念珠菌病既是内源性感染，也可经性传播感染。详见表 8-1。

表 8-1 RTI 的分类和传播途径

分类	来源	传播方式	常见疾病
内源性感染	阴道内正常微生物	微生物过量繁殖	外阴阴道念珠菌病 细菌性阴道病 老年性阴道炎
性传播感染	感染性病的性伴	与已感染性病的性伴发生性接触	淋病 泌尿/生殖道沙眼衣原体感染 梅毒 尖锐湿疣 生殖器疱疹 艾滋病病毒感染 滴虫性阴道炎 阴虱 疥疮
医源性感染	阴道内正常菌群和病原微生物及体外污染物	没有按照操作常规进行阴道检查 放/取宫内节育器 人工流产手术 诊刮术 接生、助产等	阴道感染 宫颈炎症 盆腔炎 产后或流产后感染

3. **常见 RTI 病征** RTI 的临床表现多种多样,可以将这些症状和体征进行分类归纳,每一类相关的症状和体征即为病征。如以阴道分泌物增多、颜色或气味异常、性质异常(脓性或带血)、外阴瘙痒等为主要表现者称为阴道分泌物异常病征;以生殖器部位溃疡、水疱、糜烂为主要表现者称为生殖器溃疡病征;每种病征可由多种病原微生物引起。常见的 RTI 病征参见表 8-2。从这些病征特点中可以看出,无论是由性传播感染还是非性传播感染均可以引起相似的病征。

表 8-2 常见 RTI 病征

病征	RTI	致病微生物
阴道分泌物异常(阴道宫颈炎)	淋病	淋病奈瑟菌
	沙眼衣原体感染	沙眼衣原体
	细菌性阴道病	多种微生物
	滴虫性阴道炎	阴道毛滴虫
	外阴阴道念珠菌病	假丝酵母菌
女性下腹痛	盆腔炎	多种微生物,包括需氧菌(如淋病奈瑟菌)、厌氧菌、沙眼衣原体等
生殖器溃疡	生殖器疱疹	单纯疱疹病毒Ⅰ型和Ⅱ型
	梅毒	梅毒螺旋体
男性尿道分泌物(男性尿道炎)	淋病	淋病奈瑟菌
	沙眼衣原体感染	沙眼衣原体

4. **流行病学特点和影响因素** 2005 年 WHO 估计,全球 15 ~ 49 岁性活跃成人中,每年约有 4.5 亿新发的梅毒、淋病、衣原体和滴虫感染病例,其中生殖道衣原体感染 1.015 万、淋病奈瑟菌感染 9478.52 万、梅毒感染 1067.88 万、滴虫感染 2.50 亿。这些数据未包括病毒性性病、阴道念珠菌病、细菌性阴道病等,也没有包括无症状感染者和未报告者以及由于生殖道感染引起的流产、死胎、死产、低出生体重胎儿、盆腔炎、不育症、围产期感染和肿瘤等疾病。估计全球每年新发性病病例及其引起的相关并发症,约占全世界人口的 7% ~ 10%。可见性病危害的严重性。

新中国成立后开展了一系列控制和消灭性传播疾病的工作,在很长一段时间内基本消灭了 STI。随着社会经济发展和改革开放,STD 的发生率不断上升,从 1985 年的 0.56/10 万上升到 2003 年的 56.66/10 万(来源于全国性病哨点监测数据)。虽然淋病的发生率得到了一定控制,从 2005 年的 14.21/10 万下降至 2011 年的 8.07/10 万,但梅毒发生率却从 2005 年的 8.71/10 万逐年上升到 2011 年的 32.04/10 万,先天梅毒报告病例数由 2000 年的 468 例上升到 2011 年的 13 295 例。女性患者不断增加,2011 年女性梅毒感染者为 223 559 例高于男性 206 118 例。目前 RTI/STI 已从高危人群向一般人群波及,尤其是在经济欠发达的农村地区。农村妇女 RTI/STI 的患病率明显高于城市,近年来局部地区的调查报告生殖道感染发病率大多在 10% ~ 30% 之间,其中最常见的是滴虫性阴道炎、细菌性阴道病、外阴阴道念珠菌病、沙眼衣原体感染和宫颈炎。流动人口中女性 RTI/STI 的患病率明显高于城市常住人口。

导致 RTI/STI 患病率难以控制的原因与性观念的改变、首次性行为年龄提前、性伴侣数量增加、安全性行为和性健康保健知识缺乏以及卫生专业技术人员缺乏相关的技能有很大关系。

（二）RTI 的危害和防治的意义

RTI 对女性生殖健康的影响较大,常见的不良结局有盆腔炎、女性不孕、异位妊娠以及流产、死胎、早产、胎膜早破和新生儿感染等,严重者甚至有致命的后果,如宫颈癌和艾滋病。目前宫颈癌仍是女性生殖器肿瘤死亡的主要原因,人乳头瘤病毒（human papilloma virus, HPV）感染是导致宫颈癌发生的主要原因。另外,STI 可增加感染艾滋病病毒（human immunodeficiency virus, HIV）的风险,使艾滋病的发生率增加。有些患有 RTI 的妇女会伴有紧张、焦虑或抑郁等情绪不良症状,特别是反复或慢性感染者,这些不良情绪会影响她们的生活质量。有些生殖道感染,特别是性传播感染会通过生活中的密切接触传给幼女引起淋病奈瑟菌性外阴阴道炎。如果孕妇感染了梅毒、单纯疱疹、淋病会通过胎盘或产道传给胎儿和新生儿引起先天性梅毒、新生儿淋病奈瑟菌性眼结膜炎和肺炎等疾病,直接影响人口出生质量。

大多数生殖道感染是发生在性活跃的青年人中,而青年是社会经济发展的主力军,如果不能很好的控制和降低生殖道感染/性传播疾病不仅诊疗所需的花费会增加社会家庭经济负担还会影响社会经济发展。因此,做好生殖道感染的防治工作既可以提高妇女的生殖健康水平,还可以提高人口出生质量和素质、促进家庭生活幸福和社会和谐发展。

二、生殖道感染的预防

由于大多数生殖道感染是可预防和可治疗的疾病,所以建立安全性行为和养成良好的个人卫生习惯、开展早诊断、早治疗并按照技术常规进行医疗操作是降低生殖道感染发生率的重要措施。

（一）性传播感染的预防

由于性传播感染主要是通过性行为,所以最好的预防方法是避免性接触,即"禁欲",但在现实生活中很难实现,因此建立安全性行为是预防性传播感染的有效方法,包括:推迟首次性行为的时间、减少性伴侣数量、坚持正确使用安全套、识别性传播感染的症状,及早就医和避免"干交"。

1. **推迟首次性行为的时间**　我国 20 世纪 70 年代末改革开放以来,随着社会经济发展、科技进步和对外交流的不断扩大,青少年的性观念和性行为业发生了很大变化,婚前性行为的发生率逐年增加。2002 年北京大学妇儿保健中心对 2002 例未婚女青年的调查发现首次性行为的平均年龄为 20.3 岁,这与 1988 年上海市对婚前体检女青年首次性行为平均年龄 22.4 岁相比提前了 2.1 岁。其中有 98% 的人认为如果双方相爱,就可以有婚前性行为。13.8% 的人认为即使不相爱,只要双方愿意就可以发生性行为。2009 年中国青少年生殖健康可及性调查报告报道 15～24 岁未婚青少年中 22.4% 的人有性经历,其中男性为 25.4%,女性为 19.2%。同时,调查发现约有 2/3 的青少年可以接受婚前性行为。虽然目前我国首次性行为的年龄提前但初婚年龄却呈现推后低趋势。全国人口普查资料显示女性平均结婚年龄从 2000 年（第五次）的 23.4 岁推迟到 2010 年（第六次）的 24.9 岁。首次性行为的提前和结婚年龄的推后,意味着有增加性伴侣数的可能。如果能将首次性行为的时间推迟,必然可减少性传播感染和非意愿妊娠的发生率,尤其是对青少年。因为青少年正处在身体发育阶段,生殖系统对感染较为敏感,特别是宫颈,一旦发生阴道或宫颈感染就有可能导致盆腔炎、不孕症和宫外孕的严重后果。

2. 减少性伴侣数量　性观念的转变不仅是首次性行为年龄的提前,而且性伴侣数也在增加。北京大学妇儿保健中心2002年调查未婚非意愿妊娠女青年(年龄在24岁以下)生殖健康状况是发现曾有2个及以上性伴侣的占23%,而同时有2个及以上性伴侣占1.1%。生殖道感染的患病率为57.1%,性传播感染的患病率达38.5%。减少性伴数量也就意味着减少了与性感染者接触的风险。虽然维持一夫一妻制生活的人会减少感染的风险,但如果任一方有其他性伴侣,同样会增加感染的机会。对长期分居的夫妻特别是年轻夫妇更需要安全性行为的知识和技能。

3. 坚持正确使用安全套　安全套不仅能够避孕,也是目前预防性传播感染最有效的方法。泰国100%安全套推广项目的成功经验目前正在世界范围内推广。这个项目开始于1989年,当时安全套的使用率仅有10%左右,每年性病患者大约37.5万,随着安全套使用率的不断增加,性传播感染者则明显减少,到2001年安全套使用率达到95%时,性传播感染人数不到2万人。

我国安全套使用率较低,国家人口与计划生育委员会的统计数据显示,已婚育龄人群中避孕套的使用率从2000年的4.2%上升到2003年的5.3%。但目前在城市未婚人群中使用率呈现逐年上升的趋势,但正确使用率较低。北京大学妇儿保健中心2005年调查非意愿妊娠的原因时发现,在采取避孕措施失败的妇女中,有57.8%的人使用的是安全套。关于使用方法大多数人是通过自我阅读说明书了解的,很少有医务工作者介绍和讲解。可见正确使用安全套的方法应作为计划生育知情选择的重要内容之一。

4. 识别性传播感染的症状,及早就医　不仅医师要识别性传播感染的症状,而且每一位医务工作者都应利用一切机会向服务对象宣传如何识别生殖道感染,要告知如果出现阴道/尿道分泌物异常(增多、臭味、脓性)、外阴瘙痒、尿频、尿急、尿痛、女性下腹痛、生殖器溃疡(水疱、糜烂)及疣状物等情况要尽早到正规医院就诊,并与性伴侣同时治疗。由于女性生殖器官特殊的解剖特点,大约有50%妇女感染性传播疾病后无症状,所以一旦男性出现感染症状,即使女性无症状也要同时治疗,否则会影响治疗效果或复发。

5. 避免"干交"　由于男性和女性的性反应期不同,男性较女性更早地进入性兴奋期和高潮期,因此在性交时男女双方要相互体贴配合,待女性进入兴奋期,阴道渗出大量液体后,再开始性交,避免在女性阴道非常干燥的状况下性交,以免因男性动作粗暴导致女性生殖道损伤和感染。

(二)医源性感染的预防

1. 避免医源性感染的最好方法是每一位医务工作者都要严格按照操作常规进行医疗检查,特别是在进行经过阴道和宫颈的操作时。具体措施如下:

(1)严格按照消毒和无菌技术规范进行医疗操作,并对所有使用过或过期的器械进行消毒。

(2)按照规定对诊疗环境(包括检查床、检查器械、会阴垫及手套等)和按要求对医疗垃圾进行处理。

(3)进行宫颈手术操作前,必须对每一个人常规进行生殖道感染评估,特别是阴道分泌物常规检测,如果发现患有生殖道感染应先治疗,再择期手术。

(4)凡是接受过阴道或宫颈手术操作的妇女,均要告知如果术后出现发热、下腹疼痛、阴道分泌物异常等可疑有感染的症状,应立刻就医。

2. 预防经宫颈手术感染的措施　经宫颈的手术操作包括人工流产术、诊断性刮宫、放置/取出宫内节育器。在进行这些手术时一定要做到:

(1) 常规消毒外阴、阴道及宫颈。

(2) 术前洗手、戴无菌手套。

(3) 检查手术包是否过期。

(4) 采用"不接触"技术,即避免子宫探针或其他器械(吸管)碰触到阴道壁或窥器。

(5) 手术后戴手套处理污染的废物和使用过的器械。

3. 预防性治疗　由于一些女性宫颈感染常常是无症状的,所以在对每一位妇女进行经宫颈手术操作前,都要排除或治疗一切可能的阴道感染和宫颈感染。如果医师无法排除感染时,可考虑使用治愈剂量的抗生素(假设治疗)对淋病和衣原体感染进行有效的治疗。

(三)内源性感染的预防

外阴阴道念珠菌病和细菌性阴道病是常见的内源性感染,内源性感染主要是由于阴道正常微生物菌群失调引起,虽然容易治愈但也容易复发,给妇女生殖健康带来很大影响。

1. 阴道正常微生物菌群特点　正常阴道内有少量病原体寄居从而形成阴道正常微生物菌群。主要有:①革兰阳性需氧菌及兼性厌氧菌:乳杆菌、棒状杆菌、非溶血性链球菌、肠球菌及表皮葡萄球菌;②革兰阴性需氧菌及兼性厌氧菌:加德纳菌(此菌革兰染色变异,有时呈革兰阳性)、大肠埃希菌及摩根菌(Morganella);③专性厌氧菌:消化球菌、消化链球菌、类杆菌、动弯杆菌(mobiluncus)、梭杆菌及普雷沃菌(prevotella);④支原体及假丝酵母菌,其中以乳酸杆菌为主。

2. 阴道生态系统及影响阴道生态平衡的因素　虽然正常阴道内有多种细菌存在,但由于阴道与这些菌群之间形成生态平衡并不致病。在维持阴道生态平衡中,乳杆菌、雌激素及阴道酸碱度(pH)起重要作用。生理情况下,雌激素使阴道上皮增生变厚并富含糖原,阴道上皮细胞分解糖原为单糖,阴道乳杆菌将单糖转化为乳酸,维持阴道正常的酸性环境(pH≤4.5,多在3.8~4.4),抑制其他病原体生长,称为阴道自净作用。正常阴道菌群中,以产生过氧化氢(H_2O_2)的乳酸杆菌为优势菌,乳酸杆菌除维持阴道的酸性环境外,其产生的 H_2O_2 及其他抗微生物因子可抑制或杀灭其他细菌。阴道生态平衡一旦被打破或外源病原体侵入,即可导致炎症发生。若体内雌激素下降或阴道 pH 升高,如频繁性交(性交后阴道 pH 可上升至 7.2 并维持 6~8 小时)、阴道灌洗等均可使阴道 pH 升高,不利于乳杆菌生长。此外长期应用抗生素抑制乳杆菌生长,或机体免疫力低下,均可使其他致病菌成为优势菌,引起炎症。

3. 识别易感人群　具有以下特征的妇女常为易感人群。

(1) 孕妇和使用口服避孕药者。

(2) 长期服用抗生素和类固醇激素类药物。

(3) 糖尿病患者。

(4) 经常阴道冲洗或盥洗者。

4. 预防方法

(1) 避免使用清洁剂、消毒剂、中药等冲洗阴道,阴道冲洗应由医务人员根据病情酌情使用。

(2) 每天使用清水清洗外阴。特别要注意在性生活前后男女双方都要清洗外生殖器官。

（3）必须在医师指导下使用抗生素，尽量避免长期服用。

（4）在月经期、产褥期、生殖道手术恢复期以及生殖器官感染时均要注意避免性生活。

三、常见的生殖道感染特点与处理原则

（一）外阴阴道感染

1. **非特异性外阴炎** 非特异性外阴炎（non-specific vulvitis）是指发生在外阴皮肤与黏膜的炎症。以小阴唇的感染最为常见。常见的病原体有葡萄球菌、乙型溶血性链球菌、大肠杆菌、变形杆菌、白色念珠菌和滴虫等。多由阴道炎时的分泌物，或不洁的月经垫，或尿瘘、肛瘘患者的尿液、粪便及糖尿病患者含糖尿液的刺激和外阴皮肤不洁引起。

主要临床表现为外阴皮肤瘙痒、疼痛或烧灼感；局部可见充血、肿胀，常可见到抓痕，有时可见溃疡。如果病程较长，可见皮肤增厚甚至皲裂。

处理原则以局部治疗为主可用 1∶5000 高锰酸钾或 4% 硼酸溶液坐浴和局部使用抗生素软膏。

2. **前庭大腺炎** 前庭大腺炎（bartholinitis）是发生在前庭大腺的炎症。大多在性交、流产和分娩等情况下外阴部受到病原体污染而导致的炎症。病原体以需氧菌（如金黄色葡萄球菌、大肠杆菌等）、厌氧菌等为主，现多见为淋菌感染。

临床表现为患侧外阴局部红、肿、热、痛，腺管开口处充血，脓肿形成时局部有波动感，并可见脓液自腺管口流出。脓液流出不畅、炎症持续不退时可反复急性发作。可伴有发热。

处理原则以局部治疗为主可局部 1∶5000 高锰酸钾坐浴、有脓肿时切开引流，同时作前庭大腺造口术。并应用针对性抗生素。

3. **滴虫性阴道炎** 滴虫性阴道炎（trichomonal vaginitis）是由阴道毛滴虫引起的阴道炎症。滴虫的生存力较强，能在 3~5℃ 下生存 21 天，在普通肥皂水中生存 45~120 分钟。不仅寄生于阴道，还常侵入尿道或膀胱以及男性的包皮褶皱、尿道或前列腺中。它能消耗或吞噬阴道细胞内的糖原，阻碍乳酸的生成，使阴道环境呈碱性。主要有两种传播方式，一是通过性行为传播；二是间接传播如通过公共浴池、浴盆、浴巾、游泳池、厕所、衣物和医疗器械等。

临床表现：白带增多呈泡沫状、外阴瘙痒、灼热、疼痛和性交痛，在混合其他细菌感染时，分泌物呈脓性，可有臭味。如合并有尿道感染，可有尿频、尿痛等症状。其体征包括阴道或宫颈黏膜散在的出血点、后穹隆有多量的稀薄或脓性泡沫状分泌物。

诊断要点：根据病史、症状和体征，即可作出临床诊断，显微镜下分泌物检查，见到滴虫即可确诊。

处理原则：

（1）口服药物：可选用甲硝唑 2g，单次顿服或甲硝唑 400mg 口服，每天 2 次，共 7 天。

（2）局部用药：局部治疗：甲硝唑 200mg，阴道放药，每晚 1 次，共 7 天，但疗效较口服差。

（3）性伴侣的治疗：性伴侣应同时治疗。治疗期间禁止性交或性交时使用安全套。

（4）随访：治疗后需随访至症状消失，对症状持续存在者治疗 7 天后复诊。增加药物剂量和疗程。

4. **外阴阴道念珠菌病** 外阴阴道念珠菌病（vulvoviginial candidiasis，VVC）又称外阴阴

道假丝酵母菌病,是妇女较常见的疾病,约 75% 的妇女一生中至少患过 1 次 VVC。这种疾病的病原体 80%～90% 是由白假丝酵母菌引起的。白假丝酵母菌是一种条件致病菌,10%～20% 的非孕妇女和 30% 的孕妇阴道内存在此菌,但因菌量较少大多数人无任何不适症状,只有在全身或阴道局部抵抗力降低或长期应用抗生素或应用免疫抑制剂时,白假丝酵母菌大量繁殖可引起阴道感染的症状。VVC 的传播途径主要为内源性感染,白假丝酵母菌主要存在于口腔、肠道和阴道,这三个部位的白假丝酵母菌可相互传染。少数患者可通过性交直接传播和接触感染的物品间接传播。

临床表现:外阴及阴道瘙痒、灼痛,白带增多呈白色黏稠豆渣样,可伴有尿频、尿痛及性交痛。妇科检查时可见小阴唇内侧和阴道黏膜覆盖白色膜状物,用棉球擦除后可见红肿黏膜面或糜烂面及表浅溃疡。

根据症状、体征和在阴道分泌物中找到芽胞和假菌丝,即可确诊。阴道分泌物的检查可用悬滴法(方法同上)和涂片革兰染色法,前者的阳性率可达 60%,后者达 80%。

处理原则:首先要消除诱因。无症状者一般不需治疗。无需夫妻或性伴同时治疗。局部用药可选用硝酸咪康唑、克霉唑和制霉菌素泡腾片等。口服用药首选氟康唑或伊曲康唑。

5. 细菌性阴道病　细菌性阴道病(bacterial vaginosis,BV)为阴道内正常菌群失调所致的一种混合感染,但临床及病理特征无炎症改变。它是以阴道加德纳菌、厌氧革兰阴性菌增多和乳酸杆菌明显减少、阴道酸碱度改变为主要变化特点的疾病。常常发生在体内性激素水平的改变如月经期前后、妊娠期、服用避孕药、广谱抗生素及免疫抑制剂应用者。细菌性阴道病可导致生殖系统其他部位感染及并发症如盆腔炎及子宫全切后感染等。妊娠合并细菌性阴道病时,羊膜绒毛膜炎、胎膜早破、早产、产后子宫内膜炎及剖宫产后感染等发生率增高。

约有 10%～50% 的患者没有症状,而有症状者多主诉为白带增多,呈灰白色,有腥臭味,可有外阴瘙痒或烧灼感。阴道黏膜外观正常,无红肿和充血。

诊断标准:以下 4 项中有 3 项阳性即可诊断。即①阴道分泌物增多或有腥臭味;②阴道分泌物的 pH 值>4.5;③氨试验呈阳性;④线索细胞阳性(为必备条件)。

处理原则:口服甲硝唑 400mg,每天 2 次,口服,共 7 天或甲硝唑 2g,单次口服;局部可用甲硝唑泡腾片 200mg,每晚 1 次,连用 7～14 天。无需常规对患者的性伴进行治疗。无需常规对无症状的细菌性阴道病患者进行治疗,但对拟进行手术的无症状细菌性阴道病患者应进行治疗。

6. 老年性阴道炎　老年性阴道炎(senile vaginitis)常见于绝经前后的妇女,因卵巢功能衰退,雌激素水平降低,阴道黏膜萎缩变薄,上皮细胞内糖原含量减少,阴道内 pH 值升高,局部抵抗力下降,病原体易入侵繁殖导致炎症。

临床表现:主要症状为白带增多,常呈水样,也可有脓性和血性。常伴有外阴瘙痒和烧灼感及尿频、尿痛等泌尿系感染的症状。体检可见阴道黏膜褶皱消失、黏膜充血,有小出血点。严重者可发展为溃疡,造成阴道狭窄或闭锁导致阴道积脓。

根据年龄和临床表现诊断比较容易,但要注意与外阴阴道念珠菌病和滴虫性阴道炎等阴道感染及外阴阴道癌鉴别。

处理原则:局部治疗:可用酸性溶液清洗外阴和阴道后,将甲硝唑 200mg 或诺氟沙星栓剂 0.2g 放置于阴道中,以增加阴道的酸度和抑制细菌的繁殖。也可选用含有雌激素的软膏外用。严重患者可采用雌激素补充疗法。

（二）宫颈感染

1. **宫颈感染** 宫颈感染（cervical infection）是妇女常见的下生殖道炎症。正常情况下，宫颈具有多种防御功能，包括黏膜免疫、体液免疫及细胞免疫，宫颈是阻止下生殖道病原菌进入上生殖道的重要防线，但宫颈易受性交、分娩及宫腔操作的损伤，且宫颈管单层柱状上皮抗感染能力较差，易发生感染。若宫颈感染得不到及时彻底治疗，非常容易引起上生殖道炎症，即子宫内膜炎、孵卵管炎和盆腔炎。

2. **原因和感染途径** 导致宫颈感染的主要病原体包括：①引起性传播感染的淋病奈瑟菌和沙眼衣原体；②与细菌性阴道病、生殖支原体感染有关的加德纳菌、厌氧革兰阴性菌、葡萄球菌、链球菌、大肠杆菌、滴虫及念珠菌等。但部分患者的病原体不清楚。

不安全的性行为和未按医疗技术规范进行的妇科检查、经宫颈的手术操作、阴道助产等是常见的感染途径。沙眼衣原体及淋病奈瑟菌均感染宫颈管柱状上皮，沿黏膜面扩散引起浅层感染，病变以宫颈管明显。除宫颈管柱状上皮外，淋病奈瑟菌还常侵袭尿道移行上皮、尿道旁腺及前庭大腺。

3. **临床表现** 大部分患者无症状。有症状者主要表现为阴道分泌物增多，呈黏液脓性，阴道分泌物的刺激可引起外阴瘙痒及灼热感。此外，可出现经间期出血、性交后出血等症状。若合并尿道感染，可出现尿急、尿频、尿痛。妇科检查见宫颈充血、水肿、黏膜外翻，有黏液脓性分泌物附着甚至从宫颈管流出，宫颈管黏膜质脆，容易诱发出血。若为淋病奈瑟菌感染，因尿道旁腺、前庭大腺受累，可见尿道口、阴道口黏膜充血、水肿以及多量脓性分泌物。

4. **诊断** 出现两个具有诊断性的体征：①宫颈管或宫颈管棉拭子标本上，肉眼见到脓性或黏液脓性分泌物；②用棉拭子擦拭宫颈管时，容易诱发宫颈管内出血。同时显微镜检查宫颈管脓性分泌物，涂片革兰染色，中性粒细胞>30/高倍视野或阴道分泌物湿片检查白细胞>10/高倍视野，后者需排除引起白细胞增高的阴道炎症。即可做出宫颈炎的初步诊断。宫颈炎诊断后，可进一步做衣原体及淋病奈瑟菌的检测。

5. **治疗** 主要为抗生素药物治疗。对于具有性传播疾病高危因素的患者，尤其是年轻女性，未获得病原体检测结果即可给予治疗，方案为阿奇霉素1g单次顿服；或多西环素100mg，每天2次，连服7天。对于获得病原体者，针对病原体选择抗生素。

（1）对于单纯急性淋病奈瑟菌性宫颈炎主张大剂量、单次给药，常用的药物有第三代头孢菌素，如头孢曲松钠250mg，单次肌注，或头孢克肟400mg，单次口服；氨基糖苷类的大观霉素4g，单次肌内注射。

（2）沙眼衣原体感染所致宫颈炎：主要治疗药物有四环素类，如多西环素100mg，每天2次，连服7天；红霉素类如阿奇霉素1g单次顿服，或红霉素500mg，每天4次，连服7天。由于淋病奈瑟菌感染常伴有衣原体感染，因此，若为淋菌性宫颈炎，治疗时除选用抗淋病奈瑟菌的药物外，同时应用抗衣原体感染药物。

（3）对于合并细菌性阴道病者，同时治疗细菌性阴道病，否则将导致宫颈炎的持续存在。

（三）盆腔炎

1. **盆腔炎** 盆腔炎（pelvic inflammatory disease，PID）是指发生在妇女内生殖器及其周围的结缔组织和盆腔腹膜部位的炎症，是妇科的常见病。多发生于产后、剖宫产后、流产后和妇科手术后及月经期卫生不良，病原体进入创面而患病，也可因腹腔邻近器官的炎症直接蔓延而来，如阑尾炎、腹膜炎等。炎症可局限于一个部位，也可几个部位同时患病。几乎所有的盆腔炎都由上行感染所致,病原体从阴道经宫颈上行到子宫及附件引起炎症。最重要的病原为沙眼衣原体和(或)淋病奈瑟菌。引起盆腔炎的其他病原体还有需氧或兼性厌氧菌(如链球菌、大肠埃希菌及流感嗜血杆菌)、厌氧菌(如类杆菌、消化链球菌及消化菌)等。

2. **临床表现** 下腹疼痛伴发热、寒战、恶心、呕吐等,如有脓肿形成,可有下腹包块及局部压迫刺激症状,如尿频、尿痛、排尿困难、里急后重、排便困难等。患者呈急病面容、体温高、脉搏快、下腹压痛明显,有腹膜炎时下腹有压痛和反跳痛。查体子宫压痛或复旧不良,双侧附件可有增厚或形成包块,有脓肿时可触及波动感。患者白细胞总数升高,特别是中性白细胞。

3. **诊断标准(参考美国 CDC2006 年方案)**

(1)必备条件包括子宫压痛、附件压痛、宫颈举痛。

(2)附加条件包括口测体温>38.3℃、异常宫颈或阴道分泌物、宫颈有淋菌和(或)沙眼衣原体感染、血沉增快、C-反应蛋白增高等,这些可增加盆腔炎诊断的特异性。

对某些特殊病例可通过子宫内膜病理、影像学、腹腔镜等方法的确诊。

4. **预防与保健**

(1)做好月经期、孕期和产褥期的卫生保健的健康教育。

(2)建立安全性行为,减少性传播感染疾病的发生。

(3)严格掌握妇产科手术适应证,按照手术常规操作并做好术后护理,预防感染的发生。

(4)积极彻底治疗宫颈炎、急性盆腔炎,防止反复发作。如性伴侣也有感染症状应同时治疗。

5. **处理原则**

(1)支持疗法:卧床休息,取半卧位。注意营养及液体摄入,提高机体免疫力。纠正水电解质及酸碱平衡。高热时物理降温,缓慢滴注5%葡萄糖生理盐水。避免不必要的盆腔检查及阴道灌洗。

(2)抗生素治疗:最好根据病原及药敏试验选用抗生素。然而治疗往往需在得到细菌培养结果出来之前开始,因此多采用抗生素联合用药,较常用的如:青霉素或红霉素与氨基糖苷类药物及甲硝唑联合。

(3)腹腔镜检查及治疗:如病情较复杂,发热不退,疑有脓肿形成;或经药物治疗72小时,不但无效且加重;或病情反复多次发作者,可采用腹腔镜检查同时治疗。腹腔镜探查术,不仅可确定病变的部位、范围、严重程度,还可取盆腔内渗出物或脓液做病原培养及药敏试验,以便术后选择抗生素。

(4)手术治疗:有盆腔脓肿形成时,可以经腹部或阴道后穹隆,选择最佳部位切开引流。

当药物治疗后炎症局限致输卵管积脓或输卵管卵巢脓肿时,可于体温正常2周时行开腹手术,切除病灶。如发热不退,也应开腹探查。治疗过程中有脓肿破裂或盆腔腹膜炎时,应急诊手术。

(5)随诊:在治疗开始24~48小时对患者进行疗效评价。在患者病情无改善或加重时,首先应重新考虑诊断,而不是增加或更换抗生素,应将患者收住院,进行B超或腹腔镜检查等诊治。如果患者用宫内节育器避孕,在抗生素治疗开始后应摘除。需要对患者性伴进行检查,至少应按无并发症淋病及沙眼衣原体感染对患者的性伴进行治疗。

(四)性传播感染

妇女性传播感染除了淋病和沙眼衣原体引起的宫颈感染外,常见的还有梅毒、尖锐湿疣、生殖器疱疹。

1. 梅毒

（1）定义：梅毒（syphilis）是由苍白螺旋体（又称梅毒螺旋体）引起的一种全身慢性传染病，主要通过性行为传染。本病几乎可侵犯全身各器官，造成多器官的损害。包括硬下疳、皮肤黏膜损害、淋巴结肿大及心脏、神经、骨、眼、耳受累及树胶肿损害等。

（2）传染途径：主要是通过直接性接触传染，其次是胎盘传播。患梅毒的孕妇在妊娠4个月后，梅毒螺旋体可通过胎盘传给胎儿产生胎传梅毒。少数患者也可以由其他方式传染，如接吻、哺乳、手术及输血等。也有的系非性接触的间接传染，如接触有传染性患者的日常用品，如口杯、餐具、毛巾、衣服及剃须刀等，这些物品沾染有活的梅毒螺旋体可以造成间接传染，但机会极少。

（3）分期和临床表现特点

1）一期梅毒：①硬下疳：潜伏期一般为2～4周。初起为一小红斑，2～3天内扩大及隆起成丘疹，后为硬结（硬结期）。多见于外生殖器，也可见于肛门、宫颈、口唇、舌、咽、乳房及手指等部位。②硬化性淋巴结炎：硬下疳出现1～2周后，发生腹股沟淋巴结肿大，常为单侧，不痛，较硬，无继发感染者，表面无红、肿、热、痛等炎症，不化脓。

2）二期梅毒：一般发生在感染后7～10周或硬下疳出现后6～8周，梅毒螺旋体经淋巴系统播散，引起全身无痛性淋巴结肿大，继而进入血液循环，形成梅毒螺旋体菌血症，播散全身。引起皮肤黏膜损害，即二期梅毒疹。皮疹具多形性，包括斑疹、斑丘疹、丘疹、鳞屑性皮疹等，常泛发对称，掌跖易见暗红色或淡褐色环状脱屑性斑疹或斑丘疹。外生殖器及肛周皮疹多为湿丘疹或扁平湿疣等，不痛，可有轻痒。头部可出现虫蚀状脱发。

3）三期梅毒：也称晚期梅毒，其发生原因为早期未经治疗或治疗不彻底，及机体对体内残余螺旋体的变态反应有关。包括：①晚期良性梅毒，包括皮肤黏膜、骨骼、眼、鼻及喉等病损；②心血管梅毒；③神经梅毒。

4）潜伏梅毒：患者无临床症状或临床症状已消失，物理检查、胸部X线均缺乏梅毒的临床表现，脑脊液检查正常，仅梅毒血清反应阳性者，称潜伏梅毒。

5）先天梅毒（胎传梅毒）：生母为梅毒或潜伏梅毒患者。①早期先天梅毒（2岁以内）：相似获得性二期梅毒，但皮损常有水疱、红斑、丘疹、糜烂及皲裂等，可有梅毒鼻炎及喉炎，梅毒性骨软骨炎、骨炎及骨膜炎等，淋巴结及肝脾可肿大，可有贫血、血小板减少、消瘦、营养不良和发育迟缓等。②晚期先天梅毒（2岁以上）：相似获得性三期梅毒，以实质性角膜炎、赫秦生齿、鞍鼻及神经性耳聋等为较常见的特征，可出现皮肤、黏膜树胶肿及骨膜炎等。③先天潜伏梅毒：除感染源于母体外，余同获得性潜伏梅毒。年龄<2岁者为早期先天潜伏梅毒，>2岁晚期先天潜伏梅毒。

（4）诊断：根据性病接触史、临床表现硬下疳；丘疹斑及脓疱等皮疹和辅助检查如梅毒血清筛查试验（如RPR试验、USR试验或VDRL试验）和确诊试验。

（5）处理原则：①治疗越早效果越好；②治疗必须规则、足量、足疗程；③治疗后要经过足够时间定期追踪观察；④传染源及其性伴必须同时接受检查和治疗；⑤治疗方案以苄星青霉素和普鲁卡因青霉素G为主，青霉素过敏者使用盐酸四环素或红霉素。

2. 尖锐湿疣　尖锐湿疣（comdyloma acuminata）的发病率在我国居性传播疾病第二位，性接触为主要传播途径。由人乳头瘤病毒（human papilloma virus，HPV）感染所致。好发部位为外阴部，大小阴唇、阴阜、肛门周围。约30%同时见于阴道和宫颈，12%～34%合并其性传播疾病。潜伏期 1 ~ 3 个月。HPV 可通过细微损伤的皮肤黏膜而接种到该部位,经一定潜伏期后出现症状,病期 3 个月时传染性最强。少数人可通过日常生活用品如内裤、浴盆、浴巾及公共场所澡堂等非性传播途径而感染。

妊娠期尖锐湿疣生长快,数量多,部分病例产后可自行消退。胎儿感染 HPV 可引起婴幼儿喉乳头瘤,因乳头瘤易复发,故又称复发性呼吸道乳头瘤。一般认为 HPV 毒性较低,感染 HPV 的孕妇所生的婴幼儿得呼吸道乳头瘤的危险度也是很低的,约在 1/400 ~ 1/1000 之间。

临床表现:典型症状呈菜花样、鸡冠状。女性多发生在外阴、阴道壁、宫颈等;男性,常在包皮龟头部;同性恋多在肛周处。肛周部尖锐湿疣也应检查直肠黏膜,有时亦长在尿道口内。由于治疗不及时或不当,可使尖锐湿疣形成演变,伴有深部溃疡。

诊断:根据症状和体征以及辅助检查如醋酸试验、阴道镜检查:病理检查、病毒检测等。

处理原则:药物治疗、物理治疗及手术治疗。

3. 生殖器疱疹 生殖器疱疹(genital herpes)是由单纯疱疹病毒(herpes simplex virus, HSV)感染引起的性传播疾病。单纯疱疹病毒Ⅰ型主要引起口、咽、鼻、眼及皮肤感染,即引起单纯疱疹。而单纯疱疹病毒Ⅱ型主要引起生殖器疱疹,估计约 85% 的原发型生殖器疱疹和 98% 的复发患者与单纯疱疹病毒Ⅱ型有关。

本病初次发病时症状较重,易复发,女性感染后可发生流产、死胎和新生儿死亡。早孕期感染 HSV 可经胎盘感染胎儿,引起流产、死胎和胎儿畸形等。有生殖器疱疹的妇女,宫颈癌的发病率较高。40% 的存活新生儿出现围产期病率、智力低下或严重神经系统后遗症。新生儿 HSV 感染的表现为疱疹性结膜炎、角膜炎、黄疸、发绀、呼吸窘迫及循环衰竭。中枢神经系统感染引起嗜睡、癫痫和昏迷等。也可表现为无症状感染。

原发性生殖器疱疹临床表现:潜伏期 2 ~ 20 天,平均 6 天。男性好发于龟头、冠状沟,另可见于阴茎、阴囊、尿道口、肛周;女性多在阴唇,还可发生于宫颈、阴道、外阴、大腿、肛周。原发损害为簇集性丘疹、丘疱疹及水疱,4 ~ 6 天后疱破裂形成溃疡、结痂,疼痛明显。有些患者在发病前可伴发热、倦怠、全身不适。病情较重者,常伴腹股沟淋巴结肿大、压痛。发于直肠者可有便秘、直肠分泌物增多,里急后重等。

复发性生殖器疱疹临床表现:常发于原发疹消退后 1 ~ 4 个月内,且多在原发疹部位,反复发作,起疹前局部有烧灼感、针刺感或感觉异常,但症状体征较原发疹为轻,且病程较短,约 7 ~ 10 天。

诊断:根据症状、体征和性接触史。

处理原则:治疗包括支持治疗和抗病毒治疗。细致的局部治疗能减轻患者的痛苦及局部并发症。为了防止局部继发性细菌感染,应保持局部清洁,尽可能保持局部干燥。大腿、臀部及生殖器部位病损,每天用生理盐水轻轻洗 2 ~ 3 次,特别注意勿让疱顶脱落,长时间浸泡或坐浴可引起皮肤浸渍或真菌感染,则需要应用适当的抗生素。局部止疼可用局部表面麻醉药(如 2% 的利多卡因)。抗病毒药物治疗如阿昔洛韦或伐昔洛韦。

四、生殖内分泌常见疾病

生育年龄期的妇女因神经内分泌系统调节机制紊乱会发生各种与生殖内分泌有关的疾病,如功能失调性子宫出血(功血)、痛经及经前紧张症等。尽管这种紊乱好发生在生殖内分泌开始发育和开始衰退的青春期和更年期。但在生育年龄期这些疾病同样占普通门诊量的

1/5～1/4,是妇科常见疾病。

（一）功能失调性子宫出血

正常的月经规律是周期24～35天,持续2～7天,平均出血量20～60ml。功血是指生育年龄妇女不是因为器质性病变而发生月经规律性的改变。因月经规律的改变不是一个特异性表现,所以一旦妇女的阴道出血不符合正常月经规律,首先要排除妇女内外生殖器官和全身性的器质性疾病,如肿瘤、血液系统疾病等。功血按发病机制不同分无排卵性和排卵性功血。绝大多数的功血为无排卵性功血。多见于青春期和更年期。但无论是有排卵或无排卵性功血,其主要临床表现都相似,表现为月经频发、月经稀发、月经过多、月经过少和不规则性子宫出血。

【病因与危险因素】 无排卵性月经的主要原因是维持妇女月经周期的控制系统中枢-下丘脑-垂体-卵巢轴的功能失调。妇女的卵巢不能定期产生成熟卵泡,排卵发生障碍,体内的雌二醇激素水平下降。雌激素对脑垂体分泌的 FSH、LH 负反馈的作用减弱,使血液中的 FSH 和 LH 反馈性增高,孕酮缺乏,子宫内膜增生不均或增生期内膜不能转化成分泌期,造成子宫内膜的不规则脱落。

【诊断】 妇女根据其月经变化的病史,结合妇科检查结果和辅助检查诊断一般可以确定诊断。但功血的诊断往往是一个排除性诊断。首先要排除可能会引起异常子宫出血的其他疾病,先进行鉴别诊断。按 FIGO 2012 年异常子宫出血症新的诊疗指南要求,在诊断功能性子宫出血时要对:宫腔息肉、子宫腺肌症、子宫肌瘤、子宫恶性病变或增生过长、凝血功能障碍、药物使用后引起的子宫出血进行逐一排除。

1. 临床表现 主要表现为月经规律、量、持续时间发生变化。按国际妇产科联盟(FIGO)分类,功血主要表现为:

（1）月经频发:指月经周期缩短,少于21天,一般为排卵型功血。

（2）月经稀发:指月经周期延长超过35天。

（3）月经过多:在连续数个月经周期中月经量多,一次月经周期总出血量多于80ml。

（4）月经过少:指每次月经天数少于3天,总出血量少于20ml。

不规则性子宫出血:月经没有周期,持续时间,出血量的规律性。

无排卵性功血,常见的表现为周期的延长,经量可以多也可减少,经期延长。

妇科检查:子宫可以正常大小,但如果合并其他妇科疾病如子宫肌瘤,子宫可以增大。

2. 辅助检查 根据病史及临床表现常可做出功血的初步诊断。辅助检查的目的是鉴别诊断和确定病情严重程度及是否有合并症。

（1）如果出血多可以进行血常规检查。

（2）凝血功能检查:以排除凝血和出血功能障碍性疾病。

（3）妊娠试验或血 hCG 检查:有性生活史者应排除妊娠及妊娠相关疾病。

（4）盆腔超声检查可以排除宫腔息肉、子宫肌瘤等病变。另外可以观察内膜的厚度及是否有宫腔积液等情况。

（5）基础体温测定(BBT):不仅有助于判断有无排卵,还可提示黄体功能不足、子宫内膜不规则脱落等。

（6）血清性激素测定:适时测定孕酮水平可确定有无排卵及黄体功能。测定睾酮、催乳素水平及甲状腺功能以排除其他内分泌疾病。

（7）子宫内膜取样:可采取诊断性刮宫、子宫内膜活组织检查、宫腔镜检查等方法获取子宫内膜并做病理检查明确诊断。

【处理原则】

1. 主要采取药物治疗的方法,青春期及生育年龄无排卵性功血以止血、调整周期、促排卵为主;绝经过渡期功血以止血、调整周期、减少经量,防止子宫内膜病变为治疗原则。常采用性激素止血和调整月经周期等方法。

2. 对于药物治疗效果不佳或者不宜用药、无生育要求者,尤其是不易随访的年龄较大患者,应考虑手术治疗。常用的方法有子宫内膜切除术和子宫切除术等。

3. 辅助治疗方法有以下几种,可以配合前两种方法使用:一般止血药物、丙酸睾酮、纠正止血功能、纠正贫血、抗感染治疗等。

【预防与保健】

1. 合理锻炼和饮食,增强体质,保持情绪稳定,减少出血诱因。

2. 出现月经异常应及早就诊,及时干预,减少严重并发症的发生。

（二）痛经

痛经(dysmenorrhea):是一种妇女常见的症状,其特征是月经来潮时出现小腹部痉挛性疼痛,一般在青春期女孩较多,发生在月经第一天较多,大部分疼痛不剧烈,能坚持日常工作、学习和生活。少部分人痛经程度较严重不能坚持学习和生活。精神压力大的妇女一般疼痛较剧烈,持续时间也长。

【病因与危险因素】关于痛经的原因有不同的学说,一是解剖因素学说,认为宫颈管狭窄引起月经血外流不畅、受阻、脱落的子宫内膜碎片不容易排出导致子宫内膜中前列腺素释放增加,子宫痉挛性收缩而引起疼痛。子宫颈管狭窄可以是先天性的,也可能是手术创伤、电灼及激光过深引起瘢痕导致。二是生化因素学说,认为有痛经的妇女子宫内膜产生前列腺素明显高于无痛经妇女,认为前列腺素释放是引起子宫痉挛性收缩的生化基础。

【诊断】通过病史、临床表现一般能初步诊断。如有反复盆腔炎症病史,月经周期不规则、月经过多,宫内节育器、不孕史对诊断继发性痛经更有帮助。

1. 临床表现　痛经又可分为原发性痛经(primary dysmenorrhea)与继发性痛经(secondary dysmenorrhea)两种,原发性痛经指的是从月经初潮时即有痛经,月经来潮即感到小腹坠胀与痉挛性疼痛,严重者伴有恶心与呕吐,待月经量增多,有血块与组织物排出后,疼痛才缓解。一般每次来潮反复出现疼痛,继发性痛经指的是初潮开始时月经来潮前后并不感到疼痛,以后逐步出现腹痛,并逐渐加剧。继发痛经往往会并发不孕、子宫内膜异位症(endometriosis)、子宫腺肌症或盆腔炎症等疾病。

原发性痛经者妇科检查往往无明显阳性体征。若痛经病史较长可发现子宫活动度欠佳,双侧附件有包块,或后穹隆有结节,并有触痛。患者可能有子宫内膜异位症、卵巢巧克力囊肿等并发症,而这些基本常常表现有痛经。

2. 辅助检查　一般无特殊检查方法,继发性痛经如有合并子宫内膜异位症可以通过盆腔B超、子宫输卵管造影、宫腔镜及腹腔镜检查等来发现痛经原因进行诊断。

【处理原则】一般认为痛经在女孩子中是常见的症状,长大后特别是生育过后,痛经自然会消失,可不必治疗。但痛经患者疼痛比较剧烈难以忍受,持续时间长达3天以上应给予治疗。原发性痛经的治疗,主要是对症治疗,以止痛,镇静为主。在过去的治疗手段中有采用手术疗法,行宫颈管扩张甚至骶丛神经切除术,现大多数已不再使用。近年来都采用综合治疗包括精神疏导,中药、西药、针灸和物理热敷等治疗。

1. 非药物治疗　精神疏导:尤其是对月经来潮不久的女孩子,耐心给予一般医学卫生知识,说明"月经(menstruation)"是女孩子发育渐趋成熟的一种生理现象,可能出现一些生理反应,小腹坠胀,轻微腰酸均属正常范畴,当经血外流通畅,症状会很快消失。原发性痛经者随着多次月经来潮或生育后症状自然消失,如在小腹疼痛时热敷小腹部可使症状减轻。

2. **药物治疗**　可用镇痛、解痉药缓解如水杨酸盐类止痛药。另可以用避孕药来抑制排卵,缓解症状如雌孕激素的联合治疗。其他可用前列腺素拮抗药物缓解疼痛,可以口服也可肛门塞药。中药中的活血化瘀药物也有一定效果。

【预防与保健】

1. 加强健康教育宣传,减轻女性尤其是青春期女性对月经的焦虑或者不适感。

2. 足够的睡眠和休息、规律而适度的锻炼、戒烟等均对缓解疼痛有一定帮助。

（三）经前紧张症

经前综合征(premenstrual syndrome PMS),有时被称为经前紧张症(premenstrual tension PMT),指妇女在月经前7~14天反复出现一系列精神、行为及体质等方面的症状,月经来潮后症状迅即消失。是一种与女性月经周期有关的身体、心理及情绪综合症状。这些症状有规律地出现于月经来潮时期,一般在月经来潮之后消失。

【病因与危险因素】　经前综合征的确切病因尚未完全了解。虽然经前综合征与黄体期相关,但有关生殖内分泌激素检测可以在正常水平。经前综合征在孪生姐妹群体中有相似倾向,表明可能与遗传相关。目前普遍认可是中枢神经系统神经递质(central neorotransmiter)与性激素的相互作用的影响。近40%的患经前综合征妇女血液中 β-内啡肽水平有显著下降。

【诊断】　经前综合征是一个综合征。可表现出多种不同的症状,其中最显著的症状是易怒(irritability)、紧张和烦躁不安。症状的严重程度因人而异。多数患有经前综合征的妇女临床表现不严重,可以为腹胀、腹痛、乳房胀痛、压抑(repression)或焦虑、失眠、关节或肌肉疼痛、疲乏、情绪(emotion)波动等。

诊断主要依靠了解病史。由于许多患者有情绪障碍及精神病症状,在诊断时要注意下述关键要素:①至少有3个月经周期中周期性出现某些精神神经症状,如疲劳乏力、急躁、抑郁、焦虑(anxiety)、忧伤、过度敏感、猜疑、情绪不稳等和一种体质性症状,如乳房胀痛、四肢肿胀、腹胀不适及头痛等;②症状在月经周期的黄体期阶段反复出现,在卵泡生长晚期有一段无症状的间歇期,症状往往在月经开始后4天内逐步消失,在下次周期前无症状;③症状的严重程度足以影响患者的正常生活及工作。

【处理原则】　由于疾病原因还不清楚,目前还缺乏特异的、规范的治疗方法,主要是对症治疗。

1. 调整中枢神经系统神经介质活性药物,以消退心理、情绪障碍。PMS诊治需与精神科医师协作。凡患有严重情感障碍的患者,须请精神科医师共同治疗。通过药物治疗能减轻症状,使患者感觉好转,但往往不能彻底治愈,消灭症状。由于个体对药物反应有很大差异,事前不能预测何种方案对某一特定患者疗效更好,因此在确定方案前需要进行试验性治疗,每一治疗方案最好应用三个周期才能明确。

2. **纠正水潴留**　PMS患者有水钠潴留问题,可以通过减少食盐摄入,补钙、镁矿物质等辅助治疗。体重增加明显可给予利尿剂如螺内酯片(安体舒通)25mg,每天4次,于月经周期第18~26天服用。

3. **乳腺胀痛**　减少含咖啡因饮料摄入,口服避孕药有助于缓解症状。胀痛严重可服用溴隐亭,治疗由小剂量开始。首次每天1.25mg,逐渐增量,日剂量最大为5mg,于月经前14

天起服用,月经来潮停药。

4. 激素治疗及抑制排卵

(1)孕酮治疗:虽理论上未明确 PMS 发病与孕酮缺乏有关,但在黄体期应用孕酮治疗被普遍采用。常用孕酮栓阴道塞药,200～400mg/d,或口服微粒化孕酮200mg,每天 2 次。

(2)抑制排卵:适用于多种药物治疗效果不明显,或症状特别严重丧失正常生活及工作能力者。可用 GnRH-a 每月 3.75mg,缓解症状效果好,但费用昂贵,需激素补充反加疗法避免低雌激素产生的不良后果;也可以用丹那唑 200mg/天,连续 3 个月,建立一个无排卵、低雌激素及雄激素环境的假绝经疗法。许多 PMS 症状,如抑郁、躁急、紧张、乳房痛、肿胀感等显著减轻。

【预防与保健】

1. **加强卫生宣教**　使患者了解出现症状的生理知识,以协助患者改善对症状的反应。

2. 通过调整日常生活节奏、加强体育锻炼,改善营养,减少环境的应激反应以减轻症状。

五、女性生殖器官损伤性疾病

(一)子宫脱垂

子宫脱垂(prolapse of uterus)是指子宫从正常位置沿阴道下降,宫颈外口达坐骨棘水平以下,甚至子宫全部脱出于阴道口以外,称为子宫脱垂,子宫脱垂常合并有阴道前壁和后壁膨出。

【病因与危险因素】　引起子宫脱垂的病因为综合因素。分娩造成宫颈、宫颈主韧带与子宫骶韧带的损伤及分娩后支持组织未能恢复正常为主要原因。此外,产褥期产妇多喜仰卧,且易并发慢性尿潴留,子宫易成后位,子宫轴与阴道轴方向一致,遇腹压增加时,子宫即沿阴道方向下降而发生脱垂。产后习惯蹲式劳动、提重物、长期咳嗽及便秘,都可使腹压增加,促使子宫沿阴道方向向下脱出。未产妇发生子宫脱垂者,系因生殖器官支持组织发育不良所致。

【诊断】　主要根据临床表现、体征。此外,还应做一定的检查。嘱患者不解小便,取膀胱截石术位。检查时先让患者咳嗽或屏气以增加腹压,观察有无尿液自尿道口溢出,以判断是否有张力性尿失禁,然后排空膀胱,进行妇科检查。首先注意在不用力情况下,阴道壁脱垂及子宫脱垂的情况。并注意外阴情况及会阴破裂程度。阴道窥器观察阴道壁及宫颈有无溃烂,有无子宫直肠窝疝。阴道内诊时应注意两侧肛提肌情况,确定肛提肌裂隙宽度,宫颈位置,然后明确子宫大小,在盆腔中的位置及附件有无炎症或肿瘤。最后嘱患者运用腹压,必要时可取蹲位,使子宫脱出再进行扪诊,确定子宫脱垂的程度。

1. **临床表现**　患者自觉腹部下坠,腰酸、走路及下蹲时更明显,严重时脱出的块状物不能还纳,影响行动。子宫颈因长期暴露在外而发生黏膜表面增厚、角化或发生糜烂、溃疡。患者白带增多,并有时呈脓样或带血,有的发生月经紊乱,经血过多。

子宫脱垂为子宫沿阴道向下移位,根据子宫脱垂的程度可分为 3 度:

(1)Ⅰ度:子宫颈已下降,但未达阴道口。无需治疗,注意休息即可恢复。

(2)Ⅱ度:指子宫颈已脱出阴道口之外,而子宫体或部分子宫体仍在阴道内。

Ⅱ度轻——子宫颈及部分阴道前壁翻脱出阴道口外。

Ⅱ度重——宫颈与部分宫体脱出阴道口外。

(3)Ⅲ度:指整个子宫体与宫颈脱出阴道口外。

2. **妇科检查** 在检查患者时,如患者合并有尿失禁,先检查尿失禁情况。嘱患者不解小便,取膀胱截石术位。检查时先让患者咳嗽或屏气以增加腹压,观察有无尿液自尿道口溢出,以判断是否有张力性尿失禁,然后排空膀胱,进行妇科检查。

观察在不用力情况下,阴道壁脱垂及子宫脱垂的情况。并检查外阴情况及会阴破裂程度。

【处理原则】

1. **子宫托治疗** 子宫托很早就被用来治疗子宫脱垂。患者可自行掌握,用于各种程度的子宫脱垂。一般晨起后放托,晚间取出,洗净。月经期最好不用。塑料托表面光滑,遇酸碱不易变质,对组织刺激性小。上托后,症状即消失,可参加各项劳动而无痛苦。如能配合针灸、中药治疗,效果更好。重症子宫脱垂阴道过度松弛者不宜用子宫托进行治疗。

2. **治疗注意事项**

(1) 注意卧床休息,睡时宜垫高臀部或脚部,下肢抬高适当高度。

(2) 产后不提重物、不过早参加重体力劳动。

(3) 避免长期站立或下蹲、屏气等增加腹压的动作。

(4) 及时治疗慢性咳嗽、便秘等增加腹压的疾病。

(5) 哺乳期不应超过两年,以免子宫及其支持韧带萎缩。

(6) 适当进行身体锻炼,提高身体素质。

3. **女性盆底康复治疗** 女性盆底康复治疗(pelvic floor rehabilitation,PFR)方法包括手术治疗和保守治疗。保守治疗包括药物治疗、盆底肌锻炼、电刺激及生物反馈技术。盆底肌锻炼、阴道哑铃、电刺激及生物反馈技术是目前盆底功能康复治疗的主要方法,它能改善盆底肌肉张力和收缩性,增强盆腔器官和膀胱颈支持力,增加尿道括约肌力量,抵抗盆腔内压力的增加,以改善子宫脱垂和尿失禁等盆底功能障碍。

4. **手术治疗** 手术治疗适用于保守治疗无效、Ⅱ度重度、Ⅲ度子宫脱垂且无手术禁忌证的患者。手术主要有曼式、阴道子宫全切加阴道前后壁修补术及会阴修补术。

【预防与保健】

1. 加强孕期保健工作,定期检查,纠正营养不良,孕晚期注意纠正异常胎儿。

2. 产程愈长,子宫脱垂的发病率愈高,这是与支持子宫的悬吊装置和盆底软组织遭受损伤的机会较大有关。第一次分娩时所造成的损伤更是关键。在子宫脱垂患者中,第一胎产后发病者最高,约占30%。因此正确处理分娩各产程,防止产伤,是预防子宫脱垂的最重要环节。

3. 在产褥期中,妇女的解剖和生理变化均较大,易发生子宫脱垂。因此,认真做好产褥期保健,对预防子宫脱垂有着极为重要的意义。

4. 产后如长期哺乳,可因卵巢功能长期处于低落状态而导致子宫萎缩,子宫的支持结构和悬吊装置松弛无力,盆底肌肉的张力和弹性减退,在这种情况下,如遇到增加腹压或体姿用力等外因条件,均可诱发子宫脱垂。哺乳期在1年以内者,子宫脱垂患者仅占9%以下,而哺乳期在1年以上者,占90%以上。说明哺乳期在1年以上者,子宫脱垂的发病率显著升高。因此,切实做好妇女哺乳期保健,是预防子宫脱垂的重要措施。

5. 加强计划生育工作,避免过早、过多分娩。

6. 及时治疗并纠正久咳、便秘等情况,避免使腹腔内压力增高。

(二)尿失禁

尿失禁(urinary incontinence,UI)是一种可以得到客观证实、不自主的经尿道漏尿现象。

尿失禁可以发生在任何年龄及性别,尤其是女性及老年人。尿失禁除了令人身体不适,更重要的是它会影响患者的生活质量及心理健康,被称为不致命的"社交癌"。

1983年,美国首次针对UI进行较为全面的调查,结果发现60岁以上的社区妇女UI患病率为38%;西班牙20～64岁妇女的调查结果显示,UI患病率为34.9%,其中MUI为47%、SUI为33.4%、UUI为14%;而英国大样本调查结果显示>60岁女性UI患病率为69%。近年,我国各地调查结果表明绝经后UI患病率在35%～50%。

尿失禁按照症状可分为主要包括压力性(stress urinary incontinence,SUI)、急迫性(urge urinary incontinence,UUI)、混合性(mixed urinary incontinence,MUD)三种类型,最常见的是SUI,其次是MUI。

（1）急迫性尿失禁:可由部分性上运动神经元病变或急性膀胱炎(acute cystitis)等强烈的局部刺激引起,患者有十分严重的尿频(freguent micturition)、尿急(urgent micturition)症状。由于强烈的逼尿肌无抑制性收缩而发生尿失禁。通常继发于膀胱的严重感染。急迫性尿失禁是膀胱过度活动症的表现,或是膀胱肌肉紧张过度和尿道括约肌的合作不当所引起的尿频、尿急等症状,多发生在中风患者身上。

（2）压力性尿失禁:是指患者平时无尿失禁状态下,当腹压骤然增加时(如咳嗽、打喷嚏、大笑、举提重物等),尿液不自主地从尿道口流出。但不是逼尿肌收缩压或膀胱壁对尿液的张力压所引起。压力性尿失禁是成年妇女常见疾病,可以发生在任何年龄,但以肥胖的中年经产妇多见,现已成为一个重要的社会问题。引起该类尿失禁的病因很多,主要见于女性,特别是多次分娩或合并产伤者,偶见于尚未生育的女子。

（3）混合性尿失禁:同时存在急迫性、压力性尿失禁症状的为混合性尿失禁。临床经常会碰到并不是单一症状的尿失禁,称为混合性尿失禁。其中以压力性尿失禁合并急迫性尿失禁最多见,可以表现为一种症状较为突出,两种尿失禁的症状可以互相影响,在治疗混合型尿失禁时往往比单纯性尿失禁要复杂和棘手。

【病因与危险因素】UI发病的相关因素,多数显示与年龄、种族、妊娠与分娩、肥胖、便秘、独居等因素有关。

1. **年龄**　德国对不同年龄段的女性问卷调查表明,UI发病率随着年龄的增长而增高。美国最近的研究结果也显示,在数千名30～90岁的妇女中,UI患病率及严重程度与年龄关系密切,提示年龄与UI的发病密切相关。

2. **妊娠**　孕期发生UI病因尚未明确。由于孕期激素水平的改变,以及由此引起局部组织功能的改变与孕期UI发病相关,尚没有明确的理论支持胎儿体重引起膀胱压力增加和孕期UI发病有关。另外,妊娠与分娩对盆底肌肉、神经的影响及分娩方式可能与产后UI发病相关。

3. **分娩**　很多研究表明阴道分娩能够损伤盆底组织,造成泌尿生殖道的支持组织损伤,和产后UI发病相关。UI发病危险性随着产次增加、梗阻性难产、应用助产术和新生儿体重增加而增高。剖宫产与UI的关系有许多报道,研究发现阴道分娩的妇女SUI发病率明显高于择期剖宫产妇女。但是,并非所有类型剖宫产均能起到保护作用,如因为梗阻性难产而进行剖宫产的妇女术后SUI发生率与自然分娩近似,可能因为梗阻性难产患者行剖宫产前,盆底组织已发生了不可逆性损伤。

4. **低雌激素状态**　一般认为,UI多发生在绝经后老年妇女,因雌激素水平低引起盆底组织松弛所致。正常育龄妇女主韧带、宫骶韧带、肛提肌和阴道后穹隆组织均存在雌激素受体。绝经后妇女阴道壁组织中雌激素受体减少,其表达与血雌二醇水平呈正相关关系。但一些研究表明激素替代治疗不能降低 UI 的发病,推测与盆底组织雌激素受体水平降低有关。

5. **生活习惯** 便秘、吸烟、长期咳嗽、体育锻炼、饮食、独居及抑郁情绪等与 UI 发生密切相关。

6. **疾病因素** 盆腔脏器脱垂、全子宫切除手术史、中风、肥胖、糖尿病及行动障碍等与 UI 发病相关。

【诊断】

1. **病史** 病史是诊断尿失禁的一个重要部分。尿失禁病史复杂,排尿日记能客观记录患者规定时间内的排尿情况(一般记录 2～3 天),如每次排尿量、排尿时间、伴随症状等,这些信息是诊断的基础。

分度:主要应用尿垫试验进行客观分度。临床主要采用主观分度:

Ⅰ度,咳嗽等腹压增高时偶尔发生。

Ⅱ度,任何屏气或用力如快速运动或上下楼梯时可发生。

Ⅲ度,直立时即可发生,但在仰卧位可控制尿液。

2. **体格检查** 了解有无脑卒中、脊髓损伤和其他中枢或外周神经系统疾病等与尿失禁相关的体征,了解有无心力衰竭、四肢水肿等。

3. **辅助检查** 根据压力试验、指压试验、棉签试验、膀胱尿道造影、尿动力学检查以及膀胱镜检查等不难作出诊断。尿动力学检查的内容应包括膀胱功能的测定和尿道功能的测定。膀胱测压能了解充盈期和排尿期逼尿肌是否稳定,有无反射亢进,顺应性是否良好,膀胱出口是否存在梗阻。尿道功能测定主要采用尿道压力描记了解尿道闭合压。其他应进行的实验室检查有尿常规、尿培养、肝肾功能、电解质、血糖、血钙和白蛋白等相关检查。

【处理原则】

1. **保守治疗** 主要用于轻、中度压力性尿失禁和手术前后的辅助治疗。方法主要有盆底肌肉锻炼、盆底电刺激、膀胱训练和局部雌激素治疗等。

(1) 盆底肌肉锻炼:是通过增强盆底肌肉和尿道肌肉的张力,提高肌肉对压力作用的反应性收缩力,从而改善尿道括约肌功能。这种训练简单易行、无创无痛、效果好且没有副作用。一般至少坚持 1～2 个月才开始有效,而且至少需要持续一年以上的时间。最简单的方法是每天晨醒下床前和晚上就寝平卧后,各做 45～100 次紧缩肛门和上提肛门活动,可以明显改善尿失禁症状。

(2) 电刺激:电刺激能提高神经肌肉兴奋性,唤醒因受压而功能暂停的部分神经细胞,促进神经细胞功能恢复。它是一种较早应用于临床治疗盆底肌肉损伤及萎缩的方法。

(3) 生物反馈治疗:把肌电、脑电、皮温、心率和血压等一些生物信号转变为可以被人察觉到的视觉、听觉信号,让患者通过声音及可视图像反馈刺激大脑来调控身体的功能,从而在一定范围内通过意识调控内脏器官的活动,纠正离正常范围的内脏活动的一种治疗和锻炼方法。目前广泛应用于临床治疗。

(4) 盆底康复器:盆底康复器 1985 年 Plevnik 教授提出的加强盆底肌方法,应用阴道哑铃,重量从 20～70g 分 5 个重量级。方法:使用时,从最轻的阴道圆锥开始,使其停留阴道内保持 20 分钟。当感觉到能在阴道内掌控时,可以逐步增加圆锥的重量来练习。能适应较重的阴道圆锥后,可通过上楼梯、搬重物、咳嗽及跳等活动过程来进行练习。每天 1 次,每次 15 分钟,3 个月为一疗程。

（5）膀胱功能训练:定时安排排尿时间,定时使用便器,建立规则的排尿习惯,促进排尿功能的恢复。初始白天每隔1~2小时使用便器一次,夜间每隔4小时使用便器一次。以后逐渐延长间隔时间,以促进排尿功能恢复。

（6）中医针灸疗法:针刺中极、关元、足三里和三阴交等穴位,也可提升盆底肌的张力,从而改善膀胱功能。

2. **手术治疗**　保守治疗适于轻度尿失禁患者,中、重度患者以及经过保守治疗后效果不佳的患者,则建议采取手术治疗。传统的手术方法一般采取阴道前壁修补,远期疗效差,且仅限于轻度尿失禁患者。目前一线手术治疗为耻骨后膀胱尿道悬吊术和经阴道无张力尿道中段悬吊术。

【预防和保健】

1. 清淡饮食,多食含纤维素丰富的食物,防止因便秘而引起的腹压增高。

2. 积极预防或治疗可导致腹压增高的慢性疾病如肺气肿、哮喘、支气管炎等;避免提重物。

3. 作好孕期及产后保健及宣传,避免困难阴道助产。

4. 养成良好的卫生习惯,避免泌尿生殖器感染。性生活前,清洁外阴,性交后女方立即排空尿液,清洗外阴。若性交后发生尿痛(dysuria)、尿频,积极治疗。

5. 更年期绝经后的妇女继续保持有规律的性生活,能延缓卵巢功能退变,降低压力性尿失禁发生率,同时可防止其他老年性疾病,提高健康水平。

（三）尿瘘

尿瘘是指女性生殖道与泌尿器官之间形成的异常通道。主要包括膀胱阴道瘘、尿道阴道瘘、膀胱尿道阴道瘘及输尿管阴道瘘等。因尿液不能控制由阴道流出,使患者因异常难闻的腥臊味而影响与周围人员接触,给患者造成极大的精神及肉体上的痛苦。

【病因与危险因素】

1. **分娩损伤**　骨盆狭窄或畸形、胎儿巨大导致头盆不称或胎位异常导致难产,若产程中处理不当,出现产程过长、滞产,尤其是第二产程延长,可以导致阴道壁、膀胱、尿道等软组织长时间受压,缺血坏死,常于产后37天坏死组织脱落,形成瘘孔。另一个原因是在分娩过程中助产或手术产操作不当引起的生殖道与泌尿道撕裂伤,形成膀胱或尿道瘘。

2. **妇科手术损伤**　在行阴道前壁修补术、经阴道或经腹子宫全切术,由于解剖结构不清或违反操作规程,形成膀胱或尿道瘘。

3. 生殖器疾病放射治疗后造成膀胱、尿道或阴道的放射性损伤;阴道内腐蚀性药物造成阴道壁损伤;膀胱癌浸润;子宫托等因素长期压迫,均可引起尿瘘的形成。

【诊断】　主要根据临床表现、妇科检查以及一些特殊检查进行诊断。诊断依据包括:难产史、手术史及其他引起尿瘘的因素;患者自述不能自我控制的阴道流尿;妇科检查可窥见阴道有尿液流出,并可发现瘘孔,间断的流尿。需进一步探查瘘孔位置和大小;必要时可以亚甲蓝试验、靛胭脂试验等辅助检查确定瘘孔位置;通过膀胱镜检查或肾盂输尿管、膀胱造影可最后确诊,了解瘘孔位置、大小、尿道及阴道局部情况、有无狭窄及瘢痕,确定治疗方案,了解治疗难易程度。

1. **临床表现**

（1）主要表现为漏尿,即不能控制的由阴道流尿,瘘孔小时漏尿与体位有关。

（2）长期的尿液刺激可引起外阴及臀部皮炎,多伴发泌尿系感染。

（3）因阴道瘢痕狭窄可致性交困难。

2. 辅助检查方法

（1）亚甲蓝试验：目的在于检查肉眼难以辨认的膀胱阴道小瘘孔、多发性小瘘孔，或瘢痕中瘘孔等；或鉴别膀胱阴道瘘与输尿管阴道瘘。方法：患者取膝胸卧位，通过尿道插入导尿管，将亚甲蓝稀释液（2ml 亚甲蓝加入 100～200ml 生理盐水中）注入膀胱内，夹住导尿管。注入过程中，提拉阴道后壁，观察阴道前壁、前穹隆及宫颈口有无蓝色液体流出。自阴道壁有蓝色液流出者为膀胱阴道瘘；同时可知瘘孔数目及部位。如无蓝色液体流出，则应怀疑为输尿管阴道瘘或输尿管异位开口。

（2）靛胭脂试验：目的在于诊断输尿管阴道瘘。凡经亚甲蓝试验阴道无蓝色液体流出者，可静脉注入靛胭脂5ml，5 分钟后观察阴道有无蓝色液体流出，有则可诊断输尿管阴道瘘；此法也可有助于诊断先天性输尿管口异位于阴道者。

（3）膀胱镜检查：即使阴道内找到瘘孔，亦建议宜采用膀胱镜检查膀胱内瘘孔的情况，并明确瘘孔与输尿管口的关系，作为修补时的参考，以免在尿瘘修补时缝闭输尿管口。

（4）静脉肾盂造影：先天性输尿管口异位开口者，影像学表现为可见两条伴行的输尿管，起源于肾脏上部的输尿管往往开口异位，同时伴有上部肾积水并萎缩；此外如为损伤所致的输尿管瘘还可明确输尿管损伤的侧别、部位及肾功能情况。

【处理原则】

1. **手术修补瘘孔**　尿瘘以手术治疗为主。如产科或妇科手术造成撕裂或穿孔，应及时修补；缺血坏死及感染瘘孔应等 3～6 个月，局部炎症消退，血运恢复后再行修补。一般经阴道修补。如果瘘孔高，可经腹手术。术后处理是保证手术的关键。术后卧床休息，以侧卧为好；留置导尿管 2 周左右，保证引流通畅，使膀胱处于空虚状态；大量补液，促进膀胱自净功能。手术前后需用抗生素抗感染，这是手术成功与否的关键环节之一。

2. 如因癌症、结核所致者，首先需要对原发病进行治疗。

【预防与保健】

（1）定期产前检查，及时发现骨盆狭窄、畸形及巨大儿及胎位异常等情况，提前住院分娩，必要时行剖宫产。

（2）正确处理产程异常情况；若产程延长，术后应延长放置导尿管时间，防止尿瘘形成。

（3）规范产科及妇科手术，动作轻柔。术前排空膀胱。术中及时发现损伤及时修补。

六、妇科肿瘤防治

妇科肿瘤是妇科常见的疾病，按照其生长部位可以分为外阴肿瘤、阴道肿瘤、宫颈肿瘤、子宫肿瘤及卵巢肿瘤等。各个部位肿瘤根据其生物学特性，又可分为良性肿瘤和恶性肿瘤。

（一）子宫肌瘤

子宫肌瘤是女性生殖器最常见的良性肿瘤，由平滑肌及结缔组织组成。常见于 30～50 岁妇女，20 岁以下少见。根据尸检统计，30 岁以上妇女约 20% 有子宫肌瘤。按照肌瘤生长部位，可以分为宫体肌瘤（90%）和宫颈肌瘤（10%）。按肌瘤与子宫肌壁的关系分为肌壁间肌瘤、浆膜下肌瘤及黏膜下肌瘤。子宫肌瘤常为多个，称为多发性子宫肌瘤。

【病因与危险因素】　子宫肌瘤发病原因尚未明确，其发生可能与女性激素有关，此外还有证据显示 25%～50% 子宫肌瘤存在细胞遗传学异常。其常见高危因素包括：

1. **月经初潮的年龄和分娩次数**　月经来潮年龄越早，子宫肌瘤的发病率越高，随着妊娠次数增加,子宫肌瘤发病率下降。

2. 年龄 接近 40 岁左右的围绝经期妇女被认为是子宫肌瘤的高发年龄。

3. 饮食 膳食中以动物肉类比例高者,发病率高于以绿色蔬菜为主妇女。

4. 吸烟 吸烟可降低子宫肌瘤的发病率。

5. 口服避孕药 以含有高效高剂量孕激素为主的口服避孕药,可降低子宫肌瘤发病率。

6. 激素替代治疗 绝经后使用激素替代治疗的妇女,子宫肌瘤发病率明显增加。

【诊断】 根据病史、体征、辅助检查可以诊断。

1. 症状 多无明显症状,仅在体检或超声检查时偶然发现。症状与肌瘤部位、有无变性相关,而与肿瘤大小、数目关系不大。常见症状有:经量增多及经期延长、下腹包块、白带增多、腹痛疼痛、尿频、尿急、下腹坠胀不适及便秘等。长期月经过多可致继发性贫血。

2. 体征 妇科检查扪及子宫增大,表面不规则,单个或多个结节状凸起。浆膜下肌瘤可扪及单个实质性球状肿块与子宫有蒂相连。黏膜下肌瘤位于宫腔内者子宫均匀增大,有时可脱出于宫颈外口,表面暗红色,有时溃疡坏死。

3. 辅助检查 B 超是子宫肌瘤的主要辅助诊断方法。MRI 可以准确判断肌瘤大小、数目和位置。如有需要,宫腔镜、腹腔镜及子宫输卵管造影等也可协助诊断。

【处理原则】 应该根据患者的症状、年龄和生育要求,以及肌瘤的类型、大小、数目等全面考虑治疗方案。

1. 观察等待 定期随诊观察,适于子宫<10 周妊娠大小、无症状的患者尤其是近绝经妇女。绝经后肌瘤多可萎缩。随诊间隔为 3 ~ 6 个月,期间应注意有无症状出现,子宫是否增大,必要时 B 超检查。

2. 药物治疗 适用于症状轻、近绝经年龄或全身情况不宜手术者。

(1) 促性腺激素释放激素类似物(GnRH-α):通过抑制 FSH 和 LH 分泌,降低雌激素至绝经后水平,造成假绝经状态,抑制子宫肌瘤生长使其萎缩。停药后肌瘤可能会再次增大。一般使用长效制剂,每月皮下注射 1 次。常用药物有亮丙瑞林,每次 3.75mg,或戈舍瑞林每次 3.6mg。

(2) 其他药物:米非司酮可作为术前用药或提前绝经使用,但是不宜长期使用。每天 12.5mg 口服。此外,雄激素、丹那唑、孕三烯酮胶囊及他莫昔芬等也可用于子宫肌瘤的药物治疗。

3. 手术治疗 可以进行经腹、经阴道或者宫腔镜及腹腔镜手术。其手术方法包括肌瘤切除、全子宫切除(保留双侧/单侧卵巢或切除双侧卵巢)、次全子宫切除(保留双侧/单侧卵巢或切除双侧卵巢)、子宫动脉栓塞术、宫腔镜子宫内膜切除术等。

手术主要适用于月经过多致继发贫血且药物治疗无效者;严重腹痛、性交痛或慢性腹痛、蒂扭转引起的急性腹痛;体积大引起膀胱、直肠等压迫症状;肌瘤造成不孕和反复流产;怀疑肉瘤变等。应根据患者年龄、病情、个人意愿等情况综合考虑选择合适的手术方法。

【预防与保健】 子宫肌瘤病因尚不清楚,可能与遗传、激素水平特别是雌激素有关,目前尚无明确的预防措施。子宫肌瘤治疗后仍有复发可能,应定期做妇科检查和 B 超,早期发现和治疗。

(二)子宫内膜癌

子宫内膜癌是女性生殖道常见的恶性肿瘤之一,近年发生率有上升趋势。可发生于生殖年龄到绝经后,高峰发病年龄为 50 ~ 69 岁。与其他妇科肿瘤相比,子宫内膜癌的病程发展相对比较缓慢,临床症状出现早,多数病症发现时较早,手术效果较好,预后相对较好。

【病因与危险因素】 病因不是很清楚。子宫内膜癌主要有两种发病类型,Ⅰ型是雌激素依赖型,Ⅱ型是非雌激素依赖型。

1. **雌激素依赖型** 较为多见。其发生可能是在无孕激素拮抗的雌激素长期作用下,发生子宫内膜增生症,继而癌变。临床可见于无排卵性疾病、分泌雌激素的卵巢肿瘤、长期服用雌激素的绝经后妇女以及长期服用他莫昔芬的妇女。患者通常较为年轻,常伴有肥胖、高血压、糖尿病、不孕或不育及绝经延迟。

2. **非激素依赖型** 较为少见,发病与雌激素无明确关系。多见于老年体瘦妇女,肿瘤恶性度高,分化差,预后不良。

【诊断】 异常阴道流血妇女如果有以下症状需要警惕子宫内膜癌:有长期使用雌激素、他莫昔芬药物史;有乳腺癌、子宫内膜癌家族史者;有子宫内膜癌发病高危因素者如肥胖、不育、绝经延迟。根据临床表现、辅助检查等结果可诊断。

1. **症状** 约90%的患者出现阴道流血或阴道排液症状。

(1)阴道流血:主要表现为绝经后阴道流血,量一般不多。尚未绝经者可表现为月经增多、经期延长或月经紊乱。

(2)阴道排液:多为血性液体或浆液性分泌物,如果合并感染则出现脓血性排液、恶臭。

(3)下腹疼痛及其他:如果癌肿累及宫颈内口,可会造成宫腔积脓,进而出现下腹胀痛及痉挛性疼痛。如果癌症晚期浸润周围组织或压迫组织可引起下腹及腰骶部疼痛,也可出现贫血、消瘦及恶病质等相应症状。

2. **体征** 早期可无明显异常体征。晚期可出现子宫明显增大,如果有宫腔积脓可出现明显压痛。如癌灶浸润周围组织时,子宫固定或在宫旁可扪及不规则结节状物。

3. **影像学检查** 超声可见宫腔内有实质不均回声区,或者宫腔镜消失、肌层内有不均回声区。彩色多普勒显像可显示丰富血流信号。

4. **诊断性刮宫** 诊断子宫内膜癌比较常用的方法。刮宫取子宫内膜组织做病理检查是确诊依据。

5. **宫腔镜检查** 可以直接观察宫腔及宫颈管内有无癌灶,及其大小和部位,可以取组织进行活检。

6. **其他** 子宫内膜抽吸活检、血清CA125测定也可作为辅助检查方法。

【处理原则】 主要治疗方法为手术、放疗及药物(化学药物及激素)治疗。早期患者以手术为主,术后根据高危因素选择辅助治疗。

1. **手术治疗** 首选治疗方法,可以进行手术病理分期。Ⅰ期行筋膜外全子宫切除及双附件切除术。Ⅱ期行改良广泛性子宫切除及双侧附件切除术,同时行盆腔淋巴结切除及腹主动脉旁淋巴结取样术。Ⅲ期和Ⅳ期的手术应个体化,尽可能切除所有肉眼可见病灶。切除标本应常规病理检查,有条件者进行雌激素、孕激素受体检测。

2. **放疗** 是治疗子宫内膜癌有效方法之一,分为腔内照射和体外照射两种。可以采取单纯放疗、放疗联合手术及化疗等方法。单纯放疗仅用于手术禁忌证或无法手术切除的晚期患者;术后放疗是Ⅰ期高危和Ⅱ期内膜癌最主要的术后辅助治疗。

3. **化疗** 晚期或复发子宫内膜癌综合治疗措施之一,也可用于术后有复发高危因素患者的治疗以期减少盆腔外的远处转移。常用药物有顺铂、紫杉醇、环磷酰胺等。

4. **孕激素** 主要用于晚期或复发癌,也可试用于极早期要求保留生育功能的年轻患者。常用药物有醋酸甲羟孕酮等。

【预防与保健】

1. 对有肥胖、不育、绝经延迟、长期应用雌激素及他莫昔芬等高危因素的人群,应加强随访和监测。

2. 对绝经后妇女阴道流血和绝经过渡期妇女月经紊乱妇女在诊治时要警惕子宫内膜癌的存在。

(三)子宫颈癌

子宫颈癌是最常见的妇科肿瘤,据 WHO 估计,我国每年新发病例 13.15 万,约占世界宫颈癌新发病例的 28.8%。患者年龄呈双峰状,分别在 35~39 岁和 60~64 岁为高发阶段。由于宫颈癌有较长癌前病变阶段,因此宫颈细胞学检查可使宫颈癌得到早期诊断与早期治疗。1941 年出现阴道脱落细胞巴氏涂片法,并得到广泛的应用,自 20 世纪 60 年代以来,宫颈浸润癌的发病率在全球范围内,包括发达国家和发展中国家均普遍呈下降趋势。这一变化与有计划地开展宫颈癌的普查工作有密切关系。

浸润性宫颈癌通常有一段较长时期的浸润前病变,即从细胞异型至不同级别的不典型增生或宫颈上皮内瘤变(CIN)。一种或多种致癌类型的 HPV 持续性感染是导致 CIN 的必要条件。HPV 感染引起的多数宫颈病变不会进展到高级别的宫颈病变或者宫颈浸润癌,大多数低级别的宫颈病变会在较短时间内消退。高级别的宫颈病变进展为浸润癌的可能性大。

【病因与危险因素】 子宫颈癌与人乳头瘤病毒(HPV)感染、多个性伴侣、吸烟、性生活过早(<16 岁)、性传播疾病、经济状况低下和免疫抑制等因素有关。

1. **初次性交年龄过早** 研究显示,初次性生活年龄过早,比 22 岁以后发生性行为者患病危险性高 2 倍,可能与青春期宫颈处于鳞状上皮化生时期,对致癌物较为敏感有关。也可能是由于年轻妇女性生活频繁,免疫系统未被致敏,易受 HPV 感染,并持续 HPV 感染。

2. **生育过早、过多、过密** 反复生产所致的宫颈损伤、炎症等均是诱发宫颈癌的因素。

3. **多个性伴侣及性生活紊乱** 随着性伴侣的增多,发生宫颈上皮瘤样变感染的机会增大。20 世纪 80 年代以来,一些病例对照研究发现,妇女患宫颈癌的危险性与性伴侣数成正比,2 个以上婚外性伴侣的妇女发生宫颈癌相对危险度为 4.31;当性伴侣数≥6 个且初次性交在 15 岁以前时,则发生宫颈癌的危险上升 10 倍以上。

4. **社会学因素** 宫颈癌主要发生在社会阶层较低的妇女,与教育程度低、经济收入少、营养状况及卫生条件差等有协同相关性。国内一项病例对照研究显示,洗澡次数和清洗阴部次数少、换洗内裤不勤为宫颈癌发病发危险因素,家有洗澡设施为保护性因素。

5. **病毒感染** 与宫颈癌发病有关的病毒为人乳头瘤病毒(human papilloma virus, HPV)。根据基因组的同源性可以将 HPV 分为 110 多种型别,其中感染人生殖道的 HPV 有 35 个型别。根据其对生殖系统的致瘤性不同分为低危型(非癌相关型)和高危型(癌相关型)两大类。低危型主要包括 HPV6、11、40、42 等,主要引发良性增生,如尖锐湿疣,也可导致轻度宫颈上皮内瘤变(CIN I);共有 15 个高危型别从宫颈癌中分离出来,包括 HPV16、18、31、33、35 等,约 80% 的宫颈癌与 4 个型别的 HPV 感染有关,分别是 HPV16、18、31、45 型。年轻的性活跃妇女 HPV 感染率最高,感染高峰年龄在 18~28 岁;大部分妇女 HPV 感染期比较短,一般在 8~10 个月便可消失,但 10%~15% 的 35 岁以上的妇女有持续感染的情况。

6. **男性有关的因素** 患者配偶的性伴侣数、患性病的次数和程度均与宫颈癌发病有关。我国江西靖江的研究提示,丈夫有两个婚外性伴侣数,其妻子发生宫颈癌相对危险度上升5倍。包皮垢是宫颈的致癌物,它产自卫生习惯极差或患有包茎和包皮过长的男性。

7. **吸烟** 不同的流行病学研究显示吸烟者中宫颈癌患病的危险性明显增加。

8. **高危人群**

(1) 性生活活跃,开始性生活年龄比较早,本人或丈夫有众多的性伴侣。

(2) 反复出现生殖道尖锐湿疣。

(3) 早婚早育多产的妇女。

(4) 吸烟女性。

【诊断】 宫颈癌诊断主要依靠"三阶梯"程序,即采取子宫颈细胞学检查和(或)高危型HPV DNA检测、阴道镜检查、子宫颈活组织检查方法,确诊依靠组织病理学。早期子宫颈癌常无明显症状和体征,随着病变发展可出现以下表现:

1. **症状**

(1) 阴道流血:可有接触性出血,即性生活或妇科检查后阴道流血。由于病灶大小、侵及间质内血管情况不同而出血量不同。

(2) 阴道排液:多数患者有白色或血性、稀薄如水样或米泔状、有腥臭味的阴道排液。

(3) 晚期症状:可根据癌灶累及范围出现不同的继发性症状,如尿急、尿频、便秘等,输尿管梗阻、肾盂积水、尿毒症的相应症状,晚期会出现贫血、恶病质等全身衰竭症状。

2. **体征** 早期的微小浸润癌可以没有明显病灶,子宫颈光滑或糜烂样改变。晚期可以出现较为明显的体征,外生型子宫颈癌可出现菜花状赘生物,可质脆、出血等;内生型表现为子宫颈肥大、质硬。如阴道壁、宫旁组织受累时,可出现阴道壁变硬,宫颈旁组织增厚、结节状、质硬,形成冰冻骨盆体征。

3. **常用筛查方法** 目前较常用于宫颈癌筛查的方法有:传统的巴氏涂片、3%~5%醋酸(VIA)和Lugols碘液(VILI)宫颈视诊、计算机辅助细胞学检测系统(CCT)、液基薄层细胞学检测(LCT)、HPV检测、阴道镜等。但任何一种宫颈癌的筛查方法都有其不足。对于筛查对象而言,密切的随访,有助于医师传递更多的知识,帮助其更好地依从筛查和治疗方案,从而真正实现宫颈癌筛查的二级和三级预防作用。

(1) 传统方法:传统的宫颈脱落细胞检查是用专用的刮板插入宫颈管内,围绕子宫颈旋转2圈,然后将刮出物均匀涂抹在玻璃片上,用95%乙醇固定20分钟,常规巴氏染色,干燥后阅片。传统方法对宫颈管取样及涂片技术有较高的要求。Fahey1995年报道1984~1992年进行的62项细胞学研究发现,平均敏感性是58%(11%~99%),平均特异性68%(14%~97%)。筛查误差的样本相对比例大约是2:1,即每3例样本中就可能出现1例误差。

(2) 3%~5%醋酸宫颈视诊(VIA):3%~5%醋酸溶液涂宫颈表面,一分钟后进行肉眼观察,根据醋白上皮的厚度、范围、表面形态、浑浊度等作出初步判断,而后,可以对异常部位进行活检,做出病理学诊断。

(3) Lugols碘液宫颈视诊(VILI):采用2%碘液涂抹宫颈,正常子宫颈上皮吸碘呈棕褐色,未着色区呈芥末黄为病变区。与VIA相同,需要对病变部位进行活检作出病理学诊断。

(4) 阴道镜:是一种内镜,用于观察宫颈、阴道、外阴上皮和血管的改变,一般放大6~20倍,由于设备价格昂贵、对操作者有一定的技术要求,不宜用于人群筛查。阴道镜最常见用于细胞学阳性或者VIA/VILⅠ阳性者,其检查的关键是应用生理盐水、3%~5%醋酸、

Lugols 碘液后连续在放大条件下观察宫颈上皮变化的特点。应用醋酸后宫颈醋白上皮的变化特征有助于阴道镜的解释及指导活检。

（5）液基细胞学检查（liquid-based cytology test，LCT）于 1996 年获得美国 FDA 认证，通过专用的毛刷采样器，采集到宫颈管各部位，特别是宫颈移行带的细胞，通过漂洗采样器，使采集到的细胞 100% 散落于保存液中。通过技术处理掉涂片上的杂质，直接制成薄层涂片，被检细胞集中，背景清晰，容易观察。与传统巴氏宫颈涂片相比，该方法诊断的敏感性和特异性大大提高，减少误诊率和漏诊率，为宫颈癌及癌前病变的筛查、随访和早期诊断提供敏感、准确、方便的检查方法，但价格较为昂贵。

（6）HPV 检测：由于过去 20 年的研究认为持续性高危型 HPV 感染是宫颈癌的高危因素，从而开始了通过 HPV 感染状态的检测，来发现宫颈癌患者和高危人群的方法。目前常用的方法有细胞学、斑点印迹、滤膜原位杂交、原位杂交、核酸印迹原位杂交、杂交捕获（HC Ⅱ）、多聚合酶链反应（PCR）。由于 HC Ⅱ 的高特异性和高敏感性，更多地应用于临床检测。

4. 筛查及诊断流程　宫颈癌的筛查和诊断流程采取"三阶梯"程序，即采取子宫颈细胞学检查和（或）高危型 HPV DNA 检测、阴道镜检查、子宫颈活组织检查方法，确诊依靠组织病理学。子宫颈细胞学检查多次阳性而子宫颈活检阴性者，以及宫颈活检为 CINⅡ 和 CINⅢ 需要确诊者，或者可疑微小浸润癌需了解病灶浸润深度和宽度者，适于做子宫颈锥切术，切除组织并作连续病理切片检查。宫颈有明显病灶者，可直接在癌灶取材做病理检查。

5. 病理结果　宫颈癌由宫颈上皮内瘤变（CIN）发展而来。CIN 分为 3 级。Ⅰ级：即轻度异型。上皮下 1/3 层细胞核增大，核质比例略增大，核染色稍加深，核分裂象少，细胞极性正常。Ⅱ级：即中度异型。上皮下 1/3 ~ 2/3 层细胞核明显增大，核质比例增大，核深染，核分裂象较多，细胞数量明显增多，细胞极性尚存。Ⅲ级：包括重度异型和原位癌。病变细胞占据 2/3 层以上或全部上皮层，细胞核异常增大，核质比例显著增大，核形不规则，染色较深，核分裂象多，细胞拥挤，排列紊乱，无极性。

CIN 形成后继续发展，突破上皮下基底膜，浸润间质，形成子宫颈浸润癌。子宫颈癌分为鳞状细胞浸润癌、腺癌、腺鳞癌等。鳞状细胞浸润癌占子宫颈癌的 75% ~ 80%，分为外生型、内生型、溃疡型、颈管型。腺癌占子宫颈癌的 20% ~ 25%，其发生率有上升趋势，主要组织学类型有 2 种，分为黏液腺癌和恶性腺瘤。腺鳞癌占子宫颈癌 3% ~ 5%，是由储备细胞同时向腺细胞和鳞状细胞分化发展形成的，癌组织中含有腺癌和鳞癌两种成分。

【处理】 应综合考虑制定适当的个体化治疗方案，要根据临床分期、患者年龄、生育要求、全身情况、医疗条件等来确定，可采用手术和放疗为主、化疗为辅的综合治疗。

1. **手术治疗**　主要用于早期子宫颈癌（ⅠA ~ ⅡA 期）患者。ⅠA1 期无淋巴管间隙浸润者行筋膜外全子宫切除术；ⅠA2 期和有淋巴管间隙浸润的 ⅠA1 期者行改良广泛性子宫切除术及盆腔淋巴结切除术；ⅠB1 和 ⅡA1 期行广泛性子宫切除术及盆腔淋巴结切除术；ⅠB2 和 ⅡA2 期行广泛性子宫切除术及盆腔淋巴结切除术和腹主动脉旁淋巴结取样，或同期放、化疗后行全子宫切除术。

2. **放射治疗**　包括腔内照射及体外照射。早期病例以局部腔内照射为主，体外照射为辅；晚期以体外照射为主，腔内照射为辅。主要用于部分 ⅠB2 和 ⅡA2 期和 ⅡB ~ ⅣA 期患者；或者全身情况不适宜手术的早期患者；宫颈癌大块病灶术前放疗；手术治疗后病理检查发现有高危因素的辅助治疗。

3. **化疗**　主要用于晚期或复发转移患者和同期放化疗者。常用药物有顺铂、卡铂、氟尿嘧啶、紫杉醇等。

【预防和保健】 子宫颈癌的防治可采取三级预防措施。

一级预防：HPV 疫苗，研发正式启动始于 1993 年，已有大量临床试验能有效防止 HPV16、18 相关 CIN 的发生。2006 年疫苗开始上市，开启了人类主动预防宫颈癌的时代，但目前我国尚未上市。迄今为止，除了已经成功上市的预防性疫苗之外，治疗性疫苗也在研发或者临床实验中。但是应该指出的是，由于疫苗免疫的 HPV 型别有限等因素，疫苗免疫策略无法替代宫颈癌的早期筛查措施，因此，接种了 HPV 疫苗的女性，也应定期进行宫颈癌筛查。

二级预防：子宫颈癌筛查，可以早期发现 CIN，早期治疗，有效减少子宫浸润癌的发生。详见第一节。

三级预防：即临床治疗子宫浸润癌，改善预后。

（四）卵巢肿瘤

卵巢肿瘤是常见的妇科肿瘤，可发生于任何年龄。卵巢恶性肿瘤是女性生殖器常见的三大恶性肿瘤之一，其致死率居妇科恶性肿瘤首位，是严重威胁妇女生命和健康的主要肿瘤。由于卵巢位于盆腔深部，不易扪及，待患者有自觉症状就诊时，70% 以上的患者已属晚期，因此死亡率居妇科恶性肿瘤首位。至今缺乏有效的早期诊断方法，5 年存活率较低。

卵巢肿瘤的种类繁多，1973 年世界卫生组织（WHO）按照组织发生学起源制定了国际统一的卵巢肿瘤分类方法，将肿瘤分为九大类，其中上皮性肿瘤最常见，占卵巢肿瘤的 50% ~ 70%，以 50 ~ 55 岁居多；其次为生殖细胞肿瘤，以年轻者为多。上皮性肿瘤又为良性、交界性及恶性三种，交界性位于良恶性之间，预后较恶性强，但又较良性差。另外卵巢肿瘤需与卵巢瘤样病变鉴别，在临床上诊断有一定困难。

【病因与危险因素】 病因尚不明确，可能有以下高危因素：

1. **遗传因素** 约 20% ~ 25% 卵巢恶性肿瘤患者有家族史。绝大多数遗传性卵巢上皮癌和 *BRCA1* 和 *BRCA2* 基因突变有关，并与遗传性非息肉性结直肠癌综合征相关联。

2. **持续性排卵假说** 对卵巢上皮性肿瘤，有学者提出持续性排卵假说，持续排卵使卵巢表面上皮不断损伤与修复，修复过程中卵巢表面及其内陷的包涵囊肿上皮细胞可能发生基因突变，从而诱发卵巢癌。

3. **种族差异** 卵巢癌在不同种族之间发病存在差异。

4. **基因因素** 目前癌基因的激活与抑癌基因的失活是目前研究卵巢癌发病机制的重点。

【诊断】 根据病史和临床表现、妇科检查及全身检查的特点进行诊断。同时应进行必要的辅助检查，均可有助于诊断。

1. **症状与体征**

（1）卵巢良性肿瘤：早期可无明显症状。如肿瘤增大时，可感腹胀或腹部可扪及肿块，甚至出现尿频、便秘、气急、心悸等压迫症状。妇科检查可发现子宫一侧或双侧触及圆形或类圆形肿块，多为囊性，表面光滑，活动，与子宫无粘连。

（2）卵巢恶性肿瘤：早期可无症状。晚期可出现腹部不适感、腹胀、腰围增粗、腹部肿块、腹腔积液，甚至消瘦、贫血等恶病质表现。妇科检查可触及质硬结节或肿块，肿块多为双侧，实性或囊实性，表面凹凸不平，不规则，活动度差，与子宫界限不清。

2. **辅助检查** 包括超声检查、血清学肿瘤标记物检测、CT 及磁共振（MRI）、腹水细胞学检查、腹腔镜检查等。

【处理】

1. 对于卵巢恶性肿瘤,治疗原则为手术、化疗、放疗的综合治疗。根据肿瘤的病理类型和临床分期,分别采取相应的治疗措施。手术方式可有肿瘤细胞减灭术、保守性手术;化疗可采取静脉全身给药、超选择动脉接入插管化疗、腹腔化疗等途径,药物有顺铂、阿霉素、环磷酰胺及紫杉醇等;卵巢上皮性癌对放疗不敏感,个别情况可考虑放射治疗。

2. 交界性肿瘤应该以手术治疗为主,术后一般不选择辅助性化疗,只有在腹膜、大网膜浸润种植或术后短期复发时考虑给予化疗。

3. 良性肿瘤应手术切除。

【预防和保健】 卵巢肿瘤病因尚不太清楚,目前没有明确的预防措施,但是积极参加妇女常见病筛查,妇科检查及 B 超可以较早发现增大的卵巢及卵巢肿瘤,及早进行诊断和处理。

（赵更力　邱丽倩　郑睿敏）

第三节　乳腺保健及常见疾病的防治

乳腺是受多种激素调控的外分泌器官,也是女性第二性征的器官,在其生长、发育的过程中可因各种因素的干扰或忽略了对其的呵护而发生一些病理性变化,这些病变会困扰很多女性的一生,对其生理、心理或生活质量都会有很大的影响,故对乳腺保健内容、方法及常见疾病应有一个清楚的认识,并指导妇女进行自身乳房保健和正确的检查并得到及时恰当的治疗是十分重要的。

一、基本概念

（一）乳房的发育

乳腺为皮肤大汗腺派生出来的外分泌腺体,哺乳动物乳腺为多对,人类的乳腺进化为一对,从腋窝至腹股沟的弧形连线称之为乳线,在此线上可发生多对乳腺,称其副乳。乳腺的发育从 8 ~ 12 岁开始,青春期末结束。乳腺的大小可因人而异,两侧乳腺大小可不一,在青春期及哺乳期可生长较快,如果在其他时期迅速生长应视为异常。乳腺的生长受脑垂体、肾上腺、卵巢、甲状腺、胰腺等器官分泌的多种激素调控。进入青春期后,乳腺的大小可随月经周期的变化而有一些变化,月经前及排卵期受激素的影响,乳腺可出现胀感,外观较其他时期膨隆,乳头也较隆起,有时可有少许乳头浆液性分泌物。进入绝经期后,乳腺逐渐萎缩,并被脂肪所代替,外观表现为下垂、失去弹性。

（二）乳腺的解剖

乳腺是由 15 ~ 20 个腺叶呈放射性组成的外分泌器官,由乳腺小叶及乳腺导管组成。位于第 2 ~ 6 肋、皮肤与胸肌之间,呈半球形,外上突出尾状叶延伸至腋窝,由 Cooper 韧带将其固定于胸肌筋膜与皮肤之间,乳头为所有乳腺导管的集中开口处,其周围的乳晕有大的皮肤腺体分泌油脂类物质,起到对皮肤的保护作用。乳腺血供较丰富,由锁骨下动脉、腋动脉、肋间动脉等多条途径供血,并且有很丰富淋巴回流系统(与乳腺癌手术方式极为相关)。

二、乳腺的保健

加强对乳腺的健康保护对妇女的一生有着不可估量的意义,不仅仅是使乳腺疾病的预防得到及时、有效的治疗,还可对女性的心身健康、工作的顺利、家庭的幸福都有着很大的影响。乳腺在女性不同的生理时期有着不同的特点,根据不同时期的特点应采取相应的方法进行乳房的护理。

(一)青春发育期

青春期正直乳房发育的最重要过程,精心的呵护是十分重要的,往往此期的少女缺乏相应的知识,忽略了对乳房的保健,使其发育受到影响,进而影响到一生的生活。首先,应教育少女不要因乳腺的发育而产生害羞心理,有意含胸不仅会造成脊柱弯曲,还会因此影响乳腺的正常发育。此期也不宜束胸,尤其是过紧的束胸会影响乳腺血液循环而造成乳腺发育不良,也会限制胸廓及肺的发育而使全身的生长发育受到影响,同时也会造成乳头内陷,乳头内陷会对将来的哺乳不利,并且还是发生乳腺炎的危险因素。在月经周期的变化过程中乳腺会有胀痛感,此时不应过多的挤弄乳房,特别是乳头,以免造成皮肤破损而发生感染。乳头乳晕的清洗应以清水为宜,过多的使用香皂会破坏乳晕孟氏腺分泌的油脂保护层,而使该部分皮肤干裂。胸罩的选择也很重要,应选择能撑托起乳房而且宽松的胸罩,这样即达到美观的目的,又不会因过紧而影响乳房的发育。乳罩的及时清洗、更换也是十分重要的。发育较小的乳房可通过健美操强健肌肉来达到丰满的目的。发育过程中出现了乳头内陷多由于乳头下结缔组织较紧,处理方法可应用机械牵拉的方法,可使其恢复正常形状。

(二)妊娠哺乳期

妊娠哺乳期阶段的乳腺受激素影响生长较迅速,乳腺小叶增生及导管扩张,组织充血。由于此期乳腺变化可能会出现乳腺胀痛,孕妇可能会以紧胸罩约束乳房以减少症状,但这会影响乳腺的正常生理变化,降低乳管的顺应性,使泌乳受到影响,排乳不畅增加了积乳或乳腺炎的几率,所以应选择合适的、宽松的胸罩。怀孕中晚期应做乳房的哺乳准备,经常清洗和摩擦乳晕和乳头很有必要,但过多的使用香皂或为了清洁而使用酒精是有害的,那样会破坏乳晕孟氏腺分泌的油脂保护层,造成皮肤干裂,婴儿吸允时易破损造成感染。也可使用生理盐水擦洗乳头和乳晕以增加角质层的厚度,防止因婴儿的用力吮吸造成的破损。

(三)中老年期

中老年女性的乳腺会随着卵巢功能的逐渐退化而萎缩塌陷,同时各种乳腺疾病也易在此时发生,故保持乳房的挺拔,防止乳腺疾病成为中心问题。此期应保持健康乐观的生活态度,提倡适当的体育锻炼,特别是形体锻炼,以及经常的乳腺按摩。合理的饮食结构如低脂肪摄入是保持体形以及防止乳腺发生恶性疾病的有效方法。定期进行乳房自我检查和专科医师就诊是早期发现乳腺疾病的唯一方法。

(四)乳腺自我检查

乳腺自我检查主要是指对乳腺的自我触诊,自我了解乳房的健康状况,是早期发现乳房疾病的有效手段之一,最好自青春期后每月检查一次,并每 1~2 年由乳腺专科的医师检查一次。乳腺检查应在月经来潮后 10 天内。乳房望诊的方法是淋浴前站在镜子前分别做两臂上举和叉腰动作,观察乳房和乳头大小及形状是否有改变,两侧是否对称,皮肤是否有皱褶或凹陷。乳房触诊的正确方法是用示指和中指腹与乳腺皮肤平行轻轻地触压,绝不能用手指挤捏,以免将乳腺组织误认为肿块,检查时要按顺时针的顺序进行。乳腺检查通常分为

5 个区域,从乳房的内上象限—外上象限—外下象限—内下象限,然后触摸乳晕部,检查时并注意有无乳头溢液。由于乳房外上方为乳腺癌的好发部位,故对此部位要反复触诊,如有副乳,要仔细触诊有无肿块。触诊过程中如发现有肿块、压痛、乳头溢液等要及时就诊治疗。

（五）乳腺癌筛查

妇女应定期进行乳腺癌筛查(screening for breast cancer),40 岁以下的妇女以临床触诊和乳腺超声为主,应每 1～2 年进行 1 次乳腺超声检查;40 岁以上的妇女应以乳腺 X 线(钼靶)为主要检查手段,应每年进行 1 次乳腺超声检查,并每 2 年进行 1 次乳腺 X 线检查。40 岁以上妇女高危人群及 50 岁以上妇女应每年进行 1 次乳腺 X 线检查。对可疑病变可考虑行磁共振(MRI)检查。

三、乳腺常见疾病的诊治

乳腺疾病的常见症状为乳腺疼痛、乳头溢液及乳腺肿物,典型代表疾病为乳痛症、导管内乳头状瘤、乳腺纤维腺瘤、乳腺炎和乳腺癌。

（一）乳头溢液

乳头溢液(discharge of nipple)分为浆液性和血性,极少数为因感染而引起的脓性溢液。

1. 症状

（1）血性溢液:多为乳管内乳头状瘤,少数可于乳晕旁触及肿块,极少数为导管内乳头状癌,一般大小为 3～5mm。

（2）浆液性溢液:见于多种情况,如乳腺增生症。

2. 诊断

（1）溢液涂片有时可发现肿瘤细胞以鉴定其性质。

（2）导管造影可显示扩张的导管、充盈缺损或导管阻塞。

（3）乳管镜可发现病变并可同时切除。

3. 治疗　导管内乳头状瘤可行相应乳管切除。

（二）乳腺纤维腺瘤

是年轻妇女较常见疾病。

1. 多为单发,亦可多发,球形、卵状或分叶状。

2. 体检表现为质韧、无痛、活动度好的肿物。

3. 部分瘤体会自行缩小或消失。

4. 应注意与乳腺癌相鉴别。

5. 治疗。

（1）诊断明确者,尤为年轻者可观察,部分可自限,如果肿瘤生长缓慢,30 岁以前不建议手术切除。

（2）手术切除:>3cm,生长较快及大龄者可考虑手术切除,以单纯腺瘤切除为宜,需与分叶状肿瘤鉴别。

（三）乳痛症

为临床常见乳腺不适主诉,该情况是否为病态尚有争论。

1. "病因"未明,推测与内分泌紊乱有关,但无证据。

2. 临床常将其诊断为乳腺增生。

3. 多见中年妇女,以乳房胀痛为常见主诉,多为月经前出现,经后缓解。

4. 常伴有乳房结节,多发或单发,疼痛与结节可无绝对关系。

5. 可伴有乳头溢液,多为浆液性,单孔、多孔甚至双侧。

6. 诊断。

(1) 不建议以乳腺增生做临床诊断,乳腺囊性增生为病理学诊断。

(2) 应鉴别乳房外疼痛,如胸壁疼痛,心脏疾患等。

(3) 时有结节与乳腺癌易相混淆应设法以组织病理学证实。

7. 治疗:以自我调节为主,首选是解释安慰,85%患者产生"安慰剂"效应。此状态具有自限性,大多数将在几个月内之内消退。乳痛每个月持续>7 天,反复发作>6 个月,影响生活者,则可给予药物治疗,可考虑雌激素受体拮抗剂治疗。

(四)乳腺炎

乳腺炎:分为急性乳腺炎和非哺乳期乳腺炎。

1. **急性乳腺炎**　急性乳腺炎多发生在哺乳期,一般分为淤滞性乳腺炎和化脓性乳腺炎。

(1) 淤滞性乳腺炎　多发于年轻初产妇(产后 1 ~ 2 周),由于乳汁排泄不畅,造成乳汁潴留所致,并非真正意义上的炎症。其症状为乳腺弥漫性或局限性肿胀,轻度发热及乳腺疼痛。治疗原则是疏通乳管,如乳房的按摩以及挤压乳房使乳汁排出,不必使用抗生素。必要时可考虑抑制泌乳。

(2) 急性化脓性乳腺炎:多为淤滞性乳腺炎发展而来,见于产后 2 ~ 6 周,以金黄色葡萄球菌为主,症状为局部的红肿热痛,全身表现为寒战、高热,初期表现为局部蜂窝织炎,继而形成脓肿。治疗:初期以冷敷、排乳汁、全身应用抗生素为主,一旦脓肿形成可行穿刺吸脓及脓肿切开引流术。

(3) 急性乳腺炎需与炎性乳癌相鉴别。

2. **非哺乳期乳腺炎**　是发生在女性非哺乳期的一组非特异性炎症。主要包括乳腺导管扩张症、导管周围乳腺炎、肉芽肿性小叶乳腺炎等。临床上以乳腺肿块、乳头内陷、乳头溢液以及乳晕下脓肿为主要表现,甚至形成乳腺周围瘘管或窦道。

非哺乳期乳腺炎症的发病机制,病理生理学改变还没有统一的认识。

导管周围乳腺炎发病的高峰年龄在 18 ~ 48 岁,而具有导管扩张表现的患者主要在 42 ~ 85 岁之间。国内文献显示其发病的平均年龄为 34 ~ 46 岁。此外,该类疾病的发生也可能同吸烟、乳腺解剖学异常(乳头内陷)、激素水平、毒素以及精神心理等因素有关。

(1) 临床分型

隐匿型:以乳房胀痛、轻微触痛或乳头溢液为主要表现。

肿块型:此型最常见,约占 74%。

脓肿型:在慢性病变的基础上继发急性感染形成脓肿。

瘘管型:少见,约占 6.3%。

(2) 组织病理学:乳腺导管扩张症/导管周围乳腺炎及肉芽肿性小叶乳腺炎。

(3) 诊断:应详细询问病史,仔细查体,同时结合患者的临床表现、辅助检查、组织病理学等进行诊断。

(4) 辅助检查

1) 血常规:常不伴有结果的改变,但伴急性炎症的患者应尤其注意其白细胞总数和分类的变化。

2) 病原微生物检查:应积极寻找病原微生物存在的证据,方法包括镜检和细菌培养。

3）细胞学检查：溢液者涂片可见大量泡沫性组织细胞、成熟的浆细胞。肉芽肿性小叶乳腺炎细针穿刺可见多量的上皮样细胞。

4）乳管镜：MDE 的乳管镜下表现为总乳管或（和）大导管内大量白色、絮状、团块状分泌物，导管增宽伴管壁弹性消失，有时可以见到纤维架桥网状结构。

5）乳腺超声：表现为边缘不规则的低回声肿块，回声不均匀，部分可见液性暗区。有时仅表现为局部腺体层结构紊乱，不同程度的导管扩张。

6）乳腺 X 线摄片：表现为与周围腺体密度相似的肿块，毛刺细小，可伴有稀疏钙化灶。

7）乳腺 MRI：T1WI 上呈现低信号，T2WI 上呈现较高信号，动态增强扫描为不均匀混杂化。

（5）穿刺活检：推荐空心针穿刺，不建议行细针穿刺细胞学检查。

（6）处理原则

1）手术治疗：目前治疗以手术为主，其方式可选择肿块切除术、区段或象限切除术、皮下腺体切除术等，原则是必须完整充分切除病灶。脓肿形成者需切开引流，多房脓肿的患者引流要彻底。已经形成乳腺瘘管或窦道的患者可以行瘘管切除术，广泛多发病变或反复发生者可行单纯皮下腺体切除术。

2）药物治疗：急性期经验治疗推荐使用广谱抗生素联合抗厌氧菌的药物，根据药敏结果调整使用方案。反复发作、窦道经久不愈或病变广泛不适合手术者，可给予三联抗分枝杆菌药物治疗取得缓解后再行手术治疗。肉芽肿性乳腺小叶炎可口服激素类药物取得缓解。

（五）乳腺癌

乳腺癌（breast cancer）是世界范围内威胁妇女健康及造成死亡的重要疾病，随着社会的进步其发病率呈上升趋势，并且已占妇女恶性肿瘤发病第一位，恶性疾病死亡的第二位。无论是在发达国家还是发展中国家都日益受到人们的重视。同时对其相关的基础与临床研究亦有迅速的进展，治疗效果也得到相应提高，对提高患者生存率及生活质量均达到了较好水平。

1. 病因与流行病学

（1）病因尚不十分清楚，但与雌激素有明显关系已明确，绝大部分乳腺癌细胞存在雌、孕激素受体（ER、PR），故称之为激素依赖性肿瘤。

（2）发病分布：发病率在世界各地有显著差异，美国和北欧为高发区，东欧、南欧及南美次之，亚洲为最低，目前此差距正逐渐缩小，我国目前以每年 3% ~4% 的速度增长。

（3）移民流行病学：移民夏威夷的第一代日本移民发病率高于日本本土，第二代已接近美国白人发病水平。

（4）年龄分布：35 ~45 岁呈上升趋势，45 ~55 呈高峰状态，说明体内激素水平的变化起着重要作用。

（5）家族性：5% ~10% 由遗传基因突变引起，目前已明确的乳癌相关基因有 *BRCA-1*、*BRCA-2*。有一极亲属患乳腺癌的妇女发病概率较无家族史的高 2 ~3 倍。

（6）生殖因素：初潮年龄小、停经年龄迟的妇女发病率高，月经周期短发病危险性大。第一胎妊娠年龄越小患病危险概率越小，高产次妇女患病概率低，长时间母乳喂养可减少患病危险。

（7）性激素：停经后补充外源性激素会增加患病机会。

（8）饮食因素：摄入高热量、高脂肪，饮用酒精过量会明显增加乳腺癌发病率。

2. **筛查**　进行乳腺癌的定期筛查,早期发现、及时治疗乳腺癌是降低乳腺癌死亡率,提高生存质量的有效方法。

(1) 自我检查:自生育年龄起每月应自我检查一次,20～40 岁妇女至少每 3 年去医院进行一次检查。西方国家资料显示自我检查并未降低乳腺癌死亡率,但是否适合我国国情尚无证据。

(2) 乳腺临床检查:有乳腺专科医师进行检查,包括乳房望诊和触诊。乳房望诊重点观察乳房和乳头大小及形状是否有改变,两侧是否对称,皮肤是否有皱褶或凹陷。乳房触诊是用示指和中指腹按顺时针方向触按乳房,依次从乳房的内上象限—外上象限—外下象限—内下象限—乳晕部等 5 个区域进行检查,发现有无肿物,并检查乳头有无溢液。

(3) 乳腺 X 线检查:是最重要的早期发现方法,通过对微小钙化灶的发现可检出约一半不能触及肿块的乳腺癌。50 岁以上妇女应每年进行一次乳腺 X 线检查,有乳腺癌发生高位风险者应在 40 岁以前进行 X 线检查。

(4) 乳腺彩色多普勒超声:可弥补 X 线检查未能发现的乳腺肿块及证实临床检查所触及肿块性质。

(5) 磁共振成像:较 X 线及超声检查有更高的敏感性、特意性。由于检查费用昂贵尚不适用大规模人群普查。

3. **临床表现**

(1) 乳腺肿块:多为无痛性、单发性,少数可有两个或更多病灶,甚至可两侧发生。特点为质地硬,有浸润感,活动度差,可伴有酒窝征、乳腺皮肤水肿(橘皮样变)、卫星结节,甚至破溃。

(2) 淋巴结肿大:多为同侧腋窝、锁骨下甚至锁骨上,单发、多发或融合成团。

(3) 远隔转移:可转移至肺、骨、脑。

(4) 湿疹样癌:又称 Paget 病,乳头和乳晕破溃、瘙痒、分泌物。

4. **诊断与鉴别诊断**

(1) 重视每一例乳腺肿块患者,仔细临床检查;双侧应同时检查。

(2) 乳腺 X 线检查(以 BI-RADS 分级评判)。

(3) 彩色多普勒超声(以 BI-RADS 分级评判)。

(4) 乳腺肿块细针穿刺细胞学检查或空心针穿刺组织学检查,后者尤为推荐。

(5) 手术活体组织学检查:建议尽量避免手术活检。

(6) 其他重要器官的转移灶检查:骨扫描、肺部 X 线,必要时行 CT、磁共振检查。

(7) 肿瘤标记物:CA153,CEA。

(8) 鉴别诊断:乳腺纤维腺瘤、非哺乳期乳腺炎、乳腺结核、乳腺脂肪坏死。

5. **乳腺癌的分期**　根据乳腺癌灶的大小、淋巴结转移情况、远隔转移有否将其分为四期。

0 期:TisN0M0

Ⅰ期:T1N0M0

ⅡA 期:　T0NIM0、T1T1M0、T2N0M0

ⅡB 期:　T2NIM0、T3N0M0

ⅢA 期:　T0N2M0、T1N2M0、T3N1M0、T3N2M0

ⅢB 期:　T4 任何 NM0、任何 TN3M0

Ⅳ期:任何 T 任何 N M1

6. **病理类型**

(1) 非浸润型:根据肿瘤细胞发生部位分为小叶原位癌和导管原位癌,目前认为是癌前病变。

(2) 浸润型:有多种类型,多见为浸润性导管癌及浸润性小叶癌,根据雌激素受体(ER)、孕激素受体(PR)、表皮生长因子受体(Her2)细胞增殖指数(Ki67)的表达状态将乳腺癌分成 LuminalA、LuminalB、Her2 过度表达及三阴四种临床类型。

7. **治疗** 乳腺癌目前为是一种全身性疾病,故应注意全身性的治疗,根据病期及分子分型的情况,采用不同的侧重性治疗又称个体化治疗。主要治疗方法有手术、化疗、放疗、内分泌治疗和靶向治疗。

(1) 手术治疗:乳腺癌根治术、改良根治术、乳腺象限切除术、肿物扩大切除术,后两者为保留乳房手术,随着早期乳腺癌检出例数的增多,后两者所占比例逐年增多。远期疗效与前两者基本相同。

腋窝淋巴结处理:临床检查阴性者,可进行前哨淋巴结活检,阴性者可避免行腋窝淋巴结清扫。

(2) 化疗:为乳腺癌治疗的又一重要手段。

辅助化疗:手术治疗后跟进的有效治疗。

新辅助化疗:手术前进行的化疗,可使疾病降期,增加可手术及保乳手术的可能性,也是获取治疗效果信息的有效平台。

目前已进入以紫杉类与蒽环类药物为基础的联合化疗时代,方案众多。

(3) 内分泌治疗:对 ER、PR 表达阳性患者使用雌激素受体拮抗剂三苯氧氨,绝经后患者可服用芳香化酶抑制剂。

(4) 基因靶向治疗:针对瘤细胞跨膜表皮生长因子受体(Her2 受体)的表达,选用其人源单克隆抗体进行靶向治疗,可抑制肿瘤生长、防止肿瘤复发和转移。已上市药物为曲妥珠单抗、帕妥珠单抗等多种制剂,预计乳腺癌治疗将进入靶向治疗时代。

8. **推荐定期检查人群**

(1) 有乳腺癌家族史。

(2) 既往有乳腺良性肿瘤史。

(3) 未育。

(4) 第一胎足月妊娠>30 岁。

(5) 月经初潮年龄<12 岁或绝经在 55 以后。

(6) 进食过量的动物脂肪。绝经后体重超重。

(7) 长期服用或注射雌激素。

9. **预防**

(1) 营造自我健康的心理环境,积极乐观的生活态度。

(2) 饮食结构健康:避免高热卡、高脂肪的摄入,蔬菜、水果、黄豆及其制品对乳腺癌有预防作用。

(3) 按照上述方案进行规律性的检查。

（4）有家族史或其他高危因素者可进行化学性预防：绝经前人群可用他莫昔芬；绝经后人群可选择三代芳香化酶抑制剂，可明显降低高危人群的乳腺癌发病；对证实有基因突变者（*BRCA1/BRCA2*）甚至可进行预防性乳房切除术；基因治疗在不远的将来也会成为现实。

（段学宁）

第九章

环境与妇女保健

环境(environment)是人类赖以生存的基本条件,指人的生命活动需要的空气、水、土壤、食品及其他生活物质。良好的环境可延年益寿;恶劣的环境可有害健康。当今由于人口剧增与全球化的科技发展,给人类带来繁荣的同时,也产生了地球环境污染的问题,使生态环境遭到了严重的破坏,对人类健康产生了潜在的危害。环境有害因素不仅影响妇女本身健康,还可通过妊娠及哺乳影响胎婴儿的生长发育。因此,研究环境有害因素对妇女健康的影响及其保健对策,是关系到几代人乃至整个人类前途的重大问题,对提高出生人口素质有重大意义。

第一节 概 述

主要介绍环境和环境有害因素的基本概念;环境因素影响妇女健康,特别是生殖健康的基本理论和基本知识。

一、环境和环境有害因素

(一)环境和环境因素的概念

环境是指人类的生存环境,包括自然环境和生活环境。从更广义的理解,环境是指与人类生存有关的物理、化学、生物、行为、社会经济因素以及人类自身状况的总称,是一个非常复杂的体系。对于生活在母体内的胚胎和胎儿来说,其外环境主要指宫内环境(intra-uterine environment)。影响胎体宫内发育的环境因素,包括外源性环境因素(exogenous environmental factors)、母体因素(maternal factors)和胎盘因素(placenta factors)。宫内环境的质量将直接影响宫内胚胎和胎儿的生长发育。

人类赖以生存的外界环境中存在着各种物质,如空气、水、土壤、食品等,这些物质都属于环境因素(environmental factors)。良好的自然环境为人类和其他生物提供了生存和发展的条件。

(二)影响人体健康的外环境因素

对人体健康(包括生殖健康)产生不利影响的环境因素,称之为环境有害因素。

1. **按其属性** 可分为物理的、化学的、生物的因素。

(1)物理因素:主要包括气温、气湿和气流等气象条件因素;X 射线、γ 射线、高频电磁场、微波、红外线、可见光及紫外线等电磁辐射;噪声、超声波、振动、高气压及低气压等。

(2)化学因素:包括空气的化学组成;各种工业毒物和生产中排出的废气;水体的成分

及其中含有的污染水质的有机及无机化学成分;土壤的化学组成及其中含有的微量元素;其他如药物、农药、食品的营养成分、食品添加剂、烟、酒、化妆品及洗涤用品等。

（3）生物因素:包括各种病源微生物,如风疹病毒、巨细胞病毒、单纯疱疹病毒、肝炎病毒以及梅毒螺旋体、弓形虫等。

2. 按其接触方式 ①自然环境条件的影响,如居住地区地质性缺碘引起的碘缺乏病、高氟地区引起的先天氟中毒等。②环境污染的影响,废气、废物、废水对周围地区的大气、土壤和水源等造成污染。如大气污染地区早产率、死产率及新生儿死亡率显著高于非污染区。甲基汞污染水体,经过食物链经由妊娠母体进入胎体,可引起胎儿先天性甲基汞中毒。③生活接触,如由于燃煤、吸烟、装修等造成的居室空气污染;食品受到农药、微生物污染,或营养素缺乏引起的营养不良、或营养过度及维生素补充过量的不利影响;生活用品,如用于美容美发的化妆品、化学清洁剂、家用电器等。④医源性接触,如医疗用药、医源性照射等。⑤不良生活习惯,如吸烟、被动吸烟及酗酒等。也就是说,人们每天都生活在各种环境因素的包围之中。环境有害因素通过呼吸、饮水、食物摄入和皮肤吸收等不同途径进入人体内,对人类健康包括生殖健康产生危害。

二、环境因素影响生殖健康的特点

环境因素对生殖健康(reproductive health)的影响,表现在人与环境的动态联系过程中,良好的环境对人类健康包括生殖健康是有利的,不良的环境对人体健康包括生殖健康是有潜在危害的。研究已表明,进入生活环境中的污染物一般作用于人体的浓度低、时间长、且有多种毒物同时存在联合作用的特点,往往近期看不见损伤,多为远期效应,如致突变、致畸胎、致癌瘤效应。具体表现如下:

1. 环境因素可诱发生殖细胞突变,影响生殖过程和生殖结局。如发生不孕、早早孕丢失、自然流产、死胎、畸胎或其他先天缺陷。

2. 环境因素可影响生殖过程的任何环节,造成生殖功能障碍或不良生殖结局。如月经失调、子宫内膜增生、流产、先天畸形、低出生体重、智力低下、弱视及聋哑等。

3. 环境致发育异常因素可通过妊娠中的母体,干扰正常的胚胎发育过程,引起先天缺陷。

4. 孕期接触环境有害因素,可导致子代身体和智力损害或通过胎盘致癌等。

三、环境因素致生殖危害的条件

（一）环境致发育毒性因子

它是指能引起胚胎发育异常或先天缺陷的环境因素。环境致发育毒性因子(developmental toxicity factors)可以是物理的、化学的或生物的因素。这些有害因素可以通过妊娠中母体干扰正常的胚胎发育过程,这种作用称为致发育毒性作用。人们惯用的"致畸因子或致畸原"是指某些有害环境因素使胎儿出现永久性的结构异常,而导致先天缺陷的出现。"致畸性"仅仅是发育毒性的一种表现,用它来概括属于发育毒性的所有表现是不恰当的。环境对胚胎的发育毒性作用可有四种表现:①胚胎死亡,即出现流产;②畸形,主要指形态上出现的永久性异常;③生长发育迟滞,如低体重儿;④功能发育不全,如神经系统功能或免疫功能低下等。

（二）环境致生殖危害的条件

环境生殖危害（reproductive hazards）的发生及严重程度取决于环境因素的特性，强度（剂量），作用持续时间，以及生殖过程的阶段（如生殖细胞期、胚胎期和胎儿期），母体基因型及生理病理特点等。例如，不同类型的致发育毒性因子可引起不同类型先天缺陷的发生，如反应停引起短肢畸形；甲基汞引起婴儿脑性麻痹及精神迟钝；X 射线引起小头畸形及小眼球症等。按胚胎器官系统分化顺序，与妊娠的不同时期受致畸原影响，可出现不同类型的畸形。对胚胎危害最严重的阶段是妊娠 8 周内（器官形成期），此时期是细胞高度分化和各器官系统基本形成的时期，因此容易产生畸形。如人受精后第 21～41 天时，胚胎心脏最易受影响，随后为四肢及眼睛。神经系统的易感期最长，自受精后第 20 天直至胎儿娩出。妊娠第 8 周后至妊娠终了的胎儿期，器官分化已基本完成，各器官进入生长发育阶段。随着胎龄的增加，对致发育毒性因子的敏感性逐渐下降，但大脑和小脑及泌尿生殖系统仍在继续分化，此期受环境有害因素作用，主要发生生理功能缺陷及宫内发育迟滞，出生后行为异常，听力、视力障碍及智力低下等。因此，孕期的全过程都应注意避免接触环境中的有害因素，以保护母婴健康。

四、环境因素对遗传的影响

环境因素对遗传物质的影响，早在 1927 年穆勒（H. J. Muller）首次报道，用 X 射线照射果蝇诱发基因突变（gene mutation）。此后，越来越多的人报告电离辐射和化学品引起哺乳动物基因突变的实验证据。致突变作用，即引起染色体畸变（chromosome aberration）或基因突变。能引起突变作用的环境因子称为致突变因子（mutagenic factor）或称诱变剂（mutagen）。没有任何明确的突变原因或人为的干预，所出现的突变为自发突变（spontaneous mutation），自发突变率很低。而诱发突变（induced mutation），它是由特定的环境因素引起的，包括高温、电离辐射、化学物质及药物等，诱发突变率大大高于自发突变率。研究已证明：化学致突变作用，在无其他毒性反应的低剂量下可以发生，而且可以形成一种不可逆的基因损伤。目前，已有的诱变剂在 2000 种以上。突变发生在生殖细胞，可以对后代产生遗传影响；突变发生在体细胞，可以在引发癌症上起重要的作用；突变发生在胚胎细胞，可以对后代产生致畸或发育障碍的影响。

人类之所以有如此多的遗传病（inherited disease）、出生缺陷（birth defects）、肿瘤或怪病，就是因为在每一个世代的基因库中都存在一定数量的，由各种原因引起的突变基因或有害基因。基因库（gene pool）是指人群生殖细胞内所具有的能传给下一代的全部基因总和。它与基因组（genome）不同，基因组是指单一个体所具有的全部基因。基因库则是指各种各样的基因型在人群中的分布。显然，在一定的人口中，存在着一部分有害的或致病的基因。当代人的全部基因是从上几代人类基因库获得的，当代人传给其后代的基因又构成下一代的基因库。遗传负荷（genetic load）或突变负荷（mutation load）是指在人群中每个个体所携带的有害基因的平均水平或频数。当代人遗传负荷的大小直接影响到下一代或几代人的健康。据估计，目前每人平均携带 5～6 个有害基因。已知环境诱发基因突变和自然选择等影响人类的基因库。

第二节 环境化学因素对妇女健康的影响

环境中有害的化学物质来源广泛、成分复杂、种类繁多。本节拟对妇女健康影响较大的常见的环境化学物质做一介绍。

一、碘

碘(iodine)是人体必需的微量元素。它是合成甲状腺素不可缺少的原料,甲状腺素(thyroxine)能增强机体能量代谢和气体代谢,是机体生长发育的重要微量元素。

人体对碘的需求是有一定限量的。当机体摄入碘不足时会引起碘缺乏病;碘过多时,会引起高碘甲状腺肿,碘性甲状腺功能亢进(甲亢)及甲状腺功能减退(甲减),碘过敏及碘中毒等。

(一)碘缺乏

由于自然环境(地质性)缺碘,使长期居住在缺碘地区的人们摄碘不足,引起一系列碘缺乏病是一个世界性的环境保健问题。全世界有不少地区缺碘,估计有 16 亿人生活在低碘地区。我国是碘缺乏病(iodine deficiency disorders,IDD)较严重的国家之一,全国大部分地区为碘缺乏地区。根据我国碘缺乏病病区划分标准,尿碘中位数<100μg/L,水碘<10μg/L,以乡镇为单位 8 ~ 10 岁小学生甲状腺肿大率>5% ;或 7 ~ 14 岁小学生甲状腺肿大率>10%(触诊法或 B 超检测法)的地区为碘缺乏病区。个体尿碘水平<100μg/L 为碘缺乏。据报道,我国约有 7.28 亿人口受到碘缺乏的威胁。估计一年有近 1000 万新生儿出生在碘缺乏地区,约有 100 万 ~ 200 万的孩子因缺碘而相对智力低下,严重地影响人口素质。

1. 对妇女健康的影响

(1) 育龄妇女碘缺乏,可引起月经异常、不排卵及不孕症。

(2) 早孕期孕妇碘缺乏,可引起早产、流产、死产、先天畸形、克汀病、单纯聋哑、先天性甲状腺功能减退及甲状腺肿等。

(3) 胎儿期或儿童期碘缺乏,可导致甲状腺功能减退、智力低下、运动发育落后、语言障碍、新生儿甲状腺功能减退、生长发育迟缓等。

目前国内外学者研究碘缺乏对胎儿、新生儿、儿童脑发育和功能的影响以及垂体甲状腺轴的代谢与功能状态,发现孕妇由于缺碘,可引起如上所述的一系列亲代和子代的各种功能障碍,这些病不能简单地用地方性甲状腺肿和地方性克汀病来概括。它们实质上是环境碘缺乏,引起机体不同程度缺碘,对人类不同发育时期造成的一系列损伤,称碘缺乏病。对人类最大的危害是使脑发育落后。地方性克汀病(endemic cretinism)是碘缺乏病的最严重的病症。其病因是孕早期母体严重缺碘导致胎儿脑形态发生期缺碘,严重影响了胎儿脑的发育和功能,使出生后在儿童期表现为呆小症。

2. 预防保健要点

(1) 保证妇女摄入足够量的碘:生理状态下育龄妇女推荐摄入碘量为 150μg/d;孕妇及乳母为 200μg/d。每天自饮食摄入合格碘盐中的含碘量,已足够生理需要。补碘不能过量,过量对人体有危害。使用碘油补碘的应用范围为:暂时未供应碘盐的地区;中、重度碘缺乏病流行区;人群尿碘中位数低于 100μg/L;有地方性克汀病新发病例或新生儿甲减发生率较高的地区。使用碘油时应仔细阅读碘油说明书,按规范要求进行补碘油。

（2）合理膳食：可促进碘充分的吸收和利用，满足碘的需要。膳食中蛋白质，热量营养不足时可影响肠道对碘的吸收，以及甲状腺对碘的吸收和转化。因此应注意蛋白质和微量元素（如硒、锌等）的补充，多食含碘丰富的海产品。

（3）尿碘检测：在碘平衡条件下，尿碘量与摄入量近似。尿碘量是碘营养保健监测及观察补碘效果的重要指标。孕妇、乳母的最适宜尿碘浓度范围应在 100～300μg/L。低于100μg/L，表明碘摄入不足；>300μg/L 为大于适宜量。碘营养检测在整个妊娠期以及哺乳期，至少要各进行 3～4 次尿碘检测，发现缺碘时需及时补碘。

（二）高碘

高碘是指碘过多（iodine excess），2001 年 WHO 提出尿碘中位数≥300μg/L 为碘过多。据报道，1978 年我国首次在河北省发现水源性高碘至今，在沿海、内陆有 10 个省、市、自治区的 123 个县市发现了水源性高碘地（病）区，至少有 5000 万人生活在高碘环境中。按照我国2004 年 4 月 1 日实施的水源性高碘地区和地方性高碘甲状腺肿病区划定标准的规定：高碘地区，即居民饮用水碘含量>150μg/L 和 8～10 岁儿童尿碘中位数>400μg/L，尚无甲状腺肿流行；而高碘病区，即居民饮用水碘含量>300μg/L，8～10 岁儿童尿碘中位数>800μg/L，8～10 岁儿童甲状腺肿大率>5% 的地区。个体尿碘水平≥300μg/L 称为碘过多。由于水源性的高碘及食源性的过量用碘和滥用补碘食物、药物等可引起碘过多症。碘过多症是一种泛指，是指一次大剂量碘或长期持续性摄入较高剂量的碘所引起的一系列功能、形态和代谢障碍称碘过多症。常表现为高碘甲状腺肿。除此之外，还可能引起高碘甲亢；高碘甲减；高碘自身免疫性疾病如桥本甲状腺炎；高碘甲状腺乳头状癌等。还会对脑、肾、胚胎发育以及子代的代谢造成不良的影响。

1. 对妇女健康的影响

（1）碘过多可推迟妇女月经初潮。

（2）高碘病区的孕妇摄入碘过量时，可导致胎儿和乳婴的甲状腺肿大，伴有或不伴有甲状腺功能减退。此种地方性高碘甲状腺肿比散发性高碘甲状腺肿较为常见。其临床表现有三个不同于低碘甲状腺肿的特点：甲状腺组织质地较坚韧或坚硬，触诊时手感完全不同于低碘甲状腺肿；尽管绝大多数高碘甲状腺肿表现为弥散性肿大，也可发现有结节，但很难发现巨大甲状腺肿；与低碘甲状腺肿相比，自身免疫指标增强在高碘甲状腺肿中较为多见。

（3）多数报道高碘对胚胎发育及子代的生长发育有影响，如有报道，高碘病区儿童的生长发育，智商，反应速度，动作技巧，动作的稳定性、准确性均明显低于非高碘区的儿童，但也有不同的报道；动物实验已证明高碘对小鼠受孕、胚胎和仔鼠的生长发育及记忆力有影响。

2. 预防保健要点

（1）高碘地（病）区供应非碘食盐：停止供应碘盐及停止碘油和含碘药物的使用；停服或减少含碘食物或含碘保健品的摄入；控制居民高碘食物的食用量。

（2）改换饮用水源以避免饮高碘水。

（3）保护碘敏感人群，严防误食、误用碘制剂，预防碘过敏或碘中毒等的发生。

二、氟

氟（fluorine）在自然界中分布很广，由于地质性的原因，常形成一些高氟区。高氟是指饮水中含氟量超过 1.0mg/L。我国约有 3 亿人口生活在高氟地区。

氟是人体必需的微量元素之一，它具有多方面的生理作用：参与骨骼代谢，有防龋和促进机体生长发育作用等。流行病学观察指出,低氟区(饮水氟<0.04mg/L)居民骨密度降低及骨质疏松发生率高。水氟含量在0.5mg/L以上有防龋作用。但过量氟可影响细胞酶的功能,破坏钙磷代谢平衡。高氟地区的居民,长期摄入过量氟则会出现氟中毒,也称地方性氟病。它是一种全身性、慢性中毒疾病,其临床表现复杂多样,主要表现为氟斑牙(dental fluorosis)和氟骨症(skeletal fluorosis)。

（一）对妇女健康的影响

1. 许多研究表明,高氟地区妇女月经异常、不排卵、不孕、流产和死产、死胎、先天缺陷发生率和围产期婴儿死亡率高于非高氟区。

2. 氟能通过胎盘屏障进入胎儿,影响胎婴儿的生长发育。如地方性氟中毒流行区出现乳牙氟斑牙,表明氟在胎儿和(或)新生儿体内蓄积,并可达到对牙齿有害的剂量。乳牙氟斑牙是高氟损伤于胚胎期,应认为是先天性氟中毒(congenital fluorosis)的先天缺陷种类之一。

3. 研究表明,地方性氟中毒流行区中胎儿大脑、海马及小脑皮质神经细胞发育较差,细胞体积小,分布密集,胎儿体内的氟可透过血脑脊液屏障蓄积脑组织中,脑内去甲肾上腺素、5-羟色胺和 α_1 受体含量明显降低,致使神经组织细胞发育迟缓。对地方性氟中毒地区的调查显示,病区的儿童生长发育和智力均受到影响。

（二）预防保健要点

1. 饮用符合国家卫生标准的水,即水氟不超过1.0mg/L。WHO提出,每人每天从环境中(如饮水、食物、空气等)摄入的总氟量,以不超过2mg为宜。水中氟适量浓度为0.5～1.0mg/L。

2. **加强妇女抗氟中毒能力**　据调查,贫穷地区氟中毒患病率高,营养状况好的地区患病率低。蛋白质、钙、维生素 C、B_1、B_2、PP 和 D 均有抗氟保护机体的作用。少食含脂肪多的食品,因脂肪能使氟吸收增加。除加强营养外,可加服钙与维生素 D 与 C,以调节钙磷代谢,钙在胃肠道与氟离子结合,形成难溶性氟化钙,由粪便排出,减少机体对氟的吸收。维生素C 亦有促进氟排出并有抗感染作用。少饮或不饮含氟高的茶水。不用含氟牙膏、含氟药物等。

三、铅及其化合物

铅(lead,Pb)是人体非必需的,具有神经毒性的微量元素,广泛存在于环境中。例如空气、土壤、水、食物、生活用具、建筑物油漆、汽车尾气、化妆品以及某些药物都含有铅,因而非职业接触人群的体内可以普遍检出铅。孕妇和儿童是铅污染的敏感人群。近年来,我国对十几个主要城市研究表明,约有一半以上的儿童血铅水平超过美国铅中毒标准(≥0.483μmol/L),处于无症状的亚临床铅中毒状态,这是极其严重的问题。我国原国家卫生部 2006 年颁布的《儿童高铅血症和铅中毒分级标准和处理原则》(试行),儿童血液当中的铅含量,在 100～199μg/L之间为高铅血症;200～249μg/L 为轻度铅中毒;250～449μg/L 为中度铅中毒;≥450μg/L 为重度铅中毒。

目前,铅中毒(lead poisoning)的概念已经发生了根本性的变化,人们的注意力已转向亚临床型无症状性铅中毒。以往被认为安全的血铅水平已一再被证实对儿童健康有害。儿童铅中毒的美国标准已从 20 世纪 70 年代以前的 600μg/L 降为目前的 100μg/L(0.483μmol/L)。而且发现,即使血铅水平再降低,也不存在任何铅安全阈值。生命早期的铅暴露不仅危害儿童期智能和行为发育,而且对成年后心血管异常、骨质疏松等也有影响。随着现代工业、科技和交通业的发展,环境铅污染日益严重。世界卫生组织呼吁发展中国家应采取紧急措施,对付日益严重的环境铅污染,确保母婴健康。

(一)对妇女健康的影响

1. **对月经及生育力的影响** 铅污染严重地区的妇女月经异常患病率显著增高。主要表现为月经周期延长或紊乱,月经量减少,痛经及不孕等。随着环境条件的改善,铅导致妇女不孕的报道已逐步减少。

2. **对妊娠结局的影响** 古罗马时代贵妇人中不断地出现流产、死胎和不孕,加速了罗马帝国的衰亡,究其原因与慢性铅中毒有关;国内报道,接触高浓度铅(如熔铅、铅焊、蓄电池生产)的女工,自然流产率可增高,但当空气中铅浓度接近最高容许浓度时,自然流产率并不高于一般人群。

3. **铅经胎盘转运和经乳汁传递** 用同位素示踪方法,于动物体内早已证实,铅可经胎盘转运和经乳汁传递给子代。人群调查表明,脐血铅与母血铅相关密切,当母血铅升高时,脐血铅也随着增高;母乳中的铅含量与母血铅含量密切相关。故母亲孕期接触高浓度铅,可直接影响胎儿的发育。

4. **对胎婴儿生长发育的影响**

(1)出生体重:多数研究结果表明,出生前宫内铅暴露水平较高时,可降低婴儿出生时的体重。随着脐血铅水平的增高,低出生体重、小于胎龄儿、宫内发育迟缓的发生率增高。

(2)胎儿脑发育和智力发育:发育中的胎儿,血脑脊液屏障尚未发育成熟,铅可通过血脑脊液屏障进入脑组织内,干扰各类脑细胞的发育,从而影响脑功能。大量人群流行病学研究结果表明,胎儿期铅暴露可影响婴幼儿的神经行为发育和智力发育。铅的毒副作用存在剂量-效应关系。孕妇血铅或新生儿脐血铅超过 $0.483\mu mol/L$ 时,即可能影响新生儿神经行为能力,包括视听能力。血铅在 $0.483\sim0.965\mu mol/L$ 可产生脑损伤。随着孕妇体内铅水平的增加,对其胎儿及出生后婴儿的影响越大。可影响胎婴儿脑发育,或使婴儿的听力减退、智力低下,或记忆、思维、判断功能产生不可恢复的损伤等。

(二)预防保健要点

1. **控制铅对环境的污染** 采取措施减少铅作业工厂铅烟、铅尘和含铅污水的排放;使用无铅汽油代替含铅汽油,杜绝汽车尾气中铅对周围空气环境的污染,确保大气和地面水中铅含量达到国家规定的卫生标准。目前我国居住区大气中铅及其无机化合物的卫生标准规定,居住区大气中铅及其无机化合物(换算成铅)的日平均最高容许浓度为 $0.0015mg/m^3$;地面水中铅含量的最高容许浓度为 $0.1mg/L$。

2. **减少铅的摄入** 妇女和儿童特别是孕妇少去铅污染严重的地区;不食含铅食物;培养用食前洗手的卫生习惯等。

3. 纠正孕妇蛋白质、钙、铁、锌的缺乏,并增加维生素 E 和维生素 C 的摄入。我国孕妇营养缺乏现象相当普遍。孕妇钙、铁及蛋白质缺乏时,可增加孕母血铅水平及铅对胎儿的发育毒性;钙缺乏时,可增加肠道铅的吸收;富含锌的膳食能够减少组织中铅的蓄积和铅毒性作用;维生素 E 和维生素 C 有减少血铅水平的作用。

4. 在铅污染严重地区,如居住在冶炼厂、蓄电池厂和其他铅作业工厂附近的育龄妇女和孕妇应做血铅测定,根据血铅值采取相应措施。

四、甲基汞

甲基汞（methyl mercury）是有机汞中的烷基汞类,进入人体后遍布全身各器官组织中,主要损害神经系统,最严重的是脑组织,其损伤是不可逆的。甲基汞是公认的"全球性环境污染物"。随着工农业的发展,汞的用途越来越广,氯碱工业、塑料工业、电子电池工业排放的废水是水体汞污染的主要来源,环境中任何形式的汞（金属汞、无机汞和有机汞等）均可在一定条件下转化为剧毒的甲基汞,如汞矿冶炼排放含汞废水,可污染土壤,最终转移到水体中沉降于底泥,水体和底泥中的无机汞在微生物的作用下可转化为甲基汞,水生生物摄入甲基汞并蓄积在体内,通过食物链逐级富集,鱼、贝体内甲基汞浓度高出水中甲基汞浓度数万倍,人们因食用污染的鱼、贝而中毒;有些工业（氯乙烯,乙醛）可直接排放甲基汞废水;有机汞农药的使用,也是污染大气、土壤、水体和粮食的重要来源。

（一）对妇女健康的影响

1. 甲基汞中毒　甲基汞中毒（methyl mercury poisoning）又称水俣病（minamata disease）,它是在日本九州湾发生的典型食源性甲基汞中毒,也是世界首次发现由于水体污染所致的一种公害病。甲基汞中毒症状与摄入量有关。急性中毒妇女可不孕;亚急性或慢性中毒孕妇可发生流产、死产;轻型或不典型中毒孕妇可分娩先天性水俣病儿;摄入少量甲基汞孕妇可分娩精神迟钝儿。在日本甲基汞污染地区,除诊断为先天性水俣病外,还有大量精神迟钝儿,有感觉障碍,或说话、动作笨拙。这类患儿症状轻,人数多,严重影响人口素质。

2. 先天性水俣病　先天性水俣病（congenital minamata disease）是世界上第一个因水体污染甲基汞而发生的先天缺陷。由于母亲在妊娠时通过食物摄入了甲基汞,通过胎盘屏障及血脑脊液屏障,引起发育中的胎儿弥漫性的脑损伤,导致中枢神经系统发育障碍。患儿主要临床表现:严重精神迟钝,协调障碍,共济失调,步行困难,语言、咀嚼、咽下困难,生长发育不良,肌肉萎缩,癫痫发作,斜视。多在出生 3 个月后发病。先天性水俣病儿在接受母乳喂养时,可加重甲基汞的危害。

（二）预防保健要点

1. 控制汞对环境的污染　加强管理减少污染源,特别是对水源的污染。生活饮用水水质标准要求汞的含量不超过 0.001mg/L。

2. 注意减少经口摄入甲基汞　如不吃被甲基汞污染水中的鱼贝,不吃用甲基汞处理过的谷物等;世界卫生组织和粮农组织提出,每人每周摄入总汞量,以不超过 0.3mg 为宜,其中甲基汞不超过 0.2mg。我国制定了食品中总汞和水产品中甲基汞的容许标准（mg/kg,以 Hg 计）:粮食（成品粮）≤0.02,薯类、蔬菜、水果、牛奶≤0.01,肉、蛋（去壳）、油≤0.05,鱼≤0.3 其中甲基汞≤0.2。

3. 加强汞的生物监测　在汞污染区应注意孕妇血汞值、发汞值、乳汞值及新生儿脐血汞、发汞值的检测,以期早发现异常早防治。我国《水污染慢性甲基汞中毒诊断标准及处理原则 GB 6989-86》规定人发甲基汞超过 5μg/g 为甲基汞吸收。目前还缺乏先天性甲基汞中毒诊断标准。

五、环境内分泌干扰物

环境内分泌干扰物（environmental endocrine disruptors,EEDs）也称环境激素（environmental hormones）,是一类存在环境中能干扰生物体内正常内分泌功能的外源性化学物质。EEDs 进入人体后,能干扰内分泌系统,扰乱机体维持自稳性及调节发育过程中激素的产生、释放、代谢、结合、排泄和交互作用,干扰正常调节的生理活动,引起不良健康效应,是现代工业污染环境的产物。

目前全球已合成的化学物质已经达到1300万种,每年还新合成约10万种,研究表明约有70多种是干扰内分泌的化学物,其中40余种是农药的组分。环境激素主要以除草剂、杀虫剂、杀菌剂、防腐剂、塑料增塑剂和软化剂、洗涤剂、医用品、药物、食品添加剂、残留农药,化妆品、汽油排放物,日常生活用品等形式进入环境中,对人体可能产生有害作用。如①邻苯二甲基酸脂类(phthalic acid esters 或 phthalates,PAEs):被大量用做塑料,尤其是聚氯乙烯塑料的增塑剂和软化剂,约占增塑剂消耗量的80%,PAEs 也普遍用做驱虫剂、杀虫剂的载体和化妆品、合成橡胶、润滑油等的添加剂。还普遍应用于玩具、食品包装材料、医用血袋和胶管、乙烯地板和壁纸、清洁剂、润滑油、个人护理用品,如指甲油、头发喷雾剂、香皂和洗发液等数百种产品中。一般为挥发性很低的黏稠液体,有特殊气味,不溶于水,有毒,溶于有机溶液。当前 PAEs 已成为全球性的有机污染物,造成大气,土壤,水体的污染,危害人体健康。②多氯联苯化合物(polychlorinated biphenyls,PCBs):由于其良好的绝缘性,被广泛地用在各行各业,PCB 在环境中很稳定,能通过食物链富集。一般说来,PCB 是通过其有毒降解产物对机体产生损害的,它能通过胎盘和乳汁对胎婴儿产生毒害作用。③二噁英(dioxin):是一类有机氯化合物的俗称,不仅仅来源于杀虫剂,而更广泛来源于其他含氯的工业品、纸浆漂白以及聚氯乙烯塑料制成的一次性输液用品、儿童玩具、餐具等。这些含氯塑料垃圾不完全焚烧时,产生有强毒和致癌性的四氯二苯二噁英(TCDD)污染空气、水体、土壤、动植物等。二噁英进入体内主要通过食物链,几乎所有的人均由于食物而受到二噁英污染。二噁英主要污染鱼、肉、蛋及奶制品。人体脂肪组织、血液和母乳常常受到二噁英类化合物的污染。

环境激素可通过食物链或直接接触等途径进入人体,在脂肪中蓄积。胎儿经胎盘从母体获得,婴儿通过母乳可受到污染。单个环境激素具有很弱的激素样作用,但数种环境激素在体内的协同作用很强,可达数百至千倍以上。人类长期接触环境激素类物质,会渐渐引起内分泌系统、免疫系统、神经系统出现多种异常。出生前后和青春期是敏感期,环境激素对人类生殖健康的影响可能是21世纪人类健康所面临的最大挑战。

（一）对妇女健康的影响

1. **对月经、子宫内膜增生的影响**　有报道,接触环境激素类物质,女性出现性早熟、月经失调、子宫内膜增生,受孕能力下降等。Koninekx 等(1994 年)报道,子宫内膜异位症在比利时妇女中发生率高而且严重,并提出二噁英与人的子宫内膜异位的发病机制有关。研究人员检查了有子宫内膜异位症的不育妇女,在血液中检出了二噁英,其阳性率显著高于年龄相匹配的有输卵管问题不能生育的妇女。

2. **对生殖结局的影响及致畸作用**

（1）四氯二苯二噁英(TCDD):它是生产除草剂(落叶剂)2,4,5-T 过程中的副产品,有致畸作用。美国在越南战争中使用高浓度的落叶剂,自空中撒布,污染了大面积耕地和森林。有报道受害地区的先天性畸形(如腭裂、脊柱裂、无脑儿及肢体畸形等)、流产及新生儿死亡明显高于其他地区。

（2）多氯联苯化合物(PCBs):它是一组稳定的有机化合物,能通过胎盘和乳汁对胎婴儿产生有害作用。妇女孕期接触 PCBs 有发生不良生殖结局的报道。在日本西部地区,由于食用混入 PCBs 的米糠油,发生了1000多人中毒的米糠油事件。事件中孕妇分娩出体重低、皮肤色素沉着及牙龈着色等症状的"油症儿"。

（3）邻苯二甲基酸酯类（PAEs）：研究表明 PAEs 在人体和动物体内发挥着类似雌性激素的作用，可干扰内分泌，使男子精液量和精子数量减少，精子运动能力低下，精子形态异常。在化妆品中，指甲油的 PAEs 含量最高，很多化妆品的芳香成分也含有该物质。化妆品中的这种物质会通过女性的呼吸系统和皮肤进入体内，如果过多使用，会增加女性患乳腺癌的几率，还会危害到她们未来生育的男婴的生殖系统。

3. 致癌作用　流行病学研究表明，EEDs 与发生人类内分泌相关肿瘤有关。如 PCBs 和滴滴涕（DDT）与乳腺癌的关系已得到证实。美国分析 1973～1991 年间的肿瘤发生率，发现激素依赖性器官肿瘤发生率增加，乳腺癌增加 24%；卵巢癌增加 4%。许多报告提出人体内有机氯农药的蓄积量与乳腺癌发病有关。研究表明体内脂肪和血清中二氯二苯二氯乙烯（DDE）和 PCBs 含量高的妇女，其乳腺癌发生率高于对照组。DDT 和 DDE 具有弱的雌激素样作用，可能是一种促癌剂。己烯雌酚（diethylstilbestrol，DES）是一种人工合成的非甾体类雌激素制剂，用于治疗先兆流产及习惯性流产，目前已被证实是人类经胎盘致癌原（transplacental carcinogen）。孕妇服用己烯雌酚，其女性子代在青春发育期易患阴道透明细胞腺癌。

（二）预防保健要点

1. **控制环境激素污染的来源**　如禁止使用 DDT、PCBs，减少使用会产生二噁英的产品；减少环境激素在食物链中的沉积及在人体内的负荷。发泡餐盒的制作原料是聚苯乙烯，其发泡剂是氟利昂，里面含有二噁英，应禁用。1999 年比利时发生的二噁英事件，主要因生产的家畜、家禽饲料被二噁英污染所致。研制环境激素的卫生标准是防治工作中的关键。

2. **提高环境监测水平**　为了加强化学品的管理，减少化学品尤其是有毒有害化学品引起的危害，国际社会达成了一系列的多边环境协议，其中《斯德哥尔摩公约》涉及持久性有机污染物的相关规定。2001 年国际社会通过本公约，作为保护人类健康和环境免受持久性有机污染物（persistent organic pollutants，POPs）危害的全球行动。POPs 是指高毒性的、持久的、易于生物积累并在环境中长距离转移的化学品。《斯德哥尔摩公约》目前有 124 个成员国，其中包括中国。2001 年 5 月 22 日于斯德哥尔摩通过，2004 年 5 月 17 日生效，2004 年 11 月 11 日对中国生效。确定了各国必须立即分期控制和治理以二噁英为代表的十二种具有高残留、高生物富集性、高生物毒性的物质，包括多氯联苯、二噁英、呋喃、艾氏剂、狄氏剂、滴滴涕、异狄剂、氯丹、林旦、灭蚁灵、毒杀芬和七氯。严格执行国际 POPs 公约，将促进我国建立监测网络；加强环境检测，建立检测方法；借鉴先进国家的经验，作好规划，采取措施，将加快环境激素污染的治理工作。

3. 加强对人工合成化学物质从生产到食用的管理，减少使用人工合成的激素类药物，防止破坏体内激素的平衡。

4. **正确使用某些日常用品**　例如最好不用苯乙烯、聚氯乙烯、聚碳酸酯材料制作食品容器。不用发泡沫塑料容器泡方便面。不用聚氯乙烯塑料容器在微波炉中加热，因为在聚氯乙烯塑料制品中，含有添加剂邻苯二甲酸酯类化合物，它是一种典型的环境激素。正确的做法是将食品移到耐热玻璃器皿或陶瓷器皿中进行加热。奶瓶最好用玻璃的。

5. **多食用绿色食品**　如多食用菠菜、萝卜、白菜等绿叶蔬菜和小米、黄米、糙米、荞麦等，有助于排出人体内积蓄的二噁英等化学物质，多饮茶也有助于将体内的环境激素排出体外；少食生的海鱼，防止通过食物链使积聚在海鱼体内的环境激素进入人体。

第三节 环境物理因素对妇女健康的影响

环境物理因素包括电磁辐射、噪声、超声波、高温、低温及低气压等多种因素。本节主要介绍电磁辐射和超声波。

一、电磁辐射

电磁辐射(electromagnetic fields)包括电离辐射和非电离辐射。

（一）电离辐射

凡能引起物质电离的辐射称为电离辐射(ionizing radiation)，它包括 X、γ、宇宙射线和 α、β 射线以及中子、质子等辐射。根据电离作用的特点可分为直接电离和间接电离。带电粒子(α,β 等)可直接引起物质电离的,属于直接电离粒子;不带电的光子(X,γ 射线)和不带电粒子(中子等),它们与物质作用时是通过产生次级的带电粒子引起物质的电离的,属于间接电离粒子。由直接或间接电离粒子或两者混合组成的任何射线所致的辐射,统称为电离辐射。

环境中人体接触电离辐射的机会很多,工业上放射性矿物的开采、冶炼及核燃料的后处理,核反应堆、核动力装置、加速器的运行和维修,X 线探伤,γ 扫描,发光材料的使用,原子能的研究和利用等;医疗中,X 线检查、放射治疗、放射性介入操作、放射性核素生产和应用,辐射事故等。医疗照射中以 X 线诊断的影响最大,如节育环透视、放射性介入、CT 等。它是妇女所受电离辐射的最大外照射人工来源。外照射(external exposure)是指来自体外的放射线对机体的照射;内照射(internal exposure)是指放射性核素进入体内,对机体的电离辐射作用。

对人体的影响:大剂量电离辐射一次或短时间内多次作用于人体,能引起急性放射病(acute radiation disease)。其主要临床表现为造血功能障碍,胃肠功能及中枢神经系统功能障碍,以及由于机体免疫功能低下而并发的局部或全身感染。小剂量,低剂量率,超当量剂量限值的电离辐射,长期多次作用(外照射、内照射或两者兼有)时,达到一定累积剂量后,可发生慢性放射病(chronic radiation disease),其临床特点为以神经系统及造血系统功能障碍为主,并伴有其他系统改变的全身性疾病,病程长(数年至十余年),病情逐渐加重。

1. 对妇女健康的影响

（1）对月经和生育力的影响:小剂量照射性腺时,往往出现性功能的改变,如妇女出现月经异常,月经周期延长而血量减少。停止接触后可以恢复且不影响受孕。大剂量照射,一般认为吸收剂量在 3.0Gy 以上,可造成性腺不可逆的损伤,甚至失去生殖能力而导致不孕。

（2）对生殖结局的影响:我国 25 省、市、自治区医用 X 线工作者的调查,共分析了 13 056 例,活产子女 22 089 人;对照组 16 925 例,活产子女 24 460 人,其子女 20 种先天畸形和遗传性疾病总发生率分别为 9.19‰和 4.27‰,X 线工作者明显高于对照组,但与孕前累积剂量、年平均剂量和工龄无关。另有报道,原子弹爆炸时,宫内受照胎儿 1599 例(广岛 1251 例,长崎 348 例)的调查表明,在儿童期,共发生了严重智力障碍 30 例(广岛 22 例,长崎 8 例),孕 8~15 周受照时发生智力迟滞的例数最多,且表现出发生率与胎儿受照剂量呈线性相关,广岛照射剂量>0.5Gy。

（3）对胚胎发育的影响:近年来研究表明,低剂量照射对胚胎是有害的。胚胎对射线的敏感性,在整个宫内发育期是不断变化的。在着床前期(怀孕后 1~10 天),此期的受精卵对射线呈"全或无"反应,即或者出现流产、死产或出生正常婴儿;器官形成时期(怀孕后10 天~第 8 周),受 0.1Gy 以上的射线照射,有可能使畸形发生率增高,严重的畸形可导致流产、早产等。胎儿期(怀孕 8 周后到出生前),虽然胎儿大部分器官已基本形成,但牙齿、生殖腺及中枢神经系统还在继续分化,受射线照射可引起发育障碍。据报道,孕 12 周以前受1.0~2.0Gy 照射可引起神经系统,眼和骨骼的严重畸形,如小头症、小眼球症等。妊娠 20周以后接受同样剂量其子代未见明显畸形出现。由此可见,电离辐射引起的发育障碍,其严重程度和特点取决于受照剂量大小、剂量率、照射方式、射线种类和能量,特别是胚胎发育不同时期对射线的敏感性更为重要。

(4)宫内照射与儿童期癌症:目前研究结果并不一致,根据 Stewar 及其同事对 Oxford及美国东北部新英格兰地区 70 余万儿童进行随访观察,发现胚胎或胎儿受到几十个毫戈瑞(mGy)的照射时,白血病及癌症发生率有所增加,计算表明胚胎期致癌作用的敏感性比成年时期高两倍多。另有报道,总结原子弹爆炸胎内受照者 1000 多例,在最初 24 年追踪观察中发现,尽管死亡率增高,但肿瘤的发生率没有增加。

(5)放射性核素对胎婴儿发育的影响:这方面的研究不如外照射面广,原因是放射性核素的病例情况较为复杂,决定生物学效应因素很多,它包括核素的化学结构,辐射释放的能量和种类,含有放射性的化合物是否通过胎盘,是否浓集在特殊的靶器官内。实验证明,有机碘可很快通过胎盘。胎儿期的甲状腺,在胎龄 10 周,便会吸收碘,而且比母体的甲状腺吸收更多。虽然出生前接受很少量放射碘,也有诱发甲状腺癌的危险性,在妊娠期应当避免使用放射性碘。碘还可通过乳汁进入乳儿体内。其他核素还缺乏资料。

2. 预防保健要点

(1)严格遵守国家标准:为了保护妇女及第二代的健康,我国在国家标准《放射卫生防护基本标准》(GB 4792-84)中规定,从事放射性工作的孕妇、哺乳妇女(指内照射而言),不应在甲种工作条件,即一年照射的有效当量剂量有可能超过 15mSv(1.5rem)的工作条件下工作。同时规定,从事放射工作的育龄妇女所接受的照射,应严格按均匀的月剂量加以控制。美国放射防护及测量委员会(NCRP)建议,为保护胚胎和胎儿,孕妇、乳母及怀孕前的职业暴露须限制在 5mSv,是放射工作人员 50mSv 的 1/10。1990 年国际放射防护委员会(1CRP)60 号出版物建议,妇女只要一经确定怀孕,在孕期对下腹部照射应不超过 2mSv,并限制放射性核素的摄入量,约控制在 1/20 年摄入量限值以下。

(2)避免或减少医疗照射:①对育龄妇女 X 线检查时,医师应询问患者,是否可能已怀孕,并在病历上注明,以避免早孕妇女受射线照射。②对有生育能力的妇女,下腹部及盆腔部的 X 线检查,如非必要,应尽量在没有妊娠可能时进行,如自月经来潮第 1 天算起 10 天以内的这段时间,常称此为"十日规则"。③对孕妇作 X 线检查时,应严格掌握适应证。原则上所有的孕妇在妊娠 30 周之前,一律应用超声检查代替产科 X 线检查,必要病例除外。④对孕妇作检查时,放射科医师要采取技术措施,最大限度地减少对胎儿的全身照射。⑤孕期最好不作放射性核素的检查,以防用量不当发生超限量的内污染而引起内照射损伤。

(3)严格掌握终止妊娠的指征:当胚胎或胎儿在妊娠的最初 4 个月中受照剂量超过10cGy(10rad)时,医师可考虑给孕妇行医疗性流产;当胎儿剂量为 5~10cGy(5~10rad)时,没有其他原因,一般不考虑终止妊娠;胎儿剂量在 5cGy(5rad)以下时,不需做医疗性流产。

目前较一致的报道,医疗照射如胸透、牙科照相、胃肠系统透视及钡灌肠、脊柱照相、乳房 X 线摄片等,常规条件下,胎儿平均受照剂量<1.0rad,波动范围在 5.0rad 以下,致畸危险非常小。

(二)非电离辐射

工频、射频辐射、微波、红外线、可见光及紫外线,它们的波长较 X 射线及 γ 射线长,且频率低,能量低,没有电离作用(或紫外线只有弱的电离作用),统称为非电离辐射(non-ionizing radiation)。在此主要介绍射频辐射和微波、工频电磁场。

射频辐射和微波是电磁辐射中波长较长,频率较低的辐射线。射频辐射的波长为3km~1m,频率为 100KHz ~ 300MHz(1×10^5 ~ 3×10^8 Hz);微波的波长为 1m ~ 1mm,频率为 300MHz ~ 300GHz。

超低频磁场是指频率在 0 ~ 300Hz 之间的磁场,是与人们日常生活关系最为密切的电磁场之一。在电力或动力领域中,通常将 50Hz(或 60Hz)频率称之为"工业频率",简称"工频"。

金属在高频电磁场内的热加工,如金属的热处理、熔炼及焊接等,介质和半导体在高频电磁场内加热,如木材、棉纱、塑料的加热,雷达导航,无线电通讯、电视及无线电广播,医学上用于理疗等,食品、药物、棉纱等的加热干燥及消毒均可接触射频辐射和微波。接触工频电磁场的机会:主要有发电机、高压输电线和变/配电站附近,以及接触多种家用电器、电焊等。

目前,电冰箱、电视、电脑、微波炉、空调及电热毯等家用电器已进入大多数家庭。已知各种家用电器、医疗保健仪器及移动通讯设备,只要处于使用状态,周围就会产生电磁辐射。电磁波按照频率由低到高组成整个电磁波谱:音频(甚低频)、视频(低到高频)、射频(低到超高频)和微波(特高到超高频)。对人体的危害,高频以热效应为主;低频以非热效应为主。家用电器所发生的电磁辐射,多属于低频、低强度,长期慢性积累的损伤。当积累到一定程度时会出现,神经衰弱综合征及心血管系统为主的自主神经系统功能紊乱,造血及免疫系统改变等。研究发现,人体对电磁辐射最敏感期是胚胎器官发生期,胎儿对电磁场的敏感性较成人高 2 ~ 3 倍,其中又以发育期的脑对电磁场最敏感。关于电磁辐射致癌的报道尚不一致。美国国家环境卫生研究所工作小组认为,极低频电磁场应被视为可疑的人类致癌物。

1. 对妇女健康的影响

(1)对月经的影响:据国内高频电磁场及微波作业调查,约 1/4 女工呈现月经紊乱,并与对照组有明显差异。电子工业部高频作业卫生学调查,有 28.3% 作业女工月经障碍,对照女工仅为 15.9%($P<0.01$)。

(2)对妊娠结局的影响:国内外均有妇女暴露于微波引起自然流产的报道。微波照射并可使乳汁分泌功能下降。1982 年瑞典学者 Kallen 等曾报道关于女性理疗工作者妊娠结局的群组研究,共调查了 2018 名女性,2043 名婴儿,并作了结婚年龄、社会地位、经济收入等因素的校正,结果显示非电离辐射中,除射频辐射中的短波可致死胎、畸胎外,其他对妊娠结局无影响。国内外均有报道,因微波炉质量不好或使用不当造成微波泄漏,对孕妇和胎儿可能有不良影响,有导致流产或致畸的个案报道。一般情况下,孕妇接触微波炉,未见对胎儿有不良影响的报道。另有报道,电热毯有可能使流产增多,胎儿发育迟缓。流行病学研究发现,孕早期(妊娠 12 周以内)使用电热毯,与自然流产率增高有关。孕早期使用电热毯最易使胎儿的心脏、神经、骨骼等重要器官组织受到影响。母体于整个孕期暴露于电热毯,可影响子代出生后早期脑内神经递质的代谢。电热毯温度越高,电磁场对胎儿的影响越大。

2. 预防保健要点

（1）遵守国家卫生标准：我国微波辐射卫生标准（GB 10436-89）规定，作业场所微波辐射的容许接触限值：连续波，一天 8 小时暴露的平均功率密度为 $50\mu W/cm^2$，日接触剂量为 $400\mu W \cdot h/cm^2$；脉冲波：非固定辐射亦是 $50\mu W/cm^2$，日接触剂量为 $400\mu W \cdot h/cm^2$；脉冲波固定辐射，则为 $25\mu W/cm^2$，日接触剂量为 $200\mu W \cdot h/cm^2$。超高频辐射卫生标准（GB 10437-89）规定，作业场所超高频辐射一天 8 小时暴露的容许接触限值：连续波为 $0.05mW/cm^2$（14v/m），脉冲波 $0.025mW/cm^2$（10v/m）。

（2）采取防护措施：①采取屏蔽措施，如在输电线下距地适当高度架设屏蔽线；②加大与辐射源的距离，设置隔离带，种植树木等；③缩短接触时间，如孕妇使用电脑时间每周不应超过 20 小时，每天不超过 4 小时为宜。

（3）孕妇尽量不用电热毯，改用其他取暖保温措施。如使用电热毯取暖时，可在睡前预热，睡时关闭并拔掉电源插头。

（4）家用电器不宜集中摆放，特别是不宜在孕妇和儿童房间摆放过多的电器；购买家用电器时尽量选电耗低的小型家电等。

二、超声波

超声波（ultrasound）是机械振动的传播，其频率>20kHz（0.02MHz）。计量单位 W/cm^2 或 dB。具有波束集中向某一方向传播的特性；强度比声波强。超声波生物学效应大小与其频率、强度、波的发射类型（连续或脉冲）、物质密度及体积等因素有关。

超声波在医疗上应用的极其广泛。超声波检查是最常见的产前检查手段，在产科应用已有几十年的历史。使用超声波检查，可以检测胎儿的发育状况和有无先天畸形，胎盘位置及胎儿死亡等。同时还可以判断胎儿的性别，评价胎儿的生命和功能等，因此使超声波在产科的应用迅速发展，在围产期保健中起着重要的作用。诊断用超声波装置常用的频率为 2～4MHz（探头）及 7.5～10MHz（传感器）。多普勒设备产生重复脉冲波。诊断筛查用的强度常常≤$3\mu W/cm^2$；治疗用则其强度为 0.5～$3W/cm^2$。

（一）对妇女健康的影响

1. 动物实验研究有人认为，生殖器官对超声波特别敏感，可产生退化、坏死和萎缩。用超声波能使豚鼠和小鼠暂时不孕。但低剂量超声波能增大和延长大鼠的动情期。有人用 8 周龄 ICR 小鼠做实验，观察其母体及子代的细胞遗传学变化，结果表明：诊断组（5MHz，$24mW/cm^2$，照射 5 分钟）与治疗组（0.8MHz，$1.5W/cm^2$，照射 1 分钟）染色体畸变率、姐妹染色单体交换率（SCE）、微核率无明显改变。对雌性动物，在交配前 1 天到几天用强度 $45W/cm^2$ 的脉冲性超声波照射，或在交配当天用连续性超声波照射，可使交配无效。由此可见，尽管生殖器官对超声波是否敏感的意见尚不一致，但高强度无疑是有害的。

2. 流行病学调查 Selvesen（1992 年），符绍莲（1993 年，2000 年）、Hershkovitz 等（2002 年）等人研究表明，孕妇受诊断剂量 B 超照射，未见有不安全的影响。美国丹佛进行的病例对照调查中，425 名儿童曾在母亲子宫中接触过超声波诊断，与 381 名对照儿童比较，未见生育缺陷增加。在丹佛 7～12 岁儿童认知功能或行为没有因接受超声波检查而受累。孕期超声波照射也未增加儿童期患癌症的危险性。1993 年加拿大的调查发现宫内接受超声检查的儿童比未受照组儿童有说话延迟倾向，但在挪威的随机研究中未见难语症，也未发现阅读和写作能力以及由教师报告的在校行为与超声波有关。

3. 超声诊断安全性实验研究显示,照射 30 分钟后,有细胞内超微结构改变;照射 10 分钟内无变化(冯泽平等,2002 年);另有报道,照射 20 分钟,绒毛细胞超氧化物歧化酶(SOD)、谷胱甘肽过氧化物酶(GSH-PX)活性降低,新生儿角膜上皮水肿;照射 10 分钟内无变化。表明正在宫内发育的胎儿接受诊断超声辐照在 10 分钟内是安全的。临床对孕妇超声扫描为滑行移动连续扫描检查,完成全方位扫查,一般仅需 5 分钟,疑难病例一般也在 10 分钟左右。因此胎儿各脏器部位接受超声波辐照时间更短暂,所以产科诊断剂量超声扫描的安全度更高。

(二)预防保健要点

孕妇接受诊断剂量超声波检查是安全的,还没有发现造成胎儿明显的损害。由于目前出现孕期,特别是早孕期超声波检查次数过多,每次检查时间不受约束等滥用超声波现象,因此应注意合理使用超声波检查。

1. 在超声波检查过程中,要严格掌握以最小剂量来获取必要的诊断信息的原则,尽量利用小频率和低强度,缩短照射时间。

2. 严格遵守超声波检查的指征,尽量避免孕早期不必要的超声波检查,控制检查次数。控制定点对胎儿心脏、眼、脑等重要器官的照射。

3. 加强超声波使用的管理,订出规章制度。

第四节　环境生物因素对妇女健康的影响

1941 年澳大利亚眼科医师 Gregg 发现,孕妇感染风疹病毒所生婴儿有严重的先天性疾病。这一发现,揭示了环境微生物因素在生殖健康危害上的病因学作用。随着社会与科学的发展,经过多年来的研究,先后又发现多种病毒、寄生虫和细菌等,同样也可以通过孕妇感染胎儿,造成婴儿的先天缺陷称先天性感染,亦称宫内感染。这种母婴垂直传播的疾病有弓形虫(TOX)、风疹病毒(RV)、巨细胞病毒(CMV)、单纯疱疹病毒(HSV)、及其他(Other)。Nahmias(1971 年)首次采用这一组病原体的首个字母缩写词,提出 TORCH 感染,引起人们关注,随后 TORCH 综合征广泛应用。近年来将其他的范围扩大,除包括梅毒螺旋体外还包括乙型肝炎病毒、水痘-带状疱疹病毒、肠道病毒、人免疫缺陷病毒、人微小病毒 B19 及疟原虫等。这些感染的临床表现常有特色,用 TORCH 已不能完全概括了。

妇女妊娠期体内会发生一系列的生理变化,尤其在妊娠的前三个月,出现孕妇的免疫功能下降,抵抗力降低,对微生物感染的易感性增加。孕妇体内的这些变化,可能引起本身潜伏在体内的病毒再活化,或者使普通的感染反应更严重,这不仅会对孕妇造成某些损害,而且可能对发育中的胎儿造成永久性的损害。

下面介绍几种常见的微生物感染。

一、风疹病毒感染

风疹病毒(rubella virus,RV)感染引起的风疹是一种经呼吸道传播,临床症状轻微,预后良好,易被忽视的病毒传染病。由于孕妇感染风疹,特别是在妊娠早期,风疹病毒对胎儿危害很大,而受到国内外学者的重视。

(一)病原体

风疹的病原体是风疹病毒,属披膜病毒科,外形为不规则球形,直径 50 ~ 80nm,病毒核酸为单链 RNA。风疹病毒的主要结构蛋白为 E_1、E_2 和 C 蛋白。E1 及 E2 在病毒表面囊膜上均为糖蛋白,C 为核蛋白,对人均有抗原性,只有一个血清型,与披膜病毒科的其他病毒无抗原交叉。

风疹病毒能够在敏感细胞的胞浆中复制。风疹病毒不耐热,56℃ 30 分钟灭活。耐冷,在-60℃能长时间生存,易被紫外线、脂溶剂(如乙醚、氯仿及胆汁等)灭活。风疹病毒表面有由脂蛋白组成的囊膜,囊膜上伸出长 5~6nm 的刺突,含病毒血凝素,能凝集多种动物和人 O 型红细胞,这些红细胞表面上有相应受体,可利用此现象建立血凝抑制(HI)试验。

（二）传播途径

1. **获得性传播** 经风疹患者的口、鼻及眼部分泌物中的风疹病毒,直接传播或经呼吸道飞沫传播给他人。风疹患者的上呼吸道分泌物于出疹前 1 周至出疹后 5 天均有传染性。

2. **母婴传播** 孕妇感染风疹病毒后,孕妇血中的病原体经胎盘传播和上行性羊膜炎性传播给胚胎或胎儿。

（三）流行特点

1. **流行状况** 风疹多在春季和冬季发病流行,具有地区性流行的特点。如日本在 1964~1982 年先后发生 3 次风疹全国性流行,约每隔 6~10 年出现一次风疹大流行。1963~1964 年美国发生风疹大流行,次年出生数以万计的先天性风疹综合征儿。我国至今尚无风疹大流行的系统报道。

2. **传染源** 风疹病毒只对人致病,传染源为风疹患者。

3. **易感人群** 风疹本身是一种预后良好的病毒传染病,可不治自愈,感染后获持久性免疫。育龄妇女风疹的发生率与其免疫状况和风疹大流行有关。1981 年戴斌等检测我国 20 个省市近 1.7 万人血清风疹红细胞凝集抑制抗体(HI 抗体),育龄妇女的易感率平均为 4.5%,个别地区达 12.4%,虽低于日本育龄妇女的易感率 20%~30%,但表明孕妇风疹的新近感染率不容忽视。

（四）对母婴的影响

孕妇受感染时,全身症状轻,有时皮疹并不明显,常被误认为一般性的上呼吸道感染,但病毒可于出疹前 7~10 天通过胎盘屏障感染胎儿,可引起胎儿流产、死胎、早产、胎儿先天多发性畸形、出生后持续性病毒感染和进行性组织损害等严重后果,在临床上称先天性风疹综合征(congenital rubella syndrome,CRS)。对胎儿的影响,并不取决于孕妇受风疹感染时症状的轻重,而与母体感染的孕周有关。在妊娠 12 周内,孕妇若感染风疹病毒,胎儿的感染率为 81%,即妊娠前三个月内风疹的垂直感染率相当高。妊娠 13~15 周,胎儿感染率为 54%;妊娠第 4 个月为 17% 以下,妊娠第 5 个月及以后仅偶有发生。还发现感染的时间与畸形的程度及种类也有一定关系。在妊娠的前 8 周感染,胎儿异常表现为多种器官,致畸率几乎高达 100%。15~16 周表现为神经性耳聋增多,占被感染胎儿的 50%。还发现幼年听力正常者不能排除日后发生进行性耳聋的倾向。宫内风疹病毒感染引起的生长发育迟缓也与胎龄有关,妊娠早期感染者宫内发育及出生后发育都表现迟缓;妊娠后期感染只表现宫内发育迟缓。

CRS 患儿的主要临床表现:

（1）新生儿期一过性症状:有低体重、血小板减少性紫癜(出生即有紫红色大小不等的散在斑点)、肝脾肿大、黄疸、溶血性贫血、间质性肺炎、淋巴结炎、脑脊髓膜炎、骨障碍等先天感染的严重表现。上述各种症状通常在数天或数周后消失。

（2）持久性障碍：指出生时至出生后一年内，未治愈的先天缺陷。包括心血管畸形、眼障碍（白内障等）、耳聋等。

（3）迟发性障碍：指出生一年之后才表现出的各种先天缺陷。包括幼儿期至青春期发生耳聋、高度近视、智力障碍、神经发育迟缓、糖尿病、中枢性语言障碍、性早熟、退行性脑疾病等。特别引人注目的是糖尿病，CRS 儿的糖尿病发生率可以高达 10% ~ 20%，多发生在 20 ~ 30 岁期间，超过 30 岁的发生率仅为 0.1%。

（五）预防保健要点

至今尚无特殊治疗方法，关键在于预防。

1. 隔离患者，至少应隔离风疹患者至出疹后 5 天。

2. 孕妇于妊娠头 3 个月，尽量避免与风疹患者接触。

3. 接种风疹减毒活疫苗，以控制先天性风疹病儿的发生。接种对象：①对儿童进行普遍接种，提高人群对风疹病毒的免疫力；②对妇女进行选择性接种，妇女于孕前检测血清风疹 sIgG 抗体阴性者，应予接种风疹减毒活疫苗。接种疫苗至少三个月后才能怀孕。

4. **必要时考虑终止妊娠**　孕妇在妊娠早期感染风疹，原则上应终止妊娠，以减少胎儿感染所致 CRS 儿的出生。在妊娠中、晚期患病应排除胎儿感染或畸形后方能继续妊娠。

二、巨细胞病毒感染

巨细胞病毒感染是由巨细胞病毒（cytomegalovirus，CMV）引起的人类感染性疾病。由于受感染组织的细胞内有很多含包涵体的大细胞，曾名为巨细胞包涵体病；又因 CMV 常引起唾液腺病变，又名为唾液腺病毒病，目前通称为巨细胞病毒病。先天性 CMV 感染率，欧美资料为 0.2% ~ 2.3%，我国资料为 0.9% ~ 3.5%，估计每年出生先天性 CMV 感染儿达数十万。因此，积极开展先天性 CMV 感染的预防，是提高我国人口素质的一项重要措施。

（一）病原体

巨细胞病毒属疱疹病毒科，为双链线状 DNA 病毒，直径 180 ~ 250nm，具有典型的疱疹病毒形态结构，至今尚未发现有不同的血清型，但不同株之间的抗原结构有差异。CMV 具有高度种属特异性，只能感染人类。

CMV 在 pH<5 环境仅能生存 1 小时，既不耐酸，也不耐热。20% 乙醚 2 小时、56℃ 30 分钟，紫外线照射 5 分钟均可使 CMV 灭活。

（二）传播途径

1. **接触传播**　传染源主要是患者。无症状 CMV 隐性感染者和长期慢性携带 CMV 者，几乎所有体液，如唾液、泪液、血液、乳汁、尿液、精液及宫颈分泌物等，均含有 CMV，可以长期或间歇地从这些体液排出。婴儿主要通过母亲唾液等方式受到感染。成人主要通过性接触传播。

2. **母婴传播**

（1）经胎盘感染：CMV 通过胎盘感染胎儿，尤以妊娠头 3 个月胎儿感染率最高，妊娠后期通常不引起胎儿感染。

（2）上行性感染：CMV 经上行性胎膜外感染，再经胎盘感染胎儿；以及胎儿吞噬感染 CMV 的羊水而引起的感染。

（3）经软产道感染：CMV 隐性感染的产妇，在妊娠后期 CMV 可被激活，从宫颈管排出 CMV，胎儿在分娩过程中经软产道时，接触或吞咽含有 CMV 的宫颈分泌物和血液而感染，感染率可高达40%。

（4）经母乳喂养感染。

（三）流行特点

1. **流行状况** 呈全球性分布。据报道世界大多数地区育龄妇女血清CMV抗体阳性率超过60%。美国成年妇女中的感染率为30%～50%，日本为65%～90%，WHO资料指出在热带和亚热带地区的人群中，几乎100%受感染。我国大城市孕妇CMV感染率达94.7%～96.3%。

2. **易感人群** 人体对CMV的易感程度，取决于年龄、免疫功能状态等因素。通常年龄越小，易感性越高，病情也越重。免疫功能正常者很少发病，多为CMV隐性感染，而免疫缺陷或免疫功能降低者则易发生重症或全身感染。美国血清CMV流行病学调查结果表明，≤4岁儿童仅10%体内有CMV抗体，易感率高达90%，18～25岁易感率降至47%，>35岁易感率仅为19%。我国90%以上成年人体内已有CMV抗体，易感率不足10%。

（四）对母婴的影响

1. **对妊娠的影响** 妇女孕前CMV感染，仅5%～15%的感染有临床表现，如发热、乏力、肌痛、咽痛及淋巴结肿大等。在孕早期感染CMV能产生病毒血症，急性期持续2周～2个月，这期间几乎所有体液（泪液、唾液、精液、尿液和宫颈分泌物）均有CMV。排毒持续数周至数月后病毒潜伏在肾及宫颈等组织中。当妇女怀孕或免疫功能低下时，潜伏的病毒被激活而引起复发感染。这是因为CMV与其他病毒不同，感染后产生的抗CMV抗体对人体再感染没有保护作用，也不能保护胎儿不受感染，因此复发感染的孕妇，仍有可能将CMV传播给婴儿。但是检测血清中CMV抗体有助于了解感染状态，也是判断孕妇是否是活动性感染和胎儿感染危险性的重要指标。

2. **对胎婴儿的影响** 绝大多数妇女孕前已有感染，不过只有活动期的孕妇才可能将病毒传给胎儿。宫内CMV感染对胎儿的影响程度与孕妇感染类型和孕周有关。孕妇患原发性CMV感染，引起胎儿先天异常比再发性CMV感染的发生率高且病情严重。其临床表现可由隐性感染、轻症、呈现明显症状和体征，直至流产、死胎、死产及新生儿死亡。尽管胎儿感染CMV多数是隐性感染，出生时外观正常并无明显症状及体征，但尿中可以查出CMV-DNA。在无症状者中约有5%～15%于出生后数年可出现发育异常。有10%新生儿出生时有明显症状，出现新生儿黄疸、肝脾肿大、小头畸形、瘀斑、耳聋、脉络视网膜炎及生长迟缓等，重者有呼吸困难、抽搐，数日内死亡，死亡率高达50%～80%。幸存者常有智力低下、听力丧失和迟发性中枢神经系统损害为主的远期后遗症。不同孕期感染后可有不同的结局，在孕早期（小于孕12周）感染可导致流产；孕20周感染胎儿尚能生长，但成熟程度大受影响，可引起足月新生儿低体重，伴有脑部畸形；孕晚期感染，胎儿器官发育基本完成，感染后对胎儿影响不大。

（五）预防保健要点

鉴于此病毒无特殊的治疗药物。接种疫苗以防感染尚在研究中。因此，必须重视先天性CMV感染的预防。

1. **切断CMV的传播途径** 应认真隔离患者，对已感染的婴幼儿群体、育龄及孕妇群体，对其排泄物应及时进行消毒处理。

2. 加强孕前CMV血清学检查。

3. 妊娠早期确诊孕妇CMV感染，应考虑终止妊娠，可防止或减少严重感染儿和畸形儿的出生。

4. 孕妇于妊娠晚期感染 CMV,通常无需特殊处理。

5. 乳汁中检测出 CMV 的产妇,应停止哺乳,改用人工喂养为宜。

三、弓形虫感染

弓形虫感染引起的弓形虫病(toxoplasmosis,TOX)是一种人畜共患的寄生虫病。它侵犯人畜各种组织,在细胞内快速分裂繁殖,造成更为广泛的临床病变,对人类危害性最大的是先天性弓形虫病。

（一）病原体

弓形虫病的病原体为刚地弓形虫,系原虫类寄生虫,属弓形虫科。弓形虫滋养体寄生在中间宿主的细胞质内,又称弓浆虫。弓形虫的生活史属于循环传播型。中间宿主非常广泛,从爬虫类、鱼类、昆虫类到哺乳动物,包括羊、牛、猪、鼠、鹅和人等,而猫是终末宿主;受感染的猫,每天从粪便中排出上千万只囊合子,经 2 ~ 4 天后分离出孢子囊,孢子囊被中间宿主吞食,猫再吞食受感染的中间宿主,如此循环不止。

（二）传播途径

1. **获得性传播** 以经口感染为主,主要通过吃含有弓形虫包囊的未熟肉或生肉、生乳、生蛋等,也可通过吃被猫、犬粪便污染的食物而患病。此外猫、犬唾液中的弓形虫还可经伤口进入人体患病。

2. **胎盘传播** 是指孕妇初次感染弓形虫,出现虫血症后,弓形虫通过胎盘传给胎儿,引起胎儿先天性弓形虫感染。

（三）流行特点

1. **流行状况** 弓形虫病呈世界性分布,据估计全世界约有 5 亿 ~ 10 亿人受到弓形虫的感染。由于居民的生活习惯不同,感染率差别很大,最低为 0.6%,最高超过 90%,平均为 25% ~ 50%。我国人群中的平均感染率为 4% ~ 9%,胎儿宫内感染率约为 0.5% ~ 1.0%,已引起人们广泛的重视。

2. **传染源** 受感染的猫及猫科动物为主要传染源,其他与人类关系密切的家畜,如犬、猪、羊、鸟类等动物均可为传染源。猫和猫科动物是唯一的终末宿主,也是中间宿主,当人直接或间接接触猫时即可被感染。急性弓形虫感染患者的粪便、尿液、唾液、痰液中均有病原体,除孕妇经胎盘能感染胎儿外,因弓形虫不能在外界生存长久,故患者作为传染源的意义不大。

3. **易感人群** 免疫功能降低的孕妇,免疫缺陷者以及胎儿等是易感人群。易感者感染弓形虫多呈显性感染。

（四）对母婴的影响

1. **弓形虫感染对妊娠的影响** 人类对弓形虫有一定的先天免疫性,故弓形虫感染后不一定出现急性症状,只形成包囊而呈长期隐性感染,通常无症状或为亚临床型。妇女妊娠时免疫功能改变,易染上弓形虫病或使慢性弓形虫病活化。孕妇感染后本人可能无明显症状或有轻微症状,如低热、头痛、肌痛、乏力、皮疹和淋巴结肿大等。然而,孕妇感染弓形虫,约有 46% 的机会传给胎儿。特别是初次感染,无论其有无症状,常可通过胎盘将弓形虫传给胎儿。孕期愈早,对胎儿的损害愈大,但在整个孕期都可传染并造成不良后果。轻者使胎儿带病,重者可导致畸形、流产、胎死宫内或死产。据报道,对有不良妊娠结局的妇女检查弓形虫抗体,其阳性率(10.3%)比妊娠正常者(1.3%)高7.8倍。对流产儿、死胎或畸形儿死后作病理检查,体液作动物试验,证明弓形虫是胎儿致畸、致死的重要病原体。

2. 先天性弓形虫病　先天性弓形虫病表现各异,仅有10%~15%的新生患儿表现出明显的损害,85%的先天弓形虫病儿延迟发病至生后数周、数月以至数年才开始显露出来。妊娠早期感染者常发生流产、早产和死胎或畸胎。如婴儿出生时已有症状或为畸形者,说明病变范围广和程度严重,多数死亡。一般以脑和颜面部位损害明显,主要表现为脑积水、脑钙化、无脑儿及脉络膜视网膜炎等;或有发热、肝脾肿大,水肿和黄疸、淋巴结肿大、心肌炎及小眼症等。妊娠中晚期感染者可发生宫内发育迟缓,神经系统损害;或出生时为正常婴儿,生后4~12周时才出现感染症状,或新生儿期有疾病活动的体征等。出生后发病愈晚,病变愈轻。小儿于出生后数月或数年可因体内包囊活动化,不断损伤组织细胞,而出现癫痫发作,或视力减退,甚至失明,有的表现智力减退、精神症状和脑内钙化灶等。

(五)预防保健要点

1. 开展卫生宣传教育,提高人们对弓形虫病的认识。

(1) 搞好环境卫生,做好粪便、家畜管理,防止水源被污染。

(2) 肉类食品加工厂应建立严格的检测制度,以控制传播。

(3) 养成饮食卫生习惯,如食前洗手,食瓜果要洗净等。

(4) 孕妇应避免接触猫、狗等动物。

(5) 不吃生的和未煮熟的鱼片或肉片、生奶、生蛋,不喝生水,生熟菜板应分开等。

2. 加强孕前弓形虫抗体的检测　有弓形虫感染,应痊愈后再怀孕。一般人感染弓形虫不需要特殊治疗即可自愈。

3. 妇女妊娠期弓形虫感染者应给予治疗　乙胺嘧啶是治疗弓形虫病的特效药,但因未排除对胎儿的影响,故孕妇多改用螺旋霉素。螺旋霉素口服后,组织中浓度迅速提高,主要作用于细胞外的弓形虫,对胎儿基本无害,适用于患弓形虫病的孕妇。孕妇螺旋霉素剂量1.5g每天2次口服直至分娩,或每天2~4g,分4次口服,两周为一疗程,停药2周后可重复。如发现怀孕初期感染本病者,除积极治疗外,应尽早行人工流产终止妊娠。治疗弓形虫感染越早,发生后遗症的机会越少。对患弓形虫病孕妇所生的新生儿,即使外观正常,也应口服乙酰螺旋霉素,每次30mg,每天4次,连用1周。也可根据病情采取其他的治疗方案。

第五节　预防保健措施

一、改善环境条件

改善环境条件是指通过工艺技术改革和加强卫生技术措施,降低生活环境中有害物质的强度(或浓度),使其达到国家规定的卫生标准,提高环境质量而言。

环境条件的改善,包括大气污染、水污染和环境噪声的控制等,是一种系统工程,需要国家的大量投入和全社会的参与,同时还需要采取综合性措施,才能达到全面保护居民健康的目的。例如,如何预防居室内空气污染对妇女、儿童健康的影响,是一个重要的居室环境保健问题。室内空气污染的来源很多,有香烟烟雾、柴、煤、液化石油气燃烧过程产生的一氧化碳;居室装修引起的甲醛、苯、甲苯及二甲苯等的室内污染;此外,人群集聚,通风不良时,呼出气中的二氧化碳可使空气混浊,氧含量下降。因此①控制室内空气污染来源:如注意改造采暖设施,减少燃料燃烧时产生的有害气体污染室内空气;不在室内吸烟;选择符合卫生标准的装修材料等。②加强居室内通风换气,使之达到国家规定的卫生标准,是提高居室内空气质量的最佳措施。

二、加强环境质量监测

(一)环境质量监测的概念

环境质量监测(environmental quality monitoring)是对环境本底和污染情况进行定期或不定期、间断性或连续性的卫生调查及检测代表环境质量的各种数据,为保护和改善环境质量提供科学依据。环境质量可以通过物理、化学、生物的一系列性状指标的定量监测数据来表示。环境质量监测,按污染物存在的介质,分为大气、水质、土壤和生物监测等。

(二)生物监测

1. 生物监测的意义　生物监测(biological monitoring)是指人体生物材料的监测。它是系统地、有计划地收集体液(血、脐带血),分泌物(乳汁、唾液),排泄物(尿、粪、呼出气),组织和脏器(脂肪、肌肉、头发、指甲、胎盘及绒毛等)测定其中的污染物或者其代谢产物的含量。由于生物监测资料能反映人体实际接受污染的水平,因此可以预测环境污染水平和对人群的危害,特别是在没有临床体征和主诉的情况下,可以早期发现环境污染对人体健康的影响,起到健康监护的作用,同时也能帮助医师进行疾病病因诊断。生物监测与其他环境质量(大气、水质、土壤)的卫生监测相结合进行分析,将会对环境污染情况做出更全面的评价,为改善环境条件提出科学依据。

2. 生物监测项目的选择　主要根据调查的目的,环境污染物的特性,在体内的代谢特点,靶器官和是否便于取材等来确定项目。如血液检测可反映化学污染物在体内吸收水平;尿可以反映污染物的排泄量;头发、指甲、牙齿可反映化学污染物在体内的蓄积状况;人乳检测可反映母体接触有害物质的水平,也可反映婴儿的摄入水平;新生儿脐血和头发检测可反映胎儿期接受有害物质的水平等。又如测定血中和尿中的铅、汞、镉等可反映这些金属对环境的污染水平;测定人血中碳氧血红蛋白含量可反映大气中一氧化碳的污染水平等。

三、妇女保健指导

为保护妇女生殖健康和有效地进行妇产科疾病的预防,在妇产科临床和妇女保健工作中,急需开展环境保健指导工作。其具体内容包括:

(一)妇女生活环境条件的询问

进行环境保健指导时,首先需对受诊对象的生活环境条件的现况进行了解。生活环境条件调查的内容主要应包括:居住环境条件,饮食营养状况,生活习惯及不良嗜好等。以居住环境条件为例,应了解住房条件,如住平房或楼房;人均居住面积;居室朝向,日照情况;采暖方式;以及住所周围的环境条件,如有否大气污染或噪声污染;以及本人或家人是否吸烟等。总之,医师在问诊时应认真细致,目的在于从中发现问题,以便进行保健指导。环境保健问题的解决有赖于受诊者的努力,医师主要应发现问题及提供解决问题的指导性意见。

(二)孕前保健指导

孕前保健(preconception health care)是由一系列干预措施组成,目的是通过预防和管理,找出并矫正一些影响妇女健康或妊娠结局的生物医学、行为学和社会学方面的危险因素(特别是那些必须在孕前或孕早期得到矫正的危险因素)并实施干预措施。孕前保健包括初次妊娠之前或两次妊娠之间的保健服务,如对已确定的危险因素进行干预,或对有不良妊娠结局的妇女提供特别的干预措施。虽然孕前保健服务主要针对女性,但也应包括男性、夫妇双方的家庭和整个社会。研究表明,妇女孕前健康状况和环境因素对胎儿及孕妇有着重要的影响。根据日前美国疾病控制中心(US Centers for Disease Control and Prevention USCDC)提出的改善孕前健康状况和孕前保健的建议(2006 年),结合我国国情,建议医师对已婚待孕的妇女在待孕期间,进行孕前环境保健指导。

1. **做好受孕的心理准备**　愉快的心理状态,有利于孕育身心健康的后代。

2. **建立良好的饮食起居习惯**　在受孕前至少 3 个月,应养成良好的生活习惯,如孕前戒烟酒、停止养猫,养成不吃生鱼、生肉片的习惯;科学安排一日三餐,注意补充营养;重视叶酸的补充等。

3. 注意保持良好的健康状况,应尽力避免接触有毒有害物质,避免发生中毒等影响身体健康的意外情况,使用避孕环应至少在受孕前 3 个月取环,采用甾体激素避孕药者,应在停药后 3~6 个月才能受孕。

4. 孕前已经存在的疾病,最好经治愈后再怀孕。以免妊娠后治疗,影响胎儿发育和妊娠结局。如有些疾病往往需终止妊娠。

5. 计划妊娠时,夫妻双方最好进行一次全面的健康检查,以发现是否有暂时不适于妊娠的疾病。为了预防风疹、巨细胞病毒感染和弓形虫病等对胎儿发育的不良影响,目前许多医院开展了 TORCH 感染的产前检查。这类检查最好作为孕前保健的内容于孕前进行,因妊娠期一旦检查出受到感染,多半需终止妊娠。而这类疾病常常是在孕前已经感染,由于是隐性感染而未被发现。如果将检查放在待孕期间进行,一旦发现患病,治愈后再怀孕,对保护母亲和胎儿的健康都有好处。

（三）孕期保健指导

1. **孕期尽量避免接触有毒有害物质**　如孕期应避免进行家庭装修;避免食用含铅量高的食物,如松花蛋(无铅的除外)及被农药污染过的食品;慎用含铅、汞、或激素类的化妆品;孕妇应限制饮酒;禁止吸烟及避免被动吸烟等。

2. **孕期患病用药问题**　由于有些药物能经过胎盘进入胎儿体内,因此,医师看病时,应仔细询问患者是否怀孕及孕周。对孕妇用药须慎重,首先要了解药物的药代动力学及药物对胎儿及新生儿的药理作用,选择安全有效的药物。目前,多参照美国食品及药品管理局(FDA),制定的药物对妊娠危害的等级标准选择药物。对一些中成药及新药,应仔细阅读说明书中有关孕妇用药的注意事项后,再决定是否可用。同时应劝导孕妇按医嘱进行服药,不要因用药有顾虑,甚至不肯接受药物治疗,以致延误病情、耽误治疗。

3. **关于电磁辐射**　如家用电器以及医疗照射等对孕妇及胎儿的影响是一个重要的环境保健问题。家用电器中,孕妇不宜使用电热毯;使用电脑应控制时间,操作过程中需要注意休息。应尽量避免对孕妇下腹部医疗照射。同时应尽量避免放射性核素检查等。

4. **孕期营养保健问题**　孕期膳食应随妊娠期的生理变化和胎儿生长发育的状况而合理进行调配。如妊娠最初三个月,胎儿尚小,营养素的需要基本同孕前,饮食以清淡为宜,多食新鲜蔬菜、水果等;孕中期以后,胎儿生长速度快,对膳食中蛋白质、钙、铁等多种营养素的需要量增加,此时,应注意合理的营养和平衡膳食。

5. 居室朝向不佳,日照不足时,建议孕妇注意多晒太阳;室内用煤炉采暖时,应注意预防一氧化碳中毒等;家中有人吸烟,建议不要在孕妇的居室内吸烟;居室内应经常通风换气,保持空气清新,使之符合卫生标准。

6. 孕期应避免去环境嘈杂并且有较强噪声污染的歌舞厅场所;同时也应尽量少去通风条件不够好的影剧院等场所。

(四)目前保健中的几个问题

1. **碘营养保健问题** 目前在实际生活中有补碘不合理的现象存在,如有些非缺碘地区,也对孕妇普遍进行碘油补碘。因此,如何合理的进行碘营养保健指导,十分必要。要宣传科学补碘,不是补碘越多越好。要求的是补碘适量。一般就是按推荐的碘摄入量标准补碘(育龄妇女为 $150\mu g/d$,孕妇及乳母为 $200\mu g/d$)。但在缺碘地区,尤其是碘缺乏病流行地区,对孕妇、乳母等特殊人群,她们的碘摄入量需要满足胎儿或婴幼儿以及自己本身的双重需要,且随着妊娠月份的增加,需要量还在不断加大。为了解她们的碘营养状况,以求得按适宜的碘需要量进行补碘,应进行以检测尿碘含量为主要指标的碘营养保健监测。孕妇、乳母的最适宜尿碘浓度范围请参阅本章第二节。

2. **铅负荷的监测问题** 铅污染是目前重大的环境卫生问题之一。铅污染有不同来源,经过不同途径进入人体,并于体内蓄积。通过人体生物监测(如血铅、脐血铅和尿铅等),可以了解机体铅负荷的状况,从而可以反映机体接触各种环境铅污染的总体水平,对采取措施控制污染及进行预防保健有重要意义。由于铅对胎儿脑发育及出生后的神经行为和智力发育有影响,儿童保健部门对环境铅污染对儿童健康的影响十分重视。通过大量的调查研究,发现学龄前儿童,血铅含量超限值($<0.483\mu mol/L$ 即 $<10\mu g/dl$)的情况很严重。而孕妇、乳母体内铅负荷量的大小,调查资料尚少,还没有孕妇血铅的限值。妇女保健部门,应积极开展此项工作。

3. **妇女生殖道感染的问题** 导致生殖道感染发生的原因很多,其中环境因素占相当比重。以滴虫性阴道炎为例,20 世纪 50 年代,我国许多城市的纺织厂女工中,发生了滴虫性阴道炎的流行。调查其原因,主要是由于使用公共浴池,通过浴池造成传染。发病率达到 20% ~30% 以上。通过积极治疗患者,消灭传染源;改造浴室,将公共浴池改为淋浴;同时进行个人卫生教育,使疾病得到了控制。但是到了 80 年代,各地农村大办乡镇企业时,南方有些乡镇企业,在厕所中习惯使用马桶坐便,结果在女工中又发生了滴虫性阴道炎的流行。经过改造厕所,有效地控制了流行。上述案例表明,加强环境保健是预防生殖道感染性疾病的重要措施之一,应受到重视。

四、妇女保健服务

(一)妇女保健咨询服务

随着生活水平的提高,人们的环境保健意识也逐渐提高。人们需要科学的安排怀孕前后的生活起居,调整营养和心理,计划受孕等,为生一个健康的孩子做准备工作;有的人在妊娠前后患过病,用过药物,或接触过有毒物质,受过 X 线照射等,担心对胚胎发育有不良影响;生过畸形儿的母亲,想了解下次生育应注意什么,怎样才能生个健康的孩子等,都需要医师给予指导。因此,开展有关环境因素对妇女生殖健康和胎婴儿健康的影响及其预防保健的咨询服务,是当前的社会需要,也是提高出生人口素质的需要。

我国目前已开展的遗传优生咨询门诊,主要进行遗传咨询。现代科学认为,影响人类生殖健康和优生优育,除遗传因素外,环境因素也是非常重要的因素。虽然环境因素复杂,但多数是可以预防的。由于开展这类方面的咨询,需要一定的专业知识和技能,因此可以在咨询门诊中,充实并加强这方面的专业知识和技能。在保健咨询过程中,应注意把环境保健咨询贯彻在婚前、孕前、孕期等每一个环节中去。例如,结婚年龄及婚配的选择;受孕年龄、受孕时机的选择;最佳孕前准备;孕期最佳环境的建立;孕期不利环境的预防等,都是环境保健咨询服务的重要内容。

(二)普及妇女保健知识服务

妇女在社会和家庭中占有特殊的地位,开展这一特殊人群普及环境保健知识服务,对于促进妇女自身以及全民族的健康水平,提高社会和家庭的生活质量有着十分重要的意义。由于妇女与男人有着不同的解剖、生理特点,妇女一生中要经历结婚、妊娠、分娩及哺乳等特殊生理过程。在生育过程中,使她们有可能发生死亡或疾病等。据报道,世界每年约有50万名妇女死于妊娠或分娩。其中99%发生在发展中国家。孕产妇死亡率、婴儿死亡率及5岁以下儿童死亡率是衡量一个国家经济发展和儿童健康水平的重要指标。母亲的健康与儿童的健康是密切相关的。例如,低出生体重儿是母亲妊娠前及妊娠期长期营养不良或疾病、感染或不良生活习惯等的生殖结局。它反映母亲、胎婴儿及环境之间存有内在联系。又如,从新生儿期到婴儿期和童年期,低体重儿要比足月正常体重儿的死亡和发生严重疾病的风险要大得多,导致婴儿及5岁以下儿童死亡率会大大增高。如进行孕前、孕期、产后妇女环境保健知识的普及教育,使妇女有更多的自我保健知识,将有助于促进出生人口素质的提高。

妇女保健教育是用健康教育的理论、策略和方法促使妇女树立环境保健概念,激发健康行为,提高以妇女群体的健康水平为目的的教育活动。通过普及环境保健知识,改变不利于妇女生育健康的各种行为习惯,建立科学的生活方式,提高自我保健能力,从而达到身体、精神等方面都能保持健康的目的。普及环境保健知识,不仅要对广大妇女开展健康教育提高她们的自我保健意识,还应对从事妇女保健的工作人员及妇产科医师,及社会各界尤其是对各行各业部门领导进行妇女保健教育。只有提高医务人员及全民的保健意识,才能动员全社会因地制宜地采取综合措施,保护妇女生殖健康,促进妇女保健工作的开展。具体环境与妇女保健知识,见本书有关章节。

(三)开展妇女保健科研服务

随着现代化生产的发展和科学技术的进步,环境因素日趋复杂。如何根据环境特点开展妇女保健工作,是一个新课题,需要积极开展科学研究。目前已肯定的具有生殖发育毒性的环境有害物质,仅有电离辐射、宫内感染、甲基汞及铅等少数物质。对众多环境因素,尚处在未知阶段。因此,唯有开展科学研究识别和发现它们,才能设法加以控制。这对控制环境因素对妇女生殖健康和胎婴儿发育不良影响,是不容忽视的一个重要方面。目前已知的人类生殖发育毒性物质,多数是由临床学家首先发现的。因此,将临床医学与预防医学的专业知识结合起来,积极开展环境因素与妇女保健的研究是非常必要的。常用的研究方法如下:

1. **生殖危害的监测** 如目前一些国家开展了出生缺陷监测,以及开展了自然流产率、早产率,低体重发生率,围产死亡率,妊娠高血压疾病发生率等统计分析,以了解不同环境因素影响生殖健康的情况、特点及条件,为病因探讨及防治策略和措施提供依据。

2. **病历调查** 在积累病历的基础上,进行分析研究,提出病因假说,再经流行病学研究和实验研究加以确定。

3. **专题研究** 对可疑具有生殖毒性的环境有害物质,通过分析流行病学研究,阐明因果关系。近年来在流行病学研究的同时还进行了人群生物监测与生化遗传指标和生殖发育损伤的相关研究。

4. **动物实验**　对于一些新合成的化合物和药品,由于缺乏其对人类生殖危害的资料,应用流行病学方法受到限制,可以通过动物实验研究获得有关资料。例如建立动物模型,控制实验条件,观测剂量效应,易于得到明确的因果关系等。通过动物实验及人群流行病学研究,最终确定其对胎婴儿发育影响的病因学意义,为采取有效的预防措施提供科学依据。

近年来,应用环境因素预防出生缺陷的发生进行了研究,如叶酸预防神经管缺陷的研究;碘盐预防碘缺乏病的研究;疫苗预防微生物感染的研究等。这些科研成果已应用到妇女保健服务中。环境保健科学研究尚处在起步阶段,急需大力开展这方面的科研,并不断扩大科研成果及其服务范围。

（符绍莲）

第十章

职业与妇女保健

随着社会发展,我国女性就业率得到了快速的提高。2013 年我国有 60% 的女性为职业女性,在所有专业和技术性职位中,女性占 52%。女性在工作环境和劳动过程中可能接触到职业有害因素,并对其生殖健康产生不良影响。合理的防护措施可以减少或避免职业有害因素对女性健康,特别是生殖健康的影响。

新事物、新规则、新技术以及互联网,快速推动了世界经济的发展,也给劳动者的健康和安全带来了严峻的考验。职业健康的可及性和公平性是实现职业人群健康的前提。保护就业者在工作期间避免职业危险因素的损害,在与其心理和生理相适应的作业条件和职业环境中工作,才能提高工作的效率和安全性。儿童是未来就业人群的后备军,对职业生命质量的关注应从生命的孕育阶段开始,女性作为下一代的孕育者,在其工作当中,不仅要关注对女性本身保护,更要关注对女性生育健康的影响,保护下一代的健康。

科技的快速发展,推动了越来越多的新技术、新仪器设备在工作场所的应用,需要不断地开展科学研究,来认识和评估这些技术和设备对女性和人类生殖健康的影响。

第一节　职业有害因素概述

职业性有害因素(occupational hazards or occupational harmful factors)是指与职业生命有关的、并对职业人群健康产生直接或潜在不良影响的环境危害因素。传统的职业性有害因素主要包括生产工艺过程中产生的有害因素、劳动过程中的有害因素、生产环境中的有害因素。随着社会发展,也出现了一些新的有害因素,主要包括脑力劳动型职业危害、高新科技行业的面临着新型职业有害物质和高度机械化和流水线生产的职业卫生与安全问题。

一、职业有害因素

按照职业性有害因素来源,可以分为三大类。

(一)生产工艺过程中产生的有害因素

1. **化学因素**　是引起职业病的最常见的职业性有害因素。它主要包括生产性毒物和生产性粉尘。

(1)生产性毒物:指生产过程中形成或应用的各种对人体有害的物质。

1)金属与类金属:如铅、汞、砷及四乙基铅等。

2)有机溶剂:是应用广泛的有机化合物,主要存在于涂料、黏合剂、漆和清洁剂中。按其化学结构可分为 10 大类:①芳香烃类:苯、甲苯、二甲苯等;②脂肪烃类:戊烷、己烷、辛烷等;③脂环烃类:环己烷、环己酮等;④卤化烃类:氯苯、二氯苯、二氯甲烷等;⑤醇类:甲醇、乙醇、异丙醇等;⑥醚类:乙醚、环氧丙烷等;⑦酯类:醋酸甲酯、醋酸乙酯等;⑧酮类:丙酮、甲基异丁酮等;⑨二醇衍生物:如乙二醇单甲醚等;⑩其他:吡啶、苯酚等。

3）刺激性气体:指对眼、呼吸道黏膜和皮肤具有刺激作用的一类有害气体,常见的有氯、氨、光气、氮氧化物、氟化氢、二氧化硫、三氧化硫等。

4）苯的氨基和硝基化合物:主要用于制造染料、药物、橡胶、涂料、鞋油、油墨、香料、农药及塑料等化学工业。常见的有对苯二胺、联苯胺、二硝基苯、三硝基甲苯和硝基氯苯等。

5）高分子化合物:指由众多原子或原子团主要以共价键结合而成的相对分子量在一万以上的化合物,包括天然有机高分子化合物,如淀粉、纤维素、蛋白质、天然橡胶等;合成有机高分子化合物,如聚乙烯、聚氯乙烯、酚醛树脂等。

6）农药:指用于预防、消灭或者控制危害农业、林业的病、虫、草和其他有害生物以及有目的地调节植物、昆虫生长的化学合成或者来源于生物、其他天然物质的一种物质或者几种物质的混合物及其制剂。常见的为有机磷类,氨基甲酸酯类,有机氮类,拟除虫菊酯类,有机氯类等。

(2) 生产性粉尘:指能够较长时间悬浮于空气中的固体微粒。它包括三类:

1）无机性粉尘:常见的有矿物性粉尘,如煤、石棉等;金属性粉尘,如铅、锰、锡等金属及其化合物粉尘等;人工无机性粉尘,如玻璃纤维、水泥等。

2）有机性粉尘:包括植物性粉尘,如烟草、棉等;动物性粉尘,如毛发、骨质尘等;人工有机粉尘,如人造纤维素、塑料等。

3）混合性粉尘:是指无机性粉尘与有机性粉尘两种或两种以上混合存在的粉尘,如合金加工尘、煤矿开采时的粉尘等。

2. 物理因素　与劳动者健康密切相关的物理性因素,包括:

(1) 气象条件,如气温、气湿、气流和气压。

(2) 噪声和振动。

(3) 电磁辐射,如 X 射线、γ 射线、紫外线、激光、微波和射频辐射。

3. 生物因素　可能在作业场所接触到生物性危害。

(1) 致病微生物(细菌、病毒及其他致病微生物)。

(2) 传染病媒介物。

(3) 致害动植物。

（二）劳动过程中的有害因素

1. 劳动组织和制度不合理　如劳动时间过长、劳动休息制度不健全或不合理等。

2. 劳动中的精神心理过度紧张。

3. 劳动强度过大或劳动安排不当　如安排的作业与劳动者的生理状况不相适应,或生产定额过高,或超负荷的加班加点等。

4. 个别器官或系统过度紧张　如视力紧张等。

5. 长时间处于不良体位或使用不合理的工具等。

（三）生产环境中的有害因素

1. 自然环境中的因素　如炎热季节的太阳辐射。

2. 厂房建筑或布局不合理　如有毒工段与无毒工段安排在一个车间。

3. 由不合理生产过程或管理不当所致环境污染。

（四）职业危害因素范围的拓展

当前我国职业有害因素的特点是种类多、范围广,不仅有发展中国家落后生产方式普遍存在的职业病危害因素,还有发达国家存在的高科技、高技术生产带来的新的职业病危害因素。因此,我们面临着传统职业危害因素和不断出现的职业卫生新问题同时并存的挑战。

1. 脑力劳动型职业面临的危害　随着信息技术的发展,越来越多的人从事"办公室"型脑力劳动;工作效率提高,增加了工作者的心理负荷、脑力疲劳和工效学等问题。城市的建筑越来越高,且空间密闭,电脑、复印机等电子办公设备及装修材料产生严重的室内空气污染,增加"病态建筑物综合征"(sick building syndrome, SBS)等新型疾病的发生。据世界卫生组织报道,新建和整修的大楼内至少有 30% 会出现病态建筑物综合征;在美国,有 1/2 以上的办公大楼、医院等大型高层建筑会导致这种综合征。

2. 高新科技行业面临着新型职业有害物质的威胁　微电子工业、纳米材料和生物基因工程技术在高新技术产业中占重要地位,也带来了新的材料、工艺污染,辐射和潜在的生物致病源。例如,微电子工业接触大量的有机溶液或金属化合物,同时面临极低频磁场和射频辐射。基因工程有重组或突变而产生的新的未知生物致病源的潜在危害。

3. 高度机械化和流水线生产也带来了新的职业卫生与安全问题　机械化快速提高了工作节奏,但工作单调、强度大,造成了从业者的精神紧张、由于不遵守操作规程导致的职业伤害增加;防护措施发展落后于机械化的发展,作业场所有毒有害物质浓度大幅度上升,如切割煤层的速度加快,作业面粉尘浓度大幅度上升等,对煤矿工人的健康造成了严重危害。

二、职业有害因素的致病模式

暴露于有害因素对健康影响程度存在很大的差异。作业者接触职业有害因素,由于机体的修复和代偿作用,不一定会发生与职业相关的疾病、伤残、甚至死亡。有害因素对人体产生职业性损害,需要三个基本要素,即有害因素本身、作用条件和接触者个体特征。

（一）职业性损害三要素

1. 职业有害因素的性质　其理化性质和作用部位决定了其毒性作用的大小。在不影响质量的前提下,应尽量选择低毒性物质替代高毒性的物质,尽可能降低暴露的风险和强度。

2. 作用条件　包括接触机会、接触方式、接触时间和接触强度。我国规定了"工作场所有害因素接触限制",以控制劳动者职业暴露的水平。

3. 个体因素　机体能通过自我修复、生物转化、降解排出、恢复等方式来降低有害物质对人体的损伤。个体发生职业性损害的机会和程度主要取决于个体易感性,包括遗传因素、年龄和性别差异、营养状况、患病情况以及个人的生活方式等。

（二）遗传因素与职业环境因素的交互作用

1. 遗传因素　即个体遗传背景,指个体的基因组序列的多态性。人类基因组计划测序工作揭示了人类基因组结构的详细信息,不同个体的基因组序列或遗传背景完全不同,构成了人与人之间在体形、肤色、疾病易感性等的差异。

2. **环境因素**　指机体在生活、工作环境中直接或间接接触的一切构成要素,包括自然环境和社会环境因素。在职业卫生领域,环境因素通常定义为劳动者所处的生产环境因素、社会经济因素和职业有关的生活方式等。劳动者在工作场所接触生产性有害物质的量,常称为外暴露剂量(external exposure dose),即生产环境中有害因素的浓度(强度),这可以通过职业环境监测加以评估;通过吸收、分布、代谢、排泄后留在人体内的量,可视为内剂量(internal dose),在体内到达靶器官的量称为生物有效剂量(biological effect dose);最终抵达靶器官的毒物可以对劳动者造成各种损伤、疾病,甚至死亡。

3. **环境与遗传的交互作用**　多数复杂疾病(如肿瘤、心血管疾病、糖尿病及呼吸系统疾病等)的发生不仅与个体遗传因素有关,还包括各种环境致病因素的参与。个体 DNA 损伤的程度不仅与环境污染物浓度直接相关,还与个体修复 DNA 损伤的能力密切相关。单纯由于环境因素或者遗传因素导致的疾病较少,当前人类社会的绝大多数疾病,其发生与否、早晚、治疗效果和预后都受到个体所处环境与遗传背景交互作用的影响。

当职业人群暴露于各种有害因素时,不同个体即使在相同或相似程度的暴露下,也会产生不同的健康损害效应,研究表明个体易感性的差异是由各自的遗传背景所决定。DNA 序列上发生的单核苷酸碱基之间的变异,为单核苷酸多态性(SNPs),在人群中这种变异的发生频率至少>1%,它是基因组中存在的一种数量非常丰富的变异形式,占人类基因组中遗传多态性的 90% 以上。SNPs 对于研究多基因复杂疾病的遗传易感性有重要作用,不同个体在任何一个环节有害物质在人体内暴露的环节中具有遗传多态性,均可能导致该毒物的易感性产生明显差异。目前,对于职业人群遗传易感性的研究主要集中在针对化学毒物的代谢酶基因多态性研究。代谢酶基因的表达,直接影响了毒物在人体内的动力学特征和相应的内剂量及生物效应剂量的浓度。

职业有害因素的代谢和生物转化通常是其发生危害作用的前期环节,即使机体的组织细胞产生了损伤,如 DNA 氧化损伤、DNA 甲基化以及 DNA 单、双链断裂等,由于不同个体修复损伤基因的能力存在差异,从而最终影响了不同机体在相同暴露中损伤程度和疾病严重程度的差异。

职业有害因素导致的疾病发生是多环节、多步骤的,往往涉及多个基因的参与,因此可能某个工人携带某个基因的易感基因型的频率很低,但他携带了其他易感基因,而多个基因的联合作用,也可导致健康的损害。大多数 SNPs 在毒物代谢、活化及对机体产生损伤的过程,只起到低到中度的调节作用。携带"易感基因"并不一定构成与某种相关职业病的因果关系,因为作业环境条件、个体防护措施、营养状况、生活习惯等都可能改变基因的多态性。

三、职业对生理与心理的影响

人在生产劳动过程中,会受到职业种类、劳动方式、劳动强度、作业姿势、轮班工作、自身个体差异等条件或因素的影响,机体通过神经-体液调节和适应,可以完成作业,并且促进健康。但如果劳动负荷过大、劳动时间过长及环境条件太差,甚至人体不能适应或耐受时,可造成生理和心理过度紧张,使作业能力下降甚至损害健康。

(一)体力劳动过程的生理变化

任何劳动都需要肌肉参与,肌肉活动时需消耗能量和氧。劳动时的能消耗量是指全身所有器官系统能量消耗的总和。脑力劳动的能消耗量通常不超过基础代谢的 10%，而肌肉活动的能消耗量可达基础代谢的 10 ~ 25 倍。劳动中所需要的氧能否得到满足，取决于呼吸器官及循环系统的功能状态。劳动时心血管系统和呼吸系统的活动加强，心率加快，可由安静状态下的每分钟 65 ~ 70 次增加到 150 ~ 200 次；心脏每分钟射血输出量也可由安静状态下的 3 ~ 5L 增加到 15 ~ 25L；呼吸次数由每分钟 14 ~ 18 次增至 30 ~ 40 次甚至 60 次；肺通气量也可由安静时的每分钟 6 ~ 8L 增至 40 ~ 120L。

劳动时需要神经系统的控制和调节，包括大脑形成的意志活动，也对功能起主导作用。大脑皮质将感觉器官接受的外界信息进行综合分析，形成一时性共济联系，对各器官和系统的活动状态进行适当的控制和调整，维持机体与环境的平衡，达到作业适应的要求。长期在同一劳动环境中从事某一作业活动，通过反复条件反射逐渐形成这项作业的动力定型，可以使机体各器官系统配合更协调。

（二）脑力劳动过程的生理变化

一般认为凡以脑力活动为主的作业即为脑力劳动，也叫信息性劳动，是与以体力劳动为主的作业相对而言的。脑力劳动的特点在于通过感觉器官感受信息，经中枢神经系统加工处理信息，然后经多种形式转化和输出信息。

大脑耗氧量全身最高，安静时约为肌肉需氧量的 15 ~ 20 倍，占成年人总耗氧量的 10%。脑能量供应主要来源于葡萄糖，但脑细胞中贮存的糖原仅够几分钟活动，主要依靠血糖，因此脑组织对缺氧缺血特别敏感。

脑力劳动的工作场所应保持安静，噪声不超过 45dB（A），室内光线明亮，工作空间、桌椅应符合作业者的身体尺寸和工效学要求。脑力劳动要求工作者不断改进记忆和思考的方式方法，如理解、联想等技巧的应用与改善，同时要注意合理营养、体育锻炼、工间休息，以维护脑力，防止过劳。

（三）职业心理

职业心理是人们在职业活动中表现出的认识、情感、意志等相对稳定的心理倾向或个性特征。生产过程和生产环境等职业活动中存在多种因素，既会对职业人群的生理功能产生影响，也会对心理健康造成不良影响。

职业环境可以影响作业者的心理，如单调重复作业、脑力劳动、视屏终端作业、流水线作业、夜班作业及噪声作业等。社会心理因素也会影响作业者的心理，如家庭关系失衡、生活困难、人际关系、个人兴趣与职业的一致性等。这些刺激因素的量的大小、持续时间、作用方式对于不同的个体会产生不同的效应。个体的人格特点、认知水平、生活经验及价值观等，也会影响心理承受能力，改变心理反应。

职业紧张是指在某种职业条件下，客观需求与个人适应能力之间的失衡所带来的生理和心理压力；是个体对内外因素（或需求）刺激的一种反应，当需求和反应失衡时，就会产生重要的（能感觉到的）后果（如功能变化）。劳动过程中引起的职业紧张常见的因素有：任务模糊、任务超重或不足、任务冲突、个体价值、人际关系、组织关系、工作进度、工作重复及夜班工作等。

机体应对生存环境中多种不良因素刺激时所产生的身心紧张状态及其反应称为应激，包括躯体应激（如疼痛、剧烈运动等）和心理应激（如自卑、压抑及忧郁等）。应激具有 3 个基本特征:非特异性,即可由各种因素引起;防御性,即努力维持和恢复内环境的稳定;具有一定的反应模式,即机体产生应激激素以增强机体抵抗力。这些应激激素会通过改变血压、心率、影响免疫功能或直接引起脏器损伤等影响机体的调节功能。

夜班作业由于工作与睡眠在时间上发生矛盾,使从业者长期形成的正常生物节律受到干扰,再加上白天睡眠的环境条件差,睡眠的时间短、深度浅、质量差。时间一长,会使人感到每天劳动后体力和脑力耗损得不到完全补偿与恢复,造成疲劳的积累或过度,因而在连续夜班期间劳动者的疲倦感会逐渐加重,食欲下降,消化道疾病增多。

适度的紧张是有益和必须的,但长期过度紧张对个体不利,甚至有害。预防职业紧张首先要确定紧张源,加强个人的主动应对,情感支持,社会支持;改善劳动组织结构和管理,改善流程,加强技能培训,增加工余体育锻炼等。

(四)劳动负荷与工作能力

工作能力是劳动者在工作过程中解决和应付劳动任务的一种总体表现,它与劳动者的职业经验、心理状态、工作动机等因素有密切的关系。1980年代芬兰职业研究所提出了一个综合评价劳动能力的方法,即工作能力指数法(work ability index,WAI),包括7个纬度的内容:①与一生中最佳时期比较当前的工作能力;②与工作对体力和脑力需求有关的现职工作能力;③已确诊现患疾病数;④由于疾病对工作的影响;⑤过去一年因疾病缺勤天数;⑥对今后两年内工作能力的预测;⑦目前的心理状态。

工作负荷与工作能力有着明显的相关关系,即随着工作中脑力、体力负荷的增多,强迫体位和决策压力的增加,从业者工作能力呈现下降趋势。工作环境中的各种生产性有害因素与工作能力呈负相关,提示不良劳动工作环境可降低工人的工作能力。

第二节 职业有害因素对女性健康的影响

我国妇女劳动卫生萌芽于20世纪50年代初,开展对纺织女工的阴道滴虫病、贫血等流行病学调查,寻找病因,采取防治措施,取得较好效果。此后还开展了母源型小儿铅中毒、二硫化碳(CS_2)对女性生殖功能及子代发育的影响、农业妇女劳动负荷量问题等的调查研究,初步积累了一些职业有害因素对女性健康影响的数据和经验。十一届三中全会之后,妇女就业和参与农业生产的人数日益增多,涉及的行业也越来越广泛,接触有害物质的类型也逐渐增多,对职业妇女提供特殊劳动保护的需求更加迫切。

保护职业女性在劳动和工作中的安全与健康,是保障出生人口素质的前提。职业女性的生殖健康与其子代的健康发育,成为职业卫生的重要研究领域。研究发现铅、汞、镉、砷、苯、CS_2、一氧化碳、氯气、氯乙烯、氯丁二烯、己内酰胺、丙烯腈、甲醛、农药敌枯双、抗癌药等化学物质,噪声、全身震动电离辐射等物理因素,以及负重、低温等30余种职业有害因素对月经周期、妊娠过程、妊娠结局及胎儿发育程度不等的不良影响。这些研究为我国制定女工劳动保护法规和采取劳动保护措施提供了科学依据,提出制定生物接触限值时予以性别差异考虑。

一、职业有害因素对女性健康的特殊影响

在相同的职业有害因素暴露下,女性与男性一样会发生职业病或出现职业性多发病,但

由于女性特殊的生理特点,对某些有害因素的敏感性高于男性。

（一）生理功能

1. **身体结构** 女性的身高、体重、胸围等均值均小于男性,上、下肢、足长、足宽亦小于男性;女性的骨盆壁薄,髂骨平坦而低,骨盆敞而浅,耻骨弓角度大,盆腔大近似圆桶型,利于分娩;而男性的盆腔宽度小,骨盆壁厚而深,骶骨岬突出,适于承重。女性在跳跃、疾走以及踏蹴等动作不如男性灵活。由于骨骼系统上的差别,男性较女性更容易胜任强度较大及活动度较大的劳动。

2. **生理功能** 女性的血容量、红细胞数目及血红蛋白含量均低于男性,血液输氧能力不及男性,动脉血中氧含量低于男性。心脏每搏输出量女性亦小于男性,心率较男性稍快。因此,在进行同等强度的体力劳动时,女性心率比男性快。

女性肺活量和最大耗氧量也小于男性,因此,在同等强度的体力劳动时,女性的呼吸次数往往多于男性,以满足机体对氧气的需要。当女性从事重体力劳动时,由于呼吸量加大,必须进行腹式呼吸,此时腹压增高,可影响骨盆内脏器的血液循环和正常位置。

由于血液、循环及呼吸系统功能的性别差异,女性对重体力劳动的适应能力不如男性,当进行同等强度的体力劳动时,机体的负担较男性大。

3. **温热反应** 女性基础代谢低,单位体表面积的产热量低于男性,平均皮肤温度较男性略低。女性的发汗功能也较男性低,说明女性物理的体温调节功能较男性差。因此,女性适于在温度适宜的环境中工作,对高温作业及寒冷作业均不适宜。

4. **皮肤刺激** 女性皮肤柔嫩,刺激性物质易通过皮肤吸收,引发皮肤病和其他中毒,常见的有铬酸盐、碱性盐类等。

（二）特殊生理期

女性有别于男性的特殊生理期包括月经期、妊娠期和更年期。在这些特殊生理期,女性机体功能发生改变,增加了对某些职业性有害因素的敏感性。月经期和更年期,自主神经系统兴奋性增加,对可影响自主神经系统功能活动有害因素比其他时期更为敏感,如工作压力、强体力劳动及低温作业等。妊娠期循环血量增加,但肝脏的解毒能力下降,机体对可以通过呼吸、皮肤吸收的有毒物质的敏感性增加。

1. **月经期** 月经受内分泌影响,大脑皮层兴奋性降低,免疫力下降,容易感染和诱发疾病,而且月经期盆腔充血,子宫内膜脱落时会使宫腔形成一些创口,宫口稍张开,易被病菌侵入,阴道的酸度又受经血影响升高,破坏了天然的屏障作用,因此易患急、慢性疾病,甚至影响生育能力。女性在月经期自主神经的兴奋性增高,毛细血管通透性增加,使妇女对于一些有毒化学物质,如苯及其化合物的敏感性增加。有些化学物质可以直接作用于卵巢,或影响子宫的血液循环,或干扰机体正常的内分泌功能而导致月经失调。

此外,月经前激素水平变化明显,研究发现,雌激素与情绪调节关系密切,女性情绪的周期变化与体内激素水平的浓度变化有关。雌激素及其受体通过参与调节不同单胺类神经递质,作用于神经突触及 HPA 轴等,对于经前的抑郁情绪产生影响。经前期综合征（premenstrual syndrome,PMS）是影响女性健康的常见疾病,主要涉及女性的躯体、精神、行为3 个方面,其临床表现主要有经期情绪低落、兴趣降低、烦躁不安、头痛、乳房胀痛及易疲劳等,会严重影响妇女的正常工作。

女职工在月经期间,不宜过于劳累,劳动强度、工作姿势、工作环境和职业紧张也可引起月经失调。月经期若受冷水的刺激,可引起经血减少、痛经、闭经或月经淋漓不净。月经异常可能是受孕率低或不孕症的先兆。月经期不应从事的工作包括:低温与冷水作业,如食品冷冻库内作业;体力劳动强度过大的作业,如负重搬运等;高处作业,如离地超过 5 米的建筑作业等。

2. **妊娠期的特殊生理变化与职业关系**　妊娠期,随着胎儿发育、胎盘及羊水的形成,子宫体逐渐增大,至足月时容量约5000ml,重量约1100g;母体血容量增加,至妊娠32～34 周达高峰,增加约1450ml;心脏血流量增加及血流速度加快,心脏容量至妊娠末期约增加10%,心律于妊娠晚期休息时每分钟增加 10～15 次;肾脏略增大,肾小球滤过率约增加50%;妊娠中期耗氧量增加10%～20%,肺通气量约增加40%。生理负荷明显增加。

妊娠时由于子宫压迫,盆腔及下肢静脉血回流障碍,部分孕妇会出现外阴或下肢静脉曲张;受孕激素影响,泌尿系统平滑肌张力降低,输尿管蠕动减弱,肾盂轻度扩张,易发生肾盂积水、急性肾盂肾炎、尿频和尿失禁。受雌激素影响,上呼吸道(鼻、咽、气管)黏膜增厚,轻度充血、水肿,易发生上呼吸道感染。

研究显示,妊娠时的生理适应能力可以使妇女维持其于妊娠前的作业能力。劳动条件对妊娠经过和妊娠结局有一定影响。妊娠期间接触有毒化学物质会造成肝脏和肾脏损害,同时增加妊娠并发症的发生率,研究显示,职业女性的妊娠高血压疾病发病风险高于非职业妇女。芬兰的研究显示,从事工业和建筑业的女工,自然流产率显著高于一般人群水平。

妊娠期间接触职业性有害因素,不仅危害孕妇自身的健康,还能危害胎儿的安全。首先孕妇的健康状况直接影响体内胎儿的生长发育。职业有害因素可以直接通过胎盘作用于胎儿,导致胚胎死亡,或影响胎儿的正常生长发育,导致出生缺陷及儿童期生长发育迟缓、肿瘤等远期影响。

3. **哺乳期与职业关系**　哺乳期的妇女从事繁重体力劳动、接触有毒化学物质或精神过于紧张,会影响乳汁分泌的质和量。哺乳期女职工接触一些有害化学物质,如铅、汞、砷、苯及三硝基甲苯等,可以经母体乳汁排出,而被婴儿吮吸入体内,从而影响婴儿的神经发育。此外,职业性粉尘,可通过父母的工作服、鞋或体表污染,通过密切生活接触影响婴儿的健康。

4. **更年期与职业关系**　更年期是女性卵巢功能由逐渐衰退至完全消失的过渡时期,世界卫生组织将其划分为绝经前期,绝经期和绝经后期。女性在自然绝经前后,卵巢功能逐渐衰退,卵泡发育不全,性激素合成减少,血中雌激素含量下降,对下丘脑-垂体失去反馈作用,故出现垂体功能一时性亢进,促性腺激素的释放增加,从而出现潮热、出汗、心悸及血压增高等症状,严重者会出现性格改变、烦躁、乏力、头痛头晕及易激动等,可在一定程度上影响工作能力。研究显示,绝经前期和绝经期女性,作业能力有所下降,对紧张的工作不适应,容易发生疲劳。从体力劳动的作业能力看,女性的肌力下降明显快于男性,因此需要在工作安排上予以调整。

二、职业有害因素对女性生殖功能的影响

女性肩负着物质生产和人类生产的双重任务,负有孕育下一代的职能。母体健康对子

代健康关系重大。职业有害因素除可对劳动女性自身的健康带来不良影响,还可通过妊娠、哺乳而影响胎婴儿的生长发育和健康水平。女性的生殖功能受到职业有害因素的持续不良影响,直接影响子代的健康,进而影响未来人口素质。如多溴联苯醚(PBDEs)、六溴环十二烷(hexabromocyclododecane,HBCD)、二噁英(dioxin)、双酚 A(Bisphenol A)与其衍生物、多氯联苯(polychlorinated biphenyls,PCB)等环境激素,都具有弱雌激素活性,研究显示,育龄妇女长期受环境激素的污染,会显著增加胎儿畸形的风险,特别是胎儿的五官、肢体或性器官的局部发育异常。

（一）生殖损伤

生殖损伤是指生殖功能的全部过程的任何一个环节受到影响而造成的生殖功能障碍或不良生殖结局。职业有害因素对女性生殖功能的不良影响可以导致以下生殖损伤:

1. **性功能障碍** 如性欲减退,性交困难等。

2. **月经周期异常** 常见的有闭经、无排卵、月经过多等。

3. **不孕或生育力下降** 如受孕时间延长等。

4. **妊娠并发症风险增加** 如妊娠高血压疾病、宫缩乏力等风险增加。

5. **不良生殖结局发生水平增加** 标志生殖损伤的不良生殖结局包括:性欲改变、不孕不育、自然流产、死胎、先天缺陷、性别比改变、低出生体重、新生儿死亡、出生后发育异常、儿童期恶性肿瘤、婴儿期与儿童期死亡风险增加等。自然流产、死胎及先天缺陷在生殖损伤的观察与测量上具有重要意义。

自然流产分为临床可识别的及临床未能识别的自然流产,是指妊娠不足 28 周、胎儿体重不足 1000g 而终止者。发生在妊娠 12 周前的,为早期流产,而发生在妊娠 12 周或之后的,为晚期流产。各国的报道发生率不一致,胚胎着床后约 30% 发生自然流产,其中 80% 为早期流产。在早期流产中,约 2/3 发生在月经期前,即隐性流产。

先天缺陷是指胎儿在宫内已经存在的缺陷,包括形态上的结构异常,如无脑儿、脊柱裂、腹裂和肢体短缺等;也包括细胞的异常,如先天性白血病;还包括染色体异常和基因突变,如21-三体综合征、苯丙酮尿症等。

（二）生殖毒性

生殖毒性(reproductive toxicity)是指环境因素对男性及女性生殖系统的影响及损害,包括对成人性功能或生育能力的有害效应,可表现为生殖器官、性腺及内分泌系统的变化;在女性表现为干扰配子(即卵子)的形成和排卵,性周期和性行为的改变,生殖内分泌以及妊娠结局的改变及生殖早衰。

由于完整的生殖过程需要健康的精子和卵子,需要健康的生殖和内分泌系统,化学物对配子形成的各个环节或对生殖内分泌系统的任何器官组织产生影响,均可能形成生殖毒性。目前已知有近 6000 种化学物质具有生殖毒性。生殖毒性的机制复杂,职业有害物质有些影响雄性生殖系统,有些影响雌性生殖分系统,而生殖过程涉及父、母两个独立个体的相互作用,因此职业有害物质的毒性效应可能作用在父亲个体身上,但毒性效应却反映在母亲的流产或子代的发育不良。由于生殖毒性可影响内分泌系统,进而干扰生殖系统的功能,可直接影响生殖解决;而有些生殖毒性需要在妊娠过程和子代才能显示其毒性效应,亦即发育毒性。这使得人们对有害物质的生殖毒性的识别难度增加。

（三）发育毒性

发育毒性(developmental toxicity)是指发育中的机体自受精卵、胚胎期、胎儿期乃至出生后直至性成熟的各个阶段,由于环境中的化学物质暴露所致的发育机体死亡、结构异常、生长改变和功能不全四个方面的表现。

发育毒性主要表现为:

1. 发育的机体死亡　发育的机体死亡(death of developing organism)指在有害因素的影响下,受精卵未发育或胚泡未着床即死亡,或孕卵着床后生长发育到一定阶段死亡,出现自然流产。

2. 结构异常　结构异常(structural abnormality)指受化学物质干扰,出现的胚胎或胎儿形态机构上的异常,表现为胎儿畸形。

3. 生长改变　生长改变(altered growth)即生长发育迟缓,胎儿或子代生长发育指标比正常对照低2个标准差。小于孕龄儿,即出生体重低于同胎龄应有体重第10百分位数以下或低于其平均体重2个标准差的新生儿,死亡风险增高。

4. 功能不全（functional deficiency）　出生后功能发育障碍,包括器官系统、生化、免疫等功能的变化。功能发育障碍需要在出生后经过必要的阶段才能被识别,如听力或视力异常以及精神发育迟缓等均需要在出生后经过相当一段时间才能诊断。

（四）毒性作用机制

1. 生殖毒性机制　外源性化学物由于其结构与内源性物质的分子相似,通过化学反应或通过代谢激活成为直接作用的毒物,还可通过内分泌改变而产生生殖毒性。毒物进入机体后分布到靶器官,如性腺、垂体及子宫等,在靶器官产生有害效应。毒物在靶器官内可与细胞或细胞成分相互作用,干扰正常的生殖功能,如果这种相互作用造成的影响不能被修复,则可造成生殖功能损伤。

（1）直接作用:外源性毒物的机构与生物学重要的分子(如激素)相似,成为内源性激素的拮抗剂。在制药业中,女工暴露在人工合成的雌激素和孕激素制药原料和粉尘中,会影响其生殖内分泌轴的稳定性。具有化学活性的毒物,其作用部位常是非特异性的,由于其化学活性强,具有细胞毒性、致癌和致突变性。由于生殖系统对于这类化合物的敏感性比其他器官和系统更高,因此,即使在比致癌剂量低很多的情况下,这类毒物即可引起生殖功能影响。常见的有各种烷化剂、铅、汞和镉等。

（2）间接作用:某些外源性化学物通过间接作用产生生殖毒性。这类化学物在体内代谢称为化学活性产物或者成为内源性分子相似的产物,而后对生殖系统产生毒性效应。常见的作用机制是通过微粒体单氧化酶的氧化作用,增加分子的极性,而后极性代谢产物通过结合排出或直接排出体外。以此方式形成的活性代谢物可以与细胞分子发生反映,而引起生殖毒性。乙醇、己烯雌酚、环磷酰胺、多环芳烃等就是通过这种代谢成为活性产物的作用结果。还有一种间接作用是诱导或抑制肝脏或性腺的酶系,增强或抑制生殖功能所必需的类固醇的分泌或清除,由于生殖过程需要激素的反馈圈,这类外源性化学物能改变类固醇的合成或清除速率,影响生殖过程,从而产生生殖毒性。卤代烃农药、多氯联苯及多溴联苯等的生殖毒性作用机制即为此类。

2. 发育毒性机制　外源性化合物能改变DNA复制、转录、翻译或细胞分裂而产生细胞毒性;或影响分化过程的特殊环节;表现为剂量反应关系的非特异性损害;诱导或抑制程序细胞死亡;干扰母体或胎盘内稳定等,从而产生致畸、生长发育迟缓和胚胎致死作用。

（1）细胞毒性:烷化剂、抗肿瘤药物等能改变 DNA 复制、转录、翻译或细胞分裂而产生细胞毒性。胚胎对这些化学物敏感的根本原因是在器官发生期细胞分裂率极高。在器官发生期的早期,低剂量的细胞毒性物质暴露即可引起细胞死亡,但能通过存活细胞的增殖代偿而不发生畸形,仅有生长发育迟缓;在器官发生期的后期,高剂量的细胞毒性物质暴露,可造成多数细胞的缺失,由于没有足够的时间进行补偿,导致器官原基发育不全及存活的细胞增殖速度下降,诱发畸形。非常高剂量的细胞毒物可引起大量细胞和器官系统死亡,最终导致胚胎死亡。

（2）影响分化过程的特殊环节而致畸:某些药物或毒物选择性的作用于胚胎的某个器官或部位的受体,抑制特殊细胞的生长,导致畸形,例如治疗剂量的糖皮质激素暴露可以引起小鼠腭裂,但不伴有肢体畸形、胚胎死亡或整体发育迟缓。这是因为胚胎上颌间叶细胞胞浆中糖皮质激素受体水平高,高剂量的糖皮质激素引起上颌间叶细胞明显的生长抑制,导致细胞外基质发生改变。

（3）非特异发育毒性作用:对胚胎和胎儿的各个细胞均有损害作用,可致生长发育迟缓和胚胎死亡,但无畸形发生。如研究发现大鼠胚胎组织中线粒体呼吸抑制程度、ATP 含量和细胞色素氧化酶活性均与氯霉素的暴露剂量有关,又与胚胎生长发育迟缓和死亡有关。因此,对于维持细胞生命的基本功能一旦受限,就会造成非特异效应,即对任何组织均产生损害;超过一定阈值,会发展为胚胎死亡。

（4）干扰母体或胎盘内稳定:有害物质可以通过干扰胎盘功能而使营养从母体向胚胎转运减少,从而间接影响胚胎的发育。

（五）职业有害因素对女性生殖功能的影响

职业有害因素对女性健康的影响常见的有意外伤害、中毒、失眠、多梦、抑郁、烦躁、紧张、听力减退、食欲缺乏、便秘、头痛、头晕、呼吸系统疾病、皮肤瘙痒或皮疹等,在此重点讲述职业有害因素对女性特有的危害,即生殖健康危害,主要表现为生殖损伤（reproductive damage）。有害因素对女性生殖系统或生殖功能的可以造成直接或间接的影响,其结果均可造成不良生殖结局。职业有害因素对生殖系统的影响主要通过,①对性腺或生殖细胞造成损伤影响生殖功能;②影响受精卵的着床或影响胚胎、胎儿发育;③改变胎盘功能,从而影响胎儿发育;④影响神经内分泌功能,降低受孕能力;⑤可造成母体的病理状态,对子代产生影响。

1. **对女性性腺的损伤** 卵巢是女性性腺,职业有害因素作用于卵泡发育的不同阶段,会造成不同的损伤。若在青春期前卵巢中的原始卵泡全部或大部分受损,可出现原发性闭经;若损伤处于促性腺激素依赖期的生长卵泡或成熟卵泡,使排卵受到抑制,受孕力降低;成年后若卵巢中的大部分卵泡受损可表现为卵巢功能早衰。

月经异常（menstrual disorder）是最常见的生殖损伤,表现为月经周期紊乱（延长或缩短）、经量增多或减少、痛经、早发绝经。月经异常是某些职业有害因素对女性生殖危害的最敏感指标。多种毒物、物理因素及重体力劳动可引起月经异常,与工效学因素有关的,如连续站立、重复单调动作、工作时间延长,增加痛经、月经量增加和瘀血的发生。职业应激和体力劳动是月经紊乱的主要危险因素,应激可使下丘脑-垂体-肾上腺轴(HPA轴)功能亢进,可直接或间接影响下丘脑-垂体-卵巢(HPO)轴的内分泌,改变促性腺激素释放激素(GnRH)的分泌幅度或脉冲频率,FSH、LH、PRL的分泌改变,最终影响雄激素、雌激素、孕激素等的分泌,影响月经和生殖。

生殖力下降是指12个月内无防护性交却不能怀孕的人。女性低生殖力病变的原因多样,包括排卵异常、内分泌异常、精子与宫颈黏液相互作用缺陷、输卵管病变及其他不明原因等。干扰内分泌的某些化学物质如杀虫剂,可以影响激素平衡,研究显示,杀虫剂可以使大鼠的健康卵泡数目减少,闭锁卵泡的数目增加,这就意味着潜在的生殖力降低。Bindali(2002年)提出有些杀虫剂可使子宫重量减轻,这可能影响胚胎的着床,从而引起女性低生殖力。此外,在工作中接触有毒化学物质,如铅、农药、有机溶剂、甲醛及氧化亚氮(笑气)的妇女,以及从事倒班作业的妇女也表现出受孕时间延长。

有害因素可以引起生殖细胞染色体畸变,造成遗传损伤;还可影响下丘脑-垂体-卵巢轴的内分泌功能,导致雌激素分泌不足,或使卵巢分泌的激素平衡失调,干扰卵的发育成熟和排卵,或干扰受精卵的发育,而不能着床,或在着床后干扰孕激素的分泌量,使胚胎不能正常发育而发生流产。

2. 对胚胎发育的影响　胚胎和胎儿发育的不同阶段受有害因素影响,可导致不同的妊娠结局。

(1)前胚胎期:从受精至受精后2周,即受精卵经卵裂形成胚泡至着床完成。有害因素超过一定阈值,可以引起胚芽死亡。

(2)胚胎期(器官形成期):在胚期3~8周,是主要器官系统的形成期,配体内细胞增殖分化活跃,最容易受到致畸因子干扰而发生畸形,故称这段时期为致畸敏感期。在这期间,由于各器官系统分化顺序不同,因此,在不同时期受有害因素作用,可出现不同类型的畸形。

(3)胎儿期:自妊娠第3个月初至妊娠结束。胎儿器官分化已基本完成,随妊娠月数的增加,致畸敏感性逐渐下降;但中枢神经系统、生殖器官、眼的分化尚未完成,仍有可能出现形态上的异常。此期受有害因素影响主要可导致胎儿生长发育迟缓,以及功能异常。

3. 对胎盘的损伤　胎盘功能对胎儿的生长发育至关重要,是母体与胎儿之间的气体、电解质、营养物质和代谢产物交换的重要屏障。母体血浆中未结合的化学物质以其原形或代谢产物通过胎盘转运导致胎儿直接暴露。外源性化学物质也可影响胎盘本身的结构和功能,对胎儿产生间接影响。某些化学物还可影响胎盘的转运功能及胎盘的血流量、改变胎盘的内分泌功能等。这些均可造成胎儿缺氧和营养不足,影响胎儿的正常发育,甚至可以经胎盘致癌。

4. 对妊娠母体的影响

(1)妊娠时机体对职业有害因素的敏感性增高。妊娠负荷加重,产生一系列的生理变化,可导致进入机体的外源性化学物质的药物动力学改变,改变了毒物的吸收、分布和排泄。如孕期总循环血量增加,加快了毒物经皮肤和黏膜的吸收,也增加了有害物质在组织中的浓度;血浆结合蛋白的减少,易造成未结合的有害物质在母体血浆中的浓度增高和在胎儿体内的蓄积;肝肾负担的加重,降低了母体对有害物质的解毒和排出,也增加了有害物质对母胎的损害。

（2）职业有害因素增加了妊娠及分娩并发症的发生风险。如负重、精神紧张、倒班、噪声、振动等，均增加了妊娠并发症的发生。

5. 对妊娠结局的影响

（1）自然流产：国内的研究显示，普通女性的自然流产率为 1.6%~7.4%，特殊职业女性自然流产率为 6.7%~17.6%。在工作中接触有害因素，如铅、汞、苯系混合物、氯丁二烯、三硝基甲苯、抗癌药、麻醉性气体和环氧乙烷等化学物质，以及噪声及全身振动等物理因素，会增加女工的自然流产发生率以及男工配偶自然流产率增加。这可能与有害物质暴露增加了 DNA 损伤有关。一项 meta 分析的结果显示，职业接触苯系物的女性发生自然流产的危险性比对照组高 2.81，其 95% 可信区间为（2.08,3.83）。

（2）出生缺陷：广义的出生缺陷不仅包括出生时可见的形态异常，还包括出生后一定时间内表现出的行为、功能、代谢的异常。由于遗传因素所致的出生缺陷，约占 25%；由环境因素所致的，约占 10%，而环境因素与遗传因素相互作用所致的出生缺陷占 65%。一项关于我国出生缺陷危险因素的 meta 分析显示，孕期接触有害化学物质，子代发生出生缺陷的风险比对照组高 3.73 倍，其 95% 可信区间为（2.87,4.86）；孕期接触农药，子代发生出生缺陷的风险比对照组高 5.38 倍，其 95% 可信区间为（1.79,16.11）。

（3）低出生体重：导致低出生体重的因素很多，孕期接触职业有害因素是其中之一，它也是职业有害因素所致女性不良生殖结局的重要指标之一。孕期职业接触铅、苯系混合物、抗癌药、氯丁二烯、强烈噪声、全身振动及电离辐射等有害因素均可导致低出生体重发生率增高。

6. 对妊娠母乳的影响 母乳已经被证实为婴儿最佳食品。但是职业有害物质，特别是化学物质进入母体后，可以通过乳汁排出，对乳儿健康产生威胁。已知很多种化学物质进入母体后可自乳汁排出，金属类如铅、汞、镉，有机溶剂如苯、甲苯、二甲苯、氯仿、苯乙烯、三氯乙烯、三氯乙烷、四氯乙烯、二硫化碳等均可自母乳中排出；另一类可自乳汁中排出的化学物质称为持久性有机污染物（persistent organic pollutants），主要包括有机氯农药（如 DDT、林旦、氯丹等）、多氯联苯（PCBs）、多溴联苯醚（PBDEs）和二恶英等。它们的共同特性是化学性质稳定，不易分解，可长期残存于土壤和人畜体内；由于其中大多数具有亲脂性，故易在乳汁中蓄积。

婴儿通过吸吮母乳，而导致有害物质在体内的长期慢性蓄积，导致婴儿的体质差，患病率高，长远影响儿童大脑的发育，出现神经功能障碍，表现为学习能力、记忆力及集中注意力降低，以致影响智力发育。

第三节 影响女性生殖健康的常见职业有害因素

在人类生产和生活过程中，除了最直接的经食物途径引起的毒物暴露外，职业劳动过程中的不经意接触引起的有害物质暴露也开始被人们认识和重视。近年来，我国职业接触的有害物质数量和品种都在快速增长。

一、外源性化学物

外源性化学物是指在人类生活和生产的环境中存在,可能与机体接触并进入机体的化学物质,它不是机体所必需的营养素,但可参与体内代谢,具有生物活性,在一定条件下对机体可能产生毒性作用。常见的有清洁剂、消毒剂、杀虫剂、机器润滑油、化学试剂等化学品物质。有毒有害物质的危险特性包括:①持久性,在自然中不容易通过生物降解或其他进程分解;②生物蓄积性,能够在生物体内蓄积甚至在食物链内累积;③毒性与致癌性;④基因诱变性,即致变异和致畸;⑤生殖毒性;⑥干扰内分泌;⑦神经系统毒性。有毒有害物质种类繁多,据估计,已知的化学物质有 84 000 余种,进行过生殖毒性评价的约 5000 种,而通过流行病学研究证实,在职业接触中对人的生殖健康有影响的更远低于此数字。

(一)金属类毒物

金属和类金属及其合金在工业上应用广泛,特别是建筑、汽车、电子等制造业,同时也在油漆、涂料、催化剂生产中大量使用。金属在体内容易蓄积,不易被破坏,可产生慢性毒作用。不同金属的排泄速率和通道有很大的差别。

1. **铅及其化合物**　在我国慢性职业中毒中占首位。铅可引起人体多个系统的损害。铅具有生殖毒性,能经呼吸道、消化道等途径进入人体对生殖系统造成影响,如影响精子和卵子的形成,直接影响胎儿的发育(如畸胎),并间接影响母亲的生殖能力、胎儿期的胎盘功能和产后哺乳期。女工职业接触铅的行业主要有:蓄电池制造,铅制品生产,如铅丝等;铅化合物广泛用于油漆、颜料、陶瓷釉料、塑料制造等行业。

轻度铅接触(血铅 $1.90 \sim 2.90 \mu mol/L$),即可造成女工月经紊乱,排卵异常。研究显示,接触铅的女工血中 FSH、LH、E_2 等生殖内分泌激素与对照组女工相比在月经周期的分泌高峰降低甚至消失,而高峰前的基础起点增高。提示铅可能干扰下丘脑-垂体-卵巢轴对生殖内分泌激素的影响,导致生殖激素功能紊乱。铅能抑制受精卵的着床过程。铅通过改变子宫雌激素受体的数量和受体的亲和力,改变子宫对雌激素的反应性,从而干扰受精卵的着床。铅在整个孕期都能通过胎盘屏障。铅对胚胎的组织结构和生理功能具有明显的毒性作用,母血铅直接影响着胎儿的血铅水平,尤其是妊娠的中后期,伴随其他物质的转运,母体铅向胎儿的转运也随之增高。长期在高浓度铅环境中作业女工自然流产率与早产率增加。铅可以导致生殖细胞基因突变,铅的体外胚胎毒性研究时发现,铅浓度为 30mg/L 时,能抑制胚胎生长发育和形态分化,胚胎发育异常率增高。铅对胚胎分化期的大脑毒性更大,可直接损害和破坏神经元的发育、分化,抑制受体、突触的形成和神经纤维的生长,破坏神经网络的形成与构建。

2. **汞**　汞的存在有三种形式:元素汞、无机汞和有机汞。汞不溶于水和有机溶剂,可溶于稀硝酸和类脂质。在电工器材、仪器仪表制造、塑料、鞣革及印染等行业均有接触汞的机会。

研究显示,汞可以导致女性月经周期紊乱,无排卵期延长,并影响卵巢功能(排卵和黄体生成),并干扰神经内分泌调节功能。汞及其化合物可以通过胎盘屏障对胎儿产生影响。在汞化合物中,甲基汞通过胎盘屏障能力最大,其次为金属汞。胎盘有很强的蓄积汞的能力,并可穿越胎盘屏障,而发育中胎儿的中枢神经系统对汞特别敏感,造成影响。甲基汞中毒可使婴儿中枢神经系统发育迟缓、大脑畸形、智力缺陷等。

　　3. **砷**　砷主要伴生于各种黑色或有色金属矿中。有色金属冶炼时,砷以蒸汽状态逸散在空气中,形成氧化砷;从事含砷农药、防腐剂、除锈剂等制造和应用的工人,可接触砷。砷化合物可以经呼吸道、消化道或皮肤进入人体内。

　　砷暴露会推迟女性月经初潮年龄,且月经周期紊乱,可能是由于砷可以影响酶与蛋白质的功能,从而影响生殖细胞发育和性激素分泌。砷可以增加产妇及其新生儿外周血淋巴细胞姐妹染色单体交换;砷作业女工所生的婴儿平均体质量明显低于对照组,不孕、畸形儿发生水平增加。女性更容易受到砷的危害,砷可以通过胎盘屏障进入胎儿体内,影响胎儿正常发育。

　　（二）有机类毒物

　　1. **有机溶剂**　广泛应用于涂料工业、化学工业、橡胶工业、机械制造、印刷业、制鞋业、塑料工业、农药、医药及各种实验室等行业。工业溶剂约 3000 种,如链烷烃、烯烃、醇、醛、胺、酯、醚、酮、芳香烃、卤代烃和杂环化物等。大多数溶剂容易通过胎盘屏障,对女性生殖功能和胎儿的神经系统发育均有影响。

　　最常见的具有生殖毒性的有机溶剂是苯。苯的职业接触可以增加女工的月经异常的发生率,而且苯接触时间及浓度与月经异常的发生存在着剂量反应关系。可以干扰下丘脑-垂体-卵巢轴的内分泌调节功能,从而引起苯作业女工的月经异常及周期紊乱。有职业性苯暴露的石油化工企业女工的自然流产率是非暴露组的 2.7 倍,其 95% 的可信区间 [1.8,3.9]。多数关于职业性苯暴露对人类出生缺陷影响的研究显示苯并不增加出生缺陷发生的风险。苯的生殖毒性的作用机制尚不十分明确。苯暴露增加了髓细胞性白血病的发生率,并且随着暴露剂量的增加,染色体易位、重排及非整倍体发生数都有明显增加。也有研究显示,苯暴露增加小鼠非整倍体的次级卵母细胞及非整倍体初级卵母细胞数量,并存在剂量效应关系,提示苯能破坏细胞内的遗传信息,产生遗传毒性,进而影响生殖细胞的分裂。

　　2. **其他有机类毒物**　双酚 A 是目前对其生殖毒性研究较多的有机化合物。它是重要的有机化工原料,苯酚和丙酮的重要衍生物,主要用于生产聚碳酸酯、环氧树脂、聚砜树脂、聚苯醚树脂等多种高分子材料,是世界上使用最广泛的工业化合物之一,被广泛用于罐头食品和饮料的包装、奶瓶、水瓶等日用品中。在双酚 A 投料、采样、产品装袋以及生产装置的检修保养等生产过程,均可暴露于高浓度的双酚 A,以吸入接触和皮肤接触为主。

　　双酚 A 具有潜在的胚胎毒性,动物实验显示,其对早期胚胎发育和分化有影响,可以诱发大鼠胚胎卵黄囊生长和血管发育不良,胚胎生长受限及形态分化异常。双酚 A 可以影响脑内雌激素合成关键酶——芳香化酶的表达和活性,同时还能改变雌激素受体的表达,从而干扰雌激素对脑发育的调节作用。双酚 A 能够干扰大脑性别决定区域,扰乱性别分化。研究发现,大鼠胎儿期、新生儿期暴露于双酚 A 可导致青春期前的运动过多和注意缺陷。需要更多的研究来探讨双酚 A 对人类生殖健康和胚胎发育的影响。

　　（三）农药

　　农药是指用于消灭和控制危害农作物的害虫、病菌、鼠类、杂草及其他有害动物、植物的各种药物。按其用途可分为杀虫剂、杀螨剂、杀菌剂、除草剂和杀鼠剂等。按化学性质可分为有机磷农药、有机氯农药、氨基甲酸酯类农药及拟除虫菊酯类农药等。

1. **有机磷类农药** 有机磷农药是目前我国生产和使用最多的一类农药,大多为磷酸酯类或硫代基磷酸酯类化合物,可经消化道、呼吸道和完整的皮肤黏膜吸收入人体。低浓度农药的长期污染已成为全球的环境卫生安全问题。美国疾病预防控制中心的报告显示,发达国家城市人群尿样中普遍检出农药代谢产物,仅有机磷农药"毒死蜱"的代谢产物检出率即高达82%左右。

一些有机磷农药,如毒死蜱、对硫磷、二嗪农,对哺乳动物具有神经发育毒性。在神经发育阶段,有机磷农药可以抑制乙酰胆碱酯酶的作用,同时还存在不影响乙酰胆碱酯酶活力的情况下,直接干扰神经发育期细胞的增殖、发育、分化成熟过程的毒性机制,即妊娠期母体暴露在低剂量的农药水平,可能造成哺乳动物胚胎发育期脑结构的轻微损伤,致使子代出生后出现持久性行为与功能异常。这种毒性可以发生于妊娠母体未表现出明显症状的亚中毒阈剂量下,容易被忽略和忽视。

2. **有机氯类农药** 有机氯农药是用于防治植物病、虫害的组成成分中含有有机氯元素的有机化合物。主要分为以苯为原料和以环戊二烯为原料的两大类。前者包括应用最广的杀虫剂 DDT、林旦,以及三氯杀螨砜、三氯杀螨醇等;后者有氯丹、七氯、艾氏剂、狄氏剂等。

氯苯结构较稳定,生物体内酶难于降解,积存在动、植物体内的有机氯农药通过生物富集和食物链的作用,进入人体。由于这类农药脂溶性大,能够进入酶分子内部,例如五氯苯酚可以进入晚期胎盘细胞膜上的糖蛋白人胎盘碱性磷酸酶,其构象的变化使酶的功能发生改变,促进某些与胎儿发育有关的物质进入体内,对胎儿的正常发育产生不良影响,如新生儿先天性白内障,无脑畸形、脊柱和生殖器异常等。有报道,乳汁中检测出 DDT 的妇女早产和低出生体重的发生率增高。

二、物理因素

(一)噪声

噪声(noise)是一种频率与强度变化毫无规律的随机组合的声音,它普遍存在于各种职业环境中,按其产生的机制可分为三类,即机械噪声、空气动力噪声和电磁性噪声。噪声性听力损伤是其最主要的职业危害之一,同时它也会对女性生殖健康产生危害。

噪声对女性月经有明显的影响,可导致月经周期紊乱、经期及经量异常和痛经。噪声能影响月经周期雌激素代谢产物,雌酮结合物的水平,随着噪声暴露强度的增大,雌酮结合物水平逐渐降低,存在明显的剂量反应关系,当噪声水平>85dB 时,雌酮结合物水平显著降低。孕期接触高强度噪声,特别是>100dB(A)的噪声,妊娠剧吐、妊娠高血压综合征发病率明显增高;早产及低出生体重发生率增高。

(二)振动

物体在外力作用下沿直线或弧线以中心位置(平衡位置)为基准的往复运动,称为机械振动,简称振动。接触局部振动的作业主要是使用振动工具的各工种,如铆工、钻孔工、电锯等的使用者;而各类交通工具(汽车、火车、飞机、轮船、拖拉机等)是常见的引起全身振动的职业。

女性长期暴露在振动环境中,如女司乘人员及飞机女乘务员月经异常患病率增高。全身振动可使盆腔器官血管紧张度下降,盆腔器官血液循环不良,增加盆腔炎的发病率。女性水泥捣固工、公共汽车及无轨电车女司乘人员自然流产率、早产率、低出生体重率明显增高。

(三)电离辐射

电离辐射(ionizing radiation)是指波长短、频率高、能量高的射线。电离辐射可以从原子、分子或其他束缚状态放出一个或几个电子的过程,其种类很多,高速带电粒子有 α 粒子、β 粒子、质子,不带电粒子有中子以及 X 射线、γ 射线。职业接触电离辐射主要为核工业系统、医疗、实验室等。

电离辐射可引起受照者生殖细胞的遗传物质损伤,根据损伤程度,可分为基因突变和染色体畸变,可以导致流产、死产、出生缺陷、不育等,胎儿在宫内暴露于电磁辐射可增加儿童期的恶性肿瘤发生水平。已有研究证实电磁辐射可增加女性乳腺癌的发病率。

第四节 职业妇女的劳动保健措施

职业健康促进是推动和改善职工健康的综合措施,更是维护职业女性健康的重要保障。应该鼓励女性积极参与企业政策制定、建立社会支持性环境、定期开展健康教育,逐步改善工作条件,推动健康生活方式,有效控制职业危害因素,倡导安全有效的自我防护,从而达到促进职工健康、提高职业生命质量和推动经济持续发展的目的。

女性是社会的脆弱人群,又承担着重要的家庭和生育责任,直接影响下一代的健康,因此,在工作环境中应重视对女性的劳动保护。在开展女性劳动保健应遵循以下原则:

1. 认真贯彻国家有关女职工劳动保护和妇女保健的政策、法令、贯彻预防为主的方针。
2. 积极开展相关领域的科学研究,提出的妇女劳动卫生保健措施应具有循证依据。
3. 措施要合理、可行,必须在充分调研的基础上提出有针对性的措施。
4. 有利于保护女职工的合法权益和提高女职工的劳动积极性。

一、职业有害因素的识别与评价

(一)职业有害因素的暴露评估

暴露(exposure)是指职业人群接触某种或几种职业性有害因素的过程。暴露评估是根据被评估人的职业史,通过询问调查、环境检测、生物检测等方法,定性或定量估算通过各种方式接触一种或多种职业性有害因素的程度或强度的过程;其主要目的是估测社会总体人群或不同亚群(如暴露于某种化学物质的职业人群)接触有害因素的程度,为职业有害因素的评价和危险度评估提供可靠的接触数据和接触情况。暴露评估的主要内容包括:①暴露人群特征分析;②暴露途径、方式等接触条件评估;③暴露水平的评估,测定有害物质实际被机体组织吸收的量(内剂量或生物效应剂量)更能准确地反映接触水平。

常用的暴露评估方法有:职业史评估法、职业暴露矩阵评估法、自我接触报告评估法、专家评估法、测定资料数据库评估法和物理模型评估法等。

（二）职业有害因素的危险度评价

职业有害因素危险度（risk）是指一定时期内，在特定的有害因素作业条件下，因暴露于某种水平的职业有害因素而引起有害作用的预期或实际发生概率，如造成机体损伤、产生疾病或者死亡等的风险。危险度评价的作用有：①估算职业有害可能引起健康损害的类型和特征；②估算健康损害的发生概率；③估算和推断职业有害因素的致病损水平（即在多大的剂量/浓度/强度和特殊条件下可能造成损害）；④提出可接受的浓度（强度）建议；⑤有针对性地提出预防对策和关键措施。

危险度评价包括定性评价和定量评价，1983年，美国国家科学研究顾问委员会（national research council，NRC）制定并颁发了危险度评价程序，其主要内容和步骤分为危害性质认定、剂量-反应关系评价、接触评估和危险度特征分析4个步骤。在危险度评价的基础上进一步对危险因素进行利弊权衡，作出决策、制定标准和措施的过程，为危险度管理（risk management）。危险度评价和危险度管理对于认识有害物质的作用、判断其危害程度、提出防护对策、制定卫生标准，为政府机构提供决策依据以及保护劳动者的劳动安全和身体健康，有重要作用。

二、妇女劳动保护的基本原则

妇女劳动保护由两个层面的含义，一是保护妇女的劳动权利；二是保护妇女在职业劳动过程中的安全和健康。国际劳工组织从四个方面明确了妇女劳动保护的含义：①保护母亲，即保护女性作为母亲的功能完好和健康状态，重点强调月经期、孕期、产前产后期和哺乳期的劳动保护；②合理规定女性的工作时间，孕妇、乳母禁止加班等；③禁止女性从事危险有害作业；④男女有同等的就业机会，同工同酬。

（一）妇女劳动保护法规

我国重视女工的劳动保护，在宪法中明确规定："……妇女在政治的、经济的、文化的、社会的和家庭生活各方面享有同男子平等的权利。男女同工同酬。……母亲和儿童受国家的保护。"《女职工劳动保护特别规定》、《中华人民共和国妇女权益保障法》和《女职工保健工作规定》等均明确了对于女职工给予特殊劳动保护的基本法律要求。

特殊保护是指除了对男女劳动者共同进行的劳动保护外，根据女性的生理特点，对女性在职业劳动过程中予以特殊的保护，其目的在于保护女职工的身心健康及其子女的健康发育和成长，提高人口素质。女职工保健工作必须贯彻预防为主的方针，除注意女职工的生理特点外，还须注意女职工的职业特点，同时要认真贯彻国家有关保护女职工的各项政策法规。开展女职工保健工作要由必要的组织措施，各单位的女职工保健工作由分管领导负责，组织本单位医疗卫生、劳动、人事部门和工会、妇联组织及有关人员共同实施。县级以上各级妇幼保健机构负责女职工保健的业务指导。

（二）妇女劳动保护的对策

由于女性由特殊的生理特点，在参加职业活动时，就其工种安排应进行必要的管理。在分配工作时，应根据保护妇女健康的基本原则，充分考虑女性的身体状况，安排适当的工作。

1. **依据职业工作要求安排妇女劳动** 在现有的职业范畴中，可以分为以下几类工种：

（1）男女均可从事的工作，占现有工作的绝大多数。

（2）女性不宜从事的作业,如井下作业,高空作业,有发生恶性意外事故危险的作业,过重的体力劳动等;我国规定女职工禁忌从事的劳动范围有:矿山井下作业;体力劳动强度分级标准中规定的第四级体力劳动强度的作业;每小时负重 6 次以上、每次负重超过 20 公斤的作业,或者间断负重、每次负重超过 25kg 的作业。

体力劳动强度是依据体力劳动强度指数进行分级,体力劳动强度指数由该工种的平均劳动时间率,乘以系数 3,加平均能量代谢率乘以系数 7 求得。指数大反映劳动强度大,指数小反映劳动强度小。劳动强度指数计算公式:

$$I = 3T + 7M$$

式中:I,劳动强度指数;

　　　T,劳动时间率(%)= 工作日内净劳动时间(min)/工作日总工时(min)×100%;

　　　M,8 小时工作日能量代谢率[kcal/(min·m^2)];

　　　3,劳动时间率的计算系数;

　　　7,能量代谢率的计算系数。

体力劳动强度分级,按表 10-1 分为四级(表 10-1)。

表 10-1　体力劳动强度分级表

体力劳动强度级别	体力劳动强度指数
I	≤15
II	>15 ~ 20
III	>20 ~ 25
IV	>25

（3）女性可以从事的作业,但在月经期、孕期、哺乳期暂时不宜从事的工作。

（4）健康妇女可以从事的工作,但患有某些妇科疾患的妇女不宜从事的工种或作业,如患有慢性盆腔炎、功能性子宫出血、痛经的女性,不宜从事全身振动的作业等。

2. 合理安排妇女劳动的基本原则

（1）根据女性的解剖和生理特点,安排适合女性体力负担的工作,避免或限制超出女性生理符合的过重体力劳动。

（2）对妇女的生殖能力,包括受孕力、妊娠、分娩、哺乳和胎儿发育有不良影响的工作,应列为有生育需求女性的禁忌工种。

（3）育龄女性禁止参加接触可疑致畸、致突变或具有生殖发育毒性作用的物质的工作。

（4）避免安排女性从事作业环境或作业本身对妇女健康具有较大危害的工作。

三、职业女性劳动保护的措施

（一）改善劳动条件,加强预防措施

消除或控制工作环境中的有害因素是最基本的必要措施,要从以下几方面着手。

1. **改革生产工艺**　工艺技术改革是改善劳动条件的根本性措施。改进工艺技术,实行生产过程的机械化、自动化,可以消除或大大减少工人直接暴露于职业有害因素的风险。劳动条件改善,作业环境更为安全,为妇女参加生产劳动提供条件。

2. **增加卫生防护措施**　对生产设备加以密闭、通风,将有毒有害物质经净化后排出车

间外,以降低车间内有毒有害物质的浓度;对高频电磁场、微波等采取屏蔽措施等;采取消声、吸音、隔声措施,降低噪声强度等,使作业场所职业危害的风险降至最低程度。

3. **改善个人防护**　在劳动过程中,个人防护是不可或缺的防护手段,可以有效减少个体对职业有害因素的接触。提供个人防护用品,如工作服、手套、防护眼镜及防毒口罩等;加强宣传和督促,切实落实个人防护,可以保障女性在劳动过程中必要的安全。

4. **重视生产环境监测**　企业及卫生监督部门应对生产环境中的职业有害因素进行定期检测和监督,建立预警和通报制度,提高监测结果的透明度。

5. **提供综合的卫生保健**　根据人体工效学原理、流行病学调查及科学研究的结果,建立合理劳动制度、调整劳动工时,缩短接触职业有害因素的时间;进行就业前、孕前及定期健康检查。当发现患有某些疾病已不适合从事现有工作时,应提出改变工作的建议。

(二)加强女性特殊生理期劳动保健

职业女性保健是妇女保健的一个重要部分,其特点是在一般妇女保健工作的基础上,结合职业女性的工作特点开展妇女劳动保健。

1. **月经期的劳动保健**　在女职工中积极宣传普及月经期卫生知识,如禁止性生活、勤换卫生巾、注意外阴清洁、避免盆浴、注意保暖和休息等。

月经期保健的关键在于预防感染,随经血的逆行感染可导致急性子宫内膜炎和子宫肌炎、急性输卵管炎、急性盆腔腹膜炎等盆腔炎性疾病。

对患有重度痛经及月经过多的女职工,应给予 1～2 天休假。对患有月经异常的女职工,应建立观察记录,进行系统观察。分析其月经异常与接触职业有害因素的关系,以便采取相应的预防措施。月经卡的建立有助于及时发现早孕及妇科的异常情况。

女职工在经期禁忌从事的劳动范围:

(1) 冷水作业分级标准中规定的第二级、第三级、第四级冷水作业。

冷水作业是指在生产劳动过程中,操作人员接触冷水温度≤12℃的作业。在工作日内操作人员实际接触冷水作业的时间占工作日总时间的百分率为冷水作业时间率。冷水作业分级是按操作人员实际接触的冷水温度和冷水作业时间率将冷水作业(表 10-2)分为四级,级别越高表示冷强度越大。

表 10-2　冷水作业分级

冷水作业时间率%	冷水温度（℃）					
	≤12～10	<10～8	<8～6	<6～4	<4～2	2～0
≤25	I	I	I	II	II	III
>25～50	I	I	II	II	III	III
>50～75	I	II	II	III	III	IV
>75	II	II	III	III	IV	IV

注:凡遇作业环境平均气温≤5℃的作业,应在本标准的基础上相应提高一级

(2) 低温作业分级标准中规定的第二级、第三级、第四级低温作业。

低温作业是指在生产劳动过程中,其工作地点平均气温≤5℃的作业。一个劳动日在低温环境中净劳动时间占工作日总时间的百分率为低温作业时间率。低温作业分级按工作地点的温度和低温作业时间率,将低温作业(表 10-3)分为四级,级别高者冷强度大。

表 10-3 低温作业分级

低温作业时间率%	温度范围（℃）					
	≤5～0	<0～-5	<-5～-10	<-10～-15	<-15～-20	<-20
≤25	I	I	I	II	II	III
>25～50	I	I	II	II	III	III
>50～75	I	II	II	III	III	IV
>75	II	II	III	III	IV	IV

注：凡低温作业地点空气相对湿度平均≥80％的工种应在本标准基础上提高一级

（3）体力劳动强度分级标准中规定的第三级、第四级体力劳动强度的作业。

（4）高处作业分级标准中规定的第三级、第四级高处作业。

凡在坠落高度基准面 2 米以上（含 2 米）有可能坠落的高处进行的作业，均称为高处作业。高处作业高度在 2～5 米时，称为一级高处作业；作业高度在 5 米以上至 15 米时，称为二级高处作业；作业高度在 15 米以上至 30 米时，称为三级高处作业；作业高度在 30 米以上时，称为特级高处作业。

2. 孕前期劳动保健 孕前期保健的目的是预防有害因素对性腺的损伤，以保证配子健全。对女职工的孕前保健工作包括：

（1）积极开展优生优育的宣传和咨询。

（2）对女职工进行妊娠知识的健康教育，鼓励女职工在月经超期时主动接受检查。

（3）已婚待孕女职工应脱离职业有害因素暴露 3～6 个月再考虑怀孕。

（4）患有射线病、慢性职业中毒、或近期内曾有过急性中毒史的女职工暂时不宜怀孕，须经治疗痊愈后再怀孕。

（5）目前或既往从事铅作业的女工，即使没有铅中毒的表现，也应做驱铅试验或驱铅治疗后再决定可否受孕。

（6）对接触某些可能具有性腺毒性作用的物质后，曾有过两次自然流产史又有生育要求的女职工，应建议其暂时脱离有毒作业。

3. 孕期劳动保健 包括早孕期、中孕期、晚孕期的劳动保健。

（1）早孕期的劳动保健

1）及早发现妊娠，尽快脱离职业有害物质暴露，若已经暴露在有害环境中，应对致畸风险进行认真评估。

2）予以营养指导，注意个人卫生。

3）对妊娠女职工进行系统的医学观察。对早孕反应比较严重的女职工给予适当照顾，如减少工作时间，必要时适当休假。

（2）中孕期的劳动保健

1）定期进行产前检查：除常规的产前检查、内科检查外，还应针对怀孕女职工所接触的有害因素进行职业病学检查。例如，接触铅的女工进行血铅及尿铅检查，接触苯的女工应重点进行血液系统检查。

2）进行孕期保健指导：加强孕期营养指导，特别是对接触有毒化学物质的孕妇应注意补充蛋白质、钙及多种维生素，纠正贫血等。

3）重点排除胎儿畸形，早期发现和诊断妊娠合并症和并发症。

（3）晚孕期的劳动保健

1）孕晚期应适当减轻劳动量,增加工间休息时间。对从事较重体力劳动、立位作业、工作中需频繁弯腰、攀高的女工应调换轻工种。从事立位作业的女职工,如售货员、理发员等可设休息座位。

2）对接触可疑具有发育毒性物质的妊娠女工,应按高危妊娠进行管理。

3）预防早产:某些职业有害因素可导致早产危险增高,如重体力劳动和负重作业,应及早采取预防保健措施。

4）避免加班加点,不安排夜班工作。

（4）女职工在孕期禁忌从事的劳动范围

1）作业场所空气中铅及其化合物、汞及其化合物、苯、镉、铍、砷、氰化物、氮氧化物、一氧化碳、二硫化碳、氯、己内酰胺、氯丁二烯、氯乙烯、环氧乙烷、苯胺及甲醛等有毒物质浓度超过国家职业卫生标准的作业。

2）从事抗癌药物、己烯雌酚生产,接触麻醉剂气体等的作业。

3）非密封源放射性物质的操作,核事故与放射事故的应急处置。

4）高处作业分级标准中规定的高处作业。

5）冷水作业分级标准中规定的冷水作业。

6）低温作业分级标准中规定的低温作业。

7）高温作业分级标准中规定的第三级、第四级的作业。

高温作业是在劳动过程中工作地点平均湿球黑球温度指数（wet bulb global temperature index,WBGT）≥25℃的作业。高温作业分级的依据是 WBGT 指数和劳动者接触高温作业时间二项指标,并用定向热辐射强度修正。按照工作地点 WBGT 指数和接触高温接触时间,将高温作业分为 4 级（表 10-4）,级别越高表示热强度越大,危害越重。

表 10-4 高温作业危害程度分级

接触高温作业时间（分钟）	WBGT 指数（℃）									
	25~26	27~28	29~30	31~32	33~34	35~36	37~38	39~40	41~42	≥43
≤120	I	I	I	I	II	II	II	III	III	III
120~240	I	I	II	II	III	III	IV	IV	—	—
240~360	II	II	III	III	IV	IV	—	—	—	—
360~	III	III	IV	IV	—	—	—	—	—	—

8）噪声作业分级标准中规定的第三级、第四级的作业。

我国的噪声作业分级等效采用了国际标准委员会升学委员会（ISO TC43）提出的（ISOR1999）听力保护标准。危害程度分级方法有指数法和查表法。

指数计算分级法:依据实测噪声作业工作日等效连续 A 声级 L_w 和接触噪声作业时间对应的卫生标准 L（接触限值）,综合计算噪声危害指数 I,依指数范围分级。指数计算公式为:

$$I = (L_w - L_s)/6$$

式中"6"为分级常数,是根据噪声危害规律、分级原则和卫生标准决定的级差系数。噪声作业危害程度分为 5 级（表 10-5）,根据计算的噪声危害指数 I,由表 10-5 查出噪声作业危害级别。

表 10-5　噪声作业危害程度分级级别指数表

危害程度	噪声危害指数 I	指数范围	级别
安全作业	0	<0	0
轻度危害	1	0 ~	I
中度危害	2	1 ~	II
高度危害	3	2 ~	III
极度危害	4	3 ~	IV

注:接触噪声超过 115dB 的作业,无论时间长短均为IV级

　　查表分级法:为了方便实际操作,简化噪声危害指数的计算过程,制定了噪声作业分级表(表 10-6),可按实际接触噪声声级及接触时间,通过表 10-6 确定噪声作业级别。

表 10-6　噪声作业分级

接触时间 (h)	声级范围（dB）										
	≤85	~88	~91	~94	~97	~100	~103	~106	~109	~112	>12
~1											
~2		0			I		II		III		IV
~4											
~8											

注:接触噪声超过 113dB(A),无论时间长短,均为IV级

　　9)体力劳动强度分级标准中规定的第三级、第四级体力劳动强度的作业。

　　10)在密闭空间、高压室作业或者潜水作业,伴有强烈振动的作业,或者需要频繁弯腰、攀高、下蹲的作业。

　　4. 哺乳期的劳动保健

　　(1)为保证乳汁不受有毒化学物质污染,必要时应为乳母提供乳汁中有毒有害物质浓度检测。

　　(2)不得延长劳动时间,一般不得安排其从事夜班劳动。

　　(3)合理安排不满 1 周岁婴儿的女职工哺乳时间,支持母乳喂养。

　　(4)女职工在哺乳期禁忌从事的劳动范围:①孕期禁忌从事的劳动范围的第一项、第三项、第九项;②作业场所空气中锰、氟、溴、甲醇、有机磷化合物、有机氯化合物等有毒物质浓度超过国家职业卫生标准的作业。

　　(5)为了保证充足的母乳,乳母还须注意自身的营养,禁忌吸烟和饮酒,同时应避免精神紧张,不宜过劳。

　　5. 更年期的劳动保健

　　(1)注重劳逸结合,开展健康教育,使更年期妇女保持乐观的态度。

　　(2)对更年期综合征症状严重的女职工适当减轻工作。

　　(3)对接触有毒物质和噪声的女职工,如更年期综合征症状重而治疗无效时,可考虑暂时调离有毒有害作业。

　　6. 定期开展妇女常见疾病查治工作　　对职业女性应特别关注其生殖健康,要定期开展妇女常见疾病的普查普治工作。对于危害女性健康的常见疾病,如生殖道感染、宫颈炎、盆

腔炎、子宫肌瘤、宫颈癌、乳腺癌等,开展筛查,早期发现、早期诊断、早期治疗。

对重点厂矿企业除定期妇女常见疾病防治工作外,还应开展有毒有害物质暴露水平的监测,对于出现影响生殖健康的问题,应早发现、早诊断、早干预、早治疗。

此外,还应注意患有某些妇科疾病的妇女不宜从事的工作。例如患有子宫位置不正、慢性附件炎的人不宜从事负重作业;患有月经异常的人不宜从事接触铅、苯、汞以及其他干扰女性生殖内分泌功能的工作。

四、开展妇女职业保健的科学研究

各级妇幼保健机构应重视开展女性职业保健工作及相关科学研究,重视收集职业女性常见的健康问题,为职业女性开展形式多样的生殖健康咨询服务。要积极深入厂矿企业,开展实地考察,收集第一手资料,为不同行业的职业女性提供有针对性的健康宣教和健康指导。积极与女职工单位领导沟通,为创造安全工作环境提供专业指导。

世界卫生组织劳动妇女职业卫生专家委员会提出,今后对妇女劳动卫生的研究重点应包括:

1. 研究妇女在双重负担中的能量消耗、全身振动对妇女健康的影响、妇女对高温的易感性、体位和静力负荷对下肢血管的影响,以及人类功效学等。

2. 研究社会、经济、心理因素对职业女性的影响。关注社会支持对于促进职业女性健康的作用。

3. 研究男女之间性别差异对职业有害因素的易感性,特别是生殖与发育毒性研究,逐步明确职业有害因素的男女性别的暴露阈值。

4. 研究多种职业有害因素的联合作用,建立针对人体接触多种因素时的测试系统以及建立更灵敏的测试方法。

5. 研究父母职业有害因素暴露对子代健康的长远影响,探讨更有效的保护后代的措施。此外,也急需研究职业暴露对人类生殖功能的影响。

(邱琇 王临虹)

第十一章

社会因素与妇女保健

医学保健的目的是使人类保持健康、防止疾病,研究和服务的对象是人群。而人并不是独立的生物体,人和人群必须生存在社会环境中,因此,人又具有生物和社会两种特性,生物因素和社会因素均会对人类的健康产生影响。在研究社会因素与健康的关系问题上,主要包含两个方面的内容,一个方面是研究社会诸因素与健康和疾病的相互作用及其作用规律,了解影响人类健康的社会因素和社会因素影响健康的表现;另一方面研究社会卫生策略,制定和采用全面的、积极的社会保健措施,调动全社会力量来保护和增进人类的身心健康。强调生物、心理、社会新的医学模式的改变就是基于社会的发展,科学的进步,人们对健康的需求不断增高,以及对影响人类健康综合因素研究与认识的不断提高的结果。

妇女健康是人类总体健康的一个重要部分,也是反映一个国家和社会发展水平的重要指标之一。女性是社会人群的重要组成部分,亦必受到社会因素的影响,诸如社会经济对女性健康的影响:长期稳定的经济发展,给妇女的生存条件和生活方式带来了正向改变;行为方式对女性健康的影响:仅从适应性行为与防御性行为、摄食行为、人类性行为等方面分析,说明女性在社会中的行为活动方式对其健康产生的影响是必然的。社会网络和支持系统对女性健康的影响,在于她们从社会网络中获得情感、物质和生活上的帮助,从不同的方面和角度对女性的心理健康和生理健康产生影响。妇女作为特殊的社会群体,不仅在生物学方面有其特殊的生理功能和作用,而且在社会、社区、家庭中均承担着不同的重要角色,因此,需要从个体和群体角度分析研究社会因素与健康和疾病之间的关系,全面认识疾病病因、制定疾病防治措施,增进妇女健康。

第一节　概念与主要理论框架

社会因素(social factors)是指社会的各项构成要素,包括环境、人口、文明程度(政治、经济、文化等)。也可将社会因素分为两个方面,即自然环境(主要是指次生环境)和社会环境。自然环境又称为物质环境,包括未受人类影响的,天然形成的地理环境,即原生环境;受人类影响而形成的生产和生活环境,称为次生环境。社会环境又称为非物质环境,是社会因素的主要方面,它包括一系列与社会生产力、生产关系有密切联系的因素。即以生产力发展水平为基础的经济状况、社会保障、人口、科学技术等,以及以生产关系为基础的政治、文化、社会关系、卫生保健等。社会因素所包括的内容非常广泛,涉及人类生活的各个环节,见图11-1。

社会因素影响健康的基本规律包括:①广泛影响性:即一种社会因素可以导致多个器官或系统、全身性的功能变化;②恒常性:由于社会因素广泛存在于人类的活动中,因此必然产

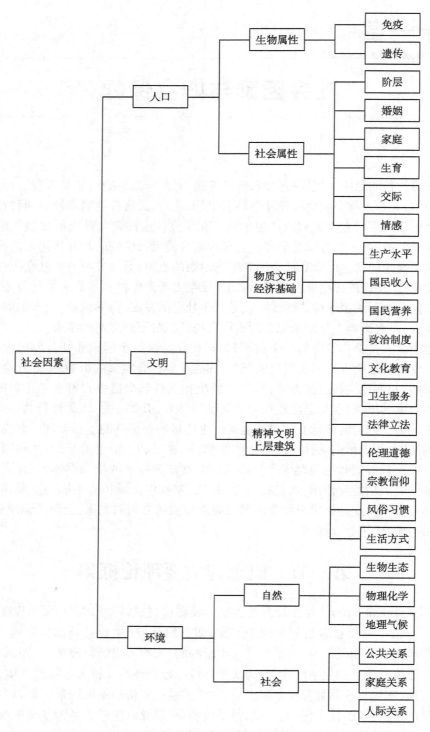

图 11-1　社会因素分类

生持久的作用;③累积性:即社会因素作用于人体可形成应答累加,导致其影响健康的效应累加;④交互作用:即不同社会因素之间的相互作用。

　　造成健康的不公平主要原因是由于权力、收入、资源和服务分配不均,以及随之造成的所处日常生活环境不公平,如在获得卫生保健服务、受教育、就业、社会保障、工作和休闲环境、住所、社区、城镇,以及在享受丰富多彩生活的机会上,均存在不公正现象。在健康不良问题上呈现的不公正是在社会政策和规划欠佳、经济安排不公和政策失误掺杂在一起造成的不良后果。结构性因素和日常生活环境交杂在一起,构成了健康的社会决定因素(social determinants of health)(图11-2)。

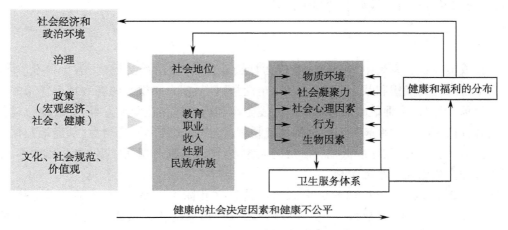

图 11-2　健康的社会决定因素概念框架

　　历史上的一些成功经验,体现了社会权利在改善健康中的重要作用。19 世纪后半叶以来,北欧人的健康状况得到了持续的改善,他们的经验主要包括以享有津贴和服务的权利平等、全面就业、性别平等、低社会排斥为基础,政府对大量普遍主义政策做出承诺。古巴则体现了良好和公平的健康水平并不依赖于国家财富,它的成功经验是政府将健康作为一个社会的历史承诺,社会发展要以社会福利为目标,社区能参与到健康相关的决策过程中,为全体社会成员提供全面覆盖的卫生服务以及为了改善健康,加强部门间的联系。因此,将健康及其公平分布看作社会和经济发展的标杆,其含义深远。

　　财富对于健康很重要,经济增长为改善人们的生活提供了投入资源的机会。但是,如果没有适当的社会政策加以配合,增长本身并不会为健康带来好处。经济增长的同时向人们公平分配所得利益才是关键。因此世界卫生组织提出了改善健康的三大行动原则:①改善日常生活环境,改善少女和妇女的健康和福利,改善其子女的出生环境,重点关注女孩和男孩的早期儿童发展教育,改善生活和工作环境,建立支持所有人的社会保护政策;②在全球、国家和地方各级处理造成不良生活环境的结构性因素,应对权力、金钱和资源分配不公平问题;③向公众讲解健康问题的社会决定因素,并提高公众对健康问题社会决定因素的认识。应当建立国家和全球健康公平监督系统,对健康不公平和健康的社会决定因素进行常规监测,而且应当评估政策和行动对健康公平的影响。

　　反映在健康差异的主要社会因素有社会地位、经济、职业、教育、文化习俗、性别、种族、宗教、年龄、婚姻与家庭、地理区域及卫生保健服务的提供等。

第二节　妇女健康的主要影响因素

社会和经济的发展对妇女一生的健康有着直接的影响。很多研究显示,社会中人群健康的差异是世界范围普遍存在的现象。人的健康受到很多社会因素的制约,并且不同国家及国家内不同社会群体的妇女健康也存在着很大的不平衡。社会不平等与健康有着直接的关系,社会不平等也可造成妇女的健康差异。

一、社会地位

社会成员在社会系统中所处的位置成为社会地位,一般由社会规范、法律和习俗限定。它常用来表示社会威望和荣誉的高低程度,也泛指财产、权力和权威的拥有情况。很多国家的研究显示,不同社会地位人群各种疾病的发生率和死亡率存在明显差异,社会地位越低的群体其各种疾病的死亡率越高。英国的研究显示,慢性病患病率不论男女,社会地位低者均较高,每年人均患病天数亦以低社会阶层的人为多;同时其围产期死亡率、婴儿死亡率、孕产妇死亡率和全死因死亡率都较高。

在世界范围内,由于长期的历史原因和传统文化陋习的影响,妇女在社会、家庭、经济、就业、受教育、文化等方面一直处于受歧视地位,所有这些因素均对妇女一生的健康产生巨大的影响。由于妇女的社会地位比男人低,产生不平等的权力关系。例如,妇女在家庭、社区和社会中的地位较低,她们比男人较少获得和控制资源以及她们在决策方面发言权较少。这些因素已导致妇女健康的系统减值和忽视。2000年我国妇女社会地位抽样调查显示,以女性为主承担家务劳动的格局仍未改变。有85%以上的家庭做饭、洗碗、洗衣、打扫卫生等日常家务劳动主要由妻子承担。女性平均每天用于家务劳动的时间达4.01小时,比男性多2.7小时,两性家务劳动时间的差距仅比1990年缩短了6分钟。城镇在业女性每天的家务劳动时间平均为2.9小时,仍比男性多1.6小时。这一简单的数据从一个侧面反映了妇女对家庭付出的精力和时间远远多于男性,这在一定程度上限制了她们事业上的发展。

妇女地位同妇女生育健康水平是密切相关的,妇女在家庭和社会中的地位将影响到她们的健康水平以及调节和控制生育的能力,同时妇女在社会和家庭参与决策方面都受到很大限制。研究显示,家庭决策影响力的决定因素包括对收入和资产的控制程度、年龄、受教育权利与程度。联合国儿童基金会的一项调查显示,在30个被调查的发展中国家里,只有10个国家中的50%的妇女参与全面家庭决策,包括涉及自身保健、家庭采购、日常开支和探访亲友。很多家庭中,尤其是南亚和非洲亚撒哈拉地区,妇女在有关健康的决定中,几乎没有任何发言权。因此,妇女不能平等地得到良好的医疗保健服务,使得妇女在健康方面也处于不利状况,受到的健康威胁和伤害也就相对更大。世界上许多国家,妇女地位的低下使她们比男性更可能处于贫穷、营养不良、得不到恰当医疗保健服务等对健康不利的环境当中,因此,不论这些妇女存活年龄长短,生活质量多较差。

二、经济状况

社会经济的发展可明显改善人们的生活水平和生活质量,促进健康状况的提高。经济发达的国家,生产力水平高,科学技术先进,物质生活丰富,人们的生活工作条件、卫生状况、保健水平都随着经济水平的提高而明显改善。随之而来的是疾病谱的变化,表现为传染病、寄生虫病和地方病的发病率明显下降。

在经济发展对女性健康产生正向改变的同时,也必然会带来些负面效应,诸如环境污染和破坏;生活方式的改变;心理健康问题以及社会流动人口增加与城市化带来的问题等。这些社会因素给女性健康带来的负效应有待我们进一步深入探讨和研究。适应性是生命中最本质的要素之一,防御性行为是心理防御机制的外在表现。长期的适应不良或习惯性防御机制,可以产生心理应激,形成易病性个体,导致健康损害。

不同的经济发展水平影响着健康状况。经济收入低的人群,居住条件、卫生条件和环境安全都较差,比高收入人群遭受更多的负性社会因素影响。发达国家的健康水平明显高于发展中国家,2006 年世界人口状况报告显示,全球平均婴儿死亡率为 54‰,发达地区仅 7‰,欠发达地区为 59‰,而最不发达国家高达 93‰;全球平均女性期望寿命为 68.4 岁,发达地区达 79.7 岁,欠发达地区为 66 岁,而最不发达国家仅 52.9 岁。

经济状况与妇女健康也有着密切的关系。首先反映在国家的整体经济水平上,如发达国家和发展中国家的孕产妇死亡与发病率相差极为悬殊。世界卫生组织报告,发展中国家的孕产妇死亡率明显高于发达国家,很多西方经济发达国家的孕产妇死亡率仅为 5/10 万 ~ 10/10 万,而发展中国家可达 200/10 万,甚至更高。在研究亚太地区不同国家国民人均收入与其国家平均婴儿死亡率的关系中看出,国家的国民人均收入与婴儿死亡率呈负相关,国民人均收入越低,婴儿死亡率越高。在家庭经济方面的研究显示,家庭年人均收入越少,其孕产妇死亡危险越高;妇女本人有收入,且收入占家庭总收入的比例越大,其死亡的危险性越小。说明妇女有独立的经济收入,其在家庭和社会中的地位则不同,对健康有保护作用。此情况也间接反映妇女在家庭及社会中的地位与她们的健康有着重要的关系。

三、文化习俗

很多调查和研究表明,文化习俗和宗教信仰对人们的健康有很大影响。尤其一些负面的传统习俗会很大程度上损害人们的健康。众所周知,在传统的封建文化中,女性是男性的附属品,被塑造成顺从、依赖与柔弱等各种品质,并建立了“男尊女卑,男强女弱”的牢固观念。中国妇女曾经遭受近千年缠足的残酷迫害,西方妇女为了迎合男人的审美观曾经不得不忍受无尽的痛苦而拼命束腰,非洲、中东和一些亚洲国家则通过实施的女性生殖器环切术(因为文化习俗或其他非治疗原因,部分或全部切除女性外生殖器,之后有可能把两侧阴唇或残端缝合起来,到结婚时再打开,或者对女性生殖器官的其他伤害来要求女性保持贞操。尽管国际上为了禁止这种摧残女性的手段奋斗了 25 年之久,可是目前世界上每年仍有 300万青春期女孩在遭受这样的摧残。这些都是对女性人权的极大藐视,更是对女性生殖健康的严重伤害。

在当今社会,尤其是发展中国家,重男轻女现象仍普遍存在。因此女性一出生就受到各方面的歧视,对女性各个年龄阶段的身心健康产生巨大的影响。在有些国家有些女婴一出生可能就遭到遗弃,丢弃女婴已经是在社会中延续已久的严重的重男轻女现象。旧的做法未去除,又出现了新的形式,目前个别地方出现利用先进技术如B超和羊水细胞染色体检查进行性别诊断,对女胎进行人工流产,使丢弃女婴的现象提前发生,导致一些国家局部地区男女出生比例严重失调。在社会文化偏见的影响下,许许多多的女婴甚至被剥夺了生存的权力。出生以后,与男童相比,很多女童又要经历社会和家庭的歧视,营养不良,承担繁重的家务或体力劳动,得不到良好的教育等,使身心受到严重伤害。例如许多国家和地区尤其农村都有研究资料证明,女婴得不到与男婴同样的营养。调查显示,某地男性小儿生病到就诊时间平均为9小时,但女孩平均为17小时,也有明显差异。而女童的健康问题不仅只反映在她们的儿童期,也直接影响到当她们成长为育龄妇女时的健康。儿童期的营养不良可致使孕产期的贫血或感染发生率高;儿童期的佝偻病可致骨盆畸形,影响以后的正常分娩等。

村落是中国乡村社会的基本单位,由此出发而产生的种种规范、行为、观念、心态等称之为村落文化,主要包括思维方式、文化观念、价值标准、道德规范、理想追求和生活习惯等。这种文化一经形成就在比较长的时间内传承和广泛流行,影响到人们生活的方方面面。北京大学公共卫生学院妇女与儿童青少年卫生学系开展的"中国北方某县妇女产褥期行为模式研究"发现,受村落文化的影响,农村产妇"坐月子"中的有些行为是不科学的,例如90%以上的人不吃生、冷和酸的食物;90%的妇女不洗头、不洗澡;70%以上的妇女不刷牙等,严重地制约了正确、合理的产后保健措施的实行,对产妇和新生儿的健康造成许多不良影响。

改革开放以来,我国一方面对以儒家文化为代表的传统文化及受其影响的旧体制进行反思和重建,另一方面对外来文化尤其是西方文化敞开国门。这不仅使人们受到了西方文化的冲击,而且感受到与过去相悖的压力。由于女性自身的特殊性和封建文化对女性的长期禁锢,女性必然会感到比男性更大的冲击、困惑和迷茫。例如,市场竞争打破了传统的"男耕女织"的生产模式,把越来越多的女性推向社会,但女性却面临着更多的压力。例如,男女同工不同酬;有些地方或行业的经济发展以牺牲女性利益为代价,比如一些旅游业和服务业以商业性性行为作为刺激手段;女职工退休、离岗、下岗的年龄越来越提前也导致了两性经济压力不平衡;一些领导岗位上的女性,不得不牺牲自己的家庭幸福或周旋于家庭与事业之间而疲惫不堪。由于女性无法摆脱和漠视传统文化对女性角色的长期束缚,面对文化震荡其心理上所承受的苦恼和困惑比以往更多、更深,其心理健康状况尤其不容乐观。

四、地理区域

居住在不同地理区域的人群,其健康状况有着极大的差异,无疑和很多因素相关,如人口分布、自然环境、居住情况、生活经济状况、职业、社会服务与福利以及卫生保健的提供等多种因素。总体上来看,农村地区和偏远山区的人群健康状况比城镇人群相对差。

偏远地区被定义为"那些由于地理原因而被公共设施、社区服务、医疗卫生机构和急诊救护等分离开的地区。"在我国很多研究资料显示,农村及偏远地区的健康状况较差,如孕产妇死亡率,城市一般在20/10万～40/10万,农村地区为50/10万～150/10万,而偏远地区可达200/10万以上。其他与妊娠和分娩有关的疾病如贫血、产后出血、产褥感染及产伤等均在农村尤其在偏远地区有较高的发病率。又如住院分娩率,西藏、贵州等以山区为主的地区,住院分娩率仅35%~50%。在原因分析上,一部分原因是距离的遥远、分散和资源有限,而另一部分原因是医疗卫生经费重点放在了城市,而缺乏对农村及偏远地区卫生保健基本需求资金和服务的合理分配,所以也难以得到平等的医疗保健。

此外,地理特征促使一个地区的居民形成其独特的心理素质和性格特点。例如生活在邻近海洋的地区,与其他国家和地区海上航行交流的机会很多,受外来文化的影响也多,就形成了沿海地区人群容易包容和接受外来文化和新鲜事物的心理特征;而内陆地区则受中国传统思想影响很大,因此中原地区的人们具有憨厚朴实、相对守旧的性格特点。不同的地理环境影响具有不同的气候特征,阳光的照射使人大脑产生五羟色胺,五羟色胺使人产生良好的情绪,东北地区气候寒冷,人们大多在室内活动,接受阳光照射很少,五羟色胺分泌少,容易使人脾气暴躁。除气候因素外,地理因素也影响着人们的饮食习惯。饮食习惯对人类性格的影响也是很大的。例如江南人喜欢吃清淡甜食物和鱼,由于甜食中含有大量的可转化成大脑五羟色胺前体营养物质,可使大脑中五羟色胺水平升高,而五羟色胺是维持良好情绪和转换思维方式的最重要的神经递质。这些带有明显地域特征的固有习惯,形成了人群特殊的健康状况,同样也对妇女的健康产生着重要的影响。

五、教育

教育是人的社会化过程和手段。教育具有两种职能:一是按社会需要传授知识,即对人的智能规范;二是传播社会准则,即对人的行为规范。教育可以帮助一个自然人转化为一个能够适应一定的社会环境,参与一定的社会生活,履行一定的角色职能的社会人的过程,是帮助人们掌握生活所必需的知识、技能、行为方式和生活习惯的主要手段。除了增加知识、提高自信和判断能力,教育还赋予人们社会地位,增加收入和获得潜在的能力。由于社会在不断地进步,生产技术、行为规范、生活方式乃至社会生活的各方面都在不断发生变化,其中与健康关系最直接的就是生活技能的培养。从一定程度上讲,受教育程度不同,人的生活方式、健康观念以及价值观念也存在着差异。虽然教育因素对健康的作用机制十分复杂,但可以肯定教育无疑可以影响人的健康状况。

受教育水平对健康的影响已越来越引起人们的重视,很多国家的研究提出教育程度与疾病死亡率相关,受教育程度越高,死亡率越低;将不同受教育水平的国家进行比较,发现其平均期望寿命有显著的差异,例如阿富汗、马里、几内亚等国家的成人女性识字率仅12%~18%,人均期望寿命为47~54岁,与发达国家人均期望寿命79岁相比,相差甚远。一项在40个发展中国家的研究显示,男性接受教育的时间多于女性。社会学家发现全世界文盲中,男女性别比为1:2。我国妇女接受各级各类教育的比例在不断提高,18~64岁的女性中,文盲比例已从1990年的30.1%下降到2000年的11.1%。2002年,女性平均上学年数为7.2年,比1990年提高了2.5年;普通高中教育中女性的比例持续增长,普通高中毕业生中的女生比例从1995年的34.2%升至2004年的44.3%。但高中阶段教育中存在的中专教育女性过度集中的情况,会导致年轻女性未来就业相对集中于技术含量和发展空间相对较小职业。尽管女性总体受教育水平有了较大提高,但农村妇女的受教育水平仍然偏低,与男性相比差距较大。农村女性文化程度为初中以上的比例是42.3%,比男性低20.8个百分点;58.8%的女性只有小学以下文化程度,比男性高21.9个百分点;女性文盲率为13.6%,比男性高9.6个百分点。

教育水平一方面影响到经济状况,另一方面影响到人们对卫生保健知识的了解和健康行为的采纳。联合国儿童基金会曾对拉丁美洲、加勒比海、非洲亚撒哈拉地区进行调查,发现母亲受教育程度低的儿童在二年级就辍学的几率是母亲接受过初级教育的儿童的两倍或者更多。已入学的女孩到了青春期可能因为很多的原因辍学,如承担家务、学校卫生设施不足、过早结婚、性骚扰和暴力等等。

受教育水平直接影响着妇女的自我保健意识、自我保健能力、良好的生活习惯和正确的求医行为及健康状态。女性受教育可对家庭和社会带来深远和长期的利益。受过基础正规教育的女性可能会推迟婚育年龄,会确保她们的孩子接受基础免疫,对自身和孩子的营养需要更为了解,会采纳更好的生育间隔措施。从而使她们的子女存活率更高、更健康、营养更好。

六、就业

就业和工作环境对健康公平有着重大影响。在良好的就业和工作环境中,人们能够获得经济保障、社会地位、个人发展、社会关系并树立自尊,不受生理、心理和社会危害的影响。

妇女参与经济发展对提高妇女地位,实现妇女的人生价值和帮助家庭成员等方面都至关重要。随着经济和科技的发展,越来越多的妇女通过参与经济活动,获得有酬劳动,取得了经济的独立。妇女占全世界生产力的40%或更多,并且逐步拥有行政管理职位,进入专业技术领域,同时还不断为其他妇女创造就业的机会。据联合国粮食署的统计,全球80%粮食是妇女生产的。妇女对全球经济发展和消除贫困做出了巨大的贡献。

尽管近几十年来在妇女参与劳动方面取得了巨大进展,但是在就业过程中许多方面的改善却较少,例如妇女工作条件得不到改善、收入差距、工作不稳定、没有社会福利保障等等。不管在工业化国家还是发展中国家,农村或城镇地区,总的来说妇女的工作时间比男性长。英国牛津饥荒救济委员会(乐施会)的估算,妇女每周工作约60~90小时。一项在发展中国家的调查显示,妇女的工作时间超出男性,平均每天工作时间比男性多30分钟~2小时25分钟。而对于许多妇女而言,在家里做没有报酬的家务占据了她们大部分的劳动时间,使她们从事有酬工作的时间大大减少。在15个拉丁美洲国家城镇地区的研究显示,每4名妇女中就有1名的主要劳动是没有报酬的家务劳动;而在男性中这个数字是每200名只中有1名。

妇女不仅在有酬劳动中花费的时间比男人少得多,而且其有酬劳动的平均收入也低得多。在中东和北非国家中,相同的工作,妇女的收入大约是男人的30%,在亚撒哈拉非洲地区为50%。我国1990~2000年的10年间,在业女性的经济收入有了较大幅度的增长,但与男性的收入差距却明显拉大。1999年城镇在业女性的年均收入是男性收入的70.1%,男女两性的收入差距比1990年扩大了7.4个百分点;以农林牧渔业为主的女性的年均收入仅是男性收入的59.6%,差距比1990年扩大了19.4个百分点。从收入分布看,城镇低收入的女性比男性高19.3个百分点,而中等以上收入的女性比男性低6.6个百分点。而管理及专业技术领域女性收入是同领域男性收入的 57.9% 和 68.3%。

就业关系到妇女的社会地位、经济地位和在家庭中的地位。国家统计局 2006 年底公布的第一次全国经济普查女性就业情况分析资料显示,性别歧视导致就业机会不均等。据统计,2004 年底,我国第二、三产业的就业人员共有 21 261.7 万人,其中女性为 7842.5 万人,占比重 36.9%。按此测算,在同期全国人口男女性别比为 1:0.97 的情况下,实际就业的男女性别比竟达 1:0.58。从人口普查资料中看出,分性别、年龄别,人口在业率 15～19 岁女性高于男性,此后各年龄阶段的在业率女性均低于男性。一般情况下,15～19 岁为受教育的年龄,女性的就业率高,表明女性失去读书的机会多。由于文化水平及职业技能培训不足,不少外出务工妇女不得不从事低薪和有毒有害的工作。非公经济中女职工的职业安全还没有得到充分保障,这将直接影响她们的身体健康及未来发展。如果妇女没有良好的就业机会,没有自己的独立经济收入,也就必然造成在家庭和社会中的从属地位。就业与受教育、经济状况、家庭地位、重男轻女的传统文化观念等因素都有相互的密切关系,对妇女的健康也会带来巨大的影响,如早婚早育,多生子女,孕产妇死亡及发病率高;而没有工作技能的女性可能被迫通过商业性性行为获取经济收入,使得性传播疾病发生率增高。此外,从历史经验看,当一名妇女拥有决策权时,会最大程度地惠及儿童,她们会注意子女的营养、足够的医疗保健以及其他的娱乐活动。

七、医疗保健服务

人们是否能够得到卫生保健服务对人群健康有着重要的作用。每个国家都有一个卫生保健服务系统,主要任务是向个人或人群提供广泛的促进健康、预防疾病、医疗和康复服务,以满足人们的各种保健需要,保护和改善人民的健康。居民自身的健康状况是影响卫生服务需要与利用以及其生活质量的决定因素。

但是卫生保健服务的提供与国家的社会和经济发展有很大关系,由于世界各国的社会、经济发展水平不同,对卫生资源的拥有、分配和利用的差别悬殊。在很多发展中国家,由于卫生资源严重短缺,无法对大多数人提供最低限度的卫生服务,包括妇幼保健服务。而发达国家用于卫生的经费支出按人均计算,比很多发展中国家的人均收入还要高,则可能对每个人提供最大限度的卫生保健服务。在一个国家内,其卫生资源的分布也是不平衡的。大部分卫生经费和人力、物力都集中在城市地区,这些地区有昂贵的先进设备和合格的专科医师,而广大的农村和贫困地区则由于缺少最基本的卫生服务,导致大量的可预防或治愈的疾病的患者死亡。

研究发现,尽管我国卫生保健和生育健康服务有了明显进步,但在农村、特别是西部地区问题还比较突出。35 岁以下的农村孕产妇仍有 24.0% 从未做过产前检查,比同一年龄段的城镇女性高 18.7 个百分点。西部地区的这一比例为 35.9%,比东部地区高 21.0个百分点。从未做过妇科检查的农村妇女有 49.4%。贫困地区孕产妇死亡中的 45% 在死亡之前根本没有得到任何医疗卫生保健服务。在孕产妇死亡相关因素分析中得到,家庭到医院距离大于 5 公里,没有进行产前检查或产前检查次数少,高危孕产妇未能提前住院分娩等均增高孕产妇死亡的危险。而由于产科服务和管理质量的低劣,常可造成许多严重的产后后遗症,如感染、产道损伤、子宫脱垂、尿瘘等,严重影响了妇女的健康和生活质量。

一般来说,女性有月经期、孕期、产褥期、哺乳期和更年期等特殊需要,女性对卫生服务需要的时间跨度及对门诊和住院的利用量要多于男性。无论是城市还是农村,15 岁以下低年龄组的两周患病率男性高于女性,15 岁及以上各年龄组,女性都明显高于男性。但是,在很多家庭中,妇女在有关健康的决定中几乎没有发言权,在布基那法索、马里和尼日利亚,约75% 的妇女表示由家中的男人决定了她们的医疗,从而使妇女在很大程度上压抑了自身的就医需求,延误了就诊的时间,使健康恶化。

也有经验证明,医疗卫生服务的提供也不绝对与经济因素呈正相关,如果国家和政府重视卫生事业,在政策和经费上给予倾斜,合理分配卫生资源,是可以在一定程度上改善人们健康水平的。如中国的孕产妇死亡率和婴儿死亡率明显低于许多人均国民生产总值高于中国的国家。所以世界卫生组织提出要本着社会公正的原则,采取国家和国际有效行动,实施初级卫生保健,改善卫生资源和人群健康的不平等。

第三节 妇女面对的特殊社会问题与妇女健康

在社会发展的不同阶段,女性会面临由于社会发展的特殊过程带来的各种问题,例如在经济社会中的性别不平等问题;在职业和家庭中的性暴力,以及大量进城务工的女性面临的健康问题等。

一、性别不平等

性别平等(gender equality)是指不同性别在人格、价值和尊严等方面的平等,性别平等应同时考虑生理性别和社会性别,以及与之相关的性倾向和性别身份等因素。性别平等不应因性别、性倾向等因素在资源、经济、教育和就业等方面受到不公正的对待,同时应拥有平等的权利和发展机会。

在任何社会中,常常出现性别不平等现象,针对女性的不平等和歧视主要反映在政治、经济、资源分配、受教育、就业、健康保健及医疗等方面。关注性别平等主要是为了增强妇女的权利,帮助妇女摆脱贫困,可以惠及妇女以及儿童。有平等的社会地位、健康、受过教育而且获得权利的妇女们有助于养育健康、受过教育和自信的子女。但传统文化和歧视妇女的情况仍旧普遍存在,有关性别的陈旧习俗难以调整和挑战。

妇女在生命的周期中,面临着各种性别歧视。性别歧视可以始于生命之初,现代的医疗诊断设备可以在妊娠早期就了解胎儿的性别。在对男孩有明显的经济和文化偏好的地区,这些技术被错误地用作为针对女婴的流产提供便利。尽管目前还没有结论性的证据证实这些技术被非法滥用,但是出生登记和人口学数据已经揭示了出生性别比和 5 岁以下男童的不寻常高比例,也促成了国家消除这些行为的计划。我国 1990 年男、女婴儿死亡率分别为28. 54‰和33. 21‰;到了 2000 年分别为 23. 90‰和33. 72‰,在一定程度上反映出女婴和女童生存状况亟待改善的严峻形势。

儿童和青少年成长中主要关注的是确保他们可以获得并完成质量可靠的基础和中等教育。但在大多数情况下,女童在受教育的过程中,可能处于不利的地位。联合国儿童基金会的数据显示,如果有 100 个男童辍学,那么就会有 115 个女童辍学。尽管在过去几十年中在教育过程中的性别鸿沟已经稳步缩小,但是在发展中国家,每 5 个女童中就有 1 个无法完成基础教育。失去基础教育也就剥夺了一个女孩发挥其全部潜能的机会,并且可能使自己和子代面临更多的疾病威胁。而中等教育可以显著地推迟女性首次生育的年龄,增强她们孕产期保健的意识,是妇女获得更高社会地位的关键因素。

在全球范围内,每年大约有 1400 万婴儿由少女母亲分娩。在一些盛行早婚传统的国家,女孩往往 14 ~ 15 岁就成婚,而且在婚后不久就被要求怀孕以证明自己具有生育能力。在东南亚地区,约 1/3 的少女在 17 岁以前生育,而且生育的间隔时间短,到 20 岁时平均生育 2 个孩子。而其他国家,包括我国,少女初次发生性行为的年龄在提前,随之而来的是少女妊娠和性传播疾病的发生。调查显示,患有性病的少女往往有经常更换性伴、与有高危行为的性伴在一起以及多个性伴的特点,并且在性生活中很少采用保护性的避孕措施。过早的妊娠对正处于生长发育阶段的少女是沉重的负担,增加其孕产期并发症的发生率。由于妊娠少女很少得到良好的产前保健,孕产妇死亡和难产的风险明显增加。15 岁以下女孩死于妊娠和分娩的可能性是 20 ~ 29 岁女性的 5 倍,而其所分娩的婴儿死亡几率增高,同时可能遭受更多的低出生体重、营养不良以及身体和认知发育迟缓。此外,少女还会面临性虐待和强奸,遭受性蹂躏和性摧残。2002 年有 1.5 亿 18 岁以下的女孩被迫发生性交,或遭受其他形式的身体和性暴力。估计有 180 万儿童被卷入商业性性工作,她们遭受着被忽略、性暴力和身心上的虐待。

截至 2005 年,全球 3900 万艾滋病病毒感染者中近一半为女性。在非洲和加勒比部分地区,15 ~ 24 岁的青年女性感染艾滋病的人数可能是同龄男性的 6 倍。女性感染艾滋病病毒的风险高于男性,主要因为女性通过性行为感染艾滋病病毒的可能性是男性的两倍。而由于女性受教育的程度明显地低于男性,使她们获得预防艾滋病病毒感染和可能的保护措施与相应的谈判技能的知识相当少。而由于妇女感染的大幅增加,也增加了儿童被感染艾滋病病毒的风险。

妇女生命中有历时 30 年左右的生育期,要经历结婚、妊娠、分娩、产褥、哺乳、避孕等特殊生理过程,增加了其患各种妊娠相关疾病和死亡的几率,以及由此造成的各种后遗症。

老年妇女虽然比男性活得更长,但由于其可能缺少对家庭资源的控制,使许多老年妇女面临性别和年龄的双重歧视,并因病致贫和因病致残,生活质量受到严重的影响。如北京的一项调查显示,女性尿失禁的发病率为 46.5%,年龄越大发病率越高,而只有不到半数的妇女就诊,及时就诊者不到 1/4。

性别不平等遍及生活的各方面,尽管不平等的形式和程度可能不同,但必须积极推进将社会性别意识纳入到所有经济社会发展规划、政策和项目的主流,只有这样才能逐步实现性别平等与妇女发展和经济社会整体发展的同步,提高和改善国家和地区性别平等与妇女发展的整体水平,造福于子孙后代。

二、针对妇女的暴力

(一)概述

1. **背景及政策发展** 从全球看,每三名女性中就有一位曾至少遭到过一次身体和(或)

性的亲密伴侣暴力或者非伴侣性暴力。全世界被谋杀的女性中,38%为亲密伴侣所杀。妇女和女童生命早期即开始遭受暴力的侵害,在曾建立亲密关系的少女(15～19岁)中有近30%曾经历亲密伴侣的暴力。针对妇女的暴力问题不仅是社会问题,也是一个重要的公共卫生问题,需要社会多部门的联合行动来进行制止。

20世纪70年代以来国际社会出台了一系列反对针对妇女暴力的相关文书。联合国1979年通过了《消除对妇女一切形式歧视公约》;1985年第三次世界妇女大会通过了《内罗毕提高妇女地位前瞻性战略》;1993年世界人权大会通过了《消除对妇女的暴力行为宣言》;1995年第四次世界妇女大会的《行动纲领》将对妇女的暴力列入12个重大的关切领域之中,呼吁各国政府、国际社会和其他组织采取行动预防和消除对妇女的暴力行为;2013年9月,在纽约出席联大第68届会议的113个会员国签署宣言,承诺结束冲突中的性暴力。2013年,联合国妇女地位委员会在其第57届会议中通过一整套有关消除和防止所有形式针对妇女和女童的暴力行为的结论性意见,其中包括从健康角度开展工作。

2. 有关概念及问题范畴　针对妇女的暴力(violence against women)是一个总称,联合国《消除对妇女的暴力行为宣言》将其定义为"任何以性别为基础,对妇女造成或可能造成身心和性行为的伤害或痛苦的暴力行为,包括威胁要进行这类行为、强迫或任意剥夺自由等都属于针对妇女的暴力范畴,不论其发生在公共场合还是私人范围内。"为了强调社会性别在其发生过程中的作用,针对妇女的暴力又被称为基于社会性别的暴力,简称为基于性别的暴力,或性别暴力。

伴侣间暴力、性暴力和家庭暴力是针对妇女暴力的常见类型,虽然妇女是最主要的暴力受害者,但伴侣间暴力、性暴力和家庭暴力的受害者也发生在男性。这些概念之间又有重叠和区分。

伴侣间的暴力(intimate partner violence)是指发生在伴侣这种亲密关系间,针对另一方进行的躯体、精神或性侵犯行为。尽管妇女也会对其男性伴侣施加暴力,有时暴力也发生在同性之间,但伴侣间的暴力行为绝大多数是男性施加给女性的。亲密伴侣包括正式的伴侣关系(如婚姻)和非正式的伴侣关系(同居、约会及未婚性行为)。

这些行为包括躯体攻击行为(如掌击、踢打和击打)、精神虐待(如胁迫、蔑视和羞辱)、强迫的性行为和其他形式的性胁迫、各种管制行为(如将受害者与家人和朋友隔离、监视他们的活动、限制其获得信息和帮助)。

性暴力(sexual violence)是指无论当事人双方是何种关系,以及在何种情形下(不仅包括在家里和工作中),一方通过强迫手段使另一方与其发生任何形式的性行为。性暴力的行为相当广泛,可在不同环境和背景下发生。例如:婚内或者情侣关系中的强奸、陌生人的强奸、武装冲突中有组织的强奸、非自愿的性要求或性骚扰(包括回报式的性要求)以及对儿童的性虐待等。

家庭暴力(domestic violence)是指发生在家庭成员之间的,以殴打、捆绑、禁闭、残害或者其他手段对家庭成员从身体、精神、性等方面进行伤害和摧残的行为。家庭暴力发生于有血缘、婚姻、收养关系生活在一起的家庭成员间,如丈夫对妻子、父母对子女、成年子女对父母等,妇女和儿童是家庭暴力的主要受害者。

(二) 针对妇女暴力的流行

1982～1999年间,全世界范围内48个人群的调查表明,10%～69%的女性在她们的生活中曾被男性伴侣施以躯体攻击。对于她们当中的很多人来说,躯体侵犯并不是孤立发生的,伴侣之间的躯体暴力行为常常同时伴随着精神虐待,大约 1/3 甚至超过 1/2 的妇女还受到性虐待。2000～2003 年间,10 个国家 15 个地区的数据显示,15%～71% 的妇女在一生中遭受躯体、性或两者兼有的伴侣间暴力。

尽管在大多数国家有关性暴力的调查研究都很少,但现有的数据表明,在一些国家里,1/4 的妇女可能遭受过来自伴侣的性暴力,并且近乎 1/3 的青春期少女声称她们的第一次性经验是被迫的。美国一次全国范围的调查表明,17 岁以上的妇女中有 14.8% 的人都曾遭到强奸(还有另外 2.8% 的人遇到过强奸未遂)。

多数躯体暴力受害者长时期遭受反复的躯体攻击。里昂的一个研究表明,60% 的妇女在前一年里曾遭受的虐待超过 1 次,20% 的妇女遭受的严重暴力攻击超过 6 次;英国伦敦的一项调查表明,目前遭受虐待的妇女中,其在前一年里遭受躯体攻击的平均次数为7 次。

我国关于针对妇女暴力的调查研究很少,而统计到的数据仅仅是现实中的冰山一角。2011 年全国伤害监测系统包括 129 家医院急诊和门诊伤害病例资料显示,被暴力攻击受伤就诊的女性患者共 16 189 人次,占所有因伤害就诊女性患者的 7.3%。暴力受害者自杀意念或行为的危险性高于无暴力受害者 6 倍,2011 年全国疾病监测系统数据显示,女性的暴力和自杀死亡率为 7.76/10 万,是伤害死亡的第二位原因。承德县 2009～2010 年妇产科和婚检科门诊就诊的女青年筛查显示,妇女遭受暴力的发生率为 3.9%,其中躯体暴力占受暴妇女的 54.0%,精神暴力占 23.0%,性暴力 17 占 13.5%,经济控制占 9.5%。

(三)针对妇女暴力的后果

1. 针对妇女的暴力对躯体健康的影响　暴力与许多不同的健康后果有关,包括近期和远期的影响。人群调查显示,在遭受过躯体暴力的妇女中 40%～75% 的妇女都曾经发生过躯体的伤害,可能是非常轻微的小伤口或青紫,也可能是终身残疾和死亡。加拿大的一项调查显示,43% 的受到躯体伤害的妇女都需要到医疗机构就诊,50% 需要在家休养。暴力可导致直接的健康后果,例如外伤和身体功能的损害,同时暴力也能造成原发疾病的加剧和日后患病危险性的增高。对妇女的性暴力可直接导致生殖器官的受损、生殖道感染等疾病的发生,由于缺乏保护性措施,还可能会发生梅毒、艾滋病等严重的性传播疾病,甚至会导致妇女非意愿妊娠。受暴力危害像吸烟和饮酒的一样,是许多疾病的危险因素,或引起原有疾病的加重。针对妇女的暴力给妇女的躯体带来的伤害见表 11-1。

表 11-1　针对妇女的暴力造成的躯体健康后果

明显外伤	皮肤划痕、青紫、撕裂伤、擦伤、红肿、局部出血以及伤口、骨折、脏器破裂等
身体功能损害	胃肠功能紊乱、肠易激综合征、脑震荡、身体伤残、慢性疼痛综合征等
生殖系统疾病	慢性盆腔痛、不规则的阴道流血、阴道异味分泌物、痛经、盆腔感染、性传播疾病、非意愿妊娠、阴道感染、泌尿系感染、性功能障碍
传染病	乙肝、淋病、梅毒、艾滋病等
原发病的加剧	冠心病、高血压、糖尿病、哮喘等

2. 针对妇女的暴力对心理健康的影响　针对妇女的种种暴力都可以给妇女的心理和精神带来严重伤害,引发一系列的心理和精神疾患。如抑郁、恐惧、焦虑、低自尊、性功能障

碍、创伤后应激障碍、自杀或杀人等。很多妇女认为心理遭受的伤害往往比躯体上的伤害更使她们无法忍受。一个人群调查结果显示,在有性暴力经历的妇女中,有精神症状的比例为33%,在有躯体暴力经历的妇女中,这一比例为15%,而在没有暴力经历的妇女中,该比例则为6%。郭素芳对产后妇女的研究发现遭受家庭暴力者产后抑郁的发生率(31.7%)明显高于未遭受家庭暴力者(19.3%)。

此外遭受暴力的妇女常常失眠,存在睡眠困难,经常做噩梦。这些妇女还经常感到沮丧、无助、缺乏自信、自卑,感到自己没有办法控制自己的命运,只能忍气吞声。她们也会经常责备自己,总认为是因为自己不够漂亮、不够能干、不够贤惠,丈夫才对自己不好,自己不是个好妻子,遭受暴力都是自己的错误,是自己造成的。

有些妇女长期生活在暴力环境中,往往会感到生活没有意义,对自己采取放弃的态度,或者厌世而产生自杀念头,美国的一项统计显示,25%受丈夫虐待的妇女曾有过自杀的企图,或者因为对丈夫积怨过深而产生以暴制暴的想法,产生杀死丈夫的念头,并有一部分妇女甚至实施了这些行为,而最终导致自己死亡或者杀死了丈夫。王翠玲等对家庭暴力受害者危机干预热线来电资料分析显示,受害女性有自杀意念者占63.3%,有自杀计划者占6.7%,有既往自杀未遂史者占43.3%,12.0%暴露有杀施暴者的想法。

3. **针对妇女的暴力对孕产妇健康影响**　与施暴者共同生活的妇女很难避免意外怀孕或疾病。暴力可直接导致意外怀孕或通过强迫性行为及其他妨碍妇女使用避孕品(如避孕套)的方式传播性疾病。暴力也发生在怀孕期间,这不仅影响了妇女,也影响了发育中的胎儿。加拿大、智利、埃及和尼加拉瓜的人群调查发现,6%~15%有过伴侣的妇女在怀孕期间曾遭受过躯体或性虐待,施虐者通常是其伴侣。伴侣间暴力也与艾滋病的流行范围扩大有关。

遭受虐待的孕妇易发生不良妊娠结局包括低出生体重、早产、流产和胎儿/新生儿死亡、产伤、产前检查较晚及产后抑郁。Susans 发现人工流产的妇女中自我报告的暴力的发生率为39.5%,而且遭受暴力的妇女多是自己作出人工流产的决定。Mcfarlane 的研究发现遭受暴力的妇女更容易推迟产前检查的时间。现有研究表明,腹部的伤害可能会导致胎儿的死亡或者引发早产而导致低出生体重。另外,暴力导致的一些不良健康习惯(如吸烟、酗酒等)也可能会导致低出生体重的发生。暴力导致的精神抑郁等可以增加抑制激素的分泌或者导致免疫学改变,从而造成早产或宫内发育迟缓。

4. **针对妇女的暴力对孩子的影响**　暴力可能直接或间接影响幼儿死亡率。尼加拉瓜利昂的研究者发现,控制了其他可能的混杂因素后,与未受虐妇女的孩子相比,受伴侣躯体和性虐待妇女的子女在5岁前的死亡可能性是其6倍。受过殴打的妇女比未受虐待的妇女更可能经历胎儿死亡、堕胎、流产或死产。目睹家庭暴力的孩子出现一系列精神和行为问题的危险性升高,包括焦虑、消沉、学业不佳、自卑、不顺从、做噩梦和身体状况差等。而且,目睹家庭暴力的男孩长大后虐待伴侣的可能性更高。

5. **针对妇女的暴力对社会的影响**　我国一项统计显示,女性犯罪50%以上有家庭暴力的因素,犯有重伤害和杀人罪的女性罪犯80%是由家庭暴力引起。暴力还是社会的一项巨大经济负担,在印度一项有关妇女的调查中,13%的妇女因为虐待不得不放弃工作,每次暴力平均要浪费7个工作日,11%的妇女因为暴力事件而不能从事家务。美国芝加哥的一项研究发现,有伴侣间暴力史的妇女更可能经历一段时间的失业状态、常常更换工作及因出现更多的躯体和心理健康问题而影响工作表现。

（四）危险因素与保护因素

1. **个人因素**　针对妇女的暴力与人口学特征、成长经历及心理状态等有关。在人口统计学因素中，无论是受暴力女性还是施暴男性，年轻和贫穷与男性对伴侣实施躯体暴力的可能性有关。酗酒、吸毒、以前曾被强奸或遭受过性虐待、有多个性伴侣等是女性遭受暴力的危险因素。成长过程中经历过家庭暴力是男性成年后施暴的一个极其重要的因素，此外人格缺陷、饮酒等增加了暴力的可能性。

2. **人际关系因素**　在人际关系中，伴侣间暴力最常见的标志是婚姻冲突或人际关系不协调。婚姻冲突等都可预示伴侣间暴力的发生。

某些形式的性暴力，诸如轮奸，主要是由年轻男性所为。他们常常认为性攻击是男性的特征，性攻击与被尊重的强烈愿望也明显相关。年轻人中的性攻击行为与帮派及不良少年群体常常联系在一起。研究表明，与有性攻击行为的同龄人为伍的男性比极少与有性攻击行为同龄人在一起的男性，更可能进行强迫性暴力。

3. **社区因素**　贫困是针对妇女暴力的一个危险因素，在所有的社会经济团体的针对妇女的躯体暴力中，贫困的妇女受到的影响尤其严重。对于某些男性，贫困可能使他们产生压力和挫折感，并由于不能成为社会所预期的顶梁柱而感到失败。贫困同样可以作为婚姻中争执的理由，贫困还使妇女更难脱离暴力或其他恶劣的人际关系。

社区对伴侣间暴力的反应可能会影响暴力行为的程度，那些对伴侣间暴力进行制裁的社区暴力发生水平最低，社区可以采取正式法律途径或使邻居出于道德压力而介入冲突制裁或制止施暴行为，受虐待的妇女能够在避难机构或通过家庭帮助而得到保护。

4. **社会因素**　与性别平等、性暴力以及暴力有关的国家法律和政策影响针对妇女的暴力。法律和政策在处理性暴力上，不同国家有着极大的不同。一些国家有考虑长远的立法和司法程序，对强奸也有更广泛的定义（包括婚内强奸），对强奸犯处以重罚并给受害者以有力的帮助。在预防和控制性暴力方面，加强警察训练、配置适当警力、优先调查性攻击案件，并向受害者提供援助和医学法律服务。而在另一些国家，在这一问题的处理上对女方非常不利，妇女单方指控不能定强奸罪，某些形式或情形下的性暴力不包含在法律定义之中，甚至受害者因害怕提供"无效证明"时受到法庭惩罚而无法提出指控。

社会规范、意识形态等很大程度上影响男性对女性的态度。男女间结构的不平等、大男子主义、男性荣誉感和攻击性等都可以增加伴侣间暴力发生的危险性。在许多文化中，妇女和男人都认为结了婚的女性有义务无条件地满足丈夫的性要求，即使在某些禁止性交的特定时刻如生孩子后或妇女经期时也无例外。因此，许多男性认为他们向妇女要求性交时不会遭到拒绝。

社会地位与暴力发生也极为相关，社会地位低下特别是妇女，其遭受性暴力的机会大大增加。在男女不平等、重男轻女、社会阶层区分大、资源占有不平衡的社会环境中，在自然灾害和战争的环境下，妇女常常是性暴力的受害者。

（五）针对妇女暴力的干预

1. **暴力预防的策略措施**　针对妇女暴力的预防策略包括减少酒精使用、促进性别平等、改变支持暴力的文化和社会准则以及开展为受害人提供服务的项目。因为儿童虐待、青少年暴力和自杀也是针对妇女暴力的危险因素和(或)后果,表 11-2 总结了五种暴力形式的干预策略措施。

表 11-2　基于证据的暴力预防策略措施

干预策略措施	暴力类型				
	CM	IPV	SV	YV	S
1. 在儿童和父母/抚养人之间建立安全、稳定、赡养的关系					
父母培训,包括护士家访	●			○	
开展父母-儿童项目	○			○	
2. 培养儿童青少年的生活技能					
学龄前增益项目				○	
社会发展项目				●	
3. 减少酒精有害使用					
调整酒精销售	○	○	○	○	○
提高酒的价格	○	○	○	○	○
干预嗜酒者		●			
改善酒吧等饮酒环境				○	
4. 减少枪支、刀和毒品的可及性					
限制枪支许可和购买的政策				○	○
加强在公共场所携带枪支的禁令				○	
限制或禁止使用毒品的禁令					○
5. 促进性别平等预防针对妇女的暴力					
基于学校开展性别准则和态度的项目		●	○		
小额贷款提高妇女社会经济地位		○			
生活技能干预		○			
6. 改变支持暴力的文化和社会准则					
用社会营销的方法改变社会准则		○	○		
7. 开展为受害人提供服务的项目					
筛查和转诊		○			
为妇女提供咨询、庇护所等服务		●			
社会心理干预	○	○	○	○	○
保护令		○			

注:●充足证据　○显现出证据
CM-虐待儿童　IPV-伴侣间暴力　SV-性暴力　YV-青少年暴力　S-自杀

　　2. **医疗干预**　医务人员是暴力受害者的第一援助人,因为医务人员可以是第一个接待受害者的人、第一个倾听受害者提供情况的人、第一个获得受害者提供直接受暴证据的人、第一个能够给予受害者医疗救助的人以及第一个向受害者提供其他支持信息的人。所以,医疗干预在预防和帮助受害者方面起到至关重要的作用。

　　(1) 医疗干预的原则:①一定要以受害者的需求为出发点,在充分了解其需求的基础上提供医疗处置;②关注受害幸存者及其子女、家人的安全,了解他们可能会遭受到的危险和威胁;③尊重受害幸存者对自己生活的选择,受害者最了解她所处的环境和生活状态;④对受害幸存者提供的信息予以保密,注意是在一定范围内为妇女保密,但如果发现妇女可能会遇到进一步暴力伤害或有自杀、自残等危及生命和安全的情境,应及时告知有关部门以获得救助;⑤及时为受害幸存者医治伤病,并提供可能的帮助。

（2）医疗干预模式（ABCDE 干预模式）

1）单独询问（A,Ask to be alone）:为了保证受害幸存者能真实披露其遭受的暴力事件,医务人员应单独询问受害者,如其伴侣也在场,所披露出的事件与实际情况可能会有很大的差异。

2）相信披露出的事件（B,Believe the disclosure）:无论披露出来的事情多么不可思议,也要相信它,受害幸存者很少对其所遭受的暴力情况撒谎。

3）救助方式（C,Call in resources）:要了解到一些机构会帮助受害幸存者,如妇女避难所、性别暴力咨询处及性暴力救助中心等。

4）记录暴力事件损伤情况（D,Document history and injuries）:详细记录受害者的损伤情况,在对受害幸存者的案件审理中,其暴力事件损伤情况的记录是至关重要的支持文件。

5）保证安全（E,Ensure safety）:受害幸存者和所涉及的孩子的安全是最重要的。医务人员要询问受害幸存者是否对她本人和孩子的安全担心。医务人员一定要意识到,受害者可能还会遭受到更为严重的伤害,以前暴力的严重程度不能说明将来暴力发生的情况,而且许多受害幸存者往往会弱化暴力的严重程度。有研究明确提出,暴力事件的发生往往在频率和严重程度方面都是逐步升级的,永远不要把施暴者的威胁当成耳旁风。

（3）病历记录的要素:病历记录的要素包括①注重医学文书的证据,病历记录要实事求是,描述准确、详细,就诊日期和 X 线片等日期应准确无误;②如果有条件,应利用人体图把受害者躯体上损伤的部位和严重程度记录下来;③记录性暴力发生的具体时间和次数以及既往暴力发生情况;④记录躯体症状和情感的异常等;⑤记录施暴者（一个或是多个）的姓名;⑥记录受害者好朋友的联系方式。

（4）法庭证据采集及保存:证据记录要详细、真实有效,从而可以作为法庭证据;还要注意当对成人受害情况进行归档记录时,要做到知情同意,并且还要同时向参与此案件调查的警官进行咨询。

如果受害人在案件记录时,还不能决定是否要诉诸法律,应详细记录暴力发生经过,以便以后她反悔时使用。①按规定保存病例及 X 线、CT 片,避免遗失或被不法销毁。②对于软组织损伤,皮肤挫、裂伤等,可以拍照存留。尽量采取正面角度,要有比例尺对照。③可能有助于反映受伤部位和致伤物的血衣,要将血迹在阴凉通风处晾干（避免暴晒）、保存。（性暴力遗留的可疑精斑也应晾干,室温保存）。④在头皮创口附近,寻找可能有助于致伤物推断的毛发检材,并保留。⑤如妊娠,保存好亲子鉴定的检材:包括血液或脐带血、羊水、绒毛组织、流产或引产的组织。

（5）安全计划:给受害者一个写有本地区提供服务的机构和设施的小卡片,受害者可将其放在不容易被发现的地方。所列的信息应包括:①避难所的信息/经济援助信息/法律救助服务/紧急救助电话/咨询服务;②性别暴力幸存者的支持组织。

（6）向决定继续留在暴力发生的家庭的人提供必要的信息和指导,以便其再次遭受不幸时,能及时得到救助和帮助:①告知他们私下备好一个安全包,包括必要的衣物、现金、电话、签证、身份证及出生证明等;②放好护照、银行卡、出生证明、法律文件、银行存折等重要物品或复印存留。

（7）医务人员工作中遇到针对妇女暴力的病例时,为保证自身安全,应做到以下几点:

①尽量不要在吵架的夫妻中间,注意出口的位置,当施暴者在场,要站在离出口近的地方,如紧急情况发生,能迅速离开房间;②如没有警察在场,应尽量避免双方当面对质的局面;③不要将家庭住址等信息泄露给他人。

三、流动人口妇女健康问题

(一)概述

流动人口(floating population,migrant population),顾名思义,是具有流动属性的一部分人群。在国外,流动人口通常被理解为迁移人口或迁徙人口,是以长久居住地区(或称常住地)为出发点,凡是在一定时期内改变过长久居住地的人口被统称为迁移人口。实际上,迁移人口是出于各种需要(如就业或安全等)而改变家庭长久居住地的一次性的流动人口。他们因家庭长久居住地的改变而比较容易被界定出来。然而在我国的现实生活中,由于户籍管理机制的运行,使得流动人口的界定产生了一个"户籍标准",即在人口管理中只问户口登记地而不问实际的家庭长久居住地,将户口登记地改变的人口视为流动人口。

我国是地域广阔的发展中国家,经济文化发展极不平衡,在中国随着城市化的进程,巨大的城乡差别使农村剩余劳动力大量涌入城市,他们离开其户籍所在地进到城市中生活、工作,这部分人员被称为流动人口。流动人口是指由于各种原因离开户口登记地到外地定居或暂住的人群,居住时间不定。流动人口多数来源于农村,主要有以下几个特点:

1. 青壮年人口是流动人口主体,18~30岁青壮年劳动适龄人口占流动人口的70%;25~29岁是流动人口的峰值年龄段,占流动人口的20%;接近40%为女性,其中80%年龄在20~40岁之间,正值生育年龄,及性行为活跃年龄。

2. 受教育程度较低,虽然流动人口的受教育程度高于流出地,但低于流入地,男女差别明显,女性流动人口受教育程度明显低于男性。

3. 流动人口经济参与率明显高于城镇常住人口,主要从事体力劳动,如建筑施工、制造业、家政服务业、商业零售、餐饮及保洁等工作,相对收入较低,家庭经济状况拮据。

4. 流动人口的社会保障较差,包括医疗保障,很多地区尚未形成与户籍人口等同的社会医疗保障制度和保健措施;另流动人口的健康保健意识相对较差,利用当地的医疗保健服务意识和能力均明显不足。

(二)流动人口的健康状况

许多研究均显示流动人口疾病发病和患病情况显著高于当地户籍人口。人口的流动形成了地区间传染病传播的纽带,1979年深圳市全市仅有疟疾患者7人,但在特区建设中,大量外来民工进入深圳,1984年深圳疟疾患者猛增到7427人。上海、苏州的资料显示流动人口疟疾的发病率为户籍人口的12~26.8倍。上海市2001年对流动人口疫苗接种情况进行调查,麻疹疫苗接种率仅为70.65%,而5种疫苗(卡介苗、小儿麻痹糖丸、百白破、麻疹及乙肝疫苗)的合格接种率仅41.02%。广东中山市1998年流动人口麻疹发病率高达1400/10万,为户籍人口2.59/10万的540倍。

流动人口居住地多为拥挤、阴暗、潮湿的平房或棚屋,缺乏卫生设备、饮食及饮用水条件差,较易发生肠道传染病。上海浦东新区资料显示流动人口肝炎、伤寒、菌痢及其他肠道传染病的发病情况均明显高于户籍人口。义乌市的流动人口肺结核新发病例数和痰涂片阳性数均呈增加趋势。然而流动人口治疗管理难度大,流动范围大,表明其更具有传播结核病的风险。温州市1997~2000年国家法定甲、乙类传染病报告资料显示流动人口传染病发病率

55.55/10 万,大大高于省内人口 12.03/10 万。流动人口的急性肝炎、菌痢、淋病、梅毒和腮腺炎的发病数及构成比均呈上升趋势。

多个地区的资料显示,流动人口淋病、梅毒等性传播疾病的发病率呈明显上升趋势。流动人口由于身处异乡,面临着巨大的生存压力,忍受着社会的歧视和不理解,他们终日劳作,身体和心理负担均很重。同时,由于经济和社会地位导致的难以宣泄的性需求,极易导致他们依靠商业性性行为来满足性需求。但由于缺乏预防性传播疾病的知识和存有侥幸心理,通常都不采用安全性行为,而一旦感染生殖道感染性疾病,不能及时察觉,症状严重后又不愿或没有能力进行正规治疗,因而加重了病情,使身边的人面临被传染的危险,从而导致一系列恶性循环。

(三)流动人口妇女生殖健康状况

流动人口在进入城市后,在社会经济生活中不同程度地存在贫困现象,而他们的居住方式比较复杂,居住条件比较差。流动人口通婚圈扩大,婚姻的自主权较高,性行为比较活跃。但他们缺乏避孕、节育、预防性传播疾病和艾滋病等生殖健康知识,获得相应服务的能力比较弱,而未婚人群获得生殖健康服务的能力更弱。因此,安全性行为的意识淡薄,非意愿妊娠的发生率、流产率较高。

由于我国建立的是以户籍管理为基础的"妇幼保健三级网络",可以基本满足本地城镇居民的孕产期保健需求,但由于流动人群中育龄妇女受到各方面条件的影响,对城市所提供的孕产期保健服务缺乏有效利用,与暂住地的本地居民相比孕期健康及对保健服务资源的利用水平显著偏低,造成孕产妇及新生儿发病率、死亡率升高,严重影响这群妇女的健康。

在流动人口利用孕产期保健服务方面,研究发现家庭经济收入、妇女对家庭经济的决策和支配权影响她们接受产前保健服务的次数。流动人口孕产妇通常考虑技术条件、服务态度、价格、从居住地到医院是否便利等因素选择孕产期保健机构;而产前检查和住院分娩的费用均远高于她们的期望值。

研究显示,我国流动人口孕产妇死亡率是户籍人口的 1.7~6.0 倍;除母乳喂养情况较好外,流动人口子女生理健康、卫生保健状况等都较差,明显差于当地城市户籍儿童。北京的一项研究显示,流动人口 4 个月内母乳喂养率为 79.10%,明显高于城市人口,但儿童贫血的患病率为 31.3%,高于城市儿童的 14.8%。福州市的研究显示,流动人口低出生体重发生率是当地儿童的 2 倍。

诸多的影响流动人口妇女健康的因素,并不都是平行的、独立的,而是互为条件、相互作用的。在这些影响因素中,经济因素是首要的,地区流动人口卫生政策也起着重要作用。社会资源分配、环境控制、文化和生活方式等均对流动人口,特别是广大妇女儿童的健康产生重要的影响。

(四)对流动妇女健康的社会保健措施

基于流动人口的特点,流动人口中妇女健康问题和接受保健服务形式的特殊性,应关注流动妇女群体健康的服务提供和服务模式,建立有利于流动人口妇女健康的社会政策、策略措施与工作机制。

1. 应逐步实现对流动人口与常住人口同等的医疗保健政策法规 在社会经济政策制定中,应关注流动人口应享有与常住人口相同的待遇的政策和措施,目前仍有很多流动妇女没能享受到同等医疗保健政策和服务,另外在孕产期保健就医、带薪产假、计划生育等制度上与常住妇女的情况有较大差异。因此,应当督促和监督对流动人口的政策法规的落实,并逐步实现对流动人口与常住人口相同的政策法规。

2. **转变流动妇女医疗保健工作的服务模式**　根据流动人口的特点,将流动妇女生殖健康工作的服务重心转变,建立孕产期保健、预防性传播疾病、加强计划生育服务优质服务相结合的综合保健模式,建立适宜的工作模式和服务流程,加强流动妇女保健意识,提高他们对相应服务的利用能力。

3. **建立健全相应的社会保障体系**　从各地区社会、经济及文化等条件出发,通过建立健全相应的社会保障体系,改变社会观念,建立长效的流动人口及农村人口妇女健康服务网络,并实施有效的落实和监督机制。

4. **提倡卫生资源整合**　由于流动人口数量庞大及新增劳动力不断增大,极大地增加了基层医疗保健服务的压力,也使得其在管理机制、工作措施、技术力量及设备等方面都难以适应。应对基层与社区医疗卫生服务的技术力量及设备进行资源整合,充分利用基层社区卫生机构的技术力量,以满足日益增长的流动妇女的生殖健康服务需求。此外,还应加强基层相关部门的决策者、管理者、技术服务人员培训,以提高基层执行政策的效力和技术服务的能力。

5. **加强对流动妇女生殖健康的健康教育**　流动妇女面临很多生殖健康的高危风险,然而,该人群对计划生育、孕产期保健及性病艾滋病等生殖健康预防保健知识知之甚少,也很难获得定期的健康体检和健康教育服务。各级政府、相关医疗保健部门和相关媒体应该加强对流动妇女生殖健康保健教育,降低非意愿妊娠和人工流产的发生率;加强孕产期健康,减少并发症的发生,降低孕产妇死亡率;预防性传播疾病和艾滋病等疾病,帮助她们消除侥幸心理,树立科学的生殖健康观念。

6. **把流动人口的生殖健康服务工作纳入医疗卫生考核评估体系**　考核评估是一种有力的对措施实施的检查和督促,任何工作缺乏定期而有效的考核评估,则会使措施落实不力,容易流于形式。应将流动人口生殖健康服务工作的情况纳入当地政府工作和医疗卫生考核评估体系,才能促进政策和措施的有效执行,确保流动妇女受益,提高其生殖健康水平。

第四节　综合性社会保健措施

随着社会经济的发展及妇女对健康的需求不断增加,越来越多地显示出妇女健康是密切地与社会、经济、文化、教育、环境、生活方式,尤其是社会地位、权力及保健服务的提供等多种因素相联系。对于影响妇女健康因素的干预仅仅限于生物医学领域是远远不够的,还应探索综合性社会卫生保健措施和干预办法,调动国家、政府、各部门、社区及个人各个层面共同努力,使妇女健康水平不断提高。

一、建立健全相关的法规和政策支持

社会诸多因素对妇女健康产生巨大的影响,需要将健康问题置于社会、经济、文化的大背景下来认识和处理。形成国家支持的政策环境,建立健全相关的法规制度和监督实施机制,对于妇女健康极为重要。政府应对妇女生殖健康的承诺,明确的管理职能,完整的组织结构和良好的执行能力,为保障和持续改善妇女生殖健康提供了良好的政策和环境支持。一些地区的成功经验显示,在政府高度重视妇女健康和妇幼保健领域的地区,女性健康服务得到了良好的政策、法律、经济与技术支持,成为政府相关部门和社会民众共同关心和关注的工作,形成良好的政策和社会支持环境。

二、将妇幼卫生纳入社会大系统中

健康不仅只是卫生部门的责任和任务,如人们的生活环境、住房、交通、环境污染及不良行为等均对人的健康有很大影响,妇女儿童的健康也是如此。所以解决妇幼卫生问题也不能仅依靠卫生部门,必须将妇幼卫生纳入社会大系统中,成为政府工作内容之一。政府及有关部门在制定政策、法规和资金分配上,均应将妇女儿童的健康因素考虑进去,尤其注重处于不利条件的人群如贫困和农村偏远地区的妇女儿童群体,使他们更多地得到全社会的帮助和支持,提高生活质量,提高健康水平。

三、各部门协调与合作

妇女儿童的健康离不开社会各部门的合作和支持,妇女健康与社会因素的方方面面紧密相关,必须动员全社会各界力量来共同参与妇幼健康的社会保健工作。社会各部门包括各种政治组织、经济组织、文教科学组织、群众组织包括工人联合会、共青团、妇女联合会及其他社会团体和宗教组织。尽管部门不同,但是对妇女儿童保健来说都应从各自的工作职责和任务特点中找到共同的义务,提供相应支持。

四、开展社区妇幼卫生服务

改善妇女儿童的健康必须动员全社会的力量,不仅需要政府、各部门及医疗卫生系统的参与和支持,还应该动员社区积极参与。社区参与已成为世界公认的健康促进的重要手段之一。社区卫生服务的重点是以预防保健为主,以人群为对象,以社区及家庭为基础的综合服务形式,特别是支持社区成员自己确定自己的卫生保健需求,帮助人们根据本社区情况解决自己的健康问题。妇女儿童群体占社区人群的 2/3,因此,社区妇幼保健服务是社区服务的重要内容。

五、改变医疗卫生服务取向

人类健康不仅受到生物学因素及自然环境的影响,更重要的受到诸多社会因素的综合影响。为了更好地保护人们的健康,满足人们日益增长的保健需求,医疗卫生保健系统也必须相应改变其服务取向,向着生物-心理-社会的新的医学模式转变,加强专业技术人员的社会防病意识,扩大保健服务领域和方式。

改变妇幼卫生保健服务的取向要坚持以妇女儿童健康为中心,提供公平服务,采取适宜技术,因地制宜,并注重提供优质服务。在孕产期保健中,不仅要注意生物学因素的影响,同样要注重提供多方面的支持。如孕产妇健康与其受教育水平有关,虽然不能在短时间解决受教育问题,但是可以通过健康教育和咨询更多地向妇女提供有关保健知识,提高妇女自己的保健意识,改变卫生行为。如参加早期保健、孕妇学校,提高对高危妊娠识别能力,及早就医,住院分娩,母乳喂养等,均对孕产妇健康起到保护作用。其他妇女保健方面,如青春期、更年期保健、妇女常见病的防治,特别要重视性传播疾病的防治、性健康教育、女性生殖系统肿瘤的防治,为妇女健康提供全面的服务。对就医不方便者提供近距离服务,并注意提供综合性服务,使患者在一次就诊中得到多项服务,且节省了资源。与妇女建立良好的医患关系,以服务对象为中心,提供优质服务。

在妇女保健中提供优质、全面的服务,这对服务提供者也提出了更高的标准,这就要求医疗保健人员不断学习,转变思想,更新社会防病知识,如将各种社会性危险因素列入危险管理的范畴,提高服务技能。同时注意与社会工作者及其他部门更好地合作,使妇女得到更全面的保健。

六、开展健康教育,提高自我保健意识和能力

健康教育是社会保健措施的重要组成部分,健康教育的对象是社会人群,其任务是针对危害人体健康的社会、环境、心理、生物因素,动员全社会和一切有关部门,运用大众传媒和其他教育手段,对不同人群进行预防危害因素和促进健康的教育和训练,使人们掌握保健知识和技能,提高自我保健的意识和能力,自觉养成良好的行为和生活习惯,以达到健康促进的目的。

(王临虹　邱琇)

第十二章

社区妇女保健

第一节 概　　述

一、社区妇女保健的基本概念

根据社区卫生服务的定义,社区妇女保健是在政府领导、社区参与及上级卫生机构指导下,以社区卫生服务中心或乡镇卫生院为服务主体,全科/执业医师为主要服务提供者,合理使用社区资源和适宜技术,以妇女的健康为中心,以家庭为单位、社区为范围、女性一生中不同时期的生理、心理、社会特点及保健需求为导向,以解决社区妇女的主要卫生问题、满足妇女基本卫生服务需求为目的,融预防、医疗、保健、康复、健康教育及计划生育技术等为一体的有效、经济、方便、综合、连续的保健服务。

新中国成立以来,我国各省市都通过建立健全妇幼保健三级网来开展妇幼保健工作,特别在实施孕产妇保健以保障母婴安全方面取得显著成绩。城市的社区卫生服务中心或农村的乡镇卫生院是三级网的网底,承担着妇幼保健基层组织的任务,发挥着重要的作用。因为社区是与群众接触最密切的基层组织,最能直接了解群众的需求,亦最能将信息传递给群众,还能深入家庭开展卫生保健服务。只有通过基层组织的服务,才能将服务落到实处,也只有通过基层组织的服务才能达到全覆盖,提高服务的公平性。

《国家中长期科学和技术发展规划纲要》(2006—2020 年)在人口与健康领域提出目标上移(疾病→健康)、重心下移(医院→社区)、工作前移(治疗→预防)的发展思路后,社区卫生工作更受到重视,社区的妇女保健工作也取得长足的进步。

以上海为例,长期以来,在妇女保健方面社区卫生服务只承担早孕建卡及产后访视两项工作。2007 年为达到全市的孕产妇死亡率(包括外来人口)降至 15/10 万以下目标而实施上海市公共卫生体系三年行动计划项目——《全覆盖孕产妇系统保健管理项目》时,采用"重心下沉"、"关口前移"工作模式,加强了社区妇幼保健工作。通过健全社区妇幼保健监测网络,培训提高社区医师水平,建立重点孕产妇登记、双向转诊和随访管理制度等。使怀孕妇女在进入社区后两周内能通过孕情监测、风险初筛和登记建册,及早进入全程的孕产妇系统保健管理系统,并通过开展的各种形式和内容的健康教育和随访管理,提高了孕妇的自我保健意识和能力,使 2009 年起全市孕产妇死亡率下降至 10/10 万以下。

二、社区妇女保健的目的、任务和工作原则

社区妇女保健的目的是使妇女人人享有优质的保健基本服务,减少发病率、伤残率和死

亡率,提高妇女健康水平和出生人口素质,延长期望寿命,改善生活质量。

妇女一生各期(女童期、青春期、育龄期、更年期和老年期)都有不同的保健要求,每一期的健康都是以前一期为基础,同时又影响着下一期。如果某一期的保健工作有了疏忽,或是某阶段的生理、心理、社会需求未能得到满足,不良的影响,不仅直接影响本期的健康,还会在下期反映出来,因此造成的损失和不良后果,往往很难弥补。

生殖健康概念提出后,更加丰富了妇女工作保健的内容。妇女一生各期的保健都很重要,各时期、各地区要根据当时当地妇女健康存在的主要问题和需求程度,和可利用的资源等情况,分轻重缓急,明确工作重点,循序推进。

一般来讲,妇女育龄期经历的特殊生理过程最多,孕产期保健涉及母婴安全和出生人口素质,最为重要;计划生育技术指导不仅关系到妇女健康,还关系到家庭幸福和国家政策,需要关注。随着期望寿命的延长,人口老龄化现象加速出现,更年期和老年妇女在人群中的比例增大,提高晚年生活质量已被世界卫生组织列为21世纪健康促进的三大主课题之一。妇女一生中有1/3的年份是在绝经后度过,重视并做好更年期保健,保证平稳过渡,不仅是更年期妇女的特殊需要,亦是预防老年退化性疾病和提高生命质量的关键和基础。

社区妇女保健工作的主要任务包括:通过调查研究,掌握服务对象的基本情况,建立妇女个人健康档案,分析总结社区妇女主要健康问题和保健需求;在进行社区诊断的基础上,制定能满足当地妇女基本卫生服务需求的保健服务内容和工作计划;通过基层保健服务网络,结合社区动员和参与,指定服务团队进行实施妇女生命全程保健相关内容。在实施过程中始终将健康教育和咨询指导放在首位,并通过日常的监督指导和监测评估,达到社区妇女保健工作预期目标。

社区卫生服务的基本原则:①坚持社区卫生服务的公益性质,注重卫生服务的公平、效率和可及性;②坚持政府主导,鼓励社会参与,多渠道发展社区卫生服务;③坚持实行区域卫生规划,立足于调整现有卫生资源、辅以改建和新建,健全社区卫生服务网络;④坚持公共卫生和基本医疗并重,中西医并重,防治结合;⑤坚持以地方为主,因地制宜,探索创新,积极推进。社区妇女保健工作也应按以上基本原则进行。

三、社区妇女保健的方式

(一)个体服务

参照社区卫生服务的工作方式,社区妇女保健的工作方式也需依据不同的地理环境、工作地点、服务需求及人口特征等进行选择,一般以主动服务、上门服务为主。主要方式有:

1. **门诊服务**　是最主要的社区卫生服务方式,以提供基本卫生服务为主。

2. **出诊(上门)服务**　一种是根据预防工作、随访工作或保健合同要求的主动上门服务,另一种是按居民要求而一时安排的上门服务。

3. **急诊服务**　应依靠社区卫生服务中心提供全天候的急诊服务、院前急救,及时高效地帮助患者协调利用当地急救网络系统。

4. **家庭访视**　针对特殊群体提供,如孕产妇系统保健中的产后家庭访视。

5. **家庭病床服务**　针对特殊个体提供,如为产褥期恢复欠佳或有母乳喂养问题的产妇、患妇科肿瘤的老年人设立家庭病床。

(二)群体服务

社区面向为提高社区妇女群体健康水平,需要重视采取以下的服务,方式包括:

1. **健康教育和咨询** 是社区妇女保健中最基本、最重要的工作方式。

2. **信息管理** 包括健康档案的建立、健康信息的收集、汇总、分析和总结应用,是社区诊断的重要工作基础。

3. **其他** 包括与妇幼保健相关的组织和人员的主动沟通联系建立工作网络以利于形成合力提高工作效能;配合实施妇女保健相关公共卫生项目及调查研究推进妇女保健学科建设等。

第二节 社 区 诊 断

一、社区诊断的概念和目的

(一)概念

社区诊断(community diagnosis)亦称作社区评价(community assessments),是研究在特定时间与特定范围内人群中健康状况,以及疾病与有关变量(影响健康的因素)的关系,为卫生决策(干预)和计划管理提供依据。社区诊断是开展社区卫生服务非常重要的工作环节,它借用"诊断"这个临床名词,通过一定的定性和定量的调查研究方法和手段,收集社区健康问题及其影响因素的有关资料,通过科学、客观的分析,确定并得到社区人群认可的该社区需优先解决的主要公共卫生问题;摸清本社区内疾病与健康问题的分布情况,找出本社区居民存在的主要健康问题及其影响因素;同时,为解决这些问题还要了解社区环境支持、卫生资源和服务的提供与利用情况。社区诊断为制定切实可行和富有成效的社区卫生服务计划,实施有效管理、进行科学评价提供依据,为开展以社区为导向的基层保健的基础工作。

社区诊断是社区卫生工作者通过流行病学、人类学和社会学调查研究方法对社区各方面进行检查,从而发现问题,再通过实践卫生行动,充分利用社区现有的资源来解决这些问题。

(二)目的

社区诊断的目的是了解社区的自然和人文环境、人口特征、目标人群的健康状况、健康需要和保健需求,以及可利用的社区资源等,分析影响妇女健康的相关因素,确定优先,争取社区各方的广泛参与。具体为:

1. 确定社区的主要公共卫生问题和妇女健康问题。

2. 了解社区妇女保健服务需求的总量、分布、类型及服务利用的现况。

3. 寻找造成社区妇女健康问题的可能原因和影响因素。

4. 了解社区卫生服务供给能力及可利用的卫生资源情况,为满足妇女健康需求如何改进与协调管理。

5. 根据社区居民的意愿、资源的可利用情况和社区关心的程度,确定本社区综合防治的妇女健康优先问题与干预重点人群及相关影响因素。

6. 为社区综合防治效果的评价提供基线数据,并评价妇女健康卫生计划的执行情况。

二、社区诊断的步骤及方法

完整的社区诊断工作一般分为七个步骤(图 12-1)。

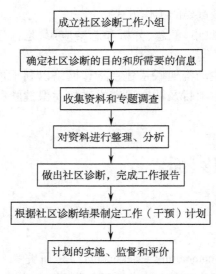

图 12-1　社区诊断的步骤

1. **成立社区诊断工作小组**　其职责是制定并具体落实相关工作任务。所选择的小组成员应该有较好的代表性,能够代表社区中关注不同问题的不同群体。

2. **明确开展此次社区诊断的目的和需要的信息**　如要明确开展此次社区诊断的任务是大的综合性社区诊断,还是单项的社区诊断;是妇女健康问题的综合性诊断,还是单项针对更年期妇女的健康问题等。

3. **收集社区资料和开展专项调查**　信息的收集是社区诊断的基础,只有在完整、可靠的信息基础上才能发现社区问题,做出正确的诊断。信息的来源有两个途径:利用现存资料和专项调查。

（1）收集社区现存的资料:如统计报表、经常性工作记录（包括医院的病例记录、健康检查记录和卫生监测记录）及以前做过的调查等,从中寻找自己所需要的信息,包括:

1）基本信息:①人口学信息:人口数、性别比、年龄构成、职业、民族、文化程度、重点人群和高危人群特征等;②卫生服务信息:卫生机构数量及分布、卫生人员数量及结构、服务范围、服务内容、各种健康状况指标（例如发病率、患病率、死亡率）、保健管理指标（例如孕产妇系统管理率）及卫生需求（例如就诊率）等;③社区信息:地形、地貌、地理位置、自然资源、气候、居住环境、经济状况、文化教育、风俗习惯、交通通讯、饮用水源、卫生设施和条件等;④相关资源:政府机构、民间团体、宗教领袖、学校和幼儿园等。

2）与问题相关的信息收集问题确认、问题发生地点、问题发生时间以及问题的广度等四个方面的信息来描述与解释问题。

（2）开展专项调查:调查的方法很多,可分为定性调查和定量调查两种类型。常用的定性调查方法有:地图法、非正式访谈、选题小组、专题小组及摄影故事等。常用的定量调查方法有:普查和抽样调查两种。选择什么样的调查方法,由所需要的信息来决定。

在开展任何一个调查前,首先要明确以下几个问题:需要什么信息?从现有资料中是否能得到?调查谁?到什么地方去做调查?调查什么?用什么方法调查?可能结果是什么?结果有什么作用?

4. **资料整理和分析**　由于资料来自不同的渠道,首先应对这些资料进行整理、评价,去掉不合格的数据。然后将符合要求的资料进行统计、分析,分析卫生问题应该确定衡量卫生问题的主要指标,出现的频度、程度、性质和表现形式。常用的方法有卫生统计分析、流行病学分析、归纳综合分析等。

对资料的分析结果进行解释,综合分析卫生问题的原因。

在描述性分析的基础上,对于发现的一些问题,为了寻找进一步的原因,可以用索因分析的方法。

（1）直接原因:是直接导致问题的原因。例如,某地发生孕产妇死亡较多,造成孕产妇死因是产后出血和产褥感染,那么产后出血和产褥感染就是该地孕产妇死亡率偏高的直接原因。

（2）潜在原因:是造成直接原因背后的原因。例如:为什么这个地区的孕产妇多死于产后出血和产褥感染？潜在原因可能是这些孕妇没有住院分娩,而是进行家庭接生;可能是村医延误转诊;可能是接生用具消毒不严等。

（3）基础原因:是使直接原因和潜在原因长期存在的原因。

5. 做出社区诊断　在做社区诊断时要考虑两个因素:一是卫生问题发生的频率,如某一问题或疾病的发生率或患病率;二是卫生问题的严重程度,是指某一卫生问题或疾病所导致的死亡或严重残疾,除此之外还应考虑预防和控制的能力、社区的关注程度等。通常社区诊断包括以下几个部分:

（1）社区内的主要卫生问题:主要问题可以通过专家打分等方法来确定优先次序,也可以用逐步回归、分层分析方法来确定影响因素的重要次序。

（2）高危人群:在确定卫生优先领域的时候必须考虑到高危的人群,高危人群有多种多样人组成,同时也包括是否利用了现有的卫生服务,妇女保健方面的高危人群常包括:①育龄妇女;②婴幼儿;③贫困家庭、流动人口;④有害化学物质及危险作业领域的工作人员等。

（3）卫生服务的可及性及覆盖面

1）可及性的估计:在社区地图上以每个卫生设施为圆心,5~10km为半径画圆,然后计算出居住在这个圆圈中的人口比例,计算出的百分比便是可及性。还可用在半小时内能到达卫生设施的居民占居民总数的百分比,来估计可及性。

2）覆盖面的估计:估计覆盖面时应综合考虑5个因素:①社会的可接受性及经济文化的可及性;②资源:用完一定量的资源所需的时间,如药物和疫苗等;③人们对现存的服务进行利用的情况,④依从性:完成整个服务过程的比例;⑤服务的效率:即效率的高低和保健质量的好坏。

（4）卫生服务的组织与管理:在确定优先领域时,还要对以往卫生措施的组织管理进行评估,以找出差距明确可行改善的方法。

在确定优先领域过程中没有完全"正确"的方法,确定优先领域的目的是保证卫生服务能对人群的健康状况产生最大的影响。

6. 根据社区诊断结果制定工作（干预）计划　社区工作计划是根据工作的实际情况和存在问题,为在一定的时间内达到某一个目标,科学地制定本社区卫生服务站(中心)的行动计划。在制订计划时,应当利用社区诊断发现问题和找出产生这些问题的过程,从解决这些问题的各种方案中选择出最适宜的解决方法,同时明确时间,规定该项工作谁在何时负责完成,以防止工作虎头蛇尾。

在制订计划时,一定要注意社区与整体的关系、局部与全局的关系,计划的制订不仅仅从自己的小利益考虑,还应该考虑以下几点:

（1）所有的计划实施是为了社区居民的健康。

（2）社区卫生服务计划是站在大卫生观的角度上制定的。

（3）计划一定要本着从预防为主开始逐步到健康促进。

（4）计划要符合医疗保健制度和居民的卫生服务需求。

7. 计划的实施、监督与评价　对既定的计划必须认真加以落实,要逐层分解任务目标,责任到人,对计划实施的全过程加强检查监督,及时发现问题及时解决,对于服务的结果和完成任务的质量应加以评价、验收,以期保证社区诊断工作的全面落实和目标的全面实现。

第三节　社区妇女保健服务内容

原国家卫生部2001年12月制定的《城市社区卫生服务基本工作内容(试行)》中提出的妇女保健工作的基本内容包括:开展婚前、婚后卫生咨询、指导,生育咨询;早孕初查并建册,孕妇及其家庭的保健指导;开展产后家庭访视,提供产后恢复、产后避孕及家庭生活调整等方面的指导;提供有关更年期生理和心理卫生知识的宣传、教育与咨询,指导更年期妇女合理就医、饮食、锻炼和用药,配合上级医疗保健机构开展妇科疾病的筛查。在此基础上,各类重点人群和流动人口中妇女的有效保健模式和服务的公平性也待发展和完善。

妇女保健服务的内容包括妇女一生各期,女童及少女都在家长的监护下成长,通过健康教育向家长特别是母亲灌输这两期的保健知识是主要的途径。

孕产妇及更年期妇女以及非孕产期的育龄妇女的健康管理是目前社区妇女保健的重点工作。健康管理是近20~30年才提出的一个新概念,健康管理的目的是调动管理对象的自觉性和主动性,有效地利用有限的资源来达到最大的改善健康效果。

一、女童保健

国家人口与计划生育委员会从2003年开始启动了"关爱女孩"行动,通过大力传播文明、健康的婚育新风,普及相关的法律、法规和科普知识,创造有利于女孩的生活环境,建立由于女孩及其家庭发展的利益导向,向女孩和生育女孩的计划生育家庭提供优质的宣传和服务,依法维护她们的合法权益,促进妇女发展性别平等,促进对人口问题的综合治理。

社区层面的女童保健主要由社区儿童保健医师或全科医师负责,纳入儿童保健管理体系。女童保健除了要与男童一样,重视营养指导,对生长发育进行定期监测,认真做好计划免疫,定期进行预防接种外,还应根据女童的生理、心理和社会特点,在社区层面还应向女童的家长做好以下几方面的保健指导并督促实施。

1. **培养良好的饮食习惯**　定时进食,保证营养。蛋白质的供给应占总热量的12%~15%,脂肪占20%~30%,糖类占50%~60%,优质蛋白占总蛋白质的1/3~1/2。食物要多样化,避免养成挑食、偏食和多吃零食的习惯。

2. **培养良好的生活习惯**　保证女童足够的睡眠时间,保护神经系统的正常发育。一般年龄越小所需的睡眠时间越长,平均睡眠时间2岁为12.5小时,3岁为12小时,7岁以上需9~10小时。耐心指导和培养女童的生活自理能力。

3. **培养良好的卫生习惯**　勤洗澡、勤更衣。不穿开裆裤,减少外阴、阴道污染的机会。每晚必洗外阴,盆及毛巾应专用,保持外阴清洁,防止"病从阴道入"。培养定时大便的习惯,便后需自前向后擦抹。

4. **适当的性教育**　"我从哪里来?"、"爸爸、妈妈怎样把我生出来的?"是刚开始懂事的孩子常常会提出的问题,但是做父母的常常不会正确而科学地作出回答,往往避讳谈"性"而编造一些故事来做答复。应该用日常生活中接触到的事物,如植物的开花结果,蚕蛾交尾后产卵能孵出小蚕,打雄后的母鸡产下的鸡蛋能孵出小鸡等实例,正确而科学地使孩子懂得两性的结合能孕育出新的生命。让孩子从小就了解性是生命之源的科学知识,热爱生命。

5. **适时地认识性别和两性的差别**　要从正确性别自认开始,让孩子认识自己的性别,一般来说,幼儿 1.5 ~ 3 岁基本上就认识了自己的性别。在日常生活中,通过排尿方式的不同,会知道男女性器官的不同。要逐步让孩子从认识自己的身体开始,了解两性生理上的差别,教育她们懂得爱护自己,爱护身体的各个器官,特别要保护好自己的外生殖器,不能被人触摸。要防止孩子在婴幼儿时期就受到"性抑制",如孩子在抚摸或玩弄生殖器时,就受到责难或打骂,或当孩子提出有关性问题时,不予回答或叫骂,要善加诱导,耐心教育。

6. **幼女妇科疾病防治**

(1)外生殖器感染和损伤:幼女外生殖器娇嫩,暴露在外易受感染和损伤。社区医师要注重预防为先的健康教育,要能通过临床症状和体征,在鉴别诊断的基础上作对症处理。

(2)生殖器官发育畸形及缺陷:不仅影响生殖,还会产生心理问题。社区医师应及时发现并做合适的转诊治疗。

(3)生殖器官肿瘤:比较少见,但恶性程度高而发现晚。社区医师在治疗常见病的过程中,应谨慎对待女童腹痛、腹块的鉴别诊断。

(4)发育成熟障碍:如发育迟缓或性早熟等。在九岁以前有第二性征发育完善或部分器官发育完善者称为性早熟。处理原则以抑制第二性征发育,消除促排卵因素,预防身材矮小为目的。社区医师应对患儿及其父母给予有关的医学知识教育,解释除器质性病变因素外,体质性性早熟(下丘脑垂体卵巢轴提前发育引起)及假性性早熟(常为服用含激素的补品或药物引起)均无大碍,指导其照顾好经期卫生,促使女童正常的体格发育及精神发育。

二、少女保健

青春期是由儿童发育到成人的过渡期。这个时期的特点是:①迅速的体格生长与身心发育,但社会与心理的成熟常迟后于体格的发育;②性发育成熟,性意识开始萌发;③营养问题、精神卫生问题、性与生殖健康问题和物质滥用是这个时期少女的常见健康问题。

社区医师应为这些 10 ~ 19 岁年龄段的少女提供保密、不加评判、热情关爱、价格合理的"友好服务"(youth friendly service)。在有条件的社区可开设"青少年友好服务门诊",有单独房间、特殊服务时间、方便的地理位置、适当的私密性、舒适的周围环境和同伴咨询者,由懂得尊重年轻人、保护私密和值得信任的经培训的专业人员提供服务,保证适当的交流时间。同时,也可通过对青少年家长灌输青春期保健知识,帮助她们对子女的教育和正确指导。青春期保健的具体内容包括以下几个方面。

1. **培养良好的生活习惯**　包括科学合理地安排生活,注意体育锻炼和适当劳动,养成良好的个人卫生习惯,保证充足的睡眠时间,谨防不良嗜好的养成。

2. **营养指导**　青少年的营养问题直接受家庭经济和社会生活水平的影响,同时还受饮食习惯的影响。除了家长和学校都应重视少女的营养外,还应培养她们良好的饮食习惯,三餐应定时,少吃零食,不要偏食、挑食,不要受情绪影响而暴饮暴食或不食,也不应为减肥盲目节食。

3. **心理卫生指导**　少女心理健康的标准应包含以下 5 个方面：①智力发育正常；②能适应一般人际关系；③有符合其年龄的生理特点；④行为协调及反应适度；⑤具有较良好的情绪。少女常会自己发育体征出现较早或较迟担心，容易产生自卑或焦虑；对性发育困惑不解或害羞、憎恨和恐惧。应根据青春期少女的生理和心理特点，针对性地进行教育引导，培养她们健康的心理、健全的性格、乐观的情绪及适应环境的意志。对心理问题及心理障碍要做到早发现、早矫治，以促进青春期少女的身心健康发展。

4. **经期卫生指导**　使少女都懂得青春期月经来潮的道理和意义，懂得识别正常和异常经期、周期和出血量，认识月经期可能发生的小腹胀痛、腰酸、轻度腹泻、疲劳嗜睡及情绪波动等生理现象，养成记录月经周期的好习惯，注意经期保暖和营养休息，重视外阴部的清洁卫生并经常更换卫生护垫，做好常见月经问题的咨询处理。

5. **性与生殖健康教育**　社区医师应积极支持和配合社区内学校开展性教育。针对少女的性教育内容主要包括以下方面：①男女生殖器官的解剖生理学知识；②关于生命的形成和生育过程；③青春发育的表现，第一性征和第二性征发育；④安全性行为教育；⑤性道德教育。可以通过讲座、咨询、读物和媒体进行，并应注意因人、因地、因时和适宜、适时、适度的原则。

6. **宣教与指导**　向青少年开展避孕咨询服务和性病预防的健康宣教和指导；对怀孕少女进行转诊和人工流产后咨询和健康指导。

三、育龄期妇女的健康管理

世界卫生组织规定妇女 15～49 岁为生育期年龄，历时 35 年，在此期妇女要经历结婚、怀孕、生育等特殊生理过程。各个过程都有不同的健康、行为问题和保健重点，均需得到相应的健康指导和保健服务，结婚、生育过程中的保健不仅直接影响妇女本身的健康，还会影响胚胎和婴儿的健康。在漫长的非孕期内，除了必须认真选择和落实节育措施，做到有计划地生育，避免意外妊娠反复流产对健康的影响外，各种妇科病的防治也很重要。

（一）育龄期（非孕产期）妇女的健康管理

育龄期（非孕产期）妇女的健康管理内容包括以下几个方面。

1. **建立健康档案**　对第一次前来社区卫生服务机构并同意加入社区育龄期健康管理的妇女，应进行针对妇女常见病症的较全面的询问，并进行一般的检查；根据其既往健康状况、目前症状、检查结果及常见妇科疾病危险因素筛查情况进行全面健康评估，评估内容如下：

（1）询问一般情况及病史：询问一般资料及妇女月经史、婚育史、既往乳腺病和手术史。

（2）询问目前情况并做健康查体，重点询问育龄期妇女常见疾病的典型症状：月经量及周期是否正常，有无不正常阴道流血，白带情况；乳房异常感觉，有未发现乳房包块；有无外阴瘙痒下腹痛下腹包块等。

（3）粗筛是否需要转诊。

（4）建立健康档案，根据健康评估结果进行分类并给予健康指导。将参加健康管理的妇女按健康评估结果分为三类：无异常发现的一般人群、有危险因素人群、转来社区继续治疗或进行康复治疗的转入人群。

2. 按不同分类给予相应健康管理指导

（1）一般人群：主要是指健康评估中无异常发现的人群。每年组织一次宫颈防癌普查，育龄妇女从有性生活开始，每年由社区服务机构组织，进行一次宫颈刮片筛查。

每1~3年组织一次乳腺防癌检查。育龄妇女由社区服务机构组织，参考《中国抗癌协会乳腺癌诊治指南与规范》（2007版），建议40岁以下妇女每1~3年进行一次乳腺临床检查，推荐X线和乳腺B超联合检查。指导育龄妇女每月乳腺自我检查一次。

每6~12个月组织一次健康讲座或交流。定期请专业人员为育龄妇女进行健康知识传授。健康教育的主要内容包括：乳房自检指导、孕前指导、计划生育保健指导、心理保健指导和健康咨询等。鼓励育龄妇女间定期开展健康知识相互交流。

对育龄期妇女进行计划生育指导时，要介绍各种避孕、节育的方法的作用和优缺点，使她们至少掌握3~5种方法，以便在不同时期、不同情况下知情选择适宜的避孕方法，如：

1）婚后短期避孕：可口服短效避孕药（如去氧孕烯炔雌醇片），待女方阴道易扩张后，采用安全套等外用避孕药具。

2）婚后较长时间避孕：可用短效避孕药或安全套等外用避孕药具。

3）再婚后不准备生育或婚后要求长时间避孕者，可选用宫内节育器。

4）健康的育龄期妇女，暂不准备生育的，均可选择药物避孕，但>35岁的吸烟妇女，不宜选用口服避孕药避孕。

5）哺乳期妇女首选工具避孕，以安全套为主。

6）已生育，无继续生育要求的育龄期妇女，可放置宫内节育器。

确定无生育要求的育龄期妇女，可选择绝育方法；患不宜生育疾病的夫妇，最好采取绝育措施。

服务对象每年做一次健康评估，动态观察育龄妇女健康状态，积极做好疾病的一级和二级预防。

（2）有危险因素人群：危险因素的判定：健康评估中虽无异常发现，但存在与乳腺癌和宫颈癌发生相关的危险因素的人群。

对有高危因素的人群，需要在常规社区育龄期妇女健康管理基础上，针对不同危险因素制订健康促进方案。

缩短防癌普查时间，每6个月进行针对性检查一次，预约下次随访时间：一侧乳房曾患乳腺癌，或有增生活跃的乳腺囊性增生病；曾有HPV感染；有HIV感染。对这部分人群有针对性地进行健康教育指导；对家庭成员进行健康教育宣传。

（3）转入人群：上级医院确诊或治疗后转入社区继续治疗或进行康复治疗的育龄期妇女，类同危险人群健康管理。按个体情况选择相应康复治疗。每3个月随访一次，有针对性地康复指导，并预约下次随访时间，根据病情选择复查时间；炎症患者两周复查一次，肿瘤患者3个月复查一次或遵照上级医院的医嘱复查，其他遵医嘱。对治愈者重新健康评估、分类。

育龄期（非孕期）妇女健康管理流程见图12-2。

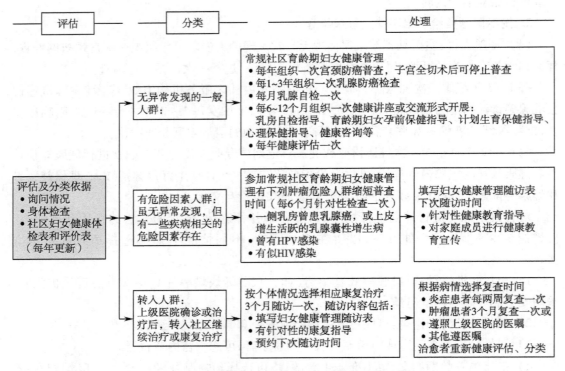

图 12-2　育龄期（非孕期）妇女健康管理流程图

（二）孕产妇健康管理

孕产妇健康管理的目的，是对孕产期的危险因素和常见疾病做到早筛查、早发现和早防治，维护孕产妇这一特殊人群在这个特殊生理过程中的健康。

1. 孕产期健康管理的任务　社区卫生服务机构的孕产妇健康管理任务是为孕产妇提供基本保健服务和及早发现问题。孕产妇基本保健服务内容包括以下几个方面。

（1）对孕妇的健康状况进行评估、分类和处理：通过询问病史、观察和一般身体检查、妇科和产科检查、实验室检查等，对孕妇的健康状况进行评估。在掌握孕产妇常见并发症及合并症的表现特征和危急征象的基础上做到及早识别，及时发现问题，做好分类处理。

（2）一般卫生保健指导包括孕产妇各期的生理、心理及营养指导，丈夫、家庭和社会支持等。

2. 健康管理流程

（1）健康教育：广泛开展孕产期健康教育，是社区对孕产妇进行健康管理的第一步。首先需要联系公安、民政、计划生育及妇联各个部门掌握准备生育的夫妇（已婚未育和新婚夫妇等）的名单，特别要关注流动人口。在掌握重点人群的基础上，在社区内采用多种形式如张贴宣传画、发放宣传资料、组织专题讲座、放映科普录像和举办大型咨询活动等组织健康教育活动，普及孕产期保健知识（内容包括：生育的基本知识，做好孕前保健、做到有准备有计划生育，孕产期保健的流程、内容和意义，社区提供服务地点、方式和对流动人口管理的相关政策），营造"母亲安全"良好氛围，达到社会重视，家庭支持，丈夫关爱，本人提高自我保健意识的目的，从而主动进入孕产妇系统保健（图 12-3）。

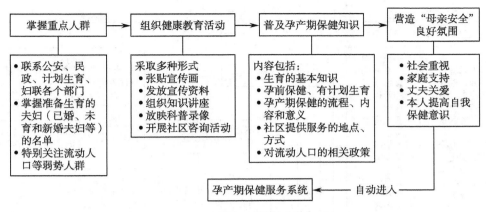

图 12-3　孕产期健康教育流程图

（2）孕前保健

1）时间:有生育意愿的夫妇至少需在孕前 6 个月接受孕前保健服务。

2）目的:孕前保健指导的目的是使母亲能做到有计划、有准备地怀孕,预防和减少影响妇女健康和妊娠的不利因素,减少出生缺陷和先天残疾的发生。

3）服务内容与方式:在社区门诊通过询问、观察、一般体检和实验室检查,对他们的健康情况进行评估分类。对未发现问题的孕妇,进行孕前一般心理和生理保健指导;对有不良因素暴露史的（接触有毒有害物质）需要暂缓生育,督促其调离不良的生活、工作环境;对有不良生育史、有遗传病家族史、年龄>35 岁和有重要脏器疾病和传染性疾病的重点问题人群,传染性疾病包括生殖道感染（reproductive tract infections,RTIs）及性传播性疾病（sex transmitted infections,STIs）,需转至上级医院的孕前保健门诊、遗传咨询门诊或有关专科门诊,明确诊断、进行治疗和指导,提出是否能妊娠的意见（图 12-4）。

（3）早孕建册:①时间:孕妇在孕 12^{+6} 周前到居住地所在的社区卫生服务中心接受第一次产前保健服务（图 12-5）。②目的:登记建册,将孕妇及早纳入社区的健康管理;进行孕早期保健指导,避免致畸因素和疾病对胚胎的不良影响;对不适宜妊娠者可及早终止妊娠。③服务内容与方式:社区卫生服务机构通过询问、观察、一般体检和实验室检查按初筛分类表进行评估分类和处理指导。

1）询问:本人基本情况（年龄、身高、体重、现病史、既往史、月经史、生育史和妇产科病史）、夫妇双方家族史和遗传史、不良因素暴露史（职业状况及工作环境）;了解本次妊娠情况（是否有妊娠剧吐、阴道出血、现患或曾患高血压、心脏病、肝和肾脏病、糖尿病等内分泌疾病和精神病等）。

2）观察:体态、体型、营养状况、心理及精神状态等。

3）一般检查:测身高、体重、血压,进行心肺听诊、妇科检查和实验室检查（血红蛋白、尿常规、肝和肾功能、白带）,6 个月内孕前检查过的项目不需要重复进行检查。对梅毒和 HIV进行自愿咨询检查;必要时可建议进行心理量表测定、宫颈涂片检查。

4）按初筛表进行筛查和评估分类:表 12-1 为 2008 年出版的社区孕产妇健康管理（试用）使用的"初筛分类表"。

405

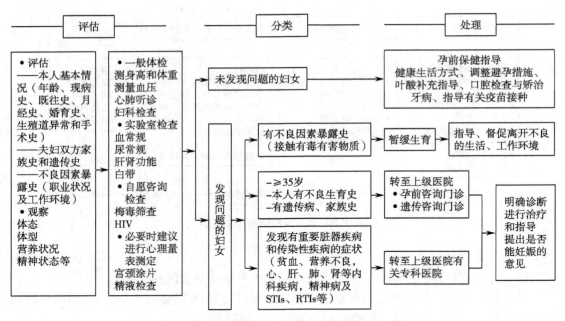

图 12-4 孕前保健服务（计划怀孕前半年）

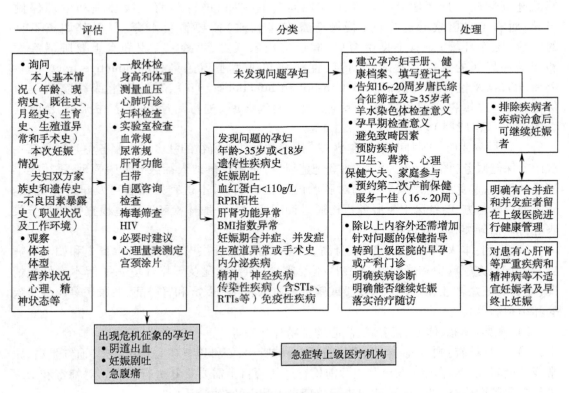

图 12-5 第一次产前保健服务流程图

表 12-1　初筛分类表

项　　目	有	无
1. 妇产科病史		
不良产史及不孕史		
出生缺陷和先天残疾儿史		
生殖道手术史		
2. 本次妊娠		
年龄>35 或<18 岁		
身高<1.45m 或躯体残疾		
体重　BMI 指数≥24		
阴道出血		
现患或曾患高血压、心、肝、肾、肺病及糖尿病等内分泌疾病,精神神经疾病,传染性疾病		
3. 家属史		
高血压、糖尿病		
遗传性疾病		
传染病		
4. 初检结果异常		
血红蛋白<110g/L,血常规异常		
尿常规有异常		
梅毒筛查(RPR 阳性)		
肝肾功能异常		
生殖道畸形、妇科肿瘤		
心肺听诊异常		

　　上海市鉴于近 10 余年来,妊娠合并症已上升为威胁孕产妇安全的主要问题,因此在初筛时补充了以下内容:如心悸、胸闷、气促、夜间不能平卧,血、胸廓畸形;哮喘、支气管扩张;心脏病史、心衰史、心脏手术史;心肺听诊异常;高血压 BP≥140/90mmHg;长期低热、消瘦、盗汗,提示心血管系统及呼吸系统疾病。严重食欲缺乏、乏力、剧吐;上腹疼痛;肝脾肿大;皮肤巩膜黄染;便血提示消化系统疾病。眼睑水肿、少尿、蛋白尿、血尿、管型尿;慢性肾炎、肾病史等提示泌尿系统疾病。牙龈出血、鼻出血不凝、全身多处瘀点瘀斑;血小板减少、再生障碍性贫血等血液病史提示血液系统疾病。多饮、多尿、多食;烦渴、心悸、烦躁、多汗;明显关节酸痛、脸部蝶形或盘形红斑、不明原因高热;口干(无唾液)、眼干(眼内有摩擦异物感或无泪);提示内分泌及免疫系统疾病。外生殖器溃疡、赘生物或水疱;阴道或尿道流脓;性病史;提示性传播疾病。通过较详细的初筛,可以及早进行风险预警,提高了孕期保健质量,对降低孕产妇死亡率起到积极作用。

　　5）记录及早孕建册:将所有询问信息及检查结果正确、完整地记录在"孕产妇保健手册"、"孕产妇健康档案"和"社区孕产妇保健服务登记本"上。

　　6）分类指导

　　①对未发现问题的孕妇,进行孕早期保健指导,包括避免接触致畸因素和预防疾病,以及卫生、心理和营养保健指导,并鼓励丈夫与家庭参与孕产期保健,同时预约孕妇在孕 16～20 周到社区接受第二次产前保健服务。②对发现有问题的孕妇,"初筛分类表"中有阳性项目者,需转到二、三级医院早孕或产科门诊做进一步诊查,转院后仍需落实随访。

　　有问题的孕妇在二、三级医院诊治后,明确有并发症、合并症者需留在上级医院进行健康管理;对患心、肝、肾和精神病等不适宜妊娠者做终止妊娠处理;排除疾病或者认为可以妊娠并治愈疾病者,转回社区卫生服务机构继续进行健康管理。

7) 对在孕早期出现阴道流血或急腹痛或妊娠剧吐的孕妇需急诊转至上级医院。

(4) 孕中期(妊娠 13 ~ 27^{+6} 周)的健康管理和保健服务:社区卫生服务机构可承担孕妇孕中期的二次及第三次产前保健服务(图 12-6),时间分别安排在 16 ~ 20 周、20 ~ 24 周。

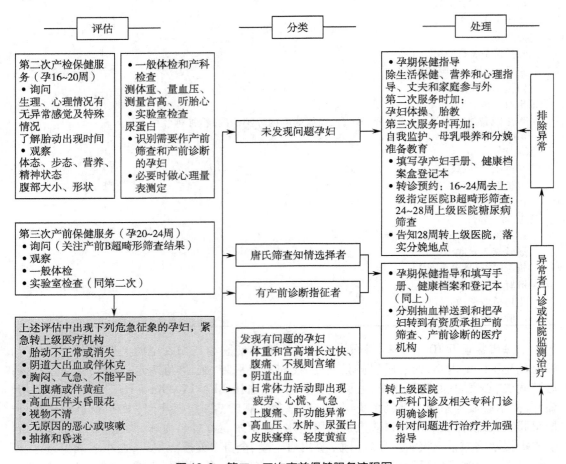

图 12-6 第二、三次产前保健服务流程图

目的:进行孕产期保健指导,提高孕妇的自我保健能力;随访孕妇的健康状况和胎儿的生长发育情况,及时发现问题并进行处理。

服务内容与方式:通过询问、观察、产科检查、实验室检查对孕妇健康状况进行评估分类、处理和指导。

1) 询问:生理、心理情况,有无异常感觉及特殊情况,了解胎动出现时间。

2) 观察体态、步态、营养、精神状态,腹部大小、形状。

3) 产科检查:测体重、量血压、测量宫高、听胎心。

4) 实验室检查:尿蛋白。

5) 识别需要做产前筛查和产前诊断的孕妇,必要时做心理量表测定。

6) 评估分类和处理:对未发现问题的产妇,除了进行孕期保健的一般生活保健、心理和营养指导外,第二次产前保健服务时重点指导孕妇做体操和胎教,落实唐氏筛查知情选择,预约到上级指定医院进行 16 ~ 24 周 B 超大畸形筛查并关注结果;第三次产前保健服务时重点是进行自我监护方法指导、母乳喂养和分娩准备教育,并要强调丈夫、家庭参与的重要性及具体做法。此外,预约到上级医院进行 24～28 周糖尿病筛查,并告知 28 周转上级医院,继续进行产前检查和住院分娩。

按照《中华人民共和国母婴保健法实施办法》规定,对需要做产前筛查与产前诊断的孕妇,应将孕妇转诊到有资质的医疗机构。社区在对所有孕妇进行唐氏筛查告知基础上,对知情选择者抽血样后集中送至有资质的定点医院进行检查(没有条件普遍进行筛查的,则对35 岁以上的孕妇必须进行筛查),并关注需要做产前诊断的孕妇转诊落实情况及检查结果。

对发现有问题的孕妇,如出现腹痛、不规则宫缩、阴道出血、日常体力活动即出现疲劳、心悸、气急、上腹痛、肝功能异常、孕妇体重和宫高增长过快、高血压、水肿、蛋白尿或皮肤瘙痒伴轻度黄疸的要转至二、三级医院产科门诊明确诊断、加强指导;确诊为异常者继续在二、三级医院产科门诊或住院监测治疗;排除并发症和合并症者转回社区卫生服务机构健康管理。

对出现危急征象的孕妇,如胎动不正常或消失、阴道大出血或伴休克、胸闷、气急、不能平卧、上腹痛或伴黄疸、高血压伴头昏眼花、视物不清、无原因的恶心、夜间不能平卧、无原因的咳嗽甚至抽搐和昏迷需要立即急诊转上级医疗机构。

7)随访:社区卫生服务机构对转出的有问题的人群需要随访了解落实诊治情况。

8)记录:以上所有信息都需记录或登记在"孕产妇保健手册"、"孕产妇健康档案"及"社区孕产妇保健服务登记本"上。

(5)产后家庭访视:①时间:社区卫生服务机构在接到"孕产期服务记录",得知产妇和

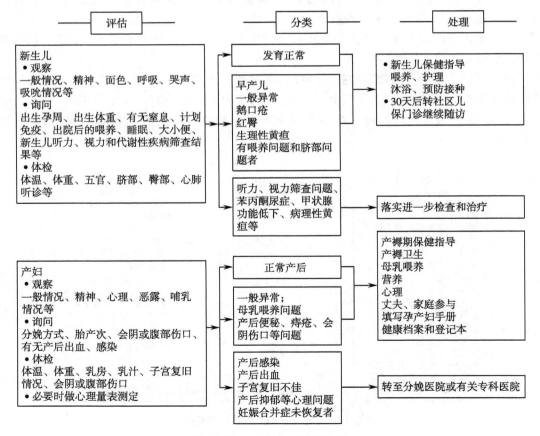

图 12-7　产后家庭访视流程图

新生儿出院后,要求出院后 7 天内到产妇家中进行产褥期的保健服务。②目的:做好产褥期保健,加强母乳喂养和新生儿护理指导,促使产妇顺利康复、新生儿健康成长。③服务内容与方式:社区医师在与产妇及其家属进行沟通取得其信任,通过观察、询问和检查了解新生儿和产妇的情况,进行评估分类和处理指导。操作顺序应先新生儿后产妇(图 12-7)。

1) 新生儿:①询问:新生儿的出生孕周、出生体重、有无窒息、计划免疫、出院后的喂养、睡眠、大小便、新生儿听力、视力和代谢性疾病筛查结果等;②观察新生儿的一般情况、精神、面貌、呼吸、哭声及吸吮情况等;③检查:新生儿的体温、体重、五官、脐部、臀部及心肺听诊等;④评估分类和处理指导:对发育正常的新生儿或有一般异常问题(鹅口疮、红臀、生理性黄疸、有喂养问题和脐部问题)者,可以进行新生儿保健指导(喂养、护理、沐浴、预防接种)和对相关问题进行处理,30 天后转社区卫生服务机构儿保门诊继续随访。对早产儿和有先天性疾病如听力、视力筛查发现问题、苯丙酮尿症、甲状腺功能减退以及有病理性黄疸症状者都应转至上级医院儿科进行进一步的诊断和治疗。

2) 产妇:①询问:产妇的分娩方式、胎产次、会阴或腹部伤口,有无产后出血、感染;②观察:产妇的一般情况、精神心理、恶露和哺乳情况;③检查:产妇的体温、血压、乳房、乳汁、子宫复旧情况、会阴或腹部伤口等,必要时做心理量表测定;④评估分类和处理指导:对康复正常的产妇和一般异常(存在母乳喂养问题的、有产后便秘、褥疮,以及会阴伤口问题等)的产妇要进行产褥期保健指导(包括产褥卫生、母乳喂养、营养、心理、丈夫及家庭参与)和对相关问题进行处理,发现有产后感染、产后出血、子宫复旧不佳、妊娠合并症未恢复者、产后抑郁等心理问题的孕妇,需转至上级医院治疗。

以上家庭访视信息都需记录或登记在"孕产妇保健手册"、"孕产妇健康档案"、"社区孕产妇保健服务登记本"上。

(6) 正常产妇的产后健康检查:①时间:正常产妇于产后 42 天在社区卫生服务机构做产后健康检查。②目的:检查产妇康复情况,健康状况正常者结案。③服务内容与方式:通过观察、询问,一般体检和妇科检查,必要时做实验室检查对产妇恢复情况进行评估和指导(图 12-8)。

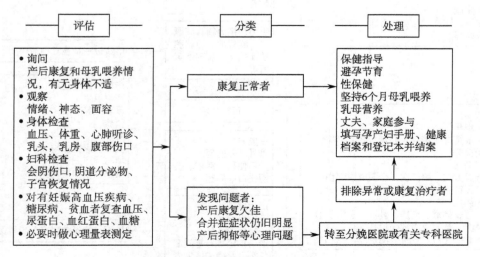

图 12-8　正常产妇产后检查流程图

1）观察情绪、神态、面色。

2）询问产后康复及母乳喂养情况有无身体不适。

3）检查：①血压、体重、心肺听诊、乳头、乳房、腹部伤口；②妇科检查会阴伤口、阴道分泌物、子宫恢复情况；③对有妊娠高血压疾病、糖尿病、贫血者复查血压、尿蛋白、血红蛋白、血糖，必要时做心理量表测定。

4）评估和指导：对康复正常者进行计划生育、性保健、坚持6个月母乳喂养、丈夫、家庭参与等指导后结案；对产后抑郁、产后康复欠佳或并发症症状仍旧明显者转至有关医院相关科室继续诊治。

四、更年期妇女的健康管理——围绝经期保健

更年期妇女健康管理的目的是为更年期妇女提供适宜的保健服务，使她们能很好地适应更年期生理上和心理上的变化，保持良好的健康状态，及时发现围绝经相关的危险因素、健康问题，常见妇科疾病及肿瘤的发生提早预防，对可能已有的疾病早发现、早诊断和早治疗，并得到处理，顺利地度过这一时期。

对第一次前来社区卫生服务机构并同意加入社区更年期健康管理的妇女，应通过较全面的询问和一般的检查进行健康评估，根据健康评估结果进行分类，按不同分类给予相应处理和指导（图 12-9，图 12-10）。

1. 健康状况评估

（1）全面询问

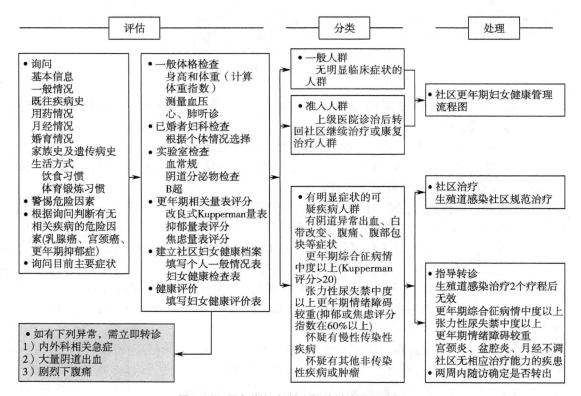

图 12-9　更年期妇女首次就诊健康评估流程

411

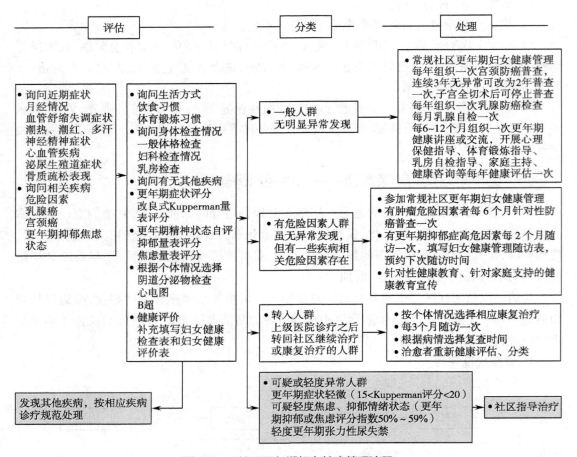

图 12-10 社区更年期妇女健康管理流程

1）按个人一般情况表的内容对妇女月经史、婚育史、既往乳腺病和手术史等,进行询问并填写个人一般情况表。

2）目前症状,重点询问更年期妇女常见疾病的典型症状。

乳房异常感觉:发现乳房包块,注意警惕乳腺肿瘤;乳房随月经周期性疼痛,注意警惕乳腺增生;异常泌乳,注意警惕高泌乳素血症。

月经量或月经周期的改变:月经量明显增多和(或)周期改变,注意警惕子宫肌瘤;月经周期不规则,注意警惕功能失调性子宫出血或子宫内膜癌。

其他阴道流血:长期持续无任何周生在可辨的阴道出血,注意警惕生殖道恶性肿瘤,尤其是宫颈癌。性交后出血,注意警惕宫颈疾病,尤其是早期宫颈癌。

更年期妇女绝经多年后阴道流血,注意警惕子宫内膜癌;间歇性阴道排出血水,注意警惕输卵管癌;阴道流血伴白带增多,注意警惕晚期宫颈癌、子宫内膜癌或子宫黏膜下肌瘤伴感染。

白带异常:灰黄色或黄白色泡沫状稀薄白带,注意警惕滴虫性阴道炎;豆渣样白带,注意警惕外阴阴道念珠菌病;灰白色、匀质、鱼腥味白带,注意警惕细菌性阴道病;透明胶性白带,量明显增多,注意警惕慢性宫颈炎或宫颈癌;脓性白带,注意警惕生殖道急性炎症或肿瘤;血性白带,注意警惕生殖道恶性肿瘤或宫颈息肉;水样白带,注意警惕生殖道恶性肿瘤或黏膜下肌瘤伴感染。

外阴痛痒:最常见外阴阴道念珠菌病或滴虫性阴道炎;老年性阴道炎。注意警惕其他局部或全身原因引起的外阴瘙痒。

下腹痛:考虑妇科炎症、卵巢肿瘤、子宫肌瘤或内外科疾病。

下腹包块:考虑妇科炎症、肿瘤或内外科疾病。

潮热、潮红、出汗,注意有无卵巢功能低下的表现,如更年期综合征。

血压波动、假性心绞痛,注意有无更年期综合征。

阴道干燥、性交困难、排尿困难、尿急,注意有无老年性阴道炎或泌尿系统感染。

神经精神症状(易怒、焦虑不安或情绪低落、不能自我控制、失眠、皮肤蚁行感),注意有无更年期综合征或精神心理疾病。

（2）一般体格检查:①测量体温、呼吸、脉搏、血压及身高、体重(计算体重指数);②乳腺的临床检查;③妇科检查。

（3）辅助检查:根据个体情况,进行血常规、阴道分泌物、B 超等辅助检查。

（4）量表评估:根据个体情况,进行更年期症状评估及更年期情绪状态评价。

更年期症状评价采用改良式 Kupperman;更年期妇女情绪状态评价:使用抑郁自评量表和焦虑自评量表。

2. 根据评估结果进行分类　根据健康评估结果将参加健康管理的妇女按健康评估结果分为三类。

（1）一般人群:评估后无明显临床症状的人群。

（2）转入人群上级医院诊治后,转回社区继续治疗或进行康复治疗的人群。

（3）可疑及疾病人群评估中发现有明显临床症状,或既往已确诊的患病人群,包括:①有阴道异常出血、白带改变、腹痛或腹部包块等症状;②更年期综合征病情程度中度以上(Kupperman 评分>20 分);③张力性尿失禁中度以上;④更年期情绪障碍明显(抑郁或焦虑评分指数在60% 以上);⑤怀疑患有或已患有慢性传染性疾病;⑥怀疑患有或已患有其他非传染性疾病或肿瘤。

3. 分类处理和指导

（1）一般人群:无明显临床症状的一般人群,按更年期妇女健康管理流程图接受健康管理。

（2）转入人群:按个体情况进行健康管理。

1）已治愈者,重新进行健康评估、分类。

2）需进行康复治疗者,按医嘱进行。

3）需定期进行复查者,根据病情选择复查时间:①更年期综合征患者首次复检时间是治疗后的6~8 周;②肿瘤患者每 3 个月复查一次或遵照上级医院的医嘱进行复查;③其他遵医嘱。

（3）可疑和疾病人群:根据社区条件做相应处理。

1）社区指导治疗:一般生殖道感染在社区进行规范治疗。

2）指导转上级医院诊治:对需转诊者,应 2 周内需随访一次,确定是否转出。具体转诊指征如下:①可疑慢性乙型肝炎(HBsAg 阳性,有黄疸和(或)肝功能异常);②可疑性传播疾病:阴道有脓性分泌物,外阴或阴道可见簇状、鸡冠状或菜花样赘生物,免疫力低下,如长期发热人群等;③出现阴道异常出血、下腹痛或腹部包块等症状;④异常泌乳、乳房痛或有肿块或双乳不对称;⑤更年期综合征症状重(Kupperman 评分>20 分);⑥更年期情绪障碍:抑郁自评量表或焦虑自评量表显示病情严重程度指数在 60% 以上;⑦中度以上张力性尿失禁;⑧怀疑有其他非传染性疾病或肿瘤的患者;⑨考虑为宫颈炎、盆腔炎、月经不调等疾患,社区无相应治疗能力;⑩生殖道感染治疗两个疗程后无效。

(4) 对所有参加社区妇女健康管理者,均需要进行健康教育和健康指导。

4. **随访工作内容**　纳入社区更年期健康管理的妇女,需进行随访和管理,包括定期进行健康状况评估,按健康状况进行分类和分类处理及指导。

(1) 定期健康状况评估

1) 询问近期有无相关症状:①月经情况;②血管舒缩失调症状如潮热、多汗;③神经精神症状如情绪易激动、急躁、多疑、情绪失控、失眠、记忆力减退及皮肤蚁行感;④心血管疾病症状如血压波动、假性心绞痛;⑤泌尿生殖道症状如阴道干燥、性交疼痛、尿频、尿痛及排尿困难;⑥骨质疏松表现如肌肉关节疼痛,容易骨折。

2) 询问相关疾病危险因素:乳腺癌的危险因素:①一侧乳房曾患乳腺癌,或上皮增生活跃的乳腺囊性增生病;②有乳腺癌家族史;③长期多次或一次大剂量 X 线照射史;④长期性激素治疗或使用避孕药;⑤肥胖,尤其是绝经后显著肥胖或伴有甲状腺功能减退、免疫功能低下或有欠缺;⑥月经初潮年龄早于 12 岁,绝经年龄晚于 55 岁,行经年限超过 35 年以上;⑦大龄无婚姻或生育史;⑧第一胎足月产晚于 35 岁;⑨工作压力大、长期精神压抑或受到剧烈精神刺激;⑩不健康饮食习惯,包括高脂肪、高热量饮食,饮酒等。

宫颈癌的危险因素:①曾有 HPV 感染;②有 HIV 感染;③性伴侣的包皮过长;④性伴侣患有性传播疾病;⑤多个性伴侣,或经常有不洁性交史;⑥有宫颈癌家族史;⑦多次生产或流产;⑧吸烟;⑨性生活开始时间过早;⑩子宫颈有变性炎症。

更年期抑郁或焦虑状态的危险因素:①离异或丧偶;②子女问题;③工作环境的改变;④社会经济地位的改变;⑤失去亲人;⑥本人具有较严重的神经过敏症、自责、自罪感;⑦神经质等人格特征。

3) 询问生活方式,了解服务对象的饮食习惯、体育锻炼习惯等。

4) 了解身体检查情况:①一般体格检查结果,计算体重指数,妇科检查情况;②乳房检查情况。

5) 了解有无其他疾病。

6) 更年期症状评分。

7) 更年期情绪状态评分。

8) 需要时可做阴道分泌物检查、心电图、B 超等辅助检查。

9) 补充填写妇女健康检查表及填写妇女健康评估表。

(2) 根据健康评估结果再进行分类:根据健康评估结果,将参加健康管理的更年期妇女分为四类。

1) 一般人群:评估中未发现明显异常。

2) 有危险因素人群:虽无异常发现,但有一些疾病相干的危险因素存在。

3) 转入人群:上级医院治疗后转回社区继续治疗或进行康复治疗的人群。

4) 可疑或轻度异常人群评估中虽未发现典型临床症状,但有:①轻度更年期症状(15<Kupperman 评分≤20 分);②可疑或轻度抑郁或焦虑情绪(抑郁或焦虑评分结果显示病情严重程度指数在 50% ~59%);③轻度更年期张力性尿失禁。

（3）分类处理和指导

1）一般人群:无异常发现的一般人群进行常规社区更年期妇女健康管理。

每年组织一次宫颈防癌普查,连续3年宫颈防癌检查无异常发现的更年期妇女且未发现有宫颈癌危险因素存在者可改为每2年普查1~2次;子宫全切术后可停止普查。每年组织一次乳房防癌检查。每月自我检查乳房一次。每6~12个月组织一次更年期健康讲座和交流开展心理保健指导、体育锻炼指导、乳房自检指导、家庭支持、计划生育指导及健康咨询等。每年健康评估一次。

2）有危险因素的人群:指健康评估中存在与乳腺癌、宫颈癌、更年期抑郁症或焦虑情绪发生相关的危险因素的人群。健康指导的内容:①在常规社区更年期妇女健康管理基础上,制订健康促进方案;②有肿瘤危险因素者缩短防癌普查时间,每6个月进行针对性检查一次;③有更年期抑郁或焦虑状态危险因素者每2个月随访一次,填写妇女健康管理随访表,预约下次随访时间;④有针对性地进行健康教育指导;⑤对家庭成员进行健康教育和健康支持宣传。

3）转入人群按个体情况进行健康管理。

4）可疑或轻度异常人群评估中虽无典型临床症状,但有与更年期生理变化相关的可疑症状或已有轻度异常者,由社区医师加强指导或转诊。

第四节 社区妇女保健服务的评估和监督

评估贯穿于整个社区妇女保健工作中,包括对过程和结果的评估,以保证达到预期的目的和目标,如果出现偏差,将采取修正性和（或）预防性的措施,以使相关工作按计划进行。

常用的评估方法有:①自我评估:参与自我评估的每个人都应是承担责任者,必须愿意给他人提出建议并接受他人对自己提出建议。要求真实反映工作的效果及存在问题并提出建议。②逐级评估:一般为上级业务主管部门对下级业务单位所进行的月评估、季评估或年评估。通常与考核联系在一起。③过程评估,即对实施过程中每一项小的活动进行评估,看具体活动有无达到预定目标。④终期评估,即在一项社区工作结束时,评估其效果是否达到预期的目的与目标。几种方法结合使用,可以提高评估的效率和效果。

近年来,国家通过一系列公共卫生项目来推进妇幼保健工作,社区作为妇幼保健三级网络重要网底参与开展了相关项目,也需从项目评价规范要求来落实。

项目评价(program/project evaluation)是项目管理工作的主要环节之一,是依据一套标准对项目（或政策）的运作过程及其结果进行系统的评估,以促进项目或政策的改进,为决策者提供项目扩大还是缩小、推广还是放弃的信息建议。项目评价贯穿于计划实施的全过程。评价是全面检测、控制、保证计划方案设计、实施的成功,并取得应有效果的关键措施。

（一）评价的内容

社区妇女保健项目的评价内容,依据评价目的的不同而有所不同。但总体上,应包含以下内容。

1. **检查项目的适宜程度** 即所开展的社区妇女保健项目是否是当前急需的,是否针对社区存在的主要妇女健康问题,是否以妇女需求为导向的,项目的方案和经验是否具有可持续性和可推广性等。其中,最为关键的是,项目的目标必须是解决社区存在的优先卫生问题或满足妇女的优先需求。制定的卫生政策适合社会经济发展的程度,提出的卫生计划符合人们迫切的卫生需求,提出的目标、政策、策略、措施符合当地的具体情况,技术与方法可行,经济上能够为国家、集体、个人所负担,群众乐于接受。

2. **评价项目的足够程度** 指在制订计划的过程中,是否明确了重要的卫生问题,对于各种卫生问题是否给予足够的重视,并且在人力、物力、财力等方面给予保证。主要评价项目的计划工作,检查项目计划的完整性、可操作性等。如项目是否有明确目的和目标,是否将目标定量化和等级化,所设立的目标是否能够达到,采取的干预措施是否有针对性,是否有效等。

3. **检查项目的进度** 将各项项目活动的执行情况同原计划的进度相比较,调查项目活动未按计划执行的原因,找出存在的主要问题或障碍及其主要的影响因素。即开展各种工作、活动取得的进展与预期计划的目标相比较,评价成功或不足的原因,提出修改计划的措施。检查计划的时间进展可以了解计划的进度,了解计划实施取得的成就,及时提出需要引起重视的问题。

4. **检查项目的效率** 效率是指实施研究项目所取得的成果,同投入的资源之间的对比关系,评价能否以更经济的方法来达到同样的结果,从而使项目的机会成本最小和边际效益最大。

5. **评价项目的效果** 衡量项目活动所期望的预定目标的实现程度。如妇女健康状况的改善,期望寿命的提高,主要卫生问题的解决等。规划执行过程中对解决某一卫生问题或改善卫生状况取得的预期效果。因此,效果可以用来评价一项规划或服务的预期目标实际达到的程度。在条件允许时,目标达到的程度应该尽可能由数字来衡量,卫生服务的许多指标是能够定量研究的。

6. **评价项目的效应** 指项目对社会经济、医疗卫生、医学教育发展等所产生的影响,以确定所评价的项目的长期影响和贡献。

(二)社区妇女保健工作的督导

社区妇女保健工作的督导是指通过不同的方法寻找和收集资料,对社区妇女保健整个活动进行仔细检查全面了解,发现问题并督促指导改进及按计划落实下一步工作。

督导的方法包括以下几种:

1. **现场监督指导** 看、听、问工作情况、成绩、困难及问题等。

2. **每月例会** 听取汇报、查阅工作记录、反馈意见和指导实践。

3. **家访** 上门访问群众的满意程度及要求。观察服务对象接受服务的效果。

4. **报告** 对已经完成的工作提供非常确切、清楚和有用的记录,为下一步的工作提供指导依据。

5. **日志** 在记录本的一边进行记录,例如,记录每天或者每周的计划,另一边记录实际已完成的工作,这是一种很有帮助的记录方法。同时,记工作日志也能帮助你评估你自己的工作。

6. **会议** 会议能够使参与社区工作的人在一起工作。坦诚和信任是至关重要的,这样监督就不会被看成是一种对人的检查。

监督评估是一种管理的手段。它始终关注工作进展,直接地反映我们的工作效果、成功经验和失败的教训。它不仅有助于改进行动计划的管理和实施,更有助于下一个行动计划的制定。

　　社区妇女保健工作总的来说是立足于社区发现及解决妇女健康问题,但社区问题各地不一样,存在的优势、问题和困难也不一样,或者同一个问题在不同的社区解决的方法也不一样。所以各地要根据自己的实际情况,利用社区资源,紧紧围绕影响妇女儿童健康的重点卫生问题,动员社区参与共同解决存在的问题,提高当地妇女儿童的健康水平的目的才能实现。

第五节　社区妇女保健健康教育

一、健康教育与健康促进

(一)健康教育的含义

　　1. 健康教育的概念　健康教育(health education)是指通过信息传播和行为干预,帮助个人和群体掌握卫生保健知识,树立健康观念,合理利用资源,自觉采纳有利于健康行为和生活方式的教育活动与过程。其目的是消除或减轻影响健康的危险因素,预防疾病,促进健康,提高生活质量。

　　社区卫生服务中心(站)承担预防、保健、医疗、康复、健康教育、计划生育技术服务"六位一体"的功能,健康教育是其主要功能之一。社区妇女保健的健康教育是指以社区为单位,以社区妇女人群为教育对象,以促进社区妇女健康为目标,有组织、有计划的健康教育活动。其目的是发动和引导社区女性树立健康意识,关心自身、家庭和社区的健康问题,积极参与社区健康教育与健康促进规划的制订和实施,养成良好的卫生行为和生活方式,以提高自我保健能力和群体健康水平。

　　2. 健康教育的基本特征

　　(1)健康教育追求知、信、行的统一:健康教育的核心是教育人们树立健康意识、养成良好的行为习惯和生活方式,以降低或消除影响健康的危险因素。使教育对象实现知识(知)、观念(信)和行为(行)改变的同步转化。知是基础,信是动力,行是目标。健康教育追求知信行三者的统一,重在行为的改变。

　　(2)健康教育是有计划、有组织、有评价的系统干预活动:健康教育是从需求调研、计划设计、实施评价的一个完整的过程。它与卫生宣教的区别在于:健康教育不是简单的、单一方向的信息传播,而是既有调查研究又有计划、组织、评价的系统干预活动;健康教育的目标是改善对象的健康相关行为,从而防治疾病,增进健康,而不是作为一种辅助方法为卫生工作某一时间的中心任务服务;健康教育在融合医学科学、行为科学、传播学、管理科学等学科理论知识的基础上,形成了相关的理论和方法体系。

　　(3)健康教育的基本干预方法是信息传播、行为干预和社区组织:健康教育的实质是一种社会干预,它通过信息传播提供人们改变行为所需的知识、技术和服务等,使人们在面对促进健康、疾病预防保健、治疗和康复等相关健康问题时,能做出正确的行为抉择,合理利用相关保健服务。健康教育不仅是教育活动,也是社会活动,离不开广泛的社区动员和群众的积极参与。必须着眼于家庭、社区、和政府部门,以期获得有效的支持,促使个体、群体和全社会的行为改变。

(二)健康促进的含义

　　1. 健康促进的概念　行为的改变是长期的、复杂的过程,有关政治的、经济的、社会的、文化的、环境的、行为的和生物等因素,都有可能促进健康或有害健康。尽管人们已经认识到健康教育的重要性,但未必就能达到预期的效果。健康教育目标的实现必须有社会、政策、组织、经济等多方面的支持与保障,同强有力的政府承诺和支持相结合,才能收到显著的效果。由此提出了健康促进的概念。

美国健康教育学家格林教授将健康促进定义为:"健康促进包括健康教育及能促使行为与环境有益于健康改变的相关政策、法规、组织的综合"。

1986 年 WHO 在渥太华召开的第一届国际健康促进大会发表的《渥太华宣言》中指出:"健康促进是指促进人们提高、控制和改善他们自身健康的过程。"

1995 年 WHO 西太区办事处发表《健康新地平线》重要文献指出:"健康促进是指个人与家庭、社区和国家一起采取措施,鼓励健康行为,增强人们改进和处理自身健康问题的能力。"

我国学者从实际出发,将健康促进定义为:健康促进是以健康教育、组织、法律、政策和经济等综合手段干预对健康有害行为和生活方式,创造良好的社会和生态环境,以促进健康。健康教育在健康促进中起主导作用,因为健康教育不仅在促进个体行为改变中起重要作用,而且对于领导者拓展健康教育的政治意愿、促进公众的积极参与、寻求社会的全面支持等方面,都起到极其重要的作用。政策、法规和组织等行政手段是对健康教育强有力的支持,如果没有健康促进,健康教育尽管可以成功地帮助个体行为改变,但是,对整个群体的行为改变则显得软弱无力和不够完善。因此,两者是相辅相成,相互保证,相互支撑、支持的。

2. 健康促进的活动领域　根据《渥太华宣言》,健康促进包括了以下五个活动领域:

(1) 制定能促进健康的公共政策:要求各级政府、各个部门和组织的决策者把健康问题提到议事日程,制定促进健康的各项政策、法规和规定等。

(2) 创造支持的环境:健康促进必须创造安全的、舒适的、满意的生活和工作环境,系统地评估快速变化的环境对健康的影响,以保证社会和自然环境有利于健康的发展。

(3) 加强社区行动:充分发挥社区力量,挖掘社区资源,帮助社区人们认识自己的健康问题,并且提出解决问题的办法,使社区人们积极有效地参与卫生保健计划的制定和执行,通过社区行动来解决健康问题。

(4) 发展个人技能:通过健康教育,提高自我保健技能,使人们更好地控制自己的健康和环境,从生活中不断学习健康知识,能够有准备地应对人生各个阶段可能出现的健康问题。

(5) 调整卫生服务方向:根据社区和群众的需求,调整卫生保健服务的范围,调整卫生服务的方向,支持个人和社区获得更加健康的生活。

3. 健康促进的基本特征

(1) 健康教育适用于那些有改变自身行为愿望的人群。健康促进是在组织、政治、经济、法律上提供支持环境,对行为改变的作用比较持久,并且带有约束性。

(2) 健康教育是健康促进的基础,人群的健康知识和观念是主动参与的关键。通过健康教育激发领导者、社区和个人参与的愿望,营造健康促进的氛围。

(3) 健康促进涉及整个人群和人们社会生活的各个方面,不仅仅限于某一部分人群或不仅针对某一疾病的危险因素。

(4) 在疾病的三级预防中,健康促进强调一级预防甚至更早阶段,即避免暴露于各种行为、心理、社会环境的危险因素之中。

（5）健康促进表明健康工程不仅是卫生部门的事业，而且是社会参与和多部门合作的社会系统工程。

4. 健康行为改变的基本理论

（1）知信行模式（KABP）："知信行"模式（knowledge，attitude，belief，practice）是改变人类健康相关行为的模式之一，它将人类行为的改变分为获取知识，产生信念及形成行为三个连续过程，即知识——信念——行为。

知信行理论认为，知（知识和学习）是建立积极、正确的信念与态度，从而改变健康相关行为的基础，信（信念和态度）是行为改变的动力，行（促进健康行为）是目标。目标人群在接收卫生保健知识信息后，通过分析思考，认同信息的内容，建立正确的信念与态度，进而改变危害健康的行为，并主动地形成有益于健康的行为。以母乳喂养为例，健康教育工作者通过多种方法和途径把母乳喂养对母婴和家庭的好处、母乳喂养成功的方法等知识传授给群众；群众接受知识，通过思考，加强了保护自己和宝宝健康的责任，形成信念；在信念支配下，逐步建立起母乳喂养的健康行为模式。其中确立信念和转变态度是该理论模式的关键所在。

（2）健康信念模式（HBM）：健康信念模式（health belief model）是用社会心理学方法解释健康相关行为的重要理论模式。它以心理学为基础，由刺激理论和认知理论综合而成。健康信念模式在产生促进健康行为的实践中遵循以下步骤：首先，充分让人们对他们目前的行为方式感到害怕（知觉到威胁和严重性）；其次，让人们坚信一旦改变不良行为会得到非常有价值的后果（知觉到效益）；同时清醒地认识到行为改变中可能出现的困难（知觉到障碍）；最后，使人们感到有信心、有能力通过努力改变不良行为。

（3）行为改变阶段理论（SCM）：行为改变阶段理论（stages of behavior-change model）认为，人的行为变化是一个连续的、动态的、循序渐进的过程，在不同行为阶段的目标人群有不同的需求和动机，需要不同的信息支持。行为改变包括以下阶段：

1）无转变打算阶段（pre-contemplation）：处于该阶段的人，没有在未来 6 个月中改变自己行为的考虑，或者有意坚持不改。人们处于这一阶段往往是由于没意识到自己的行为存在问题，缺乏对行为危害的感知；也可能是以前尝试过改变，但因最终失败而心灰意冷。这阶段适宜的干预策略是：提供信息，提高认知。

2）打算转变阶段（contemplation）：打算在未来（6 个月内）采取行动，改变危险行为，但却一直没有任何行动和准备行动的迹象。处于这一阶段，人们会意识到行为改变后的好处，但同时也意识到会有一些困难与阻碍。利益和代价的权衡使人们处于极度矛盾之中，导致人们在很长时间内停留在这个阶段，不再继续前进。这个阶段适宜的干预策略是：分析改变行为的益处和困难，提高认知，激发动机。

3）转变准备阶段（preparation）：对象将于未来一个月内改变行为。这种人在过去一年中已经有所行动，并对所采取的行动已有打算，如制订行动计划、参加健康教育课程、购买有关资料、寻求咨询指导、了解自我改变的方法等。这阶段适宜的干预策略是：提供方法，鼓励尝试，同伴交流，社区支持。

4）行动阶段（action）：对象在最近的 6 个月中已经作出行为改变。要强调的是这只是五个阶段之一，不是所有的改变都称之为行动，行动应该有明确的标准，如开始并坚持母乳喂养。适宜的干预策略是：支持鼓励、培养能力、加以强化、环境支持。

5）行为维持阶段（maintenance）：已经维持行为状态长达 6 个月以上。在这一阶段，减少诱惑和增加信心有利于保持行为改变的状态,以防止旧的行为习惯反弹或复发。如果他们经不住诱惑和没有足够的信心和毅力,就可以返回原来的行为状态,即终止阶段(termination),这种现象称为复返。适宜的干预策略是:继续支持,不断强化,预防复发。

二、社区妇女保健健康教育的组织实施

妇幼保健是以一级预防为主的工作。拓展社区健康教育与健康促进是社区妇幼保健服务工作的根本保证。妇女在家庭中扮演重要角色,是社区卫生服务中心实施"六位一体"功能的主要对象,通过对社区妇女进行宣传发动,使她们重视、支持疾病预防控制、孕育健康下一代、做好儿童保健和计划免疫、慢性病防治、康复等工作,可以提高妇女儿童的健康水平和家庭整体生活质量。因此,社区妇幼保健人员应对辖区服务对象不断进行追踪观察,在全面掌握本社区妇幼健康状况的情况下,根据妇女各期保健健康教育内容,针对性地、有计划地、分层次地组织实施。

由于社区妇女职业各异,作息时间也不一致,健康教育的组织实施工作有一定的难度,必须依靠社区党政组织、妇联等机构,根据女性个体、群体的特点和需求,结合本地区实际,采取不同的形式、方法来实施。

(一)依靠社区党政组织和妇女基层组织

加强与街道办事处、居委会、社会团体等辖区其他单位的沟通与协调,建立和完善健康教育工作网络。社区的街道办事处、居委会是社区的行政组织,社区妇幼保健人员要善于动员社区领导,把健康教育纳入他们的工作议事日程,有效地组织社区妇女参与健康教育活动。还可依靠妇女基层组织、计划生育委员会、企事业单位、机关、学校等基层组织,这些组织与基层妇女有着最广泛、最密切的接触和联系,动员这些组织共同参与健康教育,也是组织实施社区健康教育的重要途径。

(二)抓住围婚期和围产期

婚前和孕期是开展健康教育的良好时机。可与街道办事处、居委会合作,在婚前培训班开展健康教育,如性教育、婚姻家庭心理辅导及孕前保健等;做好产前保健和指导,为孕妇建立《孕产妇健康手册》,加强随访,为孕妇提供孕期自我保健及营养指导,对有妊娠风险的孕妇实行重点监护;产后定期进行产后家庭访视,为产妇测血压、量体温、摸宫底高度,观察产后出血量及恶露量、颜色、气味,询问饮食、睡眠、大小便及母乳喂养情况,指导产妇科学哺乳。

(三)利用各种活动日及评比活动

在各种卫生宣传日、健康主题日及节假日,利用社区各种文体活动、集会等社会活动,开展主题宣传活动和公众健康咨询活动,发放健康教育宣传资料。另外,也可配合一些社区评比活动,如"五好家庭"评比、美化环境评比等活动,开展相关的妇女健康教育活动,以取得社区领导和群众的支持,取得良好的效果。

(四)举办专题知识讲座

选择女性关心、感兴趣的健康问题和妇女生命各重要阶段的保健重点,定期举办各种专题知识讲座,如开设社区孕妇学校、家长学校等。引导居民学习和掌握健康知识及必要的健康技能,促进辖区内居民的身心健康。社区卫生服务中心每月至少举办 1 次相关健康宣教活动,社区卫生服务站每两个月至少举办 1 次。

(五)其他

社区妇女保健健康教育还可采取多种形式,如开展咨询服务、定期更新的妇女保健宣传

栏、出黑板报、印发小册子及编制视听材料等。此外,还可利用网上资讯平台、微博、微信、短信等新媒体手段开展妇幼保健知识的宣传,使妇女儿童不断增强自我保健意识,树立正确的卫生观念,从而提高社区妇女、儿童的健康水平和生活质量。

上海市孕产期保健管理三级网络中社区卫生服务中心妇幼保健团队作为第一道防线,将健康教育作为首要工作任务,在辖区孕产妇组织实施健康教育方面采取以下方式:

1. 对社区内育龄妇女开展孕前保健健康教育和咨询指导,推广普及孕产期保健知识。

2. 对管辖区居委、计生和妇联干部和志愿者开展健康教育和培训,并组成协作组,开展社区孕情监测,每月召开例会及时掌握、交流辖区孕情,加强管理。

3. 为早孕妇女建立《上海市孕产妇健康手册》的同时为孕妇开展面对面的健康咨询和指导。

4. 设置孕妇学校,开设孕早期保健、产褥期保健以及新生儿保健护理等常规课程,为辖区孕产妇提供免费的健康教育。

5. 在开展孕妇随访中,加强健康教育与咨询指导。正常孕妇分别在孕中、晚期和分娩前提供三次随访;妊娠风险评估为低风险的孕妇每月随访一次,随访主要内容为追踪孕妇转诊情况和确诊结果、了解其孕期的动态变化(包括妊娠风险评估分类的升、降级)、督促定期产前检查及住院分娩,确认产后休养地址等保健指导和宣教;对于妊娠风险评估为高风险的孕妇要配合辖区妇幼保健机构和接产医院做好上门随访工作。

6. 在开展产后访视中,加强健康教育与咨询指导。一般在产妇出院后 3~7 天开展第一次上门随访,之后间隔 5~7 天开展第二次上门随访。在进行产妇和新生儿体格检查的基础上,指导产妇产褥期营养、卫生、活动和锻炼以及避孕等,督促产后 42 天进行母婴健康检查。并做好母乳喂养指导和新生儿保健指导。

三、社区妇幼保健健康教育的效果评价

对健康教育的实施过程和效果进行评价是健康教育的一个重要内容。

（一）过程评价

过程评价(process evaluation)测评的是投入、活动和产出过程,贯穿于计划执行的全过程,用以评估计划活动的质量与效率,目的在于控制计划的质量。

1. **过程评价的内容**

（1）评估计划的实施情况以及现场反应:目的在于了解计划实施情况,以适时做出调整。包括干预活动是否符合目标人群需要,是否为他们所接受? 活动是否按计划进行,是否需要进行调整? 资源消耗情况是否与预计一致? 各合作部门之间是否和谐等等。

（2）工作人员的工作情况:包括工作责任心、态度、技能等。可以通过内部、同行、领导和教育对象等各种形式进行评估。

（3）对教育材料(文字和形象教育资料)、传播媒介、资料调查表等进行预试验,发现问题及时加以修改。

2. **过程评价的实施方法**

（1）直接参与活动,了解情况,给出评价。

（2）抽查一部分目标人群,了解其是否得到有关信息,并分析没有得到信息的原因。

（3）检查各项活动记录,从档案记录中查对各项活动开展的日期、内容、目的、地点、时间和活动组织方和受众的情况。

3. 过程评价指标

（1）干预活动数量指标：活动次数、持续时间、发放健康教育印刷资料的种类和数量，播放健康教育音像资料的种类、次数和时间，健康教育宣传栏设置数量以及举办健康教育讲座数量等。

（2）参与情况指标：相关健康教育活动的参加人数、覆盖率等。

（3）目标人群的满意度：对于干预活动内容、形式以及活动组织等的满意度。

（二）效果评价

效果评价就是针对健康教育项目活动的作用和效果进行评估，评价健康教育和健康促进项目对目标人员健康相关行为及其影响因素（倾向因素、促成因素、强化因素）的变化。通常，一项健康教育计划活动实施之后，较早出现变化的是知识水平的提高和态度、信念的转变，然后才是行为的改变，而疾病和健康状况的变化则是远期效应。因此，健康教育的效果评价又可分为近期、中期和远期效果评价。近期和中期评价又称效应评价，共6项指标。远期评价又称结局评价，共两大方面指标。

1. 近、中期效果评价

（1）近期效果评价（impact evaluation）一项健康教育计划活动的近期效果，重点表现在目标人群知识、态度、信念的变化上，因此，近期效果评价，主要针对知识、信念、态度的变化进行评估。评价的主要指标有：卫生知识知晓率、卫生知识合格率、卫生知识平均分数、健康信念形成率等。

卫生知识知晓率（正确率）＝知晓（或正确回答）某项卫生知识人数/被调查的总人数×100%

卫生知识合格率＝卫生知识测试（考核）达到合格标准的人数/被测试（考核）的总人数×100%

卫生知识平均分数＝被调查者卫生知识测试总分/被调查测试的总人数×100%

健康信念（态度）形成率＝形成某信念（态度）的人数/被调查者总人数×100%

（2）中期效果评价健康教育的中期效果主要指目标人群行为的改变，评价的指标有：健康行为形成率（如单纯母乳喂养率）、行为改变率（如戒烟率）等。

健康行为形成率＝形成某种特定健康行为的人数/被调查的总人数×100%

行为改变率＝一定时期内某行为发生定向改变的人数/观察期开始时有该行为的人数×100%

2. 远期效果评价，结局评价

远期效果评价（outcome evaluation）是对健康教育项目计划实施后产生的远期效应进行的评价。远期效果包括目标人群的健康状况乃至生活质量的变化。评价的指标有：

（1）反映健康状况的指标。

1）生理指标：如身高、体重、血压、血红蛋白及血清胆固醇等。

2）心理指标：如人格测量指标、智力测验指标（智商）等。

3）疾病与死亡指标：如发病率、患病率、死亡率、病死率、婴儿死亡率及平均期望寿命等。

（2）反映生活质量的指标：如生活质量指数（即 PQLI 指数 physical quality of life index）、ASHA 指数（American social health association）、功能状态量表（即 ADL 量表，activities of daily life）及生活满意度指数量表（LSI，life satisfaction index）等。

一般情况下，社区人群获得健康教育的远期效果，需要一个相当长的时间，而且社会的政治、经济、文化状况的变化对人群健康会产生综合影响作用。因此,对健康教育项目计划进行结局评价时,不能简单地将人群的健康状况改善和生活质量的提高归结于健康教育干预的结果,而必须精心设计,排除或控制其他影响因素后,才能客观地、慎重地下结论。

（朱丽萍）

主要参考文献

1. 熊庆,吴康敏.妇女保健学.北京:人民卫生出版社,2007
2. 王临红,赵更力.妇女保健学.北京:北京大学医学出版社,2008
3. 华嘉增,朱丽萍.现代妇女保健学.上海:复旦大学出版社,2011
4. 黄醒华,王临红.实用妇女保健学.北京:中国协和医科大学出版社,2006
5. 王临虹,魏丽惠.妇女常见病筛查技术指南.北京:人民卫生出版社,2013
6. 曹荣桂,朱士俊.医院管理学质量管理分册.北京:人民卫生出版社,2011
7. 保毓书,周树森,赵树芬.妇女劳动卫生.北京:中国劳动出版社,1995
8. 周树森,符绍莲,赵树芬.妇女环境和职业保健.北京:中国协和医科大学出版社,2008
9. 曹泽毅.中华妇产科学.第2版.北京:人民卫生出版社,2005
10. 丰有吉,沈铿.妇产科学.第2版.北京:人民卫生出版,2010
11. 谢幸,苟文丽.妇产科学.第8版.北京:人民卫生出版社,2013
12. 乔杰.多囊卵巢综合征.第2版.北京:北京大学医学出版社,2013
13. 郎景和.青少年妇科学.北京:人民军医出版社,2011
14. 唐晓里主译.世界暴力与卫生报告.北京:人民卫生出版社,2002
15. 姚中本.新编实用婚育保健技术指导.上海:复旦大学出版社,2003
16. 朱惠斌.简明婚前保健手册.上海:上海科学技术出版社,2003
17. 郭亦寿.遗传病与优生咨询指南.北京:人民军医出版社,2007
18. 2012年中国卫生统计年鉴
19. 中国儿童少年基金会.女童保护研究报告,2013,9:25-26
20. 王卫平.儿科学.第8版.北京:人民卫生出版社,2013
21. 邵肖梅,叶鸿瑁,丘小汕.实用新生儿科学.第4版.北京:人民卫生出版社,2011
22. 中国新生儿复苏项目专家组.新生儿复苏指南,2011
23. 中华医学会妇产科学分会产科学组.乙型肝炎病毒母婴传播预防临床指南,2013
24. 中华医学会.临床技术操作规范.计划生育学分册.北京:人民军医出版社,2004
25. 中华医学会.临床诊疗指南.计划生育分册.北京:人民卫生出版社,2005
26. 程利南.计划生育和生育调节.北京:中国协和医科大学出版社,2008
27. 世界卫生组织生殖健康与研究部/家庭与社区健康部编.国家计划生育委员会科学技术研究所译.避孕方法选用的医学标准(第4版).北京:中国人口出版社,2011
28. 林守清主译.围绝经期的处理.北京:人民卫生出版社,2008
29. 郁琦.绝经学.北京:人民卫生出版社,2013
30. 中华医学会妇产科学分会绝经学组.绝经过渡期和绝经后期激素补充治疗临床应用指南(2012版).中华妇产科杂志,2013,48(10):795-799
31. 中华人民共和国卫生部疾病控制司.中国成人超重和肥胖症预防控制指南.北京:人民卫生出版社,2006
32. 中国营养学会.中国居民膳食指南.拉萨:西藏人民出版社,2012
33. 保毓书.环境因素与生殖健康.北京:化学工业出版社,2002
34. 梁友信.职业卫生与职业医学.北京:人民卫生出版社,2008

35. 金泰廙,王生,邬堂春,等. 现代职业卫生与职业医学. 北京:人民卫生出版社,2011

36. 陈沅江,吴超,吴桂香. 职业卫生与防护. 北京:机械工业出版社,2012:37

37. 世界卫生组织. 用一代人时间弥合差距——健康的社会决定因素委员会最终报告,2009

38. 卢祖洵,姜润生. 社会医学. 北京:人民卫生出版社,2013

39. 卢祖洵. 社会医疗保险学. 北京:人民卫生出版社,2013

40. 方鹏骞. 医学社会科学研究方法. 北京:人民卫生出版社,2010

41. 世界卫生组织. 应对尤其针对妇女和女童的暴力问题全球挑战. 秘书处的报告,2013

42. 世界卫生组织. 针对妇女亲密伴侣暴力和性暴力的响应:WHO 临床和政策指南,2013

43. 滕卫平,滕晓春. 碘与甲状腺疾病的研究进展. 中国实用内科杂志,2006,20:1569-1573

44. WHO Guidelines on Preventing Early Pregnancy and Poor Reproductive Outcomes Among Adolescents in Developing Countries,2011

45. Nutrition in adolescence:issues and challenges for the health sector:issues in adolescent health and development (WHO discussion papers on adolescence,2007)

46. F. Gary Cunningham. William's Obstetrics. 23th Edition. USA:McGraw-hill Medical Publishing Division,2010

47. World Health Organization. Recommendations on maternal and perinatal health. Geneva,2012

48. World Health Organization,UNICEF. Planning guide for national implementation of the Global strategy for infant and young child feeding. New York,2002

49. CDC. Recommendation to improve preconception health and health care-United States. MMWR,2006,55(No. RR-6):1-16

50. World Health Organization. WHO Multi-country Study on Women's Health and Domestic Violence,2005

中英文名词对照索引